北青龙衣研究

王伟明　主编

科学出版社
北　京

内 容 简 介

本书是关于北青龙衣药材研究的专著，系统地阐述了北青龙衣化学成分、质量评价、制备工艺、药效学及毒理学方面的研究进展。尤其是采用液质联用技术分析表征了北青龙衣化合物结构及其在体内作用的物质基础，采用代谢组学研究方法阐释了通过炮制技术减毒增效的科学内涵。

本书适合高等院校有关专业的本科生、研究生使用，也可供中药资源开发、中药质量评价等领域的科学研究工作者、专业技术人员参考。

图书在版编目（CIP）数据

北青龙衣研究 / 王伟明主编 . —北京：科学出版社，2022.10

ISBN 978-7-03-073100-5

Ⅰ . ①北…　Ⅱ . ①王…　Ⅲ . ①核桃—青皮—研究　Ⅳ . ① R282.71

中国版本图书馆 CIP 数据核字 (2022) 第 163909 号

责任编辑：刘　亚 / 责任校对：刘　芳

责任印制：肖　兴 / 封面设计：蓝正设计

科学出版社 出版

北京东黄城根北街16号

邮政编码：100717

http：//www.sciencep.com

北京汇瑞嘉合文化发展有限公司 印刷

科学出版社发行　各地新华书店经销

*

2022年10月第　一　版　开本：787 × 1092　1/16

2022年10月第一次印刷　印张：19

字数：451 000

定价：198.00元

（如有印装质量问题，我社负责调换）

主编简介

王伟明 博士，研究员，博士生导师，黑龙江省中医药科学院副院长，国家中医药管理局中药药剂重点学科带头人，国家临床药学重点专科带头人，第十三届全国政协委员。1988年毕业于黑龙江中医药大学中药学专业，毕业后分配到黑龙江省中医药科学院［原黑龙江省祖国医药研究所，1985年更名为黑龙江省中医研究院，2013年更名为黑龙江省中医药科学院］从事中药新产品研发工作至今，工作期间攻读黑龙江中医药大学博士研究生，获中药学博士学位，并在中国中医科学院完成博士后研究工作。先后承担国家重大新药创制专项、国家自然科学基金项目等20余项课题，研制出的30余种中药新药和保健品被投放市场，20项科研成果获得国家发明专利。先后荣获国家科学技术进步奖三等奖1项、黑龙江省科学技术奖一等奖3项。在国内外期刊上发表论文300余篇。

为国家“万人计划”专家，享受国务院特殊津贴专家。兼任国家中药材产业技术体系岗位科学家、南方医科大学特聘教授、中国民主促进会黑龙江省委员会副主任委员、中华中医药学会中成药分会副主任委员、世界中医药学会联合会药用植物资源利用与保护专业委员会副主任委员、《中国实验方剂学》杂志副主任委员。先后荣获全国三八红旗手、中国产学研合作创新个人、黑龙江省十大杰出青年、黑龙江省优秀中青年专家等称号。

本书编委会

主　编　王伟明

副主编　霍金海　任晓蕾　孙国东　董文婷　张雅楠

编　委　（按姓氏笔画排序）

王丹凤　王改丽　王　博　庄　岩　刘华石
许庆瑞　孙庆灵　李凤金　李梦雪　李　鑫
杨洪霞　初东君　张志华　张树明　张俊威
张洪娟　张海燕　张　强　张　瑞　尚作华
段玉敏　姜金慧　洪晓琴　贺小雪　徐慧星
高　辛　郭丽娜　郭雪莹　曹贵阳　董　坤
程　团　谢荣娟　谢　健　蒙艳丽　魏文峰

序 一

作为作者的博士研究生导师，又基于对国内生药学科发展的关心和热爱，应作者邀请，在《北青龙衣研究》即将付梓之际特作此序。

中药资源是国家的重要战略资源，民间药是中药资源的瑰宝。医者用药，以祖辈相传之经验为基础，以历来之习用最为见效。民间药正是民间中医和广大人民群众在长期的医疗实践中形成的独特的用药经验，不仅在中药新资源开发及新药创制方面意义重大，在践行植物资源可持续利用与保护方面同样意义深远。

北青龙衣作为黑龙江省民间用药，应用历史悠久，对消化系统肿瘤及疼痛效果显著。黑龙江省中医药科学院老一辈中医药学家高奎滨研究员在20世纪七八十年代比较艰苦的条件下，潜心钻研，对北青龙衣做出了大量开拓性基础研究工作，并将其作为医院制剂使用，取得了较好的临床疗效。

王伟明作为高奎滨老师学术经验继承人，对北青龙衣化学成分、质量评价、加工方法、药效学、毒理学开展了系统的研究工作。这部著作的出版，将填补我国目前北青龙衣学术专著方面的空白。总览全书，有以下几方面亮点：①系统总结了北青龙衣化学成分的质谱裂解规律，尤其对萘醌类、二芳基庚烷类成分质谱鉴定具有重要参考价值。②以往中药质量评价多采用总含量或几个单体含量测定，而这部著作采用液质联用技术结合化学计量学对化学成分进行全面分析，建立了全新的质量评价方法。③在深刻认识褐变本质的基础上，建立了炮制减毒的加工工艺，对果皮类药材加工具有一定的借鉴作用。④采用化学物质组学与代谢组学结合的方法充分阐释了北青龙衣炮制减毒的作用机制及科学内涵，保证了用药安全。

这部著作是王伟明研究员带领团队在北青龙衣研究领域实践成果的体现，此为“求真”。今汇文成册，具有高度的原创性和实用性，此为“求新”“务实”。我国是中药的故土和永久的家园，中药的根基深埋在民间，入药林深处，悟根源之美。衷心希望该书的面世，能够加深科研工作者对民间药用资源开发的重视。故乐为之序。

王喜军

2021年7月

序　二

众所周知，许多合成药物由于单靶点、高选择性而导致毒副作用明显，用现代科学方法从天然药物中开发新药，成为当前世界上新药开发中的热点。

在我国民间，流传着许多疗效显著而独特的秘方和验方，且往往为单味中药。民间自有谚语："单方一味，气死名医"，充分印证了这种情况的普遍性和真实性。多年来，我国科研人员受此启发，进行了广泛而深入的研究，已从民间药中开发出不少新药。例如，抗菌药物——亮菌甲素、天花粉注射剂，就是取自江苏省、湖北省的民间用药经验。中华大地广袤，中医药宝藏内容广博、内涵深邃，民间药无疑让中医药的知识宝库更加丰富。然而，还有数目众多的民间药的研究依然处于空白或者半空白状态，具有极大的开发潜能，有待用现代科技手段去发掘和发扬。

北青龙衣，为胡桃科植物胡桃楸未成熟果实的外果皮，别名核桃青皮，具有抗癌、定痛、止痒杀虫之功效。在我国的北方，民间广泛流传着用核桃青皮煮鸡蛋用于治疗癌症的验方。现代研究证实，其确有抑瘤、抗炎、提高免疫、镇痛等多重药理活性。

本人作为王伟明的博士后导师，指导她完成了课题——青龙衣胶囊抗肿瘤作用及作用机制研究。在博士后研究期间，她勇担家庭、学习、工作重任，对北青龙衣胶囊体内外抑瘤作用、调节免疫功能、镇痛抗炎、协同增效以及作用机制进行了非常系统的研究。出站后，她又继续带领团队完成了北青龙衣的化学成分、资源评价等系统研究，并采用代谢组学技术揭示了其可能存在的毒性风险，尤其是建立了北青龙衣炮制减毒的加工工艺以及提出了炮制减毒机制。北青龙衣作为一种抗肿瘤中药，却因其毒性大而成为研发瓶颈，上述研究有效解决了长期以来困扰新药研发者的共性难题。

此书是王伟明研究员带领团队编著的国内第一本全面介绍胡桃属药用植物研究的专著，这是她师古不泥、厚积薄发的成果。中医药学的发展，离不开一代代中医药人的信仰和苦修，作为老师，看到她依然保持着对中药研究的热诚和一以贯之的追求，我感到非常欣慰。我也衷心希望热爱中医药事业的人们，通过阅读此书，能够有所体悟。有感于斯，欣然为序。

刘建勋

2021 年 9 月

前　言

北青龙衣为胡桃科植物胡桃楸 (*Juglans mandshurica* Maxim.) 未成熟果实的外果皮，又称核桃青皮。作为一种民间药用于治疗肿瘤和减轻肿瘤所致疼痛，在临床上有诸多应用，尤其对消化系统恶性肿瘤效果明显。

20 世纪 70 年代，黑龙江省祖国医药研究所高奎滨研究员受到民间用药经验的启发，对北青龙衣做出大量基础研究工作。80 年代初，以北青龙衣为主要原料开发了系列抗肿瘤医院制剂及科研用药，在河北涉县等地完成大样本临床观察。2001 年制定的北青龙衣药材标准收载于《黑龙江省中药材标准》。

近年来，国内外学者对北青龙衣抗肿瘤作用及作用机制进行了大量的报道，证实其不仅具有良好的体内外抑瘤作用，还具有镇痛、抗炎、提高免疫功能等多重药理活性。然而，北青龙衣有效成分不稳定，质量难以控制，其毒性一直是学者关注和医生担心的问题。因此，质量可控性和安全性是其亟待解决的关键科学问题，也是制约开发与利用的关键瓶颈。

本书对北青龙衣进行了迄今为止最为全面、系统和深入的介绍，包括文献研究、化学成分研究、质量评价研究、有效部位及活性评价研究、药效学研究、毒理学研究等内容。本书反映了北青龙衣的前沿性成果，内容丰富、资料翔实、系统性强，可作为从事医药研究的科研人员、医药院校的教师、研究生、药学工作者，尤其从事中药资源开发与利用的科技工作者的参考用书。

本书是笔者近 20 年对中药北青龙衣研究工作的总结，其中也包含了自己的同事和一届又一届研究生们的辛勤劳动，在此一并表示衷心感谢！

王伟明

2021 年 7 月

目　录

第一章　绪　　论

本章从生药学、化学成分、质量控制、药理活性、毒性及临床应用等方面对北青龙衣研究进展进行概述，为其深入研究提供参考。

第一节　北青龙衣生药学研究

青龙衣为胡桃科（Juglandaceae）胡桃属（*Juglans*）植物胡桃楸（*Juglans mandshurica* Maxim.）果实的未成熟外果皮。始载于宋代《开宝本草》，称为胡桃青龙，《救急方》称为青胡桃皮，而后《山东中草药手册》称之为“青龙衣”，现多沿用此名称[1]。《黑龙江省中药材标准》中将胡桃楸的未成熟外果皮称为北青龙衣。北青龙衣味苦、涩，性平，微寒，有毒。古代多以其清热解毒、祛风疗癣、止痛止痢功效入药。现代研究发现，北青龙衣具有显著的抗肿瘤活性，可治疗食道癌、胃癌、结肠癌等消化道肿瘤。

1. 植物形态

胡桃楸，落叶乔木，又名核桃楸、山核桃。高 20 余米，树皮灰色或暗灰色，幼时光滑，老时浅纵裂；小枝粗壮，幼时被短茸毛，皮孔隆起，叶痕三角形，髓部薄片状；芽被黄褐色茸毛，为三角形。叶互生，奇数羽状复叶，长 40 ～ 50（～ 80）cm，叶柄长 5 ～ 9（～ 14）cm，基部膨大，叶柄及叶轴被短柔毛或星芒状毛；小叶 9 ～ 17 片，小叶长 5 ～ 18cm，宽 2 ～ 7cm，椭圆形至长椭圆形或卵状椭圆形至椭圆状披针形，边缘具细锯齿，先端渐尖，基部偏斜，截形至近心形，上面初被稀疏短柔毛，后除中脉外其余无毛，下面被贴伏的短柔毛及星芒状毛，无柄。雄柔荑花序下垂，长 9 ～ 20cm，雄花通常具 12 枚雄蕊，雌花序穗状，直立，具 4 ～ 10 雌花。果序长 10 ～ 15cm，俯垂，通常具 5 ～ 7 果实 [图 1-1(a)]。果实球形、卵圆形或椭圆形，顶端尖，密被腺质短柔毛，长 3.5 ～ 7.5cm，直径 3 ～ 5cm；果核长 2.5 ～ 5cm，表面具 8 纵棱，其中两条较显著，各棱间具不规则皱曲及凹穴，顶端具尖头，成熟时不开裂，内果皮壁内具多数不规则空隙。花期 5 月，果期 8 ～ 9 月[2][图 1-1(b)]。

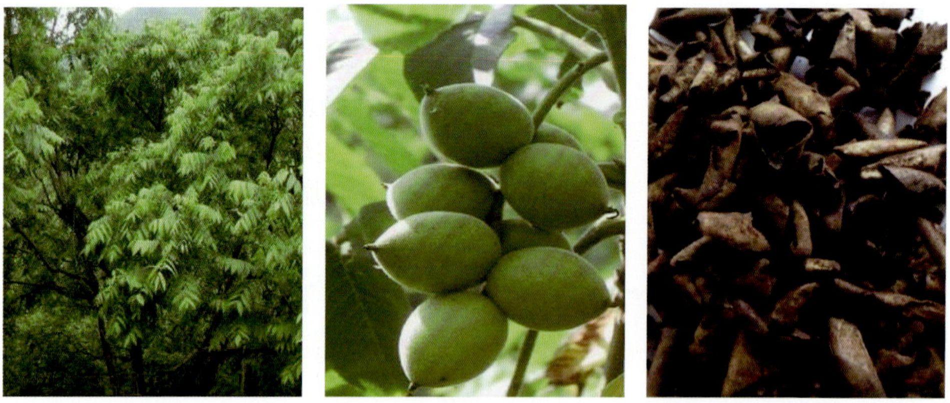

(a) (b) (c)

图 1-1 胡桃楸植物、果实及饮片

2. 资源分布

胡桃楸野生药用资源分布较广，主要分布在我国黑龙江省东部，小兴安岭、张广才岭、完达山及老爷岭等山区，吉林和辽宁的东部山区、内蒙古、山西、河南、河北也有散在分布，朝鲜、俄罗斯（远东地区）及日本也有少量分布[3]。其喜光，在土层深厚、肥沃、排水良好的山中下腹或河岸腐殖质多的湿润疏松土地上生长良好，在常年积水过湿的土地条件下生长不良，以及耐寒的生长习性决定了黑龙江省是其主产区和最适生长区，资源蕴藏量最大。

3. 药材及饮片性状

北青龙衣药材呈块片状，外表面绿色，有褐色腺毛。表皮破后，皮层由绿白色渐变为黄色、污绿色至黑色。内表面乳白色，放置后显黑色。味辛、苦、涩[4]。

经炮制的北青龙衣饮片呈皱缩的块片状，纵面多向内卷曲；外表面较光亮，褐色、棕褐色、黄绿色，有褐色斑点，被有细小绒毛；内表面黑褐色，不平坦；味苦涩[5][图 1-1(c)]。

4. 显微特征

外果皮为一列细小、类圆形表皮细胞，外被角质层厚，角质组织细胞 4 ～ 6 列，密生腺毛和非腺毛，非腺毛 4 ～ 5 列细胞，排列成分支状。气孔突出于表面。中果皮靠近果皮的数列细胞，类圆形，细胞壁增厚，排列紧密，其内为 2 ～ 3 列石细胞组成的石细胞环带。石细胞各异，有类圆形、椭圆形、多角形等，其余均为类圆形薄壁细胞。薄壁细胞中含叶绿体，呈颗粒状，偶见细小的草酸钙方晶，薄壁组织中可见微小维管束及散在的分泌细胞[6]。

5. 理化鉴别

药材[4]：取本品横切，在皮层处点加 1% NaOH 溶液 1 滴，即显紫红色；另取一横切皮层，点加 1% 乙酸镍乙醇溶液 1 滴，呈粉红色；再取一横切皮层，点加三氯化铁试液 1 滴即呈蓝绿色。

饮片[5]：①取本品 2g，研碎，加水 20mL，超声处理 30min，过滤，滤液做下述实验。a）取滤液 3mL，加三氯化铁试液 1 ～ 2 滴，溶液显蓝黑色并有沉淀生成；b）取滤液 3mL，加乙酸铅试液 1 ～ 3 滴，溶液有沉淀生成，加稀乙酸不溶解。②取本品 2g，研碎，加 70% 乙醇 20mL，加热回流 30min，过滤，滤液做下述实验。a）取滤液 3mL，加乙酸铅试液 1 ～ 3 滴，生成红棕色沉淀；b）取滤液 3mL，滴加 5% NaOH 溶液 1 ～ 3 滴，溶液显红色。

第二节　胡桃属药用植物化学成分研究

本节详细总结了国内外学者先后从胡桃属药用植物中分离获得的萘醌及其苷类、二芳基庚烷类、萜类、黄酮类、酚类、有机酸类等化学成分。

1. 醌类成分

目前在胡桃属药用植物中发现的醌类成分共有 70 余种，包括萘醌类及蒽醌类，其中萘醌类成分 60 余种，该类成分既是胡桃属植物中的有效成分又是毒性成分，具有显著的抗肿瘤作用[7]，其结构粗略分为以下几种类型。

（1）1,4- 萘醌型：部分此类型化合物的结构及名称分别见图 1-2 及表 1-1[8-11,15,17,22]。

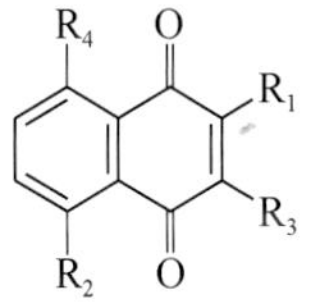

图 1-2　1,4- 萘醌型化合物母核结构

表 1-1　部分 1,4- 萘醌型化合物名称

R_1	R_2	R_3	R_4	名称
H	H	H	H	1,4- 萘醌
H	OH	H	H	5- 羟基 -1,4- 萘醌
OH	H	H	H	2- 羟基 -1,4- 萘醌
H	OCH_3	H	H	5- 甲氧基 -1,4- 萘醌
CH_3	OH	H	H	2- 甲基 -5- 羟基 -1,4- 萘醌
H	OH	CH_3	H	3- 甲基 -5- 羟基 -1,4- 萘醌
OH	OH	H	H	2,5- 二羟基 -1,4- 萘醌
H	OH	OH	H	3,5- 二羟基 -1,4- 萘醌
H	OH	H	OH	5,8- 二羟基 -1,4- 萘醌
CH_3	OH	CH_3	H	2,3- 二甲基 -5- 羟基 -1,4- 萘醌
OCH_3	OH	H	H	5- 羟基 -2- 甲氧基 -1,4- 萘醌

（2）萘酚型：此类型化合物的结构及名称分别见图 1-3 及表 1-2[8,23,25,29-35]。

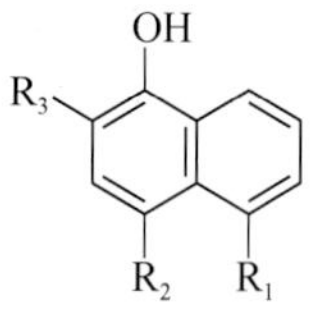

图 1-3 萘酚型化合物母核结构

表 1-2 部分萘酚型化合物名称

R_1	R_2	R_3	名称
OH	H	H	1,5- 萘二酚
H	Glu	H	4- 羟基萘 -1-*O*-*β*-D- 吡喃葡萄糖苷
OH	Glu	H	1,4,8- 三羟基萘 -1-*O*-*β*-D- 吡喃葡萄糖苷
H	Glu	$COOCH_3$	1,4- 二羟基 -3- 萘甲酸 -1-*O*-*β*-D- 吡喃葡萄糖苷甲酯
OH	Glu	$COOCH_3$	1,4,8- 三羟基 -3- 萘甲酸 -1-*O*-*β*-D- 吡喃葡萄糖苷甲酯

注：Glu 代表葡萄糖苷。

（3）1- 四氢萘酮型：此类型化合物的结构及名称分别见图 1-4 及表 1-3[8,9,12,13,16,18-21,24-26,28,36]。

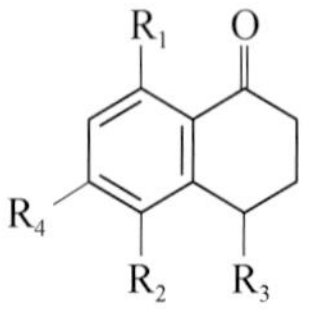

图 1-4 1- 四氢萘酮型化合物母核结构

表 1-3 部分 1- 四氢萘酮型化合物名称

R_1	R_2	R_3	R_4	名称
H	H	OH	H	4- 羟基 -1- 四氢萘酮
OH	H	OH	H	4,8- 二羟基 -1- 四氢萘酮
H	OH	OH	H	4,5- 二羟基 -1- 四氢萘酮
H	OH	OCH_3	H	5- 羟基 -4- 甲氧基 -1- 四氢萘酮
H	H	H	OH	6- 羟基 -1- 四氢萘酮
OH	OH	OH	H	4,5,8- 三羟基 -1- 四氢萘酮
OH	H	OCH_2CH_3	H	4- 乙氧基 -8- 羟基 -1- 四氢萘酮
H	OH	OCH_2CH_3	H	4- 乙氧基 -5- 羟基 -1- 四氢萘酮
OH	OH	OCH_3	H	5,8- 二羟基 -4- 甲氧基 -1- 四氢萘酮
H	H	Glu	H	4- 羟基 -1- 四氢萘酮 -4-*O*-*β*-D- 吡喃葡萄糖苷

（4）四氢萘酮型：此类型化合物的结构见图 1-5[8]。

（5）双胡桃醌型：此类型化合物的结构见图 1-6[15,27]。

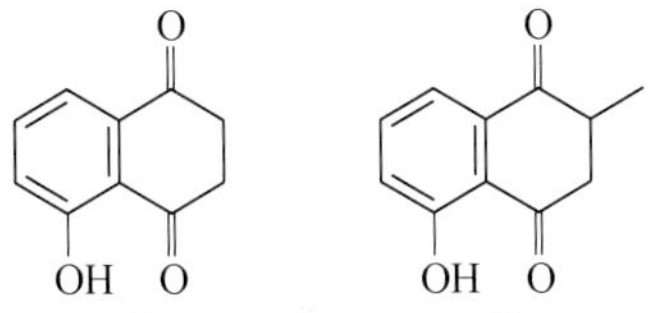

图 1-5 5- 羟基四氢萘酮（a）及 2- 甲基 -5- 羟基四氢萘酮（b）结构

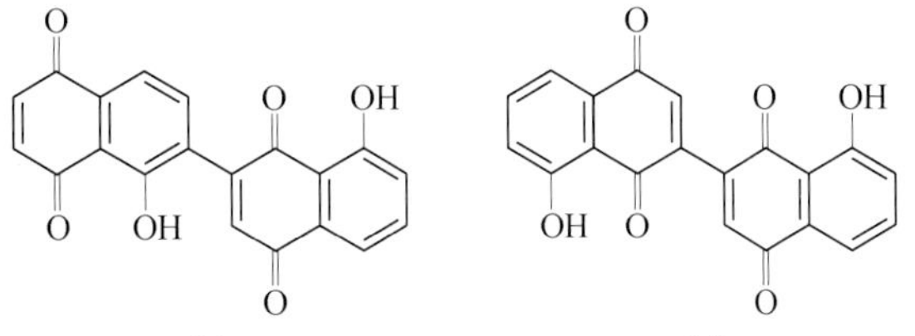

图 1-6 3,6′- 双胡桃醌（a）及 3,3′- 双胡桃醌（b）结构

（6）四氢萘醇型：此类型化合物的结构见图 1-7[14]。

（7）此外，醌类成分还包括蒽醌类成分，其化合物的结构及名称分别见图 1-8 及表 1-4[8,10,22,27,35,37-39]。

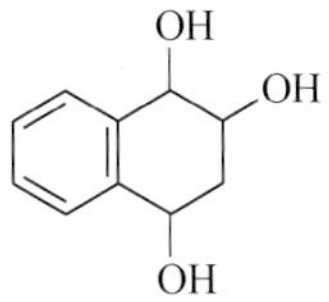

图 1-7 1,2,4- 三羟基四氢萘醇结构

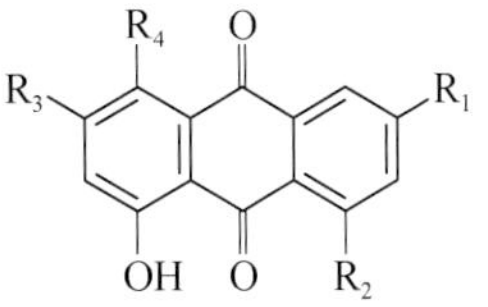

图 1-8 蒽醌化合物母核结构

表 1-4 部分蒽醌型化合物名称

R_1	R_2	R_3	R_4	名称
CH_3	OH	H	H	大黄酚
H	COOH	H	H	8- 羟基蒽醌 -1- 羧酸
CH_3	OH	OH	H	大黄素
COOH	OH	H	OH	1,5- 二羟基 -3- 羧基 -9,10- 蒽醌

2. 二芳基庚烷类成分

二芳基庚烷类化合物（diarylheptanoids）是一类比较特殊的天然产物，其特点是两个特征性很强的芳环与七碳线型长链相连。胡桃属植物中分离获得的二芳基庚烷类成分共 20 余种，此类成分是胡桃属植物中另一类重要的抗肿瘤活性成分，数十年来，该类化合物的全合成也一直吸引着合成化学家的密切关注[7]。二芳基庚烷类根据化学结构特点可分为线型二芳基庚烷（Ⅰ型）、大环二芳基庚烷（Ⅱ型）和大环二芳基环氧庚烷（Ⅲ型）3

个亚类[7]。

（1）线型二芳基庚烷[9,29,41-43]，其化合物的结构及名称分别见图 1-9 及表 1-5。

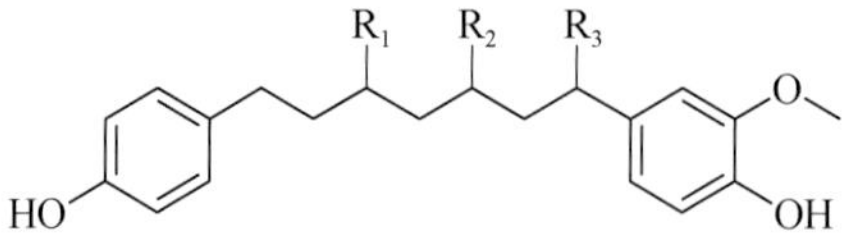

图 1-9 线型二芳基庚烷母核结构

表 1-5 部分线型二芳基庚烷型化合物名称

R_1	R_2	R_3	名称
O	H	H	1-(4′- 羟基苯基)-7-(3″- 甲氧基 -4″- 羟基苯基)-4,6- 二烯 -3- 庚酮
O	H	2H	1-(4′- 羟基苯基)-7-(3″- 甲氧基 -4″- 羟基苯基)-4- 烯 -3- 庚酮
OH	2H	2H	1- (4′- 羟基苯基)-7-(4″- 羟基 -3″- 甲氧基苯基)-3- 庚醇
O	OH	2H	1-(4′- 羟基苯基)-7-(4″- 羟基 -3″- 甲氧基苯基)-5- 羟基 -3- 庚酮
OH	OH	2H	1-(4′- 羟基苯基)-7-(4″- 羟基 -3″- 甲氧基苯基)-3,5- 二庚醇
O	OCH_3	2H	1-(4′- 羟基苯基)-7-(4″- 羟基 -3″- 甲氧基苯基)-5- 甲氧基 -3- 庚酮

（2）大环二芳基环氧庚烷[2,13,16,29,40,42,44,45]，其化合物的结构及名称分别见图 1-10 及表 1-6。

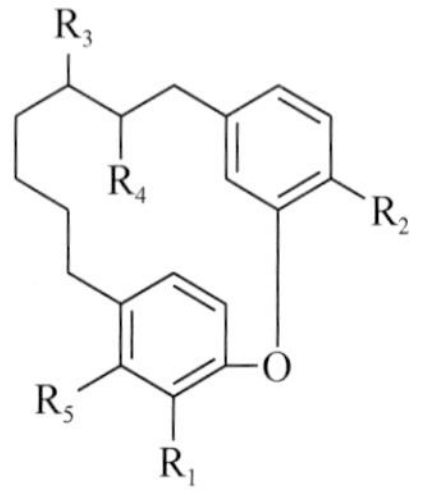

图 1-10 大环二芳基环氧庚烷母核结构

表 1-6 大环二芳基环氧庚烷型化合物名称

R_1	R_2	R_3	R_4	R_5	名称
OH	OH	O	2H	2H	1- (4′- 羟基苯基)-7-(3″- 羟基苯基)-3′,4″- 环氧 -3- 庚酮
OCH_3	OH	O	2H	2H	1-(4′- 羟基苯基)-7-(3″- 甲氧基苯基)-3′, 4″- 环氧 -3- 庚酮
OH	OCH_3	O	2H	2H	1- (4′- 甲氧基苯基)-7-(3″- 羟基苯基)-3′,4″- 环氧 -3- 庚酮
OCH_3	OH	OH	2H	2H	1- (4′- 羟基苯基)-7-(3″- 甲氧基苯基)-3′,4″- 环氧 -3- 庚醇
OCH_3	OH	O	OH	2H	1- (4′- 羟基苯基)-7-(3″- 甲氧基苯基)-2- 羟基 -3′,4″- 环氧 -3- 庚酮
OCH_3	OH	O	2H	OH	1- (4′- 羟基苯基)-7-(2″- 羟基 -3″- 甲氧基苯基)-3′,4″- 环氧 -3- 庚酮
OCH_3	OCH_3	O	2H	OH	1-(4′- 甲氧基苯基)-7-(3″- 甲氧基 -2″- 羟基苯基)-3′,4″- 环氧 -3- 庚酮
OCH_3	OCH_3	OH	2H	OH	1- (4′- 甲氧基苯基)-7-(2″- 羟基 -3″- 甲氧基苯基)-3′,4″- 环氧 -3- 庚醇
OCH_3	OH	O	Glu	2H	1-(4′- 羟基苯基)-7-(3″- 甲氧基苯基)-3′, 4″- 环氧 -3- 庚酮 -2-*O*- 吡喃葡萄糖苷

（3）大环二芳基庚烷 [13]，此类化合物如胡桃宁 B 的结构见图 1-11。

3. 黄酮类成分

黄酮类成分是广泛存在于自然界的一大类化合物。多种黄酮类化合物都具有明显的抗肿瘤和逆转肿瘤细胞多药耐药作用，但黄酮类成分对病症缺乏选择性和针对性，没有萘醌类和二芳基庚烷类化合物作用显著 [7]。目前已从该属植物中分离得到黄酮及黄酮苷类化合物共 30 余种，按照结构特征分为以下几种。

（1）黄酮及黄酮苷型 [8,10,14,34,37,47-54]，其化合物的结构及名称分别见图 1-12 及表 1-7。

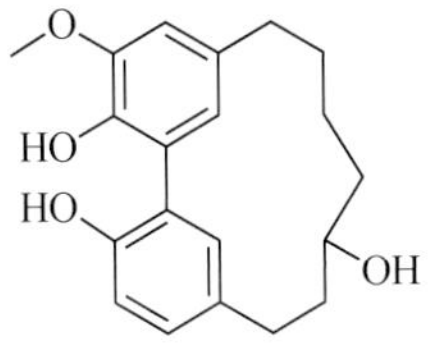

图 1-11　胡桃宁 B

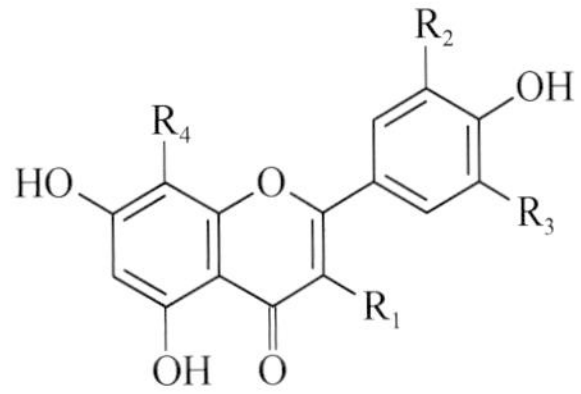

图 1-12　黄酮及黄酮苷型母核结构

表 1-7　部分黄酮及黄酮苷型化合物名称

R_1	R_2	R_3	R_4	名称
Ara	H	H	H	山柰酚 -3-*O*-*β*-D- 呋喃阿拉伯糖苷
Rha	H	H	H	山柰酚 -3-*O*-*β*-D- 鼠李糖苷
Rha	OH	H	H	槲皮素 -3-*O*-*β*-D- 鼠李糖苷
Gal	OH	OH	H	杨梅素 -3-*O*-*β*-D- 吡喃半乳糖苷
Glu	OH	H	H	槲皮素 -3-*O*-*β*-D- 葡萄糖苷
Gal	OH	H	H	槲皮素 -3-*O*-*β*-D- 吡喃半乳糖苷
OH	H	H	H	山柰酚
H	H	H	OH	5,7,8,4′- 四羟基黄酮
OH	OH	H	H	槲皮素
OH	OH	OH	H	杨梅素

注：Ara. 阿拉伯糖苷；Rha. 鼠李糖苷；Gal. 吡喃半乳糖苷；Glu. 葡萄糖苷。

（2）二氢黄酮及黄酮苷型 [25,48,50-52]，其化合物的结构及名称分别见图 1-13 及表 1-8。

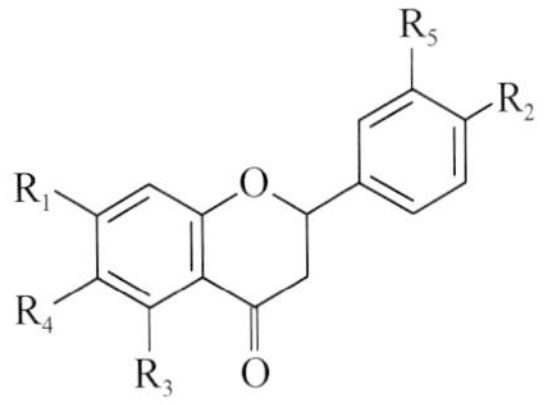

图 1-13　二氢黄酮及黄酮苷型母核结构

表 1-8 部分二氢黄酮及黄酮苷型化合物名称

R_1	R_2	R_3	R_4	R_5	名称
OH	H	OH	H	H	乔松素
Glu	OH	OH	H	H	柚皮素 -7-*O*-*β*-D- 吡喃葡萄糖苷
OH	H	OCH_3	H	H	山姜素
OCH_3	H	OH	OCH_3	H	5- 羟基 -6,7- 二甲氧基二氢黄酮
OH	OH	OH	H	OH	圣草酚
OCH_3	OCH_3	OH	H	H	5- 羟基 -4′,7- 二甲氧基二氢黄酮

（3）部分黄烷醇、色原酮及查耳酮化合物 [48,50,53]，其化合物的结构见图 1-14。

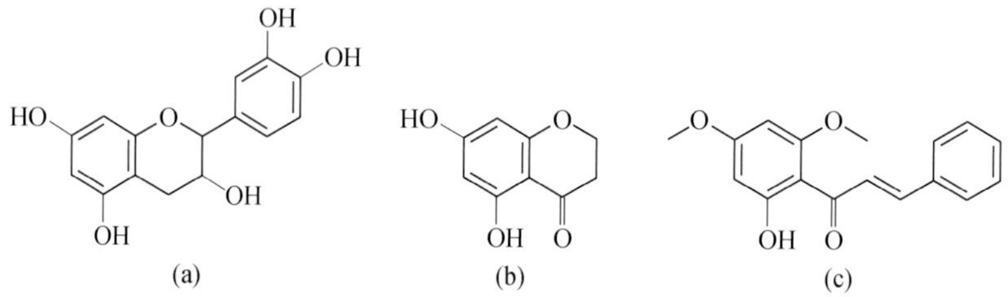

图 1-14 儿茶素（a）、5,7- 二羟基色原酮（b）及 4′,6′- 二甲氧基 -2′- 羟基查耳酮（c）结构

4. 三萜类成分

最近的研究从胡桃属药用植物中系统分离出 20 余种三萜类成分，研究结果改变了以往认为抗肿瘤活性成分主要为萘醌类化合物的研究思路，且此类成分毒性远低于萘醌类化合物，具有巨大的研究和开发潜力 [7]。

北青龙衣中的三萜类成分大体分为三类：羽扇豆醇型、*β*- 香树脂醇型及原人参二醇型，具体结构分类如下：

（1）羽扇豆醇型 [19,56]，其化合物的结构及名称分别见图 1-15 及表 1-9。

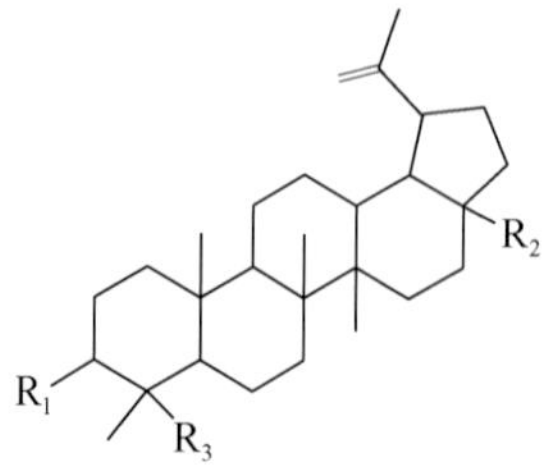

图 1-15 羽扇豆醇型母核结构

表 1-9　部分羽扇豆醇型化合物名称

R_1	R_2	R_3	名称
OH	COOH	CH_3	白桦脂酸
$OCOCH_3$	COOH	CH_3	3- 乙酰白桦脂酸
OH	CH_3	CH_3	羽扇豆醇
OH	CH_3	CH_2OH	24- 羟基羽扇豆醇
OH	CH_2OH	CH_3	白桦脂醇

（2）*β*- 香树脂醇型 [20,29,54,55,57,58]，其化合物的结构及名称分别见图 1-16 及表 1-10。

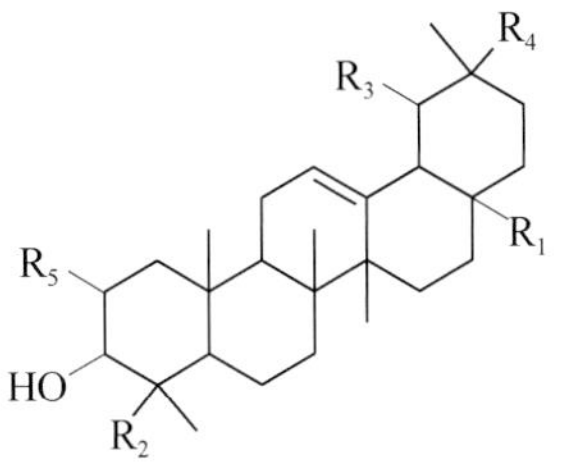

图 1-16　*β*- 香树脂醇型母核结构

表 1-10　部分 *β*- 香树脂醇型化合物名称

R_1	R_2	R_3	R_4	R_5	名称
CH_3	COOH	2H	CH_3	2H	*α*- 乳香酸
COOH	CH_3	CH_3	H	2H	熊果酸
COOH	CH_3	2H	CH_3	2H	齐墩果酸
COOH	CH_2OH	2H	CH_3	OH	2*α*,3*β*,23- 三羟基 -12- 烯 -28- 齐墩果酸
COOH	CH_3	OH	CH_3	2H	泰国树脂酸
COOH	CH_2OH	CH_3	2H	OH	2*α*,3*β*,23- 三羟基 -12- 烯 -28- 熊果酸

（3）原人参二醇型 [55,57,58]，其化合物的结构及名称分别见图 1-17 及表 1-11。

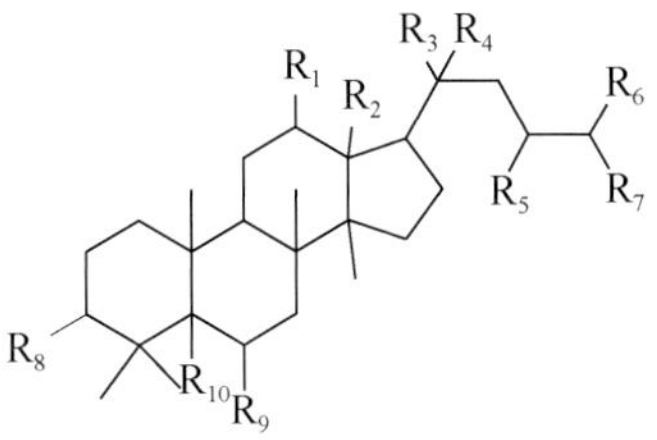

图 1-17　原人参二醇型母核结构

表 1-11　部分原人参二醇型化合物名称

R_1	R_2	R_3	R_4	R_5	R_6	R_7	R_8	R_9	R_{10}	名称
OH	H	OH	CH_3	2H	H	$=C(CH_3)_2$	O	2H	H	原人参二醇 -3- 酮
2H	H	OH	CH_3	2H	OH	$C(CH_3)=CH_2$	O	2H	H	二羟基达玛烷 -25- 烯 -3- 酮
2H	CH_3	CH_3	H	2H	CH_2CH_3	$CH(CH_3)_2$	Glu	H	—	胡萝卜苷

5. 酚酸类成分

胡桃属药用植物中酚酸类化合物 50 余个，部分小分子酚酸类成分具有较明显的抗肿瘤作用 [7]，其结构粗略分为以下几种构型。

（1）简单有机酸型 [19,48]，其化合物的结构见图 1-18。

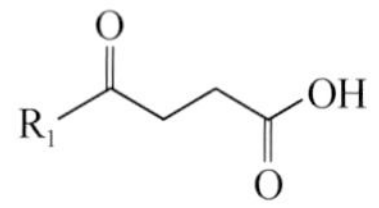

图 1-18　简单有机酸型母核结构

$R_1=CH_2=CH$，4- 氧基 -5- 己烯酸；$R_1=OH$，琥珀酸

（2）苯环取代有机酸型 [17,19,21,22,37,46,50,51,56,57,59,61,62]，其化合物的结构及名称分别见图 1-19 及表 1-12。

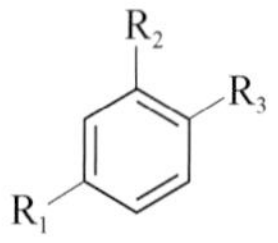

图 1-19　苯环取代有机酸型母核结构

表 1-12　部分苯环取代有机酸型化合物名称

R_1	R_2	R_3	名称
COOH	H	OH	对羟基苯甲酸
CH_2COOH	H	OH	对羟基苯乙酸
$COOCH_2CH_3$	OH	OH	3,4- 二羟基苯甲酸乙酯
CHO	H	OH	对羟基苯甲醛
CHO	OCH_3	OH	香兰素
CH=CHCOOH	H	OH	对羟基肉桂酸
H	COOH	COOH	邻苯二甲酸
COOH	OH	OCH_3	异香草酸
CH=CHCOOH	OH	OH	咖啡酸

（3）其他酚酸类型[46,48]，其化合物的结构见图 1-20。

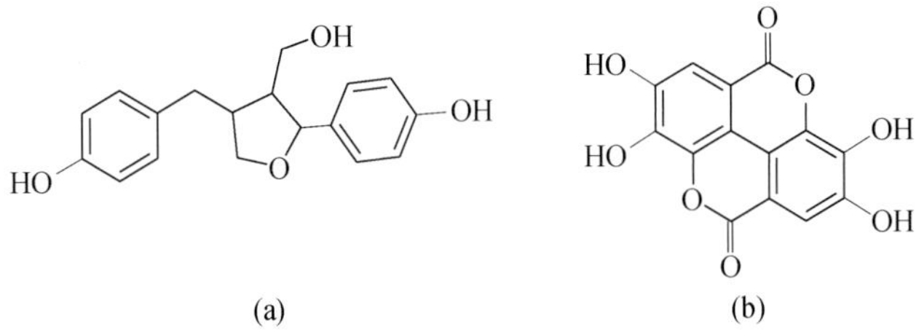

图 1-20　4,4,9- 三羟基 -7,9- 环氧 -8,8- 木酚素（a）及鞣花酸（b）

6. 香豆素类成分

胡桃属药用植物中的香豆素类化合物[22,26,63]结构及名称分别见图 1-21 及表 1-13。

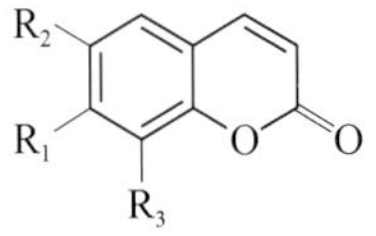

图 1-21　香豆素型母核结构

表 1-13　部分香豆素类化合物名称

R_1	R_2	R_3	名称
OCH_3	H	H	脱肠草素
OH	OH	H	七叶亭
OCH_3	H	$CH_2CH{=}C(CH_3)_2$	蛇床子素
OH	OCH_3	H	东莨菪内酯
OCH_3	OH	H	异莨菪亭

7. 脂肪族类成分

胡桃属植物中脂肪族化合物主要为直链烷酸和有支链取代的烷酸及烷醇等[14,48,56,59,63,64]，化合物结构及名称分别见图 1-22 及表 1-14。

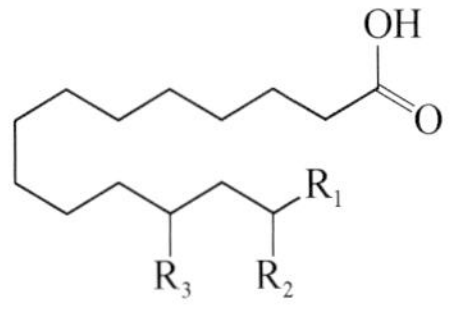

图 1-22　直链烷酸型母核结构

表 1-14 部分直链烷酸型化合物名称

R_1	R_2	R_3	名称
CH_2CH_3	2H	2H	软脂酸
$(CH_2)_3CH_3$	2H	2H	硬脂酸
$(CH_2)_5CH_3$	2H	2H	花生酸
$(CH_2)_9CH_3$	2H	2H	木焦油酸
$(CH_2)_3CH_3$	2H	OH	12- 羟基硬脂酸
$(CH_2)_3CH_3$	=O	2H	14- 酮基硬脂酸

8. 其他类成分

胡桃属药用植物中除含有上述化合物外，还有一些糖苷类、脑苷类、酮类[14,17,25,36,37,43, 48,53-56,58,63]，其结构及名称分别见图 1-23～图 1-25 及表 1-15、表 1-16。

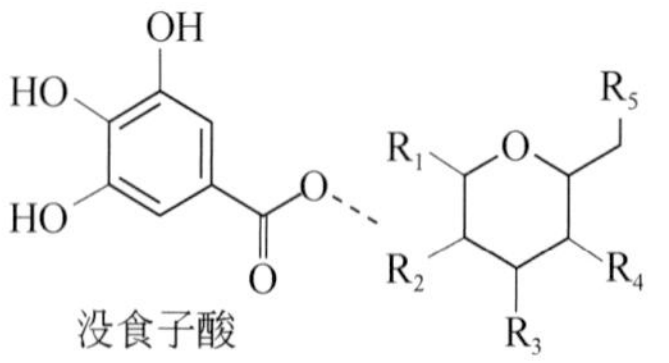

图 1-23 糖苷类化合物母核结构

表 1-15 部分糖苷类型化合物名称

R_1	R_2	R_3	R_4	R_5	名称
没食子酸	没食子酸	OH	OH	没食子酸	1,2,6- 三没食子酰葡萄糖
没食子酸	没食子酸	OH	没食子酸	没食子酸	1,2,4,6- 四没食子酰葡萄糖
没食子酸	没食子酸	没食子酸	没食子酸	没食子酸	1,2,3,4,6- 五没食子酰葡萄糖

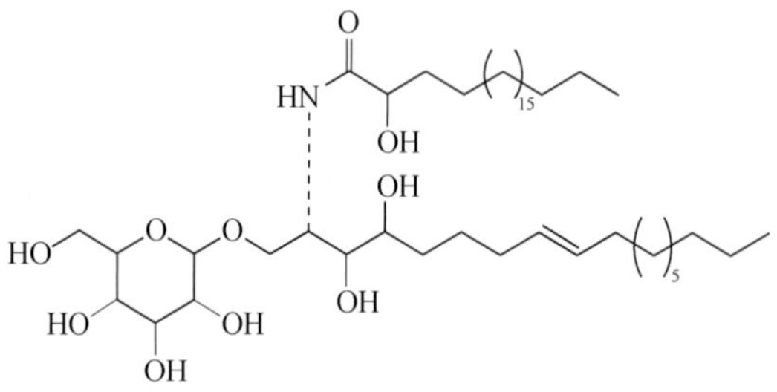

图 1-24 脑苷类化合物母核结构

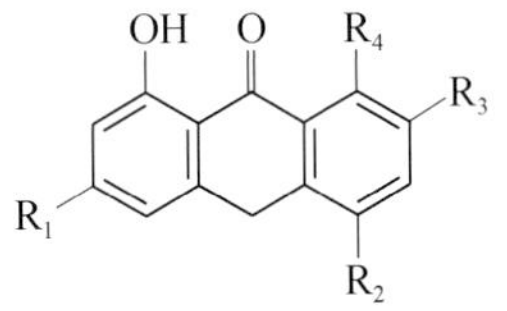

图 1-25　酮类化合物母核结构

表 1-16　部分酮类化合物名称

R_1	R_2	R_3	R_4	名称
OCH_3	H	OCH_3	OCH_3	1- 羟基 -3,7,8- 三甲氧基酮
OCH_3	OH	H	OH	1,5,8- 三羟基 -3- 甲氧基酮
OH	OH	H	OH	1,3,5,8- 四羟基酮

此外，也有学者对核桃青果皮中多糖类成分、鞣质类成分进行了提取、纯化研究[56]，但大分子化合物结构鉴定困难，目前尚未见其精细的化学结构研究的报道。

第三节　北青龙衣质量控制研究

随着北青龙衣化学成分的深入研究，学者认识到成分不稳定性可直接影响临床疗效。因此，质量控制的研究受到关注，但主要偏向于有效成分的定量和定性分析，方法主要包括高效液相色谱法、毛细管电泳法、分光光度法、指纹图谱法。

1. 有效成分含量测定

目前，学者报道最多的是胡桃醌高效液相色谱法（HPLC）含量测定，并对不同药用部位、采收期及储存期的样品进行了分析。侯栋等[64]测定新鲜核桃青皮中胡桃醌的含量为 1.66mg/g，冷冻青皮中含量为 1.54mg/g。李福荣等[65]测定北青龙衣中胡桃醌平均含量为 0.26%。孙墨珑等[66]测定了胡桃楸的不同药用部位中胡桃醌含量，均有外果皮 > 树叶 > 树皮的趋势。王添敏等[67]测定了胡桃楸茎枝中胡桃醌含量的动态变化，结果显示从 3 月至 11 月，随着植株的生长含量逐渐增加，而从 11 月到次年 3 月，随着植株进入休眠期含量逐渐降低。李福荣等[65]测定不同时间采集的青龙衣中胡桃醌的含量相差不大，成熟的青龙衣中胡桃醌的含量较丰富。然而季宇彬等[68]研究表明，不同采收时间胡桃醌含量为 8 月 >7 月 >6 月 >9 月，9 月青核桃已逐渐成熟，胡桃醌的含量明显下降，因此青龙衣适宜在 7 ～ 8 月果实未成熟时采收。刘娟等[69]的研究也表明，胡桃楸果实中胡桃醌的含量在果实未成熟时最高，果实近成熟后含量急剧下降。不同干燥方法[68-70]对青龙衣及胡桃楸茎枝中胡桃醌含量有明显影响，高温是导致胡桃醌损失的主要因素，宜采用 40℃以下低温干燥。不同储藏年限青龙衣中胡桃醌含量存在显著差异[68, 71, 72]，即随着储藏时间的延长，青龙衣中胡桃醌的含量逐渐下降，应尽量应用当年的药材。此外，刘丽娟等[73]、高树赢[74]均采用了薄层色谱法结合高效液相色谱法对胡桃苷B进行鉴别和含量测定，样品含量为0.0118%～0.0136%，克服了胡桃醌稳定性差的缺点，对青龙衣质量标准的建立具有重要意义。潘卫东等[75]建立超快速液相色谱串联质谱法（UFLC-MS/MS）测定胡桃楸不同部位中6种化学成分（原儿茶酸、绿原酸、丁香酸、阿魏酸、鞣花酸、胡桃醌）的方法。

学者还对青龙衣中二芳基庚烷、黄酮等有效成分进行了含量测定。孟敏[76]、Liu等[77]测定核桃青皮核桃素A（JA）、核桃素B（JB）、马尾树素（RH）3个二芳基庚烷类化合物和α-萘醌（RE）的含量，结果表明，不同季节的核桃青皮中RE、JB、RH和JA的含量有很大差异。雷涛等[78]采用紫外分光光度法测定了胡桃楸皮中槲皮素的平均含量为0.28%。沈勇等[79]采用高效液相色谱法同时测定了山核桃叶中汉黄芩素、白杨素、小豆蔻明、球松素查耳酮、松属素5个黄酮苷元的含量。

此外，学者对青龙衣中挥发油、多糖及微量元素等其他成分进行了分析与测定。李金凤等[80]采用气相色谱–质谱（GC-MS）技术分析了胡桃楸皮挥发油的主要化学成分，汽汽萃取法共鉴定34种成分，水蒸气蒸馏法共鉴定19种成分，共有成分为氧化石竹烯、正十六烷、正十九烷、9-十八碳炔和2,3,5,8-四甲基癸烷。王宏歌等[81]采用减压蒸馏法提取胡桃楸外果皮挥发性成分，运用GC-MS鉴定出棕榈酸甲酯（methyl hexadecanoate）等45种挥发性成分。季宇彬等[82]采用高效毛细管电泳（HPCE）测定青龙衣中单糖组成，主要单糖组分为半乳糖、葡萄糖、阿拉伯糖、鼠李糖、果糖。战金龙等[83]对不同种质资源的青龙衣中酚酸类成分建立研究方法。

2. 总成分含量测定

学者采用紫外–可见分光光度法对青龙衣中黄酮、鞣质等果皮类药材中常见成分进行总含量测定。孟令锴等[84]测定胡桃楸皮中总黄酮含量为2.20%。刘淑萍等[85]对分光光度法测定核桃青皮中总黄酮的方法进行了修正。孙墨珑等[86]测定胡桃楸样品总黄酮含量均有树叶（5.00%）> 树皮（4.17%）> 外果皮（3.05%）的趋势。任晓蕾等[87]测定5个采集时间鲜核桃青皮中总黄酮含量分别在3.15～3.98mg/g。薛华丽等[88]建立了稳定的干酪素法测定核桃青皮中鞣质含量的方法，平均含量为1.76%。王全杰等[89]通过定性实验得出核桃青皮中鞣质类型为水解类，含量为19.24%，不同干燥方式对鞣质含量影响较大。王添敏等[90]测定表明，总鞣质含量为叶 > 根 > 茎枝 > 外果皮，并证实70%丙酮提取所得鞣质含量较水和70%乙醇提取的高。

3. 指纹图谱研究

曹贵阳等[91]采用HPLC建立不同采收期青龙衣的指纹图谱，7～8月样品指纹图谱整体相似度高于9～10月，说明不同采收期青龙衣药材所含化学成分有一定差异，且以7～8月为最佳采收期，为全面控制青龙衣药材的质量提供可靠的科学依据。Liu等[92]建立了20批青龙衣鲜品的指纹图谱，并结合人结肠癌细胞MTT试验，研究其谱效关系，证实色谱峰 4、5、6 的含量与细胞毒性密切相关，提出指纹图谱结合关键生物标志物的质量控制新思路。

第四节 青龙衣药理作用及临床应用研究

1. 青龙衣药理作用研究

胡桃科药用植物具有抗肿瘤[93]、镇痛[94]、抑菌[95-97]、抗氧化[98]、抑酶[99]、杀虫[100,101]、抗病毒[102]及增强记忆力[103]等作用。但青龙衣报道最多、活性最强的是抗肿瘤作用，现将青龙衣及其主要活性成分胡桃醌等的抗肿瘤作用及作用机制概述如下。

1.1 青龙衣提取物抗肿瘤作用

青龙衣具有显著而广泛的抗肿瘤活性。张厂等[104]研究表明，胡桃楸果水提物对 S180、H22、LWS 细胞均有一定的抑制作用；对小鼠体重的增加有一定的促进作用；对小鼠胸腺和脾脏质量的增加有明显的促进作用。王春玲等[105]研究表明，胡桃楸提取液中的有效组分对 HeLa、PC-3、HLF 体外细胞毒作用 LC_{50}（半致死浓度）为 9 ～ 13μg/L。荷瘤鼠的体内试验结果表明，胡桃楸提取液的有效组分剂量为 12mg/kg 时，对抑制体内肿瘤组织生长有显著效果，抑瘤率为 42.21%。姬艳菊等[106]研究表明，青龙衣提取物对人肝癌细胞株 SMMC-7721 有明显抑制作用。张梅等[107]研究表明，青龙衣醇提物对人白血病 K562 细胞有明显抑制作用。

1.2 青龙衣有效成分抗肿瘤作用

国内外学者对青龙衣中分离获得的有效成分进行了大量的抗肿瘤作用研究。张巍等[108]研究表明，各胡桃醌浓度对宫颈鳞癌 SiHa 细胞增殖均有明显抑制作用，IC_{50}（半抑制浓度）为 20.4μmol/L。Kim 等[109]从胡桃楸中分离得到的 1,4,8- 三羟基 -3- 萘甲酸 -1-*O*-*β*-D- 吡喃葡萄糖苷甲酯和 5- 羟基 -2- 甲氧基 -1,4- 萘替喹对人结肠癌 HT-29 细胞和人肺癌 A549 细胞有细胞毒作用。Min 等[110]分离得到的黄酮类化合物紫杉叶素（taxifolin）对 MT-4 细胞有强烈的诱导作用，分离得到的三羟基苯甲酰葡萄糖类化合物 1,2,6- 三没食子酰吡喃葡萄糖和 1,2,3,6- 四没食子酰吡喃葡萄糖对 HL-60 癌细胞具有较强生理活性。Li 等[111]报道从胡桃楸中分离得到的化合物对羟基甲氧基苯并双胡桃醌对 HeLa、人胸癌 MCF-7、BGC823 和 3T3-L1 细胞系有细胞毒作用。

1.3 抗肿瘤作用机制研究

国内外学者对青龙衣及胡桃醌的抗肿瘤机制进行了大量研究，主要包括影响细胞周期、抑制 DNA 拓扑异构酶、诱导肿瘤细胞凋亡、提高免疫力、损伤线粒体结构、改变细胞膜的结构和生化性质、抑制癌细胞的迁移和侵袭能力等方面。

1.3.1 影响细胞周期

肿瘤最重要的发病机制就是细胞周期的紊乱。胡桃楸提取物、有效成分以及复方均通过调节肿瘤细胞的细胞周期而发挥抗肿瘤作用。文姝等[112]研究表明，胡桃楸提取液可诱导p53蛋白的表达而引起K562细胞发生G_1期的阻滞。Kamei等[113]研究表明，胡桃醌能够抑制细胞生长于S期。季宇彬等[114]研究表明，胡桃醌可以使A549细胞发生G_2期阻滞。许庆瑞等[115]研究表明，复方青龙衣胶囊可能会通过影响G_1/S检查点等与细胞周期相关的信号通路，使SGC-7901肿瘤细胞停滞于G_1/ S期。

1.3.2 抑制DNA拓扑异构酶Ⅰ的活性

DNA拓扑异构酶Ⅰ在肿瘤细胞中含量明显高于其他细胞，通过抑制其活性可以抑制肿瘤细胞的快速增殖。李智博[116]研究表明，胡桃楸提取物HMBBJ含量为28.9～54.5μmol/L时能有效地抑制DNA拓扑异构酶Ⅰ的活性，说明在该含量范围内，DNA拓扑异构酶Ⅰ是HMBBJ发挥抗肿瘤作用的靶点。

1.3.3 诱导肿瘤细胞凋亡

大量实验证明，胡桃楸具有诱导肿瘤细胞凋亡的作用。胡旭姣等[117]研究表明，胡桃楸乙酸乙酯提取物具有明显的抑制肿瘤细胞增殖作用，并且能够诱导肿瘤细胞凋亡。胡桃楸诱导肿瘤细胞凋亡的作用机制主要是影响凋亡基因的表达[118]，抑制*Pin1*基因的活性[119]，激活*caspase-8*基因和*caspase-3*基因[120]，抗氧化[121]等。

1.3.4 提高免疫力

姜丽萍等[122]研究表明，胡桃楸青果皮提取物可增强小鼠腹腔巨噬细胞内肿瘤坏死因子α-mRNA的表达。郭建华[123]研究表明，胡桃楸乙醇提取物可显著提高荷瘤小鼠的淋巴细胞转化功能，增强自然杀伤细胞、肿瘤坏死因子活性，并显著提高白细胞介素-2的诱生水平。

1.3.5 损伤线粒体结构

线粒体中的一系列代谢过程都与细胞凋亡有密切的关系。一些研究者已经证明胡桃楸可以通过破坏线粒体的结构而起到抑制肿瘤细胞增殖的作用。张野平等[124]研究表明，胡桃醌可影响人宫颈癌HeLa细胞线粒体，低浓度可使部分线粒体嵴减少，而高浓度可使大部分胞质中的线粒体空泡化，肿瘤细胞因缺乏能量供给而使增殖受到限制，从而达到抑制肿瘤细胞增殖的作用。

1.3.6 改变细胞膜的结构和生化性质

曾有文献报道，青龙衣可提高红细胞膜的流动性、封闭度，可提高机体免疫能力，从而提高抗癌药物的抗癌作用[125]。季宇彬等研究表明，青龙衣提取物可以通过改变多种细胞膜的结构和生化性质而达到抗肿瘤作用[126-128]。

1.3.7 抑制癌细胞的迁移和侵袭能力

崔红霞等[129]研究发现，青龙衣可明显下调COX-2的表达，胃癌细胞与基质胶（matrigel）的黏附能力明显降低，细胞的迁移和侵袭能力也显著下降，表明青龙衣提取物可明显抑制胃癌细胞的侵袭能力。

总之，青龙衣提取物及胡桃醌具有众多抗肿瘤靶向药物的特征，其开发应用前景广阔，值得更进一步深入研究，以期获得更高效低毒的中药抗肿瘤新药。

2. 青龙衣毒性研究

青龙衣毒性一直是学者关注的科学问题，现将青龙衣提取物及其主要毒性成分胡桃醌的毒性综述如下。

2.1　青龙衣提取物毒性

研究表明，青龙衣水煎液无毒。孟繁钦等[130]对胡桃楸皮水提物进行小鼠急性毒性试验，以最大浓度、最大容量灌胃给药，12h 内给药 3 次，连续观察 7 天，详细观察记录小鼠体征并检测血液指标情况，确定胡桃楸皮水提物无明显的急性毒理反应。才玉婷等[131]对胡桃楸皮水提液的正丁醇萃取物进行小鼠的急性毒性试验，按照上述方法，最终确定胡桃楸皮水提液的正丁醇提取物也无明显的急性毒理反应。王少东等[132]采用亚急性毒性试验方法，对小鼠连续灌胃 28 天胡桃楸青果皮水提膏，观察到小鼠给药前后的外周血常规、谷丙转氨酶、尿素氮均在正常范围内波动，对重要脏器（肝、脾、肺、肾、胸腺等）的质量均无明显影响，肉眼及病理检查未见异常。

青龙衣醇提物表现出了强烈的毒性反应。雷涛等[133]测定了中药胡桃楸皮甲醇提取物小鼠 LD_{50}。以最大浓度、最大容量灌胃给药，24h 内给药，观察 7 天内小鼠的毒性反应及死亡情况，LD_{50} 为 2.622mg/kg，其 95% 置信区间为 1.811mg/kg $\leqslant LD_{50} \leqslant$ 5.433mg/kg，表明胡桃楸皮甲醇提取物有明显的急性毒理反应。刘薇等[134]研究表明，腹腔注射青龙衣乙醇总提取物和青龙衣石油醚萃取物、正丁醇萃取物和水萃取物后，高剂量组小鼠 30min 后活动开始减少。给药 1 天后，小鼠活动减少，眼睛和尾巴的颜色发暗，甚至发黑。随着剂量的增大其程度加剧，呼吸的同时腹部随之抽动；不活动时，身体呈蜷缩状。腹腔注射青龙衣氯仿萃取物和青龙衣乙酸乙酯萃取物后，高剂量组小鼠自主活动开始减少，15min 后出现扭体现象。给药后，小鼠主要异常表现为自发活动减少，腹卧、蹒跚步行、立毛、痉挛、镇静或突然跳起、呼吸抑制、运动失调，眼睛和尾巴的颜色发暗，甚至发黑。小鼠腹腔注射青龙衣氯仿萃取物 LD_{50} 为 575.138mg/kg，乙酸乙酯萃取物 LD_{50} 为 1303.159mg/kg，乙酸乙酯萃取部位主要含有萘醌类成分，既是抗肿瘤主要有效成分，也是毒性成分。韩麟凤等[135]研究表明：①胡桃楸新鲜试材高浓度的水浸液有明显的毒性作用，可抑制一些种子发芽，也可毒死鱼和蛾蚋；②胡桃楸不同的新鲜组织水浸液毒性：外果皮 > 根皮 > 叶子，与其酚含量结果一致；③胡桃楸风干试材水浸液的酚含量比新鲜试材明显减少，其水浸液几乎无毒，原因可能是酚类物质在风干过程中发生氧化。

2.2　胡桃醌毒性

现代研究表明青胡桃果皮有毒，主要由于其有效成分胡桃醌是有毒的。关于胡桃醌毒性研究可追溯到 1961 年 *Science* 杂志[136]和 1963 年 *Toxicon* 杂志的腹腔注射急毒报道，胡桃醌小鼠灌胃给药的 LD_{50} 为 2.5mg/kg，大鼠腹腔注射的 LD_{50} 为 25mg/kg，灌胃给药的 LD_{50} 为 112mg/kg。

伊朗学者研究发现胡桃醌对金鱼（*Carassius auratus*）有毒害作用[137]。另有研究者发现，胡桃醌和它的衍生物5,8-二羟基萘醌对于鱼都是毒素，LD_{50}极低，在线粒体的氧化磷酸化过程中能起到抑制作用，它们都是能量转移的抑制剂[138]。胡桃醌的衍生物及其他活性成分的毒性，一般都小于胡桃醌。

我国学者许绍惠等[14]于1983年从胡桃楸的新鲜根皮、枝皮和青果皮中分离提纯出毒性成分——胡桃醌，在分离提取过程中每一步骤均通过观察供试液对鱼存活的影响或观察对某些病菌孢子萌发的抑制作用来测定毒性大小。

Chen等[139]认为胡桃醌产生毒性的原因是其入血后与血中成分结合，造成胡桃醌在血中高浓度聚集。另外胡桃醌能与胃肠内容物中的巯基化合物反应，导致灌胃时胡桃醌的低吸收，在贲门窦大量聚集，产生毒性。此外，胡桃醌和其代谢产物能与肾中细胞溶质蛋白共价结合，造成肾脏毒性。

3. 青龙衣临床应用

青龙衣具有抗癌、定痛、止痒杀虫之功效，用于各种癌症和胃脘痛症；外用治疗神经性皮炎。因此，在临床上青龙衣主要用于治疗肿瘤、胃炎及银屑病等。

3.1 配合治疗各种肿瘤

黑龙江省中医药科学院中药研究所高奎滨研究员从20世纪70年代以来，根据祖国医学中医理论“扶正祛邪”和“攻补兼施”的原则，以青核桃为祛邪药，刺五加为扶正药，制成合剂、胶囊剂，在临床上用于治疗各种癌症，特别是消化道肿瘤，均取得较好的疗效。青核桃与刺五加配伍应用后，可减轻青核桃的毒副作用，又能提高其抗癌效果。两者配伍完全符合中医攻补兼施、扶正祛邪的理论而达到治疗目的。经过二十多年，在省内外的656例治疗观察病例中均收到了满意的效果，对食道癌、胃癌、肺癌等6种癌症的有效率为30.46%，无其他抗癌药的毒副作用，并能减轻患者由癌症所引起的疼痛。该药在我国食管癌高发区河北省涉县连续投药治疗观察5年，其患者生存率为46.5%，高于当时国外癌症手术治疗的生存率[140]。

黑龙江省中医研究院于1982～1985年与河北省医学科学院协作，在河北省食管贲门癌高发区涉县，用青龙衣治疗食管贲门癌120例，青龙衣对各期及术后的食管贲门癌均有作用，总有效率为53%，青龙衣对早期食管贲门癌疗效显著，有效率达76%，对晚期疗效差[141]。

黑龙江省中医研究院还与黑龙江省医院合作共同应用复方青龙衣配合化疗治疗急性白血病23例，复方青龙衣配合化疗组的完全缓解率为72%，单用化疗组完全缓解率为56%，提示加用复方青龙衣可促进对白血病的完全缓解作用，同时可防治化疗发生的感染，有效地控制感染是治疗白血病的重要环节[142]。

哈尔滨医科大学附属第一医院应用中药青龙衣注射剂（黑龙江省中医研究院研制的抗癌制剂）复合化疗药物介入治疗肺癌13例报告显示[143]，青龙衣注射剂复合化疗药物支气管动脉灌注治疗肺癌的效果优于单纯用化疗药物灌注治疗，其肿瘤缩小程度较单纯用化疗药物灌注者明显，其中3例肿瘤完全消失，并且肿瘤再生长的速度减慢，说明此种方法对肿瘤细胞杀伤较完全。

3.2 治疗浅表性胃炎

孙桂君等[144]采用口服青龙衣糖膏治疗浅表性胃炎147例，1～2个疗程后有效率达到87.7%，有改善血象、保肝消炎及显著的镇痛作用，解除胃脘疼痛疗效确切，对浅表性胃炎有显著疗效。

3.3 治疗银屑病

全志杰等[145]用复方青龙衣注射液治疗银屑病100例，治愈29例，基本治愈34例，显效13例，进步7例，无效17例，有效率达83%。王艳玲[146]用青龙衣治疗银屑病10例，临床观察一年未复发者9例，复发者1例，但症状较轻。

参考文献

[1] 江苏新医学院．中药大词典(下)[M]．上海：上海科学技术出版社，1986．

[2] 赵守讯，黄泰康，丁志遵，等．中药辞海：第三卷[M]．北京：中国医药科技出版社，1996．

[3] 中国科学院中国植物志编委会．中国植物志：第二十一卷[M]．北京：科学出版社，1979．

[4] 黑龙江省药品监督管理局．黑龙江省中药材标准(2001年版)[M]．哈尔滨：黑龙江科学技术出版社，2001．

[5] 黑龙江省食品药品监督管理局．黑龙江省中药饮片炮制规范及标准[M]．哈尔滨：黑龙江科学技术出版社，2012．

[6] 赵玉琴，金岩．核桃楸青果皮的生药鉴别[J]．辽宁药物与临床，2002，5(1)：101．

[7] 周媛媛，王栋．胡桃属植物抗肿瘤作用化学成分研究进展[J]．中国药房，2010，21(43)：4119-4121．

[8] 吕海宁，折改梅，吕扬．核桃和核桃楸的化学成分及生物活性的研究进展[J]．华西药学杂志，2010，25(4)：489-493．

[9] Li G，Xu M L，Choi H G，et al．Four new diarylheptanoids from the roots of *Juglans mandshurica*[J]．Chem Pharm Bull(Tokyo)，2013，51(3)：262-264．

[10] 董梅，袁日，齐凤琴，等．青龙衣中细胞毒活性成分的研究[J]．天然产物研究与开发，2011，23(5)：805-808．

[11] Machida K，Matsuoka E，Kasahara T，et al．Studies on the constituents of *Juglans* species. Ⅰ.Structural determination of (4*S*)- and (4*R*)-4-hydroxy-*α*-tetralone derivatives from the fruit of *Juglans mandshurica* MAXIM. var．*sieboldiana* MAKINO[J]．Chem Pharm Bull (Tokyo)，2005，53(8)：934-937．

[12] Li C，Liu J X，Zhao L，et al．Capillary zone electrophoresis for separation and analysis of four diarylheptanoids and an *α*-tetralone derivative in the green walnut husks(*Juglans regia* L.)[J]．J Pharm Biom Analy，2008，48(3)：749-753．

[13] 王宗芳．野核桃叶化学成分及抗肿瘤活性的研究[D]．武汉：华中科技大学，2009．

[14] 许绍惠，唐婉屏，韩忠环．核桃楸毒性成分研究[J]．沈阳农业大学学报，1986，17(2)：34-39．

[15] Lee Y J，Cui J，Lee J，et al．Cytotoxic compounds from juglans sinensis Dode display anti-proliferative activity by inducing apoptosis in human cancer cells[J]．Molecules，2016，21(1)：E120.

[16] 高小宁，孙晓飞，黄国兴．核桃楸青皮中的一个新四氢萘酮化合物 [J]．中成药，2013，35(7)：1487-1489．

[17] 高小宁．核桃楸青果皮化学成分的研究 [D]．苏州：苏州大学，2008．

[18] 张建斌．甘肃青龙衣(核桃青皮)化学成分的研究 [D]．兰州：西北师范大学，2009．

[19] 张建斌，柳军玺，查飞，等．青龙衣的化学成分研究 [J]．中草药，2009，(6)：847-849．

[20] 陈超，胡钰，孙家祥，等．野核桃叶化学成分研究 [J]．中草药，2011，42(11)：2177-2180．

[21] 李贺然．黑老虎及胡桃枝皮的化学成分研究 [D]．北京：中国协和医科大学，2006．

[22] Müller W U，Leistner E．Aglycones and glycosides of oxygenated naphthalenes and a glycosyltransferase from *Juglans*[J]．Phytochemistry，1978，17：1739-1742．

[23] Liu L，Li W，Koike K．New α-tetralonyl glucosides from the fruit of *Juglans mandshurica*[J]．Chem Pharm Bull，2004，52(5)：566-569．

[24] Min B S，Nakamura N，Miyashiro H，et al．Inhibition of human immunodeficiency virus type 1 reverse transcriptase and ribonuclease H activities by constituents of *Juglans mandshurica*[J]．Chem Pharm Bull(Tokyo)，2000，48(2)：194-200．

[25] Machida K，Yogiashi Y，Matsuda S，et al．A new phenolic glycoside syringate from the bark of *Juglans mandshurica* MAXIM. var. *sieboldiana* MAKINO[J]．J Nat Med，2009，63(2)：220-222．

[26] Hirakawa K，Ogiue E，Motoyoshiya J，et al．Naphthoquinones from Juglandaceae[J]．Phytochemistry，1986，25(6)：1494-1495．

[27] Liu L，Li W，Sasaki T，et al．Juglanone，a novel α-tetralonyl derivative with potent antioxidant activity from *Juglans mandshurica*[J]．J Nat Med，2010，64(4)：496-499．

[28] Li G，Lee S Y，Lee K S，et al．DNA topoisomerases Ⅰ and Ⅱ inhibitory activity of constituents isolated from *Juglans mandshurica*[J]．Arch Pharm Res，2003，26(6)：466-470．

[29] Lee S W，Lee K S，Son J K，et al．New naphthalenyl glycosides from the roots of *Juglans mandshurica*[J]．Planta Med，2000，66(2)：184-186．

[30] Min B S，Lee H K，Lee S M，et al．Anti-human immunodeficiency virus-type activity of constituents from *Juglans mandshurica*[J]．Arch Pharm Res，2002，25(4)：441-445．

[31] Sun J X，Zhao X Y，Fu X F，et al．Three new naphthalenyl glycosides from the root bark of *Juglans cathayensis*[J]．Chem Pharm Bull(Tokyo)，2012，60(6)：785-789．

[32] 刘丽娟，王常禹，麻风华．北青龙衣细胞毒活性部位中的萘酚苷 [J]．中国现代应用药学，2010，27(8)：704-708．

[33] 杨凡．核桃楸根皮化学成分及其抗癌活性的研究 [D]．长春：吉林大学，2005．

[34] 王金兰，张淑霞，李铁军，等．山核桃树皮化学成分研究 [J]．中草药，2008，39(4)：490-493．

[35] Son J K. Isolation and structure determination of a new glucoside from the roots of *Juglans mandshurica* [J]．Arch Pharm Res，1995，18(3)：203-205．

[36] Yao Y，Zhang Y W，Sun L G，et al．Juglanthraquinone C，a novel natural compound derived from *Juglans mandshurica* Maxim，induces S phase arrest and apoptosis in $HepG_2$ cells[J]．Apoptosis，2012，17(8)：832-841．

[37] 周媛媛，刘兆熙，孟颖，等．青龙衣有效部位化学成分研究 [J]．中草药，2014，45(16)：2303-2306．

[38] Zhi B，Li Y，Ming B，et al．A cytotoxic compound from the leaves of *Juglans mandshurica*[J]．Chin

Chem Lett，2007，18：846-849.

[39] Li G，Seo C S，Lee S H，et al. Diarylheptanoids from the roots of *Juglans mandshurica*[J]. B Korean Chem Soc，2004，25(3)：397-399.

[40] 周媛媛，王栋. 青龙衣中二芳基庚烷类化学成分的研究 [J]. 时珍国医国药，2009，20(8)：1936-1937.

[41] Lee K S，Li G，Kim S H，et al. Cytotoxic diarylheptanoids from the roots of *Juglans mandshurica*[J]. J Nat Prod，2002，65(11)：1707-1708.

[42] Huang X Y，Duan Q Y，Liu J X，et al. Determination of a novel diarylheptanoid (Juglanin B) from green walnut husks (*Juglans regia* L.) in rat plasma by high-performance liquid chromatography[J]. Biomed Chromatogr，2010，24(3)：307-311.

[43] 石建辉. 核桃楸皮化学成分研究 [D]. 沈阳：沈阳药科大学，2006.

[44] Wu W，Bi X L，Cao J Q，et al. New antitumor compounds from *Carya cathayensis*[J]. Bioorg Med Chem Lett，2012，22(5)：1895-1898.

[45] 黄柳舒. 山核桃果皮活性成分的研究 [D]. 杭州：浙江工商大学，2011.

[46] Fukuda T，Ito H，Yoshida T. Antioxidative polyphenols from walnuts (*Juglans regia* L.)[J]. Phytochemistry，2003，63(7)：795-801.

[47] Pereira J A，Oliveira I，Sousa A，et al. Walnut (*Juglans regia* L.) leaves：phenolic compounds，antibacterial activity and antioxidant potential of different cultivars[J]. Food Chem Toxicol，2007，45(11)：2287-2295.

[48] 刘亚敏. 核桃叶生物活性成分的研究 (Ⅱ)[D]. 咸阳：西北农林科技大学，2004.

[49] 常仁龙. 核桃楸叶化学成分的研究 [D]. 长春：长春中医药大学，2009.

[50] 司传领，刘忠，惠岚峰，等. 核桃楸树皮提取物的化学成分及其抗氧化活性研究 [J]. 林产化学与工业，2008，28(1)：29.

[51] 常仁龙，孙佳明，张博，等. 核桃楸叶化学成分研究 [J]. 中成药，2009，31(7)：1082-1085.

[52] 林君阳. 山核桃外果皮化学成分及抑菌活性研究 [D]. 杭州：浙江林学院，2008.

[53] 李静，徐康平，邹辉，等. 胡桃楸青果皮化学成分研究 [J]. 中南药学，2013，11(1)：1-3.

[54] Ito H，Okuda T，Fukuda T，et al. Two novel dicarboxylic acid derivatives and a new dimeric hydrolyzable tannin from walnuts[J]. J Agric Food Chem，2007，55(3)：672-679.

[55] 申健，谭桂山，刘建锋，等. 胡桃楸根的化学成分 [J]. 中国天然药物，2008，6(5)：354-356.

[56] 刘国如，徐康平，申健，等. 胡桃楸根化学成分研究 [J]. 中南药学，2009，7(9)：644-646.

[57] 周媛媛，付蕾，金阳，等. 青龙衣抗肿瘤成分的研究 [J]. 中医药学报，2013，41(4)：70-71.

[58] 陈凤凰，唐文明. 核桃树皮的化学成分分析及活性研究 [J]. 天然产物研究与开发，2008，20(1)：16-19.

[59] 周媛媛，王栋，牛峰. 抗肿瘤中药青龙衣化学成分的研究 [J]. 中草药，2010，41(1)：11-14.

[60] 周媛媛. 抗肿瘤中药青龙衣化学成分的研究 [D]. 哈尔滨：黑龙江中医药大学，2008.

[61] 刘元慧，成则丰，乔文涛，等. 山核桃外果皮化学成分的研究 [J]. 中草药，2009，40(9)：1359-1362.

[62] 董梅，袁日，齐凤琴，等. 青龙衣中细胞毒活性成分的研究 [J]. 天然产物研究与开发，2011，23(5)：805-808.

[63] 刘丽娟，齐凤琴，龚显峰. 北青龙衣中萘醌类衍生物的细胞毒活性研究 [J]. 中国现代应用药学，2010，27(7)：574-577.

[64] 侯栋，高哲，何童森，等．HPLC 测定核桃青皮中胡桃醌的含量 [J]．中国实验方剂学杂志，2012，18(15)：70-72.
[65] 李福荣，史卫锋，韩俊芬，等．不同采摘时期的青龙衣中胡桃醌的含量比较 [J]．中国现代医生，2007，45(2)：6-7.
[66] 孙墨珑，宋湛谦，方桂珍．核桃楸总黄酮及胡桃醌含量测定 [J]．林产化学与工业，2006，26(2)：93-95.
[67] 王添敏，翟延君，徐士钊．胡桃楸茎枝中胡桃醌含量的动态变化 [J]．中国医院药学杂志，2012，32(15)：1166-1168.
[68] 季宇彬，陆婉，曲中原，等．不同干燥方法、贮藏年限及采收时间对青龙衣中胡桃醌的影响 [J]．现代药物与临床，2009，24(2)：110-112.
[69] 刘娟，徐士钊，王添敏，等．胡桃楸叶和果实中胡桃醌含量的动态变化分析 [J]．中国实验方剂学杂志，2012，18(3)：57-59.
[70] 王添敏，刘力，邸学，等．不同干燥方法对胡桃楸茎枝中胡桃醌含量的影响 [J]．中国医院药学杂志，2011，31(17)：1461-1463.
[71] 辛国松，曲中原，邹翔，等．不同贮藏年限青龙衣中羟基萘醌的比较 [J]．现代药物与临床，2011，26(3)：221-223.
[72] 索绪斌，高奎滨，张云凌，等．高效液相色谱法测定青龙衣中胡桃醌含量 [J]．中药材，2003，26(11)：793.
[73] 刘丽娟，高树赢，李强，等．北青龙衣中胡桃苷 B 的分离及含量测定方法的建立 [J]．中国现代应用药学，2010，27(1)：46-48.
[74] 高树赢．北青龙衣的化学成分及质量标准的研究 [D]．哈尔滨：黑龙江大学，2009.
[75] 潘卫东，胡玉涛，胡旭，等．UFLC-MS/MS 检测胡桃楸不同部位有效成分的含量 [J]．中华中医药学刊，2020，38(9)：195-198.
[76] 孟敏．青龙衣有效成分分析方法与锁阳提取工艺 [D]．兰州：兰州大学，2009.
[77] Liu J X，Meng M，Li C，et al．Simultaneous determination of three diarylheptanoids andan α-tetralone derivative in the green walnut husks (*Juglans regia* L.) by high-performance liquid chromatography with photodiode array detector[J]．J Chromatogr A，2008，1190(1-2)：80-85.
[78] 雷涛，孟繁钦，吴宜艳．核桃楸皮槲皮素含量测定 [J]．实验室科学，2012，15(1)：88-90.
[79] 沈勇，刘楠楠，徐敏，等．高效液相色谱法测定山核桃叶中 5 个黄酮苷元含量 [J]．药物分析杂志，2013，33(5)：804-807.
[80] 李金凤，施勃，杜瑞娟，等．不同方法提取核桃楸皮挥发油的气质联用分析 [J]．中国实验方剂学杂志，2013，19(9)：62-65.
[81] 王宏歌，孙墨珑．核桃楸外果皮挥发性成分的 GC-MS 分析及其抑菌活性 [J]．江苏农业科学，2013，41(3)：272-274.
[82] 季宇彬，陈海继，汲晨锋．青龙衣多糖的提取及单糖组分和质量分数测定 [J]．哈尔滨商业大学学报(自然科学版)，2006，22(4)：1-7.
[83] 战金龙，姜玲玲，赵赫，等．不同种质资源的青龙衣质量标准研究 [J]．现代中药研究与实践，2019，33(2)：39-42.
[84] 孟令锴，常乐，雷涛，等．核桃楸皮总黄酮含量测定 [J]．牡丹江医学院学报，2011，32(5)：5-7.

[85] 刘淑萍，邸丁，董爱玲，等. 分光光度法测定核桃青皮中总黄酮方法的修正 [J]. 理化检验(化学分册)，2013，49(6)：642-645.
[86] 孙墨珑，袁海舰，宋湛谦，等. 分光光度法测定核桃楸树皮中胡桃酮的含量 [J]. 东北林业大学学报，2007，35(6)：37-38.
[87] 任晓蕾，曹贵阳，初东君，等. 核桃楸不同药用部位总黄酮含量测定及变化规律 [J]. 中国实验方剂学杂志，2012，18(24)：104-106.
[88] 薛华丽，杨敏. 核桃青皮中鞣质的提取与含量测定 [J]. 食品工业科技，2010，31(9)：279-280，374.
[89] 王全杰，李超，王纯，等. 核桃青皮中单宁的类型及含量测定 [J]. 皮革与化工，2011，28(3)：25-27.
[90] 王添敏，孙晓丽，彭雪，等. 胡桃楸的根、茎枝、叶和果皮中总鞣质的含量测定 [J]. 中国中药学杂志，2011，36(1)：32-36.
[91] 曹贵阳，王伟明，霍金海，等. 青龙衣 HPLC 指纹图谱研究 [J]. 黑龙江中医药，2012，41(3)：51-52.
[92] Liu L J，Zhang L J，Yan Q，et al. A strategy for quality control of the fresh rejuvenated fruits of *Juglans mandshurica* based on cytotoxicity screening and efficacy-fingerprint analysis[J]. J Liq Chromatogr R T，2014，37(16)：2337-2348.
[93] 易醒，谢明勇，肖小年. 胡桃科植物化学及生物活性研究概况 [J]. 中草药，2001，32(6)：559-562.
[94] 李秀凤. 核桃青皮的成分与药理研究进展 [J]. 食品科技，2007，32(4)：241-242.
[95] 殷舒，毛胜凤，杨琼霞，等. 山核桃叶片提取物的抑菌作用 [J]. 浙江林学院学报，2007，24(5)：604-607.
[96] 乔永刚，牛颜冰，乔木，等. 核桃青皮提取物对 4 种植物枯萎病菌的抑菌作用研究 [J]. 农学学报，2011，1(7)：9-12.
[97] 闫金萍，吴连春，李秀凤. 核桃属特定部位提取物体外抑菌作用研究 [J]. 食品研究与开发，2007，28(7)：41-43.
[98] 李助乐，陈红红，徐迎碧，等. 山核桃油对小鼠血清与脑组织的抗氧化作用 [J]. 中国农学通报，2008，24(1)：85-88.
[99] Mundy R，Munday C M. Induction of quinine reductase and glutathione transferase in rat tissues by juglone and plumbagin[J]. Planta Med，2000，66(5)：399-402.
[100] 王宏虬，廖福俊，李彪，等. 核桃青皮提取物对马铃薯蚜虫与瓢虫的杀虫活性 [J]. 江苏农业科学，2012，40(7)：112-114.
[101] 梁永峰. 核桃青皮提取物对萝卜蚜虫毒杀和拒食活性研究 [J]. 江苏农业科学，2011，39(2)：187-188.
[102] 翟梅枝，景炳年，贾彩霞，等. 核桃叶中抗植物病毒活性物质提取条件的研究 [J]. 林产化学与工业，2007，27(2)：71-75.
[103] 赵海峰，李学敏，肖荣，等. 核桃提取物对改善小鼠学习和记忆作用的实验研究 [J]. 山西医科大学学报，2004，35(1)：20-22.
[104] 张厂，金周汉，宋崇顺. 核桃楸果水提物抗肿瘤作用的实验研究 [J]. 世界中医药，2010，5(3)：210-212.
[105] 王春玲，包永明，段延龙，等. 胡桃楸的抗肿瘤活性研究 [J]. 中成药，2003，25(8)：643-646.
[106] 姬艳菊，徐巍. 青龙衣提取物对人肝癌细胞株抑制作用的实验研究 [J]. 中医药学报，2014，42(5)：30-34.

[107] 张梅，陈永春. 青龙衣醇提物对人白血病 K562 细胞的基因芯片表达的影响 [J]. 中医药导报，2015，21(18)：20-22，32.

[108] 张巍，李妍，罗军，等. 胡桃醌抑制宫颈鳞癌 SiHa 细胞增殖并诱导其凋亡 [J]. 细胞与分子免疫学杂志，2015，31(2)：186-189.

[109] Kim S H，Lee K S，Son J K，et al. Cytotoxic compounds from the roots of *Juglans mandshurica*[J]. J Nat Prod，1998，61(5)：643-645.

[110] Min B S，Kwon O Y，Park B Y. Apoptosis-inducing activity of galloylglucoses from *Juglans mandshurica* in human promyeloid leukemic HL-60 cells[J]. Nat Prod Sci，2004，10(1)：48-53.

[111] Li Z B，Wang J Y，Jiang B，et al. Benzobijuglone，a novel cytotoxic compound from *Juglans mandshurica*，induced apoptosis in HeLa cervical cancer cells[J]. Phytomedicine，2007，14(12)：846-852.

[112] 文姝，包永明，金礼吉，等. 胡桃楸提取液诱导 K562 细胞凋亡机制的研究 [J]. 中国微生态学杂志，2002，14(6)：332-333.

[113] Kamei H，Koide T，Kojima T，et al. Inhibition of cell growth in culture by quinones[J]. Cancer Biother Radiopharm，1998，13(3)：185-188.

[114] Zou X，Ji Y B. Effect of *Juglone* in Qinglongyi on cell cycle status and apoptosis in A-549 cells[C]. 武汉：第二届 IEEE 环境污染与人类健康国际学术会议，2009.

[115] 许庆瑞，张树明，张俊威，等. 复方青龙衣胶囊对胃癌细胞 SGC-7901 基因芯片表达的影响 [J]. 中国实验方剂学杂志，2011，17(8)：180-183.

[116] 李智博. 胡桃楸活性成分分离解析及抗肿瘤作用的研究 [D]. 大连：大连理工大学，2008.

[117] 胡旭姣，赵肖君，周奋，等. 山核桃提取物体外抗肿瘤作用研究 [J]. 中华中医药学刊，2007，25 (2)：369-371.

[118] 潘丽艳，郭喜平，李淑红，等. 胡桃楸树皮提取物对 SMMC-7721，MCF-7 和 A549 肿瘤细胞的抑制作用及其机制 [J]. 吉林大学学报 (医学版)，2009，35(1)：124-127.

[119] 陈玮伦，郭晓峰，栾信庸，等. 喉癌细胞周期各时相的细胞凋亡检测及意义 [J]. 山东大学学报 (医学版)，2004，42(4)：452-455.

[120] Montenegro R C，Araújo A J，Molina M T，et al. Cytotoxic activity of naphthoquinones with special emphasis on juglone and its 5-*O*-methyl derivative[J]. Chem Biol Interact，2010，84(3)：439-448.

[121] Xu H L，Yu X F，Qu S C，et al. Juglone，from *Juglans mandshurica* Maxim，inhibits growth and induces apoptosis in human leukemia cell HL-60 through a reactive oxygen species dependent mechanism[J]. Food Chem Toxicol，2012，50(3-4)：590-596.

[122] 姜丽萍，常殿武，傅桂连，等. 核桃楸青果皮等浸出物对小鼠巨噬细胞内 *α-TNF* 基因表达的影响 [J]. 中国现代医学杂志，2003，13(12)：32-35.

[123] 郭建华. 胡桃楸活性成分分离解析及抗肿瘤作用的研究 [D]. 大连：大连理工大学，2008.

[124] 张野平，杨志博，苏静洲，等. 胡桃醌抗肿瘤作用的研究 [J]. 沈阳药学院学报，1987，3(4)：166-169.

[125] 李震，叶向荣，贾素菊，等. 抗肿瘤中药对实验性肿瘤小鼠红细胞膜流动性的影响 [J]. 山东中医学院学报，1995，19(5)：353-355.

[126] 季宇彬，汲晨锋，马宏图．青龙衣冷、热乙醇提取物对 H22 小鼠肿瘤细胞膜生化功能影响的研究 [J]．中国中药杂志，2005，30(7)：531-534.
[127] 王晓晶，季宇彬．青龙衣多糖对荷瘤小鼠红细胞膜流动性及封闭度的影响 [J]．药品评价，2005，2(4)：277-279.
[128] 汲晨锋，肖凤，季宇彬．青龙衣多糖对 S-180 小鼠红细胞 Ca^{2+}，Mg^{2+}-ATP 酶活性及 Ca^{2+} 的影响 [J]．中草药，2008，39(12)：1842-1844.
[129] 崔红霞，郭雪莹，王明，等．青龙衣膏对胃癌 BGC-823 细胞侵袭能力的影响 [J]．中国医院用药评价与分析，2019，19(5)：590-593.
[130] 孟繁钦，雷涛，才玉婷，等．核桃楸皮水提物的急性毒理研究 [J]．中国医药导报，2010，7(16)：56-68.
[131] 才玉婷，雷涛，孟繁钦，等．核桃楸皮正丁醇提取物的急性毒理研究 [J]．牡丹江医学院学报，2010，31(2)：42-43.
[132] 王少东，脱朝伟．核桃楸青果皮抗肿瘤作用的药理研究 [J]．辽宁中医杂志，1990，(11)：37-39.
[133] 雷涛，梁启超，林峰，等．核桃楸皮甲醇提取物的急性毒理研究 [J]．中国医药导报，2012，9(2)：113-117.
[134] 刘薇，林文翰，季宇彬．青龙衣毒性作用及体外抗肿瘤作用的实验研究 [J]．中国中药杂志，2004，29(9)：887-890.
[135] 韩麟凤，许绍惠，唐婉屏，等．核桃楸毒性试验初报 [J]．辽宁林业科技，1983，(4)：44-49，60.
[136] Westfall B A， Russell R L， Auyong T K．Depressant agent from walnut hulls[J]．Science，1961，3490：1617.
[137] Aynehchi Y，Dehpour A R，Mahmoodian M．Juglone：the echtiotoxic principle of *Pterocarya fraxinifolia* [J]．Phytochemistry，1973，12：3001-3002.
[138] Ota A， Sivalingam P M， Lin S，et al．Isolation of naphthazarin from walnut 'Onigurumi'，and its inhibitory action on oxidative phosphorylation in mitochondria[J]．Toxicon，1973，11(3)：235-241.
[139] Chen L J，Lebetkin E H，Burka L T．Metabolism and disposition of juglone in male F344 rats[J]．Xenobiotica，2005，35(10-11)：1019-1034.
[140] 张洪娟，桑树荣，高奎滨．用青龙衣制剂治疗肿瘤用药经验 [J]．黑龙江中医药，2000，(2)：62-63.
[141] 李中原，高奎滨．青龙衣治疗食管贲门癌 120 例临床观察 [J]．中医药信息杂志，1988，(3)：31-32.
[142] 陈静岚，张国屏，孙玉波．复方青龙衣配合化疗治疗急性白血病 23 例 [J]．黑龙江中医药，1996，(4)：26-27.
[143] 任生，孟丽，王桂花，等．中药青龙衣注射剂复合化疗药物介入治疗肺癌 13 例报告 [J]．中国中医基础医学杂志，2000，6(7)：27-29.
[144] 孙桂君，苑淑莉．青龙衣糖膏治疗浅表性胃炎疗效观察 [J]．中医药学报，2002，30(3)：16-27.
[145] 全志杰，方静敏．复方青龙衣注射液治疗银屑病近期疗效观察 [J]．中国皮肤性病学杂志，1989，3(1)：30-31.
[146] 王艳玲．青龙衣（青核桃皮）治愈银屑病 [J]．中国民间疗法，1994，(3)：25.

第二章　北青龙衣的化学成分研究

第一节　北青龙衣化学成分提取、分离与鉴定

北青龙衣药材乙醇提取物得浸膏后分别用石油醚、二氯甲烷、乙酸乙酯、正丁醇萃取，得到4个有机相萃取层，据文献报道抗肿瘤活性物质多数存在于二氯甲烷层和乙酸乙酯层，且研究者对乙酸乙酯层化学成分研究较多，对二氯甲烷层化学成分研究较少，本节对二氯甲烷层化学成分进行系统研究。

1. 实验材料

1.1　药材来源与鉴定

北青龙衣药材为胡桃科植物胡桃楸（*Juglans mandshurica* Maxim.）的干燥未成熟果皮。采于2013年黑龙江省哈尔滨市宾县地区，由黑龙江省中医药科学院初东君主任药师鉴定，药材标本留样存放于齐齐哈尔医学院医药科学研究院。

1.2　仪器与试剂

ARX-600型核磁共振仪（德国Burker公司）；Triple TOF^{TM} 5600^{+}型质谱仪（美国AB SCIEX公司）；Acquity型超高效液相色谱仪（美国Waters公司）；600型半制备液相色谱仪（美国Waters公司）；2535型半制备高效液相色谱仪（美国Waters公司）；Nicolet iS10型傅里叶变换红外光谱仪（美国Thermo Fisher Scientific公司）；UV1901PC型紫外－可见分光光度计（上海奥析科学仪器有限公司）；SGW-2型自动旋光仪（上海仪电物理光学仪器有限公司）；J-810型圆二色光谱仪（日本分光株式会社）；CBS-B型程控多功能全自动部分收集器（上海沪西分析仪器厂有限公司）；Sephadex LH-20型凝胶（美国Pharmacia公司）；200～300目硅胶（青岛海洋化工有限公司）；GF-254硅胶（青岛海洋化工有限公司）。

2. 实验方法

2.1 北青龙衣的提取与分离

北青龙衣药材 20.0kg，乙醇回流提取三次，减压回收溶剂，得乙醇浸膏 3423g。用蒸馏水悬浮浸膏，分别用等体积石油醚（P.E.）、二氯甲烷、乙酸乙酯（EtOAc）及正丁醇萃取，各有机相萃取层减压蒸馏，分别得石油醚层浸膏（306.61g）、二氯甲烷层浸膏（203.42g）、乙酸乙酯层浸膏（157.07g）、正丁醇层浸膏（600.46g）。将二氯甲烷层浸膏及乙酸乙酯层浸膏分别等量拌入柱层析硅胶（200 ～ 300 目），经柱层析硅胶柱进行分离，流程见图 2-1。

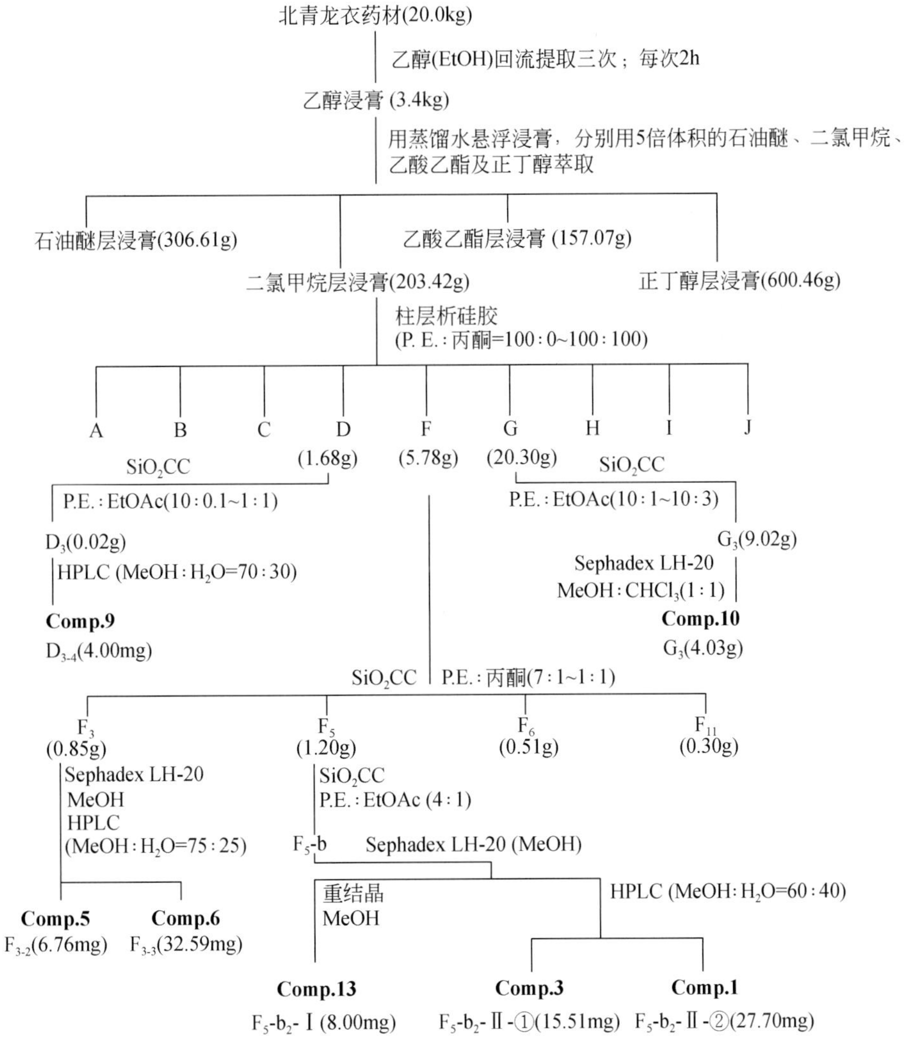

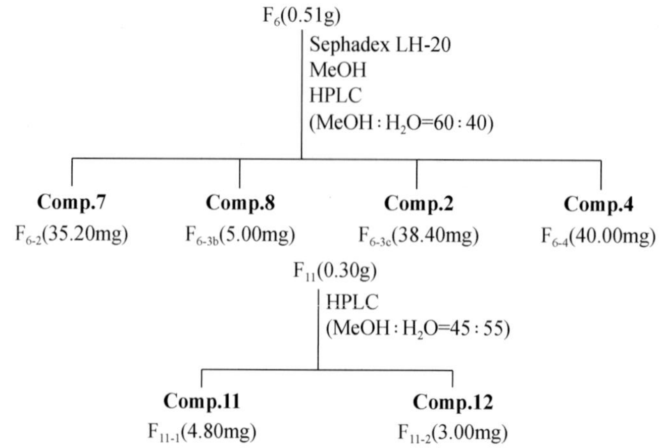
F6(0.51g)
Sephadex LH-20
MeOH
HPLC
(MeOH : H2O=60 : 40)
Comp.7
F6-2(35.20mg)
Comp.8
F6-3b(5.00mg)
Comp.2
F6-3c(38.40mg)
Comp.4
F6-4(40.00mg)
F11(0.30g)
HPLC
(MeOH : H2O=45 : 55)
Comp.11
F11-1(4.80mg)
Comp.12
F11-2(3.00mg)

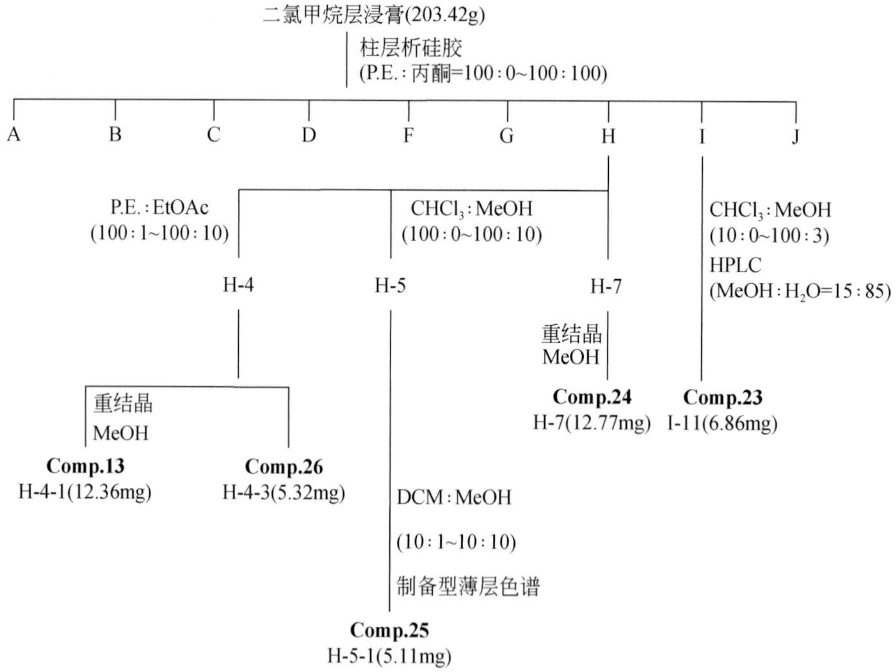
二氯甲烷层浸膏(203.42g)
柱层析硅胶
(P.E. : 丙酮=100 : 0~100 : 100)
A
B
C
D
F
G
H
I
J
P.E. : EtOAc
(100 : 1~100 : 10)
CHCl3 : MeOH
(100 : 0~100 : 10)
H-4
H-5
H-7
CHCl3 : MeOH
(10 : 0~100 : 3)
HPLC
(MeOH : H2O=15 : 85)
重结晶
MeOH
Comp.24
H-7(12.77mg)
Comp.23
I-11(6.86mg)
重结晶
MeOH
Comp.13
H-4-1(12.36mg)
Comp.26
H-4-3(5.32mg)
DCM : MeOH
(10 : 1~10 : 10)
制备型薄层色谱
Comp.25
H-5-1(5.11mg)

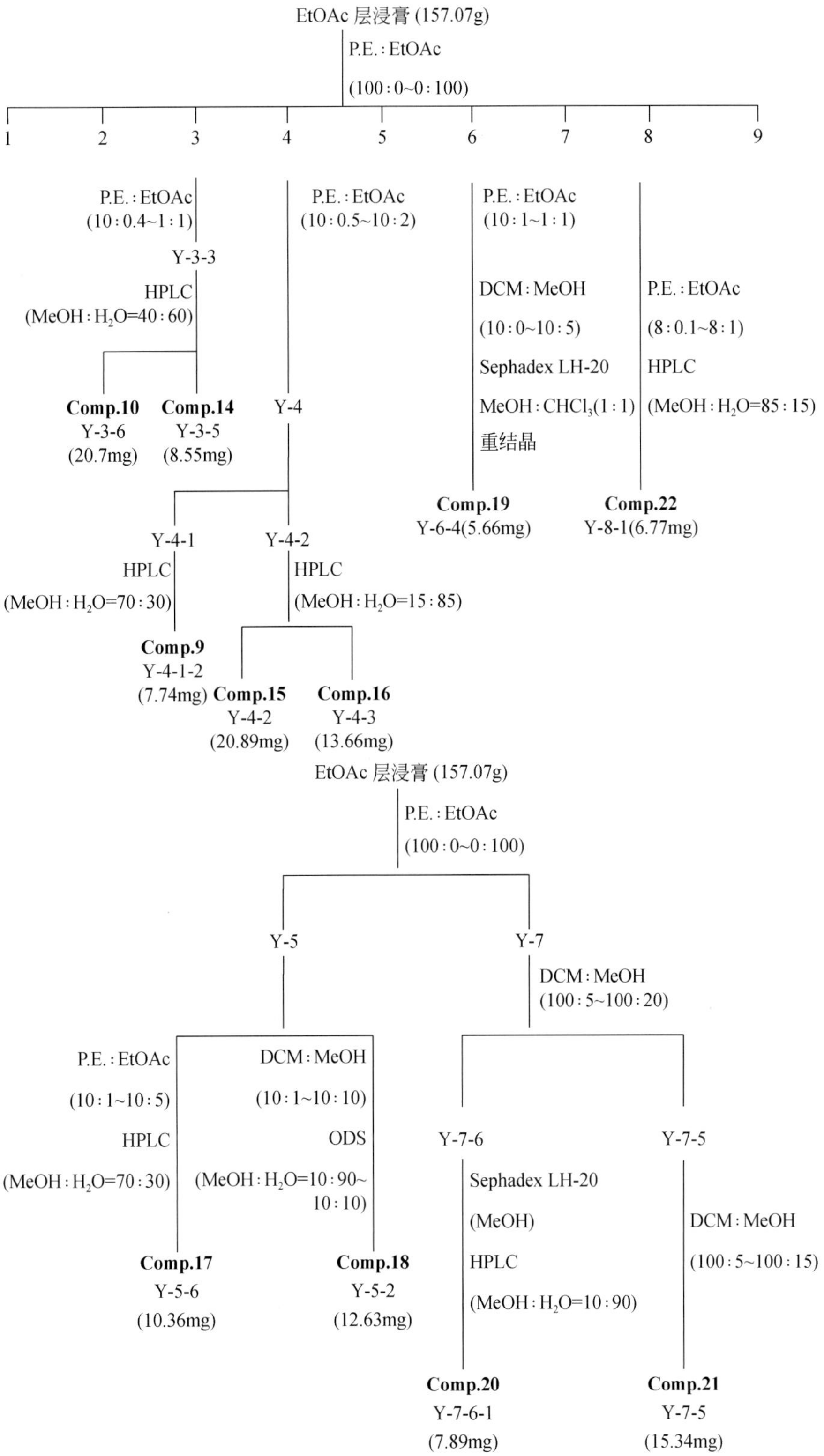

图 2-1　北青龙衣二氯甲烷层浸膏及乙酸乙酯层浸膏化学成分提取分离流程图

2.2 北青龙衣化学成分的鉴定

通过对北青龙衣乙醇提取物二氯甲烷部位的提取和分离，本节研究共得到 26 个化合物，利用理化分析和 ^{1}H NMR、^{13}C NMR、HMBC、HSQC、HR-ESI-MS 等波谱解析的方法，并与文献报道的数据比较，鉴定了其化学结构。分别是 (4*R*)-4-butoxy-5,8-dihydroxy-3,4-dihydro-2*H*-naphthalen-1-one（Comp.1）、(4*R*)-4-ethoxy-5,8-dihydroxy-3,4-dihydro-2*H*-naphthalen-1-one（Comp.2）、(4*R*)-3,4-dihydro-4-butoxy-5-hydroxy-naphthalen-1(2*H*)-one（Comp.3）、galeon（Comp.4）、5-ethoxynaphthalen-1-ol（Comp.5）、5-butoxynaphthalen-1-ol（Comp.6）、(4*R*)-4- 乙氧基 -5- 羟基 -*β*- 四氢萘醌 [(4*R*)-4-oxyethyl-5-hydroxide-*β*-tetralone，Comp.7]、5,8- 二羟基 -4- 甲氧基 -*α*- 四氢萘醌（5,8-dihydroxy-4-methoxy-*α*-tetralone，Comp.8）、邻苯二甲酸二丁酯（dibutyl phthalate，Comp.9）、胡桃酮（regiolone，Comp.10）、4,5- 二羟基 -*α*- 四氢萘醌（4,5-dihydroxy-*α*-tetralone，Comp.11）、丁香酸（syringic acid，Comp.12）、*β*- 谷甾醇（*β*-sitosterol，Comp.13）、7-(2,3- 二羟基 -4- 甲氧基苯基)-1-(3,4- 二羟基苯基) 庚 -3- 酮 (Comp.14)、香草酸 (vanillic acid，Comp.15)、5- 羟基麦芽酚 (5-hydroxymaltol，Comp.16)、原儿茶酸 (protocatechuic acid，Comp.17)、肉桂酸 (cinnamic acid，Comp.18)、1,4- 萘醌 (1,4-naphthoquinone，Comp.19)、二氢红花菜豆酸 (dihydrophaseic acid，Comp.20)、对羟基苯甲酸 (Comp.21)、邻苯二甲酸二（2- 甲基）庚酯 (Comp.22)、对羟基苯甲醛 (*p*-hydroxybenzaldehyde，Comp.23)、邻苯二甲酸 (phthalic acid，Comp.24)、2- 氧杂三环 [13,2,2,13,7] 二十 -3,5,7(20),15,17,18- 己烯 -10,16- 二醇 (Comp.25)、水杨酸 (salicylic acid，Comp.26)，其中化合物 1、化合物 2 及化合物 14 为新化合物，化合物 22 及化合物 24 为北青龙衣药材中首次分离，化学结构见图 2-2。26 种化合物的 ^{1}H NMR 和 ^{13}C NMR 数据见表 2-1。

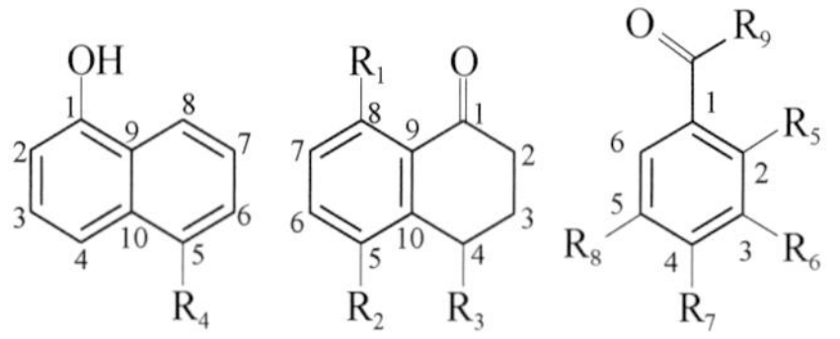

化合物	R_1	R_2	R_3	R_4	R_5	R_6	R_7	R_8	R_9	名称
1 ▲	OH	OH	$O(CH_2)_3CH_3$							(4*R*)-4-butoxy-5,8-dihydroxy-3,4-dihydro-2*H*-naphthalen-1-one
2 ▲	OH	OH	OCH_2CH_3							(4*R*)-4-ethoxy-5,8-dihydroxy-3,4-dihydro-2*H*-naphthalen-1-one
3	H	OH	$O(CH_2)_3CH_3$							(4*R*)-3,4-dihydro-4-butoxy-5-hydroxy-naphthalen-1(2*H*)-one
7	H	OH	OCH_2CH_3							(4*R*)-4- 乙氧基 -5- 羟基 -*β*- 四氢萘醌
8	OH	OH	OCH_3							5, 8- 二羟基 - 4- 甲氧基 -*α*- 四氢萘醌
10	OH	H	OH							胡桃酮
11	H	OH	OH							4, 5- 二羟基 -*α*- 四氢萘醌
19	H	H	O							1,4- 萘醌
5				OCH_2CH_3						5-ethoxynaphthalen-1-ol

6	$O(CH_2)_3CH_3$						5-butoxynaphthalen-1-ol
12		H	OCH_3	OH	OCH_3	OH	丁香酸
15		H	OCH_3	OH	H	OH	香草酸
17		H	OH	OH	H	OH	原儿茶酸
21		H	H	OH	H	OH	对羟基苯甲酸
23		H	H	OH	H	H	对羟基苯甲醛
26		OH	H	H	H	OH	水杨酸

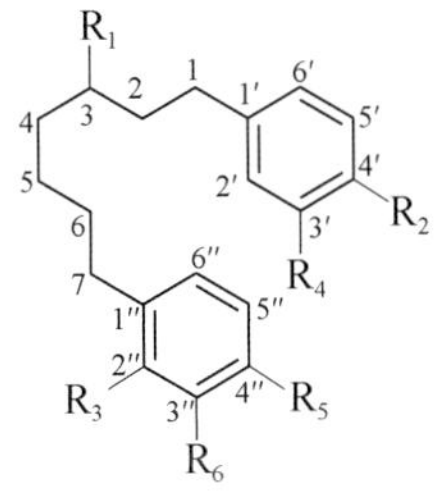

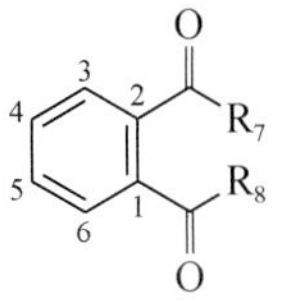

化合物	R_1	R_2	R_3	R_4	R_5	R_6	R_7	R_8	名称
4	O	OH	H	—O—		OCH_3			galeon
14▲	O	OH	OH	OH	OCH_3	OH			7-(2,3- 二羟基 -4- 甲氧基苯基)-1-(3,4- 二羟基苯基) 庚 -3- 酮
25	OH	OCH_3	OH	—O—		OCH_3			2- 氧杂三环 [13,2,2,13,7] 二十 -3,5,7(20),15,17,18- 己烯 -10,16- 二醇
9							$O(CH_2)_3CH_3$	$O(CH_2)_3CH_3$	邻苯二甲酸二丁酯
22●							$OCH_2CH(CH_3)(CH_2)_4CH_3$	$OCH_2CH(CH_3)(CH_2)_4CH_3$	邻苯二甲酸二（2-甲基）庚酯
24●							OH	OH	邻苯二甲酸

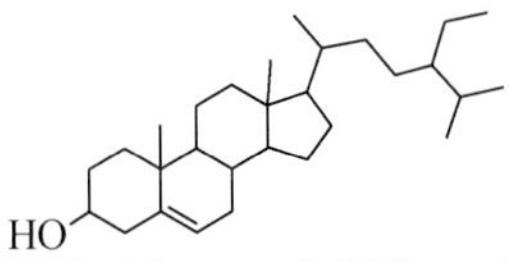

化学物13　β-谷甾醇

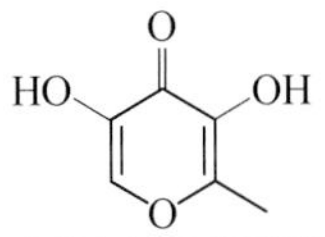

化学物16　5-羟基麦芽酚

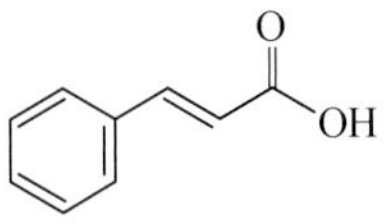

化学物18　肉桂酸

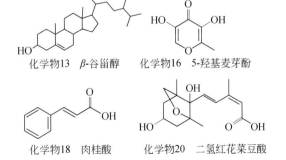

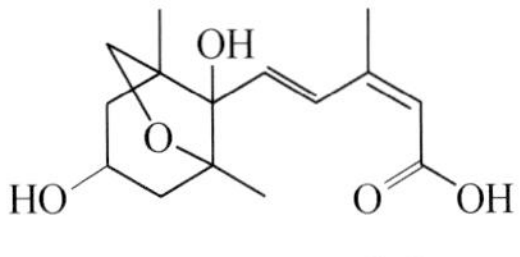

化学物20　二氢红花菜豆酸

图 2-2　26 种化合物的化学结构

▲为新化合物；●为首次在北青龙衣中发现的化合物

表 2-1 化合物 1 ～ 26 的 ^{1}H NMR 和 ^{13}C NMR 数据

位置	化合物 1		化合物 2		化合物 3		化合物 7		化合物 8		化合物 10		化合物 11	
	δ_H^a	δ_C^b	δ_H^a	δ_C^b	δ_H^a	δ_C^b	δ_H^a	δ_C^b	δ_H^a	δ_C^b	δ_H^a	δ_C^b	δ_H^a	δ_C^b
1		206.0		206.0		198.3		198.3		205.9		204.3		198.3
2	2a,2.29(1H,m)	27.0	2a,2.28(1H,m)	27.1	2a,2.80(1H,m)	32.8	2a,2.80(1H,m)	32.9	2a,2.87(1H,m)	32.9	2a,2.99(1H,m)	34.6	2a,2.90(1H,m)	33.4
	2b,2.00(1H,m)		2b,2.00(1H,m)		2b,2.40(1H,m)		2b,2.80(1H,m)		2b,2.45(1H,m)		2b,2.65(1H,m)		2b,2.90(1H,m)	
3	3a,2.89(1H,m)	33.0	3a,2.90(1H,m)	33.0	3a,2.34(1H,m)	27.0	3a,2.32(1H,m)	27.1	3a,2.31(1H,m)	26.7	3a,2.35(1H,m)	31.2	2.11(2H,m)	30.9
	3b,2.46(1H,m)		3b,2.45(1H,m)		3b,2.00(1H,m)		3b,1.99(1H,m)		3b,2.00(1H,m)		3b,2.19(1H,m)			
4	4.85(1H,s)	68.1	4.86(1H,m)	66.7	4.85(1H,s)	66.9	4.87(1H,m)	66.8	4.75(1H,s)	68.4	4.92(1H,m)	67.7	5.10(1H,s)	60.4
5	9.32(1H,s)	147.3	9.31(1H,s)	147.3	9.90(1H,s)	155.7	9.89(1H,s)	155.7	9.37(1H,s)	147.5	7.02(1H,d,J=7.2)	117.8		155.8
6	7.12(1H,d,J=9.0)	127.5	7.12(1H,d,J=9.0)	127.5	7.10(1H,d,J=7.8)	120.7	7.09(1H,d,J=8.0)	120.7	7.14(1H,d,J=9.0)	126.9	7.49(1H,t,J=7.8)	137	7.07(1H,d,J=7.8)	120.9
7	6.79(1H,d,J=9.0)	118.1	6.79(1H,d,J=9.0)	118.1	7.27(1H,t,J=7.8)	129.4	7.26(1H,t,J=8.0)	129.6	6.80(1H,d,J=9.0)	118.2	6.93(1H,d,J=8.4)	117.4	7.24(1H,t,J=7.8)	128.9
8	11.87(1H,s)	155.1	11.88(1H,s)	155.2	7.32(1H,d,J=7.8)	117.2	7.23(1H,d,J=8.0)	117.2	11.88(1H,s)	155.2	12.42(1H,s)	162.7	7.32(1H,d,J=7.8)	117
9		115.8		115.8		133.3		133.3		115.7		115.3		132.9
10		126.0		126.0		129.6		129.4		126.0		145.9		131.7
11	11a,3.38(1H,m)	66.8	3.60,3.43(2H,m)	15.9	11a,3.41(1H,m)	68.4	3.63,3.46(2H,m)	64.1	3.27(3H,m)	56.6				
	11b,3.56(1H,m)				11b,3.59(1H,m)									
12	1.44(2H,m)	32.0	1.07(3H,t,J=7.0)	63.9	1.45(2H,m)	32.1	1.08(3H,t,J=7.0)	15.9						
13	1.27(2H,m)	19.4			1.28(2H,m)	19.4								
14	0.82(3H,t,J=7.2)	14.2			0.83(3H,m)	14.2								

续表

位置	化合物 4		化合物 14		化合物 16		化合物 25		化合物 26	
	δ_H [a]	δ_C [b]	δ_H [a]	δ_C [b]	δ_H [a]	δ_C [b]	δ_H [a]	δ_C [b]	δ_H [a]	δ_C [b]
1	2.72,2.75(2H,m)	27.2	2.65(1H, m);2.88(1H, m)	28.1			2.63,2.39(2H,m)	28.1		111.3
2	2.24(2H,m)	41.0	2.28(1H, m);2.38(1H, m)	42.1	7.85(1H,s)	140.4	1.84,1.52(2H,m)	38.5	10.36(1H,s)	162.2
3		210.0					5.87(1H,s);3.49(1H,s)	71.8	6.92(1H,dd,*J*=8.0,1.0)	117.9
4	2.00,1.38(2H,m)	45.9	1.75(1H, m); 2.20(1H, m)	47.3		151.8	5.72(1H,s)	36.2	7.52(1H,m)	137.0
5	1.52(2H,m)	19.1	1.50(2H, m)	20.2		170.3		22.4	7.01(1H,m)	119.6
6	6a,1.56(1H,m)	26.9	1.66(1H, m)	25.4		142.9		28.9	7.93(1H,dd,*J*=8.0,1.7)	130.9
	6b,1.72(1H,m)					145.9				
7	2.55,2.63(2H,m)	35.6	2.35(1H, m) ;3.18(1H, m)	31.3	2.31(1H,s)	14.6	2.57(2H,m)	28.3		174.9
1′		132.3		134.2				134.7		
2′	5.33(1H,d,*J*=1.8)	112.3	5.50(1H, d, *J* = 2.1)	114.5			7.26(1H,s)	116.0		
3′		148.3		149.5				146.3		
4′	9.06(1H,s)	143.9		144.9				148.1		
5′	6.66(1H,d,*J*=8.0)		6.69 (1H, d, *J* = 8.1)	116.9			6.84(1H,d,*J*=8.4)	114.1		
6′	6.49(1H,d,*J*=8.0)	116.0	6.53 (1H, dd, *J* = 8.1,1.9)	122.7			6.89(1H,d,*J*=8.4)	126.0		
7′							4.00(1H,s)	56.2		
1″		140.0		127.7				122.6		
2″	6.88(1H,m)	116.4		150.8				116.0		
3″	3.66(3H,s)	152.4		148.2				140.3		
4″		142.3		142.3				150.9		
5″	7.06(1H,s)	124.2	6.45(1H, dd, *J* = 8.4,3.6)	116.0			6.69(1H,d, *J*=1.2)	112.0		
6″	8.44(1H,m)	122.8	6.89(1H,dd, *J* = 8.4,3.6)	127.0			6.72(1H,d, *J*=1.2)	125.5		
7″							3.95(1H,s)	61.8		

续表

位置	化合物 5		化合物 6		化合物 9		化合物 19		化合物 20		化合物 22	
	δ_H[a]	δ_C[b]	δ_H[a]	δ_C[b]	δ_H[a]	δ_C[b]	δ_H[a]	δ_C[b]	δ_H[a]	δ_C[b]	δ_H[a]	δ_C[b]
1	10.00(1H,s)	154.6	10.00(1H,s)	154.6		130.9		185.0		167.4		
2	6.87(1H,m)	113.9	6.87(1H,m)	113.9		130.9			5.67(3H,s)	118.8		
3	7.34(1H,m)	126.0	7.31(1H,m)	126.0	7.72(1H,m)	128.5				149.3	7.70 (1H,m)	128.9
4	7.59(1H,m)	124.8	7.59(1H,m)	124.8	7.61(1H,m)	132.2		185.0	7.86(1H,d, *J*=15.6)	129.9	7.66 (1H,m)	132.1
5		152.9		152.9	7.61(1H,m)	132.2		138.7	6.40(1H,d, *J*=15.6)	135.2	7.66 (1H,m)	132.1
6	6.91(1H,m)	104.6	6.92(1H,m)	104.6	7.72(1H,m)	128.5		138.7		81.9	7.70 (1H,m)	128.9
7	7.25(1H,m)	124.2	7.26(1H,m)	124.2			8.09(1H,m,*J*=4.8)	126.4		86.1		
8	7.67(1H,m)	127.1	7.67(1H,m)	127.1			7.77(1H,m,*J*=4.8)	133.9	1.85(1H,dd, *J*=6.6,13.2) 1.69(1H,dd, *J*=6.6,13.2)	45.9		
9		112.7		112.7			7.77(1H,m,*J*=4.8)	133.9	3.38(1H,m)	64.2		
10		108.1		108.1			8.09(1H,m,*J*=4.8)	126.4	1.68(1H,dd, *J*=10.8,13.2) 1.60(1H,dd, *J*=10.8,13.2)	44.3		
11	4.17(2H,m)	64.1	4.12(2H,t,*J*=6.6)	67.5						49.0		
12	1.45(3H,s,*J*=6.6)	15.8	1.82(2H,m)	31.2					3.62(1H,d, *J*=7.2) 3.54(1H,d, *J*=7.2)	75.7		
13			1.54(2H,m)	19.2						16.5		
14			0.98(3H,t,*J*=7.2)	12.9						19.9		
15									2.00(3H,S)	21.1		
16											4.12(4H,t,*J*=5.4)	67.8

续表

位置	化合物 5		化合物 6		化合物 9		化合物 19		化合物 20		化合物 22	
	δ_H^a	δ_C^b	δ_H^a	δ_C^b	δ_H^a	δ_C^b	δ_H^a	δ_C^b	δ_H^a	δ_C^b	δ_H^a	δ_C^b
17											1.61(4H,s)	38.5
18											1.26(4H,m)	39.9
19											1.34(4H,m)	28.8
20											1.34(4H,m)	30.2
21											1.37(4H,m)	22.8
22											0.88(6H,m)	11.2
23											0.80(6H,m)	14.3

位置	化合物 12		化合物 15		化合物 17		化合物 18		化合物 21		化合物 23		化合物 24	
	δ_H^a	δ_C^b	δ_H^a	δ_C^b	δ_H^a	δ_C^b	δ_H^a	δ_C^b	δ_H^a	δ_C^b	δ_H^a	δ_C^b	δ_H^a	δ_C^b
1		120.5		122.6				134.1		121.8		129.1		130.7
2	7.20(1H,s)	106.9	6.84(1H,d,*J*=8.4)	115.4	7.34(1H,s)	117.03	7.55(1H,*J* = 3.6,6.0)	128.4	7.84(1H,d,*J*=7.2)	132.0	7.76(1H,m,*J*=4.8)	127.7		130.7
3		147.5		147.6		145.35	7.40(1H,m)	129.0	6.86(1H,d,*J*=7.2)	115.6	6.79 (1H,m,*J*=4.8)	114.5	7.74(1H,m)	128.5
4		140.3		151.4		150.46	7.41(1H,m)	130.8		162.1		163.8	7.57(1H,m)	132.6
5			7.44(1H,d,*J*=3.6)	113.2	6.79(1H,d,*J*=7.8)	115.61	7.40(1H,m)	129.0	6.86(1H,d,*J*=7.2)	115.6	6.79 (1H,m,*J*=4.8)	114.5	7.57(1H,m)	132.6
6	7.20(1H,s)		7.43(1H,d,*J*=3.6)	123.9	7.29(1H,d,*J*=7.8)		7.55(1H,*J*=3.6,6.0)	128.4	7.84(1H,d,*J*=7.2)	132.0	7.76(1H,m,*J*=4.8)	127.7	7.74(1H,m)	128.5
7							7.80(1H,d,*J*=16.2)	147.2						
8							6.46 (1H,d,*J* =16.2)	117.4						
COOH	12.62(1H,m)	167.3	10.31(1H,s)	167.9					12.45（1H,br）	167.7				169.9
OCH_3	3.79(6H,s)	56.1	3.80(3H,s)	56.0										
OH	9.20(1H,m)								10.25（1H,br）					
C═O						167.83								
CHO											9.75(1H,s)	191.5		

a. ^{1}H NMR: 600 MHz；b. ^{13}C NMR: 150 MHz。化学位移的单位为 ppm；偶合常数 (*J*) 的单位为 Hz。

第二节 北青龙衣化学成分分析与结构表征

北青龙衣含有萘醌、黄酮、二芳基庚烷、三萜等多种抗肿瘤活性成分，单一或几个成分的测定难以满足质量评价的要求。因此，开发一种能够快速分析和表征北青龙衣所含化学成分的方法，对于有效评价及控制药材质量，进一步研究其药效物质基础具有现实意义。

近年来，将液相色谱的高效分离能力和质谱的高灵敏度相结合，尤其是与高分辨质谱和多级质谱联合使用的技术手段，已广泛应用于中草药成分的分析，为研究天然产物开辟了全新的途径。

相同科属药用植物及不同药用部位往往具有相似的化学成分组成，在前期总结胡桃属药用植物367种已报道化学成分数据，以及研究系列对照品二级质谱裂解规律的基础上，结合AB SCIEX公司Natural Products HR-MS/MS Spectral Library 1.0软件提供的1000多种中药对照品MS/MS谱图信息总结成分信息数据库。本节研究采用超高效液相色谱-四极杆飞行时间质谱（UPLC-Q-TOF/MS）技术对北青龙衣样品进行在线分离分析，利用UPLC保留时间锁定化合物，通过精确质量数和同位素丰度比确定分子式，再通过中药对照品多级质谱信息比对或质谱裂解规律分析鉴定或推断其结构式，以期为北青龙衣品质评价及药效物质基础研究提供丰富的化合物信息，也为胡桃属药用植物类似化学成分的质谱裂解途径研究提供借鉴和参考。

1. 仪器与材料

1.1 仪器

Acquity UPLC（Waters，美国，包括二元高压梯度泵、真空脱气机、自动进样器、柱温箱）；AB SCIEX Triple TOF^{TM} 5600^{+}型质谱仪[AB SCIEX，美国，配有ESI（电喷雾电离）源和大气压化学电离源]；数据采集软件：Analyst TF 1.6软件（AB SCIEX，美国）；数据处理软件系统：PeakView 2.0/MasterView 1.0软件（AB SCIEX，美国）、MarkerView 1.2.1（AB SCIEX，美国）、Natural Products HR-MS/MS Spectral Library 1.0软件（AB SCIEX，美国）；Waters Acquity UPLC BEH C_{18}色谱柱（1.7μm，2.1mm×100mm），Acquity UPLC BEH C_{18} VanGuard预柱（1.7μm，2.1mm×5mm）。KQ-300DB型数控超声仪（昆山市超声仪器有限公司）；BP211D型电子天平（赛多利斯科学仪器有限公司）；BSA224S-CW型电子天平（赛多利斯科学仪器有限公司）。

1.2 试剂

甲醇（色谱纯，Merck，德国），乙腈（色谱纯，Merck，德国），甲酸（色谱纯，Fisher，美国），蒸馏水（广州屈臣氏食品饮料有限公司），甲醇（分析纯，天津市科密欧化学试剂有限公司）。

1.3　药材与对照品

北青龙衣药材于2014年7月18日采自黑龙江省方正县（东经128°92′62.1″，北纬45°62′82.8″），经黑龙江省中医药科学院初东君主任药师鉴定为胡桃科植物胡桃楸（*Juglans mandshurica* Maxim.）未成熟果实。剥取外果皮，通风处阴干，粉碎，过60目筛用于样品制备。

胡桃醌（H-075-131230，成都瑞芬思生物科技有限公司）、胡桃酮（自制，经归一化法测定纯度大于98%）、花旗松素（E-001-151114，成都瑞芬思生物科技有限公司）、补骨脂素（110739-200511，中国药品生物制品检定所）、绿原酸（110753-200212，中国药品生物制品检验检定所）等50余种对照品用于化合物保留时间及质谱二级碎片确证。

2. 实验方法

2.1　对照品溶液的制备

精密称取各对照品适量，加甲醇分别制成约50μg/mL的溶液作为对照品溶液。

2.2　供试品溶液的制备

取北青龙衣药材1.0g，精密称定，加甲醇25mL超声处理（功率300W，频率40kHz）30min，放冷，补足甲醇，摇匀，过滤，取续滤液13000r/min离心5min，取上清液，即得。

2.3　色谱条件

Waters Acquity UPLC BEH C_{18}色谱柱（1.7μm，2.1mm×100 mm），Acquity UPLC BEH C_{18} VanGuard Pre-Column预柱（1.7 μm，2.1mm×5 mm），柱温30℃，流动相A为0.1%甲酸－水，B为0.1%甲酸－乙腈，梯度洗脱（0～3 min，5%→22% B；3～15min，22%→60% B；15～20min，60%→70% B；20～29 min，70%→100% B；29～30min，100%→100% B；30～30.1min，100%→5% B；30.1～35min，5%→5% B），流速0.3mL/min，进样量5 μL。

2.4　质谱条件

采用ESI源，离子化模式为电喷雾正负离子模式，正、负离子源电压分别为5500V和–4500V，离子源温度为550℃，去簇电压（DP）分别为80 V/–80V，碰撞能量（CE）分别为35eV/–35eV，碰撞能量扩展（CES）分别为15eV/–15eV。雾化气体为氮气，辅助气1压力为55psi（1psi=6.89476×10^3Pa），辅助气2压力为55psi，气帘气压力为35psi。一级质谱母离子扫描范围（*m/z*）为80～1500，对IDA设置响应值超过100cps的8个最高峰进行二级质谱扫描，子离子扫描范围为50～1500，开启动态背景扣除（DBS）。

2.5 数据分析

2.5.1 目标性筛查

1）利用已建成的胡桃属植物 367 种化合物成分信息数据库（包括分子式、分子量、中英文名称、CAS 号、结构类型、植物来源及参考文献信息），使用 PeakView 2.0/MasterView 1.0 软件中的“Targeted Peak Finding”功能载入已选择的数据，设置 Mass Error（质量数偏差）<10ppm（$1ppm=10^{-6}$），权重 =30%；Isotope（同位素分布）差异 <10%，权重 =30%；Formula Finderscore（分子式查找）>70%，权重 =40%；利用 MasterView 1.0 软件目标筛查功能对样本进行筛查。

2）使用 Natural Products HR-MS/MS Spectral Library 1.0 软件（AB SCIEX，美国）进行筛查，该数据库包含了 1000 余种中草药对照品的二级质谱图信息，与样品中的化合物进行自动匹配。

2.5.2 非目标性筛查

将采集数据导入 MasterView 1.0 软件（AB SCIEX，美国），通过“Peak Finding Options”功能将数据中所有色谱峰按照设置参数：母离子强度 >3000counts；*S/N*>10；最大元素组成 $C_{50}H_{200}O_{50}$ 提取出来，按峰强度排序，选择离子强度大且二级质谱图离子碎片较多的化合物作为结构分析重点。

2.6 结构鉴定

在正负离子模式下，大多数化合物会产生 $[M+H]^+$ 或 $[M-H]^-$ 分子离子，TripleTOF™ 5600+ 高分辨质谱能够在 5ppm 误差范围内测定大多数离子的精确质量数，并准确测定同位素丰度比。因此，通过 PeakView 2.0 软件的“Formula Finder”功能，依据精确质量数及同位素丰度比可确定化合物的分子式。对于有对照品信息的化合物，进一步比对保留时间及二级质谱信息进行结构鉴定；对于无法获得对照品的化合物，首先，依据其碎片离子的精确质量数计算其碎片元素组成，参考 ChemSpider 网络数据库给出的初始结构式，再研究对照品中具有相似裂解行为或相同母核结构化合物的质谱裂解规律，结合 PeakView 2.0 软件分析化合物质谱裂解途径并参考相关文献，从而推断化合物结构。

3. 结果与讨论

3.1 UPLC-Q-TOF/MS 结果

由于北青龙衣化学成分复杂，采用一种模式很难顾及所有的化合物，因此采用正负两种离子扫描模式进行扫描。北青龙衣正负离子模式下的总离子色谱图见图 2-3。结果表明，在正负离子模式下，获得了良好的分离效果及离子化效率。

3.2 结构鉴定

鉴定或推断了北青龙衣中 193 个化合物的结构，包括 68 个萘醌类化合物、20 个二芳基庚烷类化合物、29 个黄酮类化合物、20 个三萜类化合物、28 个酚酸类化合物、5 个香

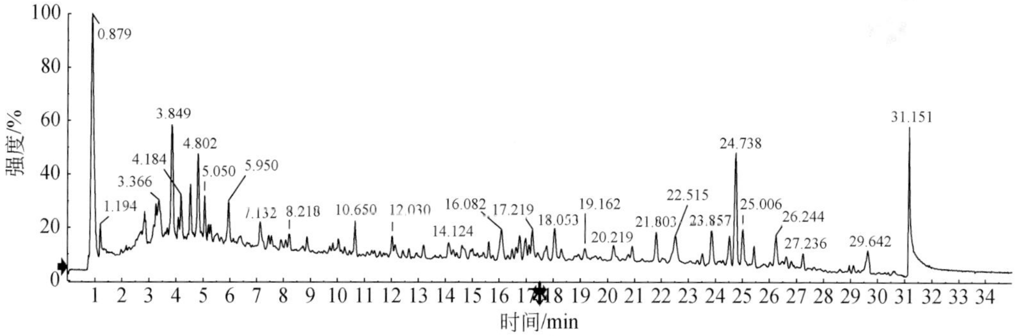

(a) 正离子

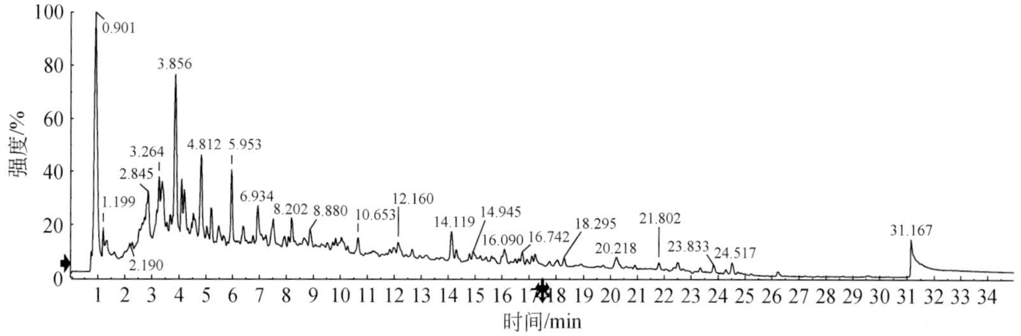

(b) 负离子

图 2-3 北青龙衣总离子色谱图

豆素类化合物、8 个脂肪族化合物及 15 个其他类化合物。其中 29 个化合物为首次在北青龙衣中发现，98 个化合物为首次在胡桃属药用植物中发现。

3.2.1 萘醌类成分的鉴定及分析

萘醌类化合物是北青龙衣中主要的抗肿瘤活性物质[1]，准分子离子连续失去 H_2O 和 CO 是其典型的质谱裂解规律[2]。以化合物 39 为例，其准分子离子 175$[M+H]^+$ 丰度比较高，易失去 CO 中性碎片形成丰度最高的 147$[M+H-CO]^+$ 碎片离子，在高能碰撞下发生开环反应形成 133$[M+H-CO-CH_2]^+$、121$[M+H-CO-C_2H_2]^+$ 两个丰度较小的碎片离子；准分子离子 175$[M+H]^+$ 也能丢失一分子 H_2O 形成丰度较小的 157$[M+H-H_2O]^+$ 离子，并连续丢失 CO 碎片形成 129$[M+H-H_2O-CO]^+$、101$[M+H-H_2O-2CO]^+$ 两个碎片离子。此裂解途径与胡桃醌对照品二级碎片基本吻合，因此，鉴定化合物 39 为胡桃醌，其二级质谱、裂解可能途径以及离子碎片数据计算分别见图 2-4、图 2-5 及表 2-2。

胡桃醌衍生物具有相似的质谱裂解规律，以化合物 7 为例，其准分子离子 179$[M+H]^+$ 丰度比较低，易连续失去 H_2O 形成稳定的 161$[M+H-H_2O]^+$、143$[M+H-2H_2O]^+$ 碎片离子，而 161、143 碎片离子可继续丢失 CO 分别形成 133$[M+H-H_2O-CO]^+$、115$[M+H-2H_2O-CO]^+$ 碎片离子，在高能碰撞下，也可发生六元环开裂产生一系列碎片。化合物 7 与胡桃酮对照品二级碎片基本吻合，因此，鉴定化合物 7 为胡桃酮，其二级质谱、裂解可能途径以及离子碎片数据计算分别见图 2-6、图 2-7 及表 2-2。

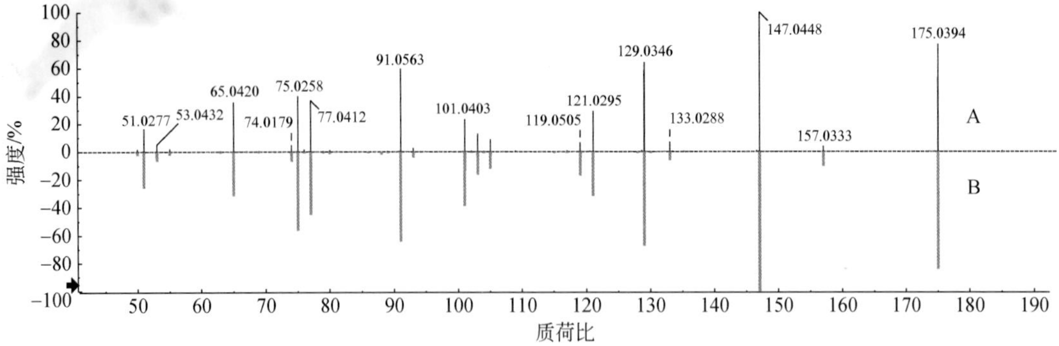

图 2-4 胡桃醌二级质谱图

A：样品；B：对照品

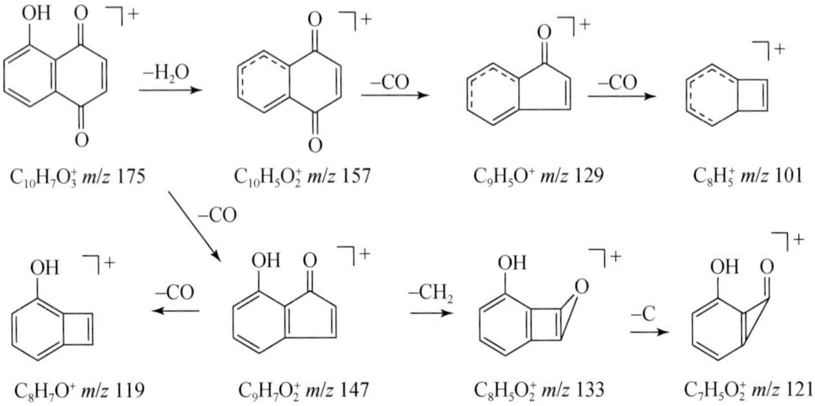

图 2-5 胡桃醌可能的裂解途径

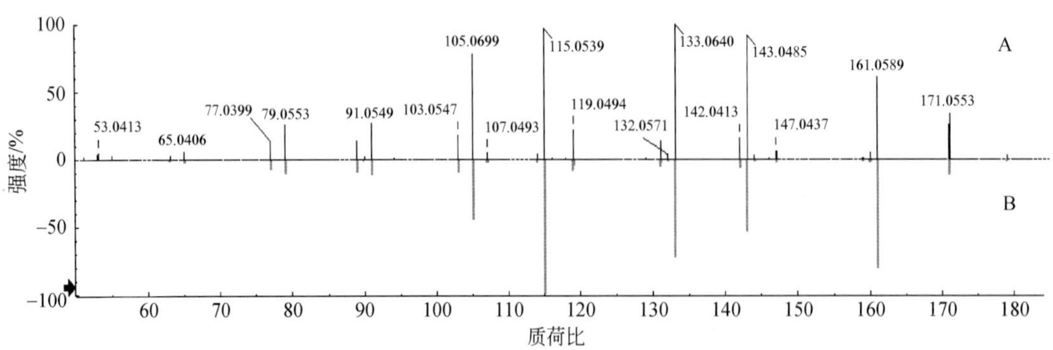

图 2-6 胡桃酮二级质谱图

A：样品；B：对照品

表 2-2　北青龙衣中萘醌类化合物结构信息表

峰号	保留时间/min	选择离子	测定值	理论值	误差/ppm	分子式	主要二级碎片离子 (MS/MS) 及来源	鉴定结果	文献来源
1	2.2	$[M+H]^+$	207.0288	207.02880	0.0	$C_{10}H_6O_5$	$207[M+H]^+$,$163[M+H-CO_2]^+$,$111[M+H-C_3O_4]^+$	2,5,8-trihydroxy-1,4-naphthoquinone	—
2	3.2	$[M+H]^+$	147.0437	147.04406	−2.4	$C_9H_6O_2$	$147[M+H]^+$,$119[M+H-CO]^+$,$91[M+H-2CO]^+$	7-hydroxy-1*H*-inden-1-one	—
3	3.2	$[M-H]^-$	339.1090	339.10744	4.6	$C_{16}H_{20}O_8$	$339[M-H]^-$,$159[M-H-C_6H_{12}O_6]^-$,$115[M-H-C_7H_{12}O_8]^-$	4,5- 二羟基 -*α*- 四氢萘酮 -4-*O*-*β*-D- 吡喃葡萄糖苷	*
4	3.2	$[M+H]^+$	357.1165	357.11801	−4.2	$C_{16}H_{20}O_9$	$357[M+H]^+$,$177[M+H-C_6H_{10}O_5-H_2O]^+$,$149[M+H-C_6H_{10}O_5-H_2O-CO]^+$,$121[M+H-C_6H_{10}O_5-H_2O-2CO]^+$	4,5,8- 三羟基 -*α*- 四氢萘酮 -4-*O*-*β*-D- 吡喃葡萄糖苷	*
		$[M-H]^-$	355.1031	355.10236	2.1	$C_{16}H_{20}O_9$	$355[M-H]^-$,$175[M-H-C_6H_{12}O_6]^-$,$147[M-H-C_6H_{12}O_6-CO]^-$		
5	3.3	$[M+H]^+$	523.1419	523.14462	−5.2	$C_{24}H_{26}O_{13}$	$523[M+H]^+$,$347[M+H-C_{10}H_8O_3]^+$,$331[M+H-C_{10}H_8O_4]^+$,$259[M+H-C_{13}H_{12}O_6]^+$,$169[M+H-C_{16}H_{18}O_9]^+$	(4*S*)-4,5,8- 三羟基 -*α*- 四氢萘酮 -5-*O*-*β*-D-[6′-*O*-(3″,5″- 二羟基 -4″- 甲氧基苯甲酰)] 吡喃葡萄糖苷	*
6	3.4	$[M-H]^-$	499.1462	499.14462	3.2	$C_{22}H_{27}O_{13}$	$499[M-H]^-$,$221[M-H-C_{14}H_{14}O_6]^-$,$187[M-H-C_{11}H_{20}O_{10}]^-$,$179[M-H-C_{16}H_{16}O_7]^-$,$175[M-H-C_{12}H_{20}O_{10}]^-$	1,4,5- 三羟基萘 -1,4- 二 -*O*-*β*-D- 吡喃葡萄糖苷	*
7	3.6	$[M+H]^+$	179.0696	179.07027	−3.7	$C_{10}H_{10}O_3$	$179[M+H]^+$,$161[M+H-H_2O]^+$,$143[M+H-2H_2O]^+$,$133[M+H-H_2O-CO]^+$,$115[M+H-2H_2O-CO]^+$,$105[M+H-H_2O-2CO]^+$	胡桃酮（regiolone）	*
		$[M-H]^-$	177.0551	177.05462	2.7	$C_{10}H_{10}O_3$	$177[M-H]^-$,$159[M-H-H_2O]^-$,$131[M-H-H_2O-CO]^-$,$115[M-H-H_2O-CO_2]^-$		
8	3.6	$[M-H]^-$	321.0999	321.09688	9.4	$C_{16}H_{18}O_7$	$321[M-H]^-$,$213[M-H-C_3H_3O_4]^-$,$201[M-H-C_4H_8O_4]^-$,$158[M-H-C_6H_{11}O_5]^-$	4- 羟基萘 -1-*O*-*β*-D- 吡喃葡萄糖苷	*
9	3.6	$[M-H]^-$	469.1339	469.13405	−0.3	$C_{21}H_{26}O_{12}$	$469[M-H]^-$,$175[M-H-C_{11}H_{18}O_9]^-$,$149[M-H-C_{16}H_{16}O_7]^-$	1,4,8- 三羟基萘 -1-*O*-*β*-D- 吡喃葡萄糖苷 -(1 → 6)-*β*-D- 吡喃木糖苷 [1,4,8-trihydroxynaphthalene-1-*O*-*β*-D-glucopyranosyl-(1 → 6)-*β*-D-xylopyranoside]	&

续表

峰号	保留时间/min	选择离子	测定值	理论值	误差/ppm	分子式	主要二级碎片离子 (MS/MS) 及来源	鉴定结果	文献来源
10	3.8	$[M+H]^+$	177.0553	177.05462	3.8	$C_{10}H_8O_3$	177$[M+H]^+$,159$[M+H-H_2O]^+$,149$[M+H-CO]^+$,131$[M+H-H_2O-CO]^+$,121$[M+H-CO-C_2H_4]^+$,107$[M+H-C_3H_2O_2]^+$,103$[M+H-H_2O-2CO]^+$	5-羟基-1,4-萘酮	*
		$[M-H]^-$	175.0389	175.03897	−0.4	$C_{10}H_8O_3$	175$[M-H]^-$,157$[M-H-H_2O]^-$,147$[M-H-CO]^-$,131$[M-H-CO_2]^-$,129$[M-H-CO-H_2O]^-$,101$[M-H-2CO-H_2O]^-$		
11	3.8	$[M+H]^+$	339.1067	339.10744	−2.2	$C_{16}H_{18}O_8$	339$[M+H]^+$,177$[M+H-C_6H_{10}O_5]^+$,147$[M+H-C_6H_{10}O_5-CH_2O]^+$,119$[M+H-C_6H_{10}O_5-CH_2O-CO]^+$	1,4,8-三羟基萘-1-*O*-*β*-D-吡喃葡萄糖苷	*
		$[M-H]^-$	337.0921	337.09179	0.9	$C_{16}H_{18}O_8$	337$[M-H]^-$,175$[M-H-C_6H_{10}O_5]^-$,131$[M-H-C_6H_{10}O_5-CO_2]^-$		
12	4.0	$[M+H]^+$	195.0652	195.06519	0.1	$C_{10}H_{10}O_4$	195$[M+H]^+$,177$[M+H-H_2O]^+$,159$[M+H-2H_2O]^+$,149$[M+H-H_2O-CO]^+$,131$[M+H-2H_2O-CO]^+$,107$[M+H-C_3H_4O_3]^+$,103$[M+H-2H_2O-2CO]^+$	4,5,8-三羟基-*α*-四氢萘醌（4,5,8-trihydroxy-1-tetralone）	*
		$[M-H]^-$	193.0509	193.04954	7.0	$C_{10}H_{10}O_4$	193$[M-H]^-$,175$[M-H-H_2O]^-$,157$[M-H-2H_2O]^-$,129$[M-H-2H_2O-CO]^-$		
13	4.1	$[M+H]^+$	249.0405	249.03936	4.6	$C_{12}H_8O_6$	249$[M+H]^+$,203$[M+H-CH_2O_2]^+$,175$[M+H-C_2H_2O_3]^+$,147$[M+H-C_2H_2O_3-CO]^+$,129$[M+H-C_2H_2O_3-CO-H_2O]^+$,121$[M+H-C_4H_4O_3-CO]^+$	1,4-dihydroxy-2,3-naphthalenedicarboxylic acid/6-acetyl-2,5,8-trihydroxynaphthoquinone	—
14	4.1	$[M-H]^-$	395.0952	395.09727	−5.2	$C_{18}H_{20}O_{10}$	395$[M-H]^-$,232$[M-H-C_6H_{11}O_5]^-$,215$[M-H-C_6H_{12}O_6]^-$,203$[M-H-C_7H_{12}O_6]^-$,187$[M-H-C_7H_{12}O_7]^-$,175$[M-H-C_8H_{12}O_7]^-$	1,4,8-三羟基-3-萘甲酸-1-*O*-*β*-D-吡喃葡萄糖苷甲酯	&
15	4.1	$[M-H]^-$	491.1201	491.11840	3.5	$C_{23}H_{24}O_{12}$	491$[M-H]^-$,331$[M-H-C_{10}H_8O_2]^-$,271$[M-H-C_{12}H_{12}O_4]^-$,211$[M-H-C_{14}H_{16}O_6]^-$,169$[M-H-C_{16}H_{18}O_7]^-$	7-hydroxy-4-oxo-1,2,3,4-tetrahydro-1-naphthalenyl-6-*O*-(3,4,5-trihydroxybenzoyl)-D-glucopyranoside	—

续表

峰号	保留时间/min	选择离子	测定值	理论值	误差/ppm	分子式	主要二级碎片离子 (MS/MS) 及来源	鉴定结果	文献来源
16	4.4	$[M-H]^-$	507.1168	507.11332	6.9	$C_{23}H_{24}O_{13}$	$507[M-H]^-$,$331[M-H-C_{10}H_8O_3]^-$,$271[M-H-C_{12}H_{12}O_5]^-$,$211[M-H-C_{14}H_{16}O_7]^-$,$169[M-H-C_{16}H_{18}O_8]^-$	4,5,8-三羟基-*α*-四氢萘酮-5-*O*-*β*-D-[6′-*O*-(3″,4″,5″-三羟基苯甲酰)]吡喃葡萄糖苷	*
17	4.6	$[M+H]^+$	237.0386	237.03936	−3.2	$C_{11}H_8O_6$	$237[M+H]^+$,$205[M+H-OCH_4]^+$,$177[M+H-OCH_4-CO]^+$,$131[M+H-OCH_4-CO-CH_2O_2]^+$,$121[M+H-C_4H_4O_4]^+$,$107[M+H-C_4H_4O_4-CH_2]^+$	2,3,5-trihydroxy-7-methoxy-1,4-naphthoquinone	—
18	4.8	$[M+H]^+$	161.0607	161.05971	6.1	$C_{10}H_8O_2$	$161[M+H]^+$,$143[M+H-H_2O]^+$,$133[M+H-CO]^+$,$115[M+H-H_2O-CO]^+$,$105[M+H-2CO]^+$,$103[M+H-CO-CH_2O]^+$	1,5-萘二酚（1,5-naphthalenediol)	&
		$[M-H]^-$	159.0431	159.04406	−6.0	$C_{10}H_8O_2$	$159[M-H]^-$,$131[M-H-CO]^-$,$115[M-H-CO_2]^-$		
19	4.8	$[M-H]^-$	381.0851	381.08162	9.1	$C_{17}H_{18}O_{10}$	$381[M-H]^-$,$363[M-H-H_2O]^-$,$218[M-H-C_6H_{11}O_5]^-$,$200[M-H-C_6H_{11}O_5-H_2O]^-$,$175[M-H-C_6H_{10}O_5-CO_2]^-$	1-(*β*-D-glucopyranosyloxy)-4,8-dihydroxy-2-naphthoic acid	—
20	4.8	$[M+H]^+$	491.1161	491.11840	−4.7	$C_{23}H_{22}O_{12}$	$491[M+H]^+$,$315[M+H-C_{10}H_8O_3]^+$,$297[M+H-C_{10}H_8O_3-H_2O]^+$,$201[M+H-C_{11}H_{14}O_9]^+$,$153[M+H-C_{16}H_{18}O_8]^+$	1,4,8-三羟基萘-1-*O*-*β*-D-[6′-*O*-(3″,4″,5″-三羟基苯甲酰)]吡喃葡萄糖苷	*
		$[M-H]^-$	489.1042	489.10275	3.0	$C_{23}H_{22}O_{12}$	$489[M-H]^-$,$331[M-H-C_{10}H_6O_2]^-$,$313[M-H-C_{10}H_6O_2-H_2O]^-$,$301[M-H-C_{11}H_8O_3]^-$,$271[M-H-C_{12}H_{10}O_4]^-$,$241[M-H-C_{13}H_{12}O_5]^-$,$217[M-H-C_{11}H_{12}O_8]^-$,$211[M-H-C_{14}H_{14}O_6]^-$,$175[M-H-C_{13}H_{14}O_9]^-$,$169[M-H-C_{16}H_{16}O_7]^-$		
21	5.0	$[M+H]^+$	191.0353	191.03389	7.4	$C_{10}H_6O_4$	$191[M+H]^+$,$163[M+H-CO]^+$,$145[M+H-CO-H_2O]^+$,$121[M+H-C_2H_2O-CO]^+$,$103[M+H-C_2H_4O_2-CO]^+$	2,5-二羟基-1,4-萘醌（2,5-dihydroxy-1,4-naphthalenedione）	*
		$[M-H]^-$	189.0186	189.01824	1.9	$C_{10}H_6O_4$	$189[M-H]^-$,$161[M-H-CO]^-$,$117[M-H-CO-CO_2]^-$		
22	5.0	$[M+H]^+$	511.1235	511.12349	0.0	$C_{26}H_{22}O_{11}$	$511[M+H]^+$,$465[M+H-H_2O-CO]^+$,$337[M+H-C_7H_{10}O_5]^+$,$319[M+H-C_7H_{10}O_5-H_2O]^+$,$291[M+H-C_7H_{10}O_5-H_2O-CO]^+$,$191[M+H-C_{16}H_{16}O_7]^+$	5-羟基-3-（4′,6′-二羟基-7′-*O*-*β*-D-吡喃葡萄糖基萘基）-1,4-萘二醌	&
23	5.1	$[M+H]^+$	489.1038	489.10275	2.1	$C_{23}H_{20}O_{12}$	$489[M+H]^+$,$327[M+H-C_6H_{10}O_5]^+$,$309[M+H-C_6H_{10}O_5-H_2O]^+$,$265[M+H-C_6H_{10}O_5-H_2O-CO_2]^+$,$237[M+H-C_6H_{10}O_5-H_2O-CO_2-CO]^+$	1,8,9,10-四羟基-6*H*-萘并[1,2-*b*]苯并[*d*]吡喃-6-酮-12-*O*-*β*-D-葡萄糖苷（jugnaphthalenoside A）	*
		$[M-H]^-$	487.0906	487.08710	7.2	$C_{23}H_{20}O_{12}$	$487[M-H]^-$,$325[M-H-C_6H_{10}O_5]^-$,$307[M-H-C_6H_{12}O_6]^-$		

续表

峰号	保留时间/min	选择离子	测定值	理论值	误差/ppm	分子式	主要二级碎片离子 (MS/MS) 及来源	鉴定结果	文献来源
24	5.3	$[M+H]^+$	245.0449	245.04445	1.8	$C_{13}H_8O_5$	245$[M+H]^+$,199$[M+H-CO-H_2O]^+$,187$[M+H-C_2H_2O_2]^+$,171$[M+H-C_2H_2O_3]^+$,131$[M+H-C_4H_2O_4]^+$	4,9-dihydroxy-1-methylnaphtho[2,3-*c*]furan-5,8-dione	—
25	5.4	$[M+H]^+$	231.0289	231.02880	0.4	$C_{12}H_6O_5$	231$[M+H]^+$,203$[M+H-CO]^+$,175$[M+H-2CO]^+$,147$[M+H-3CO]^+$,129$[M+H-3CO-H_2O]^+$	4,9-dihydroxynaphtho[2,3-*c*]furan-5,8-dione	—
		$[M-H]^-$	229.0130	229.01315	−0.7	$C_{12}H_6O_5$	229$[M-H]^-$,201$[M-H-CO]^-$,173$[M-H-2CO]^-$,145$[M-H-3CO]^-$,117$[M-H-4CO]^-$		
26	5.5	$[M-H]^-$	189.0190	189.01824	4.0	$C_{10}H_6O_4$	189$[M-H]^-$,161$[M-H-CO]^-$,117$[M-H-CO-CO_2]^-$	3,5- 二羟基 -1,4- 萘醌	*
27	5.5	$[M-H]^-$	503.1225	503.11840	8.1	$C_{24}H_{24}O_{12}$	503$[M-H]^-$,327$[M-H-C_{10}H_8O_3]^-$,285$[M-H-C_{12}H_{10}O_4]^-$,225$[M-H-C_{14}H_{14}O_6]^-$,217$[M-H-C_{12}H_{14}O_8]^-$,183$[M-H-C_{16}H_{16}O_7]^-$,175$[M-H-C_{14}H_{16}O_9]^-$	1,4,8- 三羟基萘酚 -1-*O*-*β*-D-[6′ -*O*-(3″ ,5″ - 二羟基 -4″ - 甲氧基苯甲酰基)] 吡喃葡萄糖苷 [1,4,8-trihydroxynaphthalene-1-*O*-*β*-D-[6′ -*O*-(3″ ,5″ -dihydroxy-4″ -methoxybenzoyl)] glucopyranoside]	*
28	5.6	$[M-H]^-$	513.1419	513.13914	5.4	$C_{26}H_{26}O_{11}$	513$[M-H]^-$,350$[M-H-C_6H_{11}O_5]^-$,333$[M-H-C_6H_{12}O_6]^-$,175$[M-H-C_{16}H_{18}O_8]^-$	1,4,8- 三羟基萘 -1-*O*-*β*-D-[6′ -*O*-(4″ - 丙酰基苯甲酰基)] 吡喃葡萄糖苷	*
29	6.3	$[M-H]^-$	499.1292	499.12349	11.4	$C_{25}H_{24}O_{11}$	499$[M-H]^-$,341$[M-H-C_{10}H_6O_2]^-$,323$[M-H-C_{10}H_8O_3]^-$,281$[M-H-C_{12}H_{10}O_4]^-$,251$[M-H-C_{13}H_{12}O_5]^-$,221$[M-H-C_{14}H_{14}O_6]^-$,175$[M-H-C_{15}H_{16}O_8]^-$,161$[M-H-C_{16}H_{18}O_8]^-$	1,4,8- 三羟基萘 -1-*O*-*β*-D-[6′ -*O*-(3″ ,4″ ,5″ - 三甲基苯甲酰基)] 吡喃葡萄糖苷	*
30	6.5	$[M+H]^+$	189.0539	189.05462	−3.8	$C_{11}H_8O_3$	189$[M+H]^+$,161$[M+H-CO]^+$,145$[M+H-CO_2]^+$,133$[M+H-2CO]^+$,115$[M+H-2CO-H_2O]^+$,105$[M+H-3CO]^+$	2- 甲基 -5- 羟基 -1,4- 萘醌（plumbagin）	*
31	6.5	$[M+H]^+$	259.0595	259.06010	−2.3	$C_{14}H_{10}O_5$	259$[M+H]^+$,241$[M+H-H_2O]^+$,213$[M+H-H_2O-CO]^+$,185$[M+H-H_2O-2CO]^+$,157$[M+H-H_2O-3CO]^+$,129$[M+H-H_2O-4CO]^+$,121$[M+H-C_7H_6O_3]^+$	1,3,6,8-tetrahydroxy-9(10*H*)-anthracenone	—

续表

峰号	保留时间/min	选择离子	测定值	理论值	误差/ppm	分子式	主要二级碎片离子 (MS/MS) 及来源	鉴定结果	文献来源
32	6.5	$[M+H]^+$	276.0883	276.08665	6.0	$C_{14}H_{13}NO_5$	$276[M+H]^+$,$258[M+H-H_2O]^+$,$240[M+H-2H_2O]^+$,$230[M+H-H_2O-CO]^+$,$214[M+H-H_2O-CO_2]^+$,$202[M+H-C_3H_6O_2]^+$,$190[M+H-C_4H_6O_2]^+$,$175[M+H-C_4H_7NO_2]^+$,$147[M+H-C_4H_7NO_2-CO]^+$,$121[M+H-C_4H_7NO_2-CO-C_2H_2]^+$	4-[(1,4- 二氢 -8- 羟基 -1,4- 二氧代 -2- 萘基) 氨基]- 丁酸	*
		$[M-H]^-$	274.0726	274.07100	5.8	$C_{14}H_{13}NO_5$	$274[M-H]^-$,$230[M-H-CO_2]^-$,$212[M-H-CH_2O_3]^-$,$200[M-H-C_3H_6O_2]^-$,$188[M-H-C_4H_6O_2]^-$,$174[M-H-C_4H_6NO_2]^-$,$175[M-H-C_4H_5NO_2]^-$,$161[M-H-C_5H_7NO_2]^-$		
33	6.5	$[M-H]^-$	501.1401	501.13914	1.9	$C_{25}H_{26}O_{11}$	$501[M-H]^-$,$179[M-H-C_{16}H_{18}O_7]^-$,$161[M-H-C_{16}H_{20}O_8]^-$,$159[M-H-C_{15}H_{18}O_9]^-$,$133[M-H-C_{17}H_{20}O_9]^-$	4,5- 二羟基 -*α*- 四氢萘酮 -4-*O*-*β*-D-[6′-*O*-(4″- 乙酰氧基苯甲酰基)] 吡喃葡萄糖苷	*
34	6.6	$[M+H]^+$	207.0650	207.06519	−0.9	$C_{11}H_{10}O_4$	$207[M+H]^+$,$189[M+H-H_2O]^+$,$175[M+H-H_2O-CH_2]^+$,$147[M+H-H_2O-CH_2-CO]^+$,$133[M+H-2CO-H_2O]^+$,$119[M+H-2CO-H_2O-CH_2]^+$	5,8-dihydroxy-6-methyl-2,3-dihydro-1,4-naphthalenedione/8-hydroxy-2-methoxy-2,3-dihydro-1,4-naphthalenedione	—
35	6.8	$[M+H]^+$	331.0451	331.04484	0.8	$C_{16}H_{10}O_8$	$331[M+H]^+$,$316[M+H-CH_3]^+$,$301[M+H-2CH_3]^+$,$299[M+H-CH_4O]^+$,$271[M+H-C_2H_4O_2]^+$,$253[M+H-C_2H_4O_2-H_2O]^+$,$225[M+H-C_2H_4O_2-H_2O-CO]^+$	3,3′- 二甲氧基鞣花酸	—
		$[M-H]^-$	329.0324	329.02919	9.8	$C_{16}H_{10}O_8$	$329[M-H]^-$,$315[M-H-CH_2]^-$,$299[M-H-2CH_3]^-$,$271[M-H-2CH_3-CO]^-$,$243[M-H-2CH_3-2CO]^-$,$215[M-H-2CH_3-3CO]^-$		
36	6.8	$[M-H]^-$	531.1510	531.14970	2.4	$C_{26}H_{28}O_{12}$	$531[M-H]^-$,$337[M-H-C_{10}H_{10}O_4]^-$,$193[M-H-C_{16}H_{18}O_8]^-$,$175[M-H-C_{16}H_{20}O_9]^-$	4,5,8- 三羟基 -*α*- 四氢萘酮 -5-*O*-D-[6′-*O*-(4″- 丙酰氧基苯甲酰基)] 吡喃葡萄糖苷	*
37	7.0	$[M+H]^+$	405.0585	405.06049	−4.9	$C_{22}H_{12}O_8$	$405[M+H]^+$,$377[M+H-CO]^+$,$359[M+H-CO-H_2O]^+$,$331[M+H-H_2O-2CO]^+$,$303[M+H-3CO-H_2O]^+$	3,9-bis(acetyloxy)benzo[1,2-*b*:4,5-*b*′]bisbenzofuran-6,12-dione	—

续表

峰号	保留时间/min	选择离子	测定值	理论值	误差/ppm	分子式	主要二级碎片离子 (MS/MS) 及来源	鉴定结果	文献来源
38	7.8	$[M+H]^+$	285.0403	285.03936	3.3	$C_{15}H_8O_6$	$285[M+H]^+$,$257[M+H-CO]^+$,$239[M+H-CH_2O_2]^+$,$211[M+H-CH_2O_2-CO]^+$,$183[M+H-CH_2O_2-2CO]^+$,$155[M+H-CH_2O_2-3CO]^+$	1,5- 二羟基 -3- 羧基 -9,10- 蒽醌 (rhein)	&
39	7.9	$[M+H]^+$	175.0390	175.03897	0.2	$C_{10}H_6O_3$	$175[M+H]^+$,$157[M+H-H_2O]^+$,$147[M+H-CO]^+$,$129[M+H-CO-H_2O]^+$,$121[M+H-C_3H_2O]^+$,$119[M+H-2CO]^+$,$101[M+H-H_2O-2CO]^+$	胡桃醌 (juglone)	*
40	8.0	$[M+H]^+$	273.0407	273.03936	4.9	$C_{14}H_8O_6$	$273[M+H]^+$,$255[M+H-H_2O]^+$,$245[M+H-CO]^+$,$227[M+H-CO-H_2O]^+$,$199[M+H-2CO-H_2O]^+$,$171[M+H-3CO-H_2O]^+$	1,4,5,8-tetrahydroxy anthraquinone	—
		$[M-H]^-$	271.0246	271.02371	3.3	$C_{14}H_8O_6$	$271[M-H]^-$,$197[M-H-C_2H_2O_3]^-$,$169[M-H-C_2H_2O_3-CO]^-$		
41	8.1	$[M+H]^+$	205.0504	205.04954	4.2	$C_{11}H_8O_4$	$205[M+H]^+$,$177[M+H-CO]^+$,$159[M+H-CO-H_2O]^+$,$131[M+H-2CO-H_2O]^+$,$121[M+H-C_4H_4O_2]^+$	5- 羟基 -2- 甲氧基 -1,4- 萘醌 （5-hydroxy-2-methoxy-1,4-naphthoquinone）	*
42	8.2	$[M+H]^+$	349.0701	349.07066	−1.6	$C_{20}H_{12}O_6$	$349[M+H]^+$,$331[M+H-H_2O]^+$,$321[M+H-CO]^+$,$303[M+H-CO-H_2O]^+$,$275[M+H-2CO-H_2O]^+$,$247[M+H-3CO-H_2O]^+$	3,3′-dihydroxy-2,3-dihydro-2,2′-binaphthalene-1,1′,4,4′-tetrone	—
43	8.2	$[M-H]^-$	379.0834	379.08123	5.7	$C_{21}H_{16}O_7$	$379[M-H]^-$,$329[M-H-CH_6O_2]^-$,$301[M-H-CH_6O_2-CO]^-$	9-acetyl-6,7,11-trihydroxy-4-methoxy-7,8-dihydro-5,12-tetracenedione	—
44	8.2	$[M+H]^+$	381.0963	381.09688	−1.5	$C_{21}H_{16}O_7$	$381[M+H]^+$,$331[M+H-H_2O-CH_4O]^+$,$303[M+H-H_2O-CH_4O-CO]^+$,$291[M+H-CO-C_2H_6O_2]^+$,$275[M+H-H_2O-CH_4O-2CO]^+$	4-(4-hydroxy-3,5-dimethoxyphenyl)-3,4-dihydro-2*H*-benzo[*g*]chromene-2,5,10-trione	—
45	8.4	$[M-H]^-$	393.0601	393.06049	−1.0	$C_{21}H_{14}O_8$	$393[M-H]^-$,$363[M-H-OCH_2]^-$,$357[M-H-2H_2O]^-$,$345[M-H-OCH_2-H_2O]^-$,$317[M-H-OCH_2-H_2O-CO]^-$	7-oxo-3*a*,12*c*-dihydro-7*H*-furo[3′,2′:4,5]furo[2,3-*c*]xanthene-6,8-diyl diacetate	—
46	8.6	$[M-H]^-$	249.1106	249.11214	−6.2	$C_{14}H_{18}O_4$	$249[M-H]^-$,$237[M-H-C]^-$,$219[M-H-CH_2O]^-$,$203[M-H-CH_2O_2]^-$,$181[M-H-C_3O_2]^-$	4- 丁氧基 -5,8- 二羟基 -3,4- 二氢 - 萘 -1- 酮 （4-butoxy-5,8-dihydroxy-3,4-dihydro-2*H*-naphthalen-1-one）	&

续表

峰号	保留时间/min	选择离子	测定值	理论值	误差/ppm	分子式	主要二级碎片离子 (MS/MS) 及来源	鉴定结果	文献来源
47	8.7	$[M-H]^-$	349.0741	349.07066	9.9	$C_{20}H_{14}O_6$	$349[M-H]^-,331[M-H-H_2O]^-,313[M-H-2H_2O]^-,175[M-H-2H_2O-C_{10}H_2O]^-$	1,8,11-trihydroxy-3-methoxy-10-methyl-5,12-tetracenedione	—
48	8.7	$[M+H]^+$	537.0811	537.08162	−1.0	$C_{30}H_{16}O_{10}$	$537[M+H]^+,519[M+H-H_2O]^+,501[M+H-2H_2O]^+,491[M+H-H_2O-CO]^+,473[M+H-2H_2O-CO]^+$	1,3,4,6,8,13-hexahydroxy-10,11-dimethoxyphenanthro[1,10,9,8-opqra]perylene-7,14-dione	—
49	9.0	$[M+H]^+$	257.0452	257.04445	2.9	$C_{14}H_8O_5$	$257[M+H]^+,229[M+H-CO]^+,211[M+H-CO-H_2O]^+,201[M+H-2CO]^+,183[M+H-2CO-H_2O]^+,173[M+H-3CO]^+,155[M+H-3CO-H_2O]^+$	1,4,8-trihydroxyanthraquinone	—
50	9.1	$[M+H]^+$	379.0437	379.04484	−3.0	$C_{20}H_{10}O_8$	$379[M+H]^+,361[M+H-H_2O]^+,351[M+H-CO]^+,333[M+H-H_2O-CO]^+,323[M+H-2CO]^+,305[M+H-H_2O-2CO]^+,277[M+H-H_2O-3CO]^+,249[M+H-H_2O-4CO]^+$	2,2′-二羟基-3,3′-双胡桃醌	—
		$[M-H]^-$	377.0331	377.02919	10.4	$C_{20}H_{10}O_8$	$377[M-H]^-,359[M-H-H_2O]^-,349[M-H-CO]^-,331[M-H-CO-H_2O]^-,305[M-H-CO-CO_2]^-,277[M-H-2CO-CO_2]^-$		
51	9.1	$[M+H]^+$	523.1024	523.10236	0.1	$C_{30}H_{18}O_9$	$523[M+H]^+,505[M+H-H_2O]^+,487[M+H-2H_2O]^+$	1,1′,6,8,8′-五羟基黄酮-3,3′-二甲基-2,2′-环蒽-9,9′,10,10′-四酮	—
52	9.4	$[M+H]^+$	307.0622	307.06010	6.8	$C_{18}H_{10}O_5$	$307[M+H]^+,289[M+H-H_2O]^+,279[M+H-CO]^+,251[M+H-2CO]^+,233[M+H-2CO-H_2O]^+,205[M+H-2CO-2H_2O]^+,121[M+H-CO-C_{10}H_6O_2]^+$	1,6,11-trihydroxy-5,12-tetracenedione	—
53	9.8	$[M+H]^+$	365.0661	365.06558	1.4	$C_{20}H_{12}O_7$	$365[M+H]^+,347[M+H-H_2O]^+,319[M+H-H_2O-CO]^+,291[M+H-H_2O-2CO]^+,263[M+H-H_2O-3CO]^+$	5-羟基-3,3′-双胡桃醌	&
		$[M-H]^-$	363.0509	363.04993	2.7	$C_{20}H_{12}O_7$	$363[M-H]^-,345[M-H-H_2O]^-,317[M-H-H_2O-CO]^-,301[M-H-H_2O-CO_2]^-,289[M-H-H_2O-2CO]^-,261[M-H-H_2O-3CO]^-$		

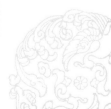

续表

峰号	保留时间/min	选择离子	测定值	理论值	误差/ppm	分子式	主要二级碎片离子 (MS/MS) 及来源	鉴定结果	文献来源
54	9.9	$[M+H]^+$	395.0743	395.07614	−4.7	$C_{21}H_{14}O_8$	395$[M+H]^+$,345$[M+H-H_2O-OCH_4]^+$,317$[M+H-H_2O-OCH_4-CO]^+$,307$[M+H-2CO-OCH_4]^+$,289$[M+H-H_2O-2CO-OCH_4]^+$	premithramycinone H	—
55	10.6	$[M+H]^+$	207.1033	207.10157	8.4	$C_{12}H_{14}O_3$	207$[M+H]^+$,163$[M+H-C_2H_4O]^+$,147$[M+H-C_2H_4O_2]^+$,137$[M+H-C_4H_6O]^+$,131$[M+H-C_3H_8O_2]^+$,103$[M+H-C_4H_8O_3]^+$	4- 乙氧基 -5- 羟基 -*α*- 四氢萘醌	*
56	10.7	$[M-H]^-$	239.0367	239.03389	11.8	$C_{14}H_8O_4$	239$[M-H]^-$,211$[M-H-CO]^-$,195$[M-H-CO_2]^-$,167$[M-H-2CO-O]^-$	1,8- 二羟基蒽醌	*
57	10.9	$[M-H]^-$	553.1144	553.11292	2.7	$C_{31}H_{22}O_{10}$	553$[M-H]^-$,361$[M-H-C_{10}H_8O_4]^-$,343$[M-H-C_{10}H_8O_4-H_2O]^-$,187$[M-H-C_{20}H_{12}O_6-H_2O]^-$	2-{3-[5,7-dihydroxy-2-(4-hydroxyphenyl)-4-oxo-4*a*,8*a*-dihydro-4*H*-chromen-8-yl]-4-methoxyphenyl}-5,7-dihydroxy-4*H*-chromen-4-one	—
58	11.3	$[M-H]^-$	285.0406	285.03936	4.4	$C_{15}H_{10}O_6$	285$[M-H]^-$,270$[M-H-CH_3]^-$,257$[M-H-CO]^-$,242$[M-H-CO-CH_3]^-$,226$[M-H-CO_2-CH_3]^-$,211$[M-H-2CO-H_2O]^-$,201$[M-H-3CO]^-$	lunatin	—
59	11.5	$[M+H]^+$	481.0731	481.07654	−7.2	$C_{24}H_{16}O_{11}$	481$[M+H]^+$,449$[M+H-H_2O-CH_2]^+$,431$[M+H-2H_2O-CH_2]^+$,403$[M+H-H_2O-CH_2-HCOOH]^+$,389$[M+H-CH_2-HCOOH-CH_2OH]^+$,361$[M+H-CH_2-HCOOH-CH_2OH-CO]^+$	1,5,6,7,9,11,14-heptahydroxy-3-methyl-8,13-dioxo-5,6,8,13-tetrahydrobenzo[*a*]tetracene-2-carboxylic acid	—
		$[M-H]^-$	479.0637	479.06089	5.9	$C_{24}H_{16}O_{11}$	479$[M-H]^-$,461$[M-H-H_2O]^-$,447$[M-H-H_2O-CH_2]^-$,429$[M-H-2H_2O-CH_2]^-$		
60	11.6	$[M+H]^+$	363.0475	363.04993	−6.7	$C_{20}H_{10}O_7$	363$[M+H]^+$,345$[M+H-H_2O]^+$,317$[M+H-H_2O-CO]^+$,289$[M+H-H_2O-2CO]^+$	3,8,8′-trihydroxy-2,2′-binaphthalene-1,1′,4,4′-tetrone	—
		$[M-H]^-$	361.0374	361.03428	8.6	$C_{20}H_{10}O_7$	361$[M-H]^-$,333$[M-H-CO]^-$,317$[M-H-CO_2]^-$,289$[M-H-CO-CO_2]^-$,261$[M-H-2CO-CO_2]^-$		

续表

峰号	保留时间/min	选择离子	测定值	理论值	误差/ppm	分子式	主要二级碎片离子 (MS/MS) 及来源	鉴定结果	文献来源
61	11.7	$[M+H]^+$	345.0369	345.03936	−7.1	$C_{20}H_8O_6$	$345[M+H]^+$,$317[M+H-CO]^+$,$289[M+H-2CO]^+$,$261[M+H-3CO]^+$	pentacyclo[6.6.6.0 ～ 2,7 ～ .0 ～ 9,14 ～ .0 ～ 15,20 ～]icosa-2(7),4,9(14),11,15(20),17-hexaene-3,6,10,13,16,19-hexone	—
62	12.0	$[M+H]^+$	371.0525	371.05501	−6.8	$C_{22}H_{10}O_6$	$371[M+H]^+$,$343[M+H-CO]^+$,$315[M+H-2CO]^+$,$287[M+H-3CO]^+$	6,7-dihydroxy-5,8,13,14-pentaphenetetrone	—
63	12.0	$[M+H]^+$	407.0717	407.07614	−10.9	$C_{22}H_{14}O_8$	$407[M+H]^+$,$389[M+H-H_2O]^+$,$375[M+H-OCH_4]^+$,$347[M+H-OCH_4-CO]^+$,$319[M+H-OCH_4-2CO]^+$,$291[M+H-OCH_4-3CO]^+$	3,3′-dihydroxy-5,5′-dimethoxy-2,2′-binaphthalene-1,1′,4,4′-tetrone	—
64	12.0	$[M+H]^+$	417.0604	417.06049	−0.2	$C_{23}H_{12}O_8$	$417[M+H]^+$,$385[M+H-OCH_4]^+$,$357[M+H-OCH_4-CO]^+$,$329[M+H-OCH_4-2CO]^+$,$301[M+H-OCH_4-3CO]^+$,$273[M+H-OCH_4-4CO]^+$	对羟基甲氧基苯并双胡桃醌	*
		$[M-H]^-$	415.0458	415.04484	2.3	$C_{23}H_{12}O_8$	$415[M-H]^-$,$383[M-H-OCH_4]^-$,$355[M-H-OCH_4-CO]^-$		
65	12.1	$[M+H]^+$	331.0596	331.06010	−1.5	$C_{20}H_{10}O_5$	$331[M+H]^+$,$303[M+H-CO]^+$,$275[M+H-2CO]^+$,$247[M+H-3CO]^+$	3-hydroxy-2,2′-binaphthalene-1,1′,4,4′-tetrone	—
		$[M-H]^-$	329.0470	329.04445	7.7	$C_{20}H_{10}O_5$	$329[M-H]^-$,$301[M-H-CO]^-$,$285[M-H-CO_2]^-$,$273[M-H-2CO]^-$,$257[M-H-CO-CO_2]^-$		
66	12.6	$[M+H]^+$	347.0530	347.05501	−5.8	$C_{20}H_{10}O_6$	$347[M+H]^+$,$319[M+H-CO]^+$,$291[M+H-2CO]^+$,$273[M+H-2CO-H_2O]^+$,$263[M+H-3CO]^+$	3,3′-双胡桃醌（8,8′-dihydroxy-2,2′-binaphthalene-1,1′,4,4′-tetrone）	*
67	14.1	$[M+H]^+$	509.0690	509.07140	−4.7	$C_{25}H_{16}O_{12}$	$509[M+H]^+$,$477[M+H-OCH_4]^+$,$433[M+H-OCH_4-CO_2]^+$,$417[M+H-C_2H_8O-CO_2]^+$,$405[M+H-OCH_4-CO_2-CO]^+$	3,4,4′,9-tetrahydroxy-7-methoxy-7′-methyl-1a′*H*,3*H*-spiro[naphtho[2,3-*b*]furan-2,2′-oxireno[*c*]pyrano[4,3-*g*]chromene]-5,5′,8(9b′*H*)-trione	—
68	17.1	$[M+H]^+$	517.0549	517.05541	−1.0	$C_{30}H_{12}O_9$	$517[M+H]^+$,$489[M+H-CO]^+$,$397[M+H-C_7H_4O_2]^+$	1,7,16-三羟基-5,6,11,12,17,18-三萘酮（1,7,16-trihydroxy-5,6,11,12,17,18-trinaphthalenehexone）	&

注：* 北青龙衣已见报道；& 北青龙衣未见报道，其他药用部位或同属植物有报道；—胡桃属未见报道。

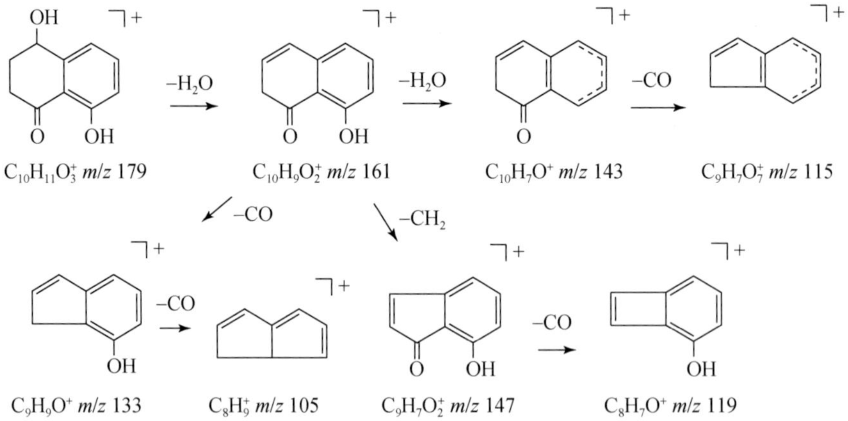

图 2-7 胡桃酮可能的裂解途径

鉴定或推断了北青龙衣中 68 个萘醌类化合物的结构，结果见表 2-2，其中 8 个化合物为首次在北青龙衣中发现，33 个化合物为首次在胡桃属药用植物中发现。这说明 UPLC-Q-TOF/MS 可快速分析和表征北青龙衣所含的萘醌类成分。

3.2.2 二芳基庚烷类成分的鉴定及分析

二芳基庚烷类化合物是一类比较特殊的天然产物，其特点是 2 个特征性很强的芳环与七碳线型长链相连，此类成分是胡桃属植物中另一类重要的抗肿瘤活性成分 [1]。根据化学结构特点可分为线型二芳基庚烷（Ⅰ型）、大环二芳基庚烷（Ⅱ型）和大环二芳基环氧庚烷（Ⅲ型）3 个亚类。关于此类化合物的质谱裂解规律很少报道，以化合物 20 为例，对其质谱裂解规律进行了初步的推断。其准分子离子 357$[M+H]^+$ 丰度比较高，主要形成三条可能的裂解线路：①准分子离子易形成 339 $[M+H-H_2O]^+$、259$[M+H-C_6H_{10}O]^+$ 2 个碎片离子，其中 339 碎片离子继续裂解形成 307 $[M+H-H_2O-CH_4O]^+$、223 $[M+H-H_2O-C_9H_8]^+$ 两个碎片离子，307 碎片离子进一步失去 A 环并连续失去连接的碳链形成 207$[M+H-H_2O-C_9H_8O]^+$、189$[M+H-H_2O-C_9H_{10}O_2]^+$、163$[M+H-H_2O-C_{11}H_{12}O_2]^+$、121$[M+H-H_2O-C_{13}H_{14}O_3]^+$、179$[M+H-H_2O-C_{11}H_{12}O]^+$、147$[M+H-H_2O-C_{12}H_{16}O_2]^+$、137$[M+H-H_2O-C_{13}H_{14}O_2]^+$、131$[M+H-H_2O-C_{12}H_{16}O_3]^+$、119$[M+H-H_2O-C_{13}H_{16}O_3]^+$、103$[M+H-H_2O-C_{13}H_{16}O_4]^+$ 等一系列单环碎片离子。② 339 碎片离子失去 B 环及相连碳链形成 223$[M+H-H_2O-C_9H_8]^+$ 碎片离子。③ 259 碎片离子失去 A、B 两环之间的碳链形成 153$[M+H-C_{13}H_{16}O_2]^+$ 碎片离子。综合以上信息，推断化合物 20 为胡桃宁 A，其二级质谱、裂解可能途径以及离子碎片数据计算分别见图 2-8、图 2-9 及表 2-3。

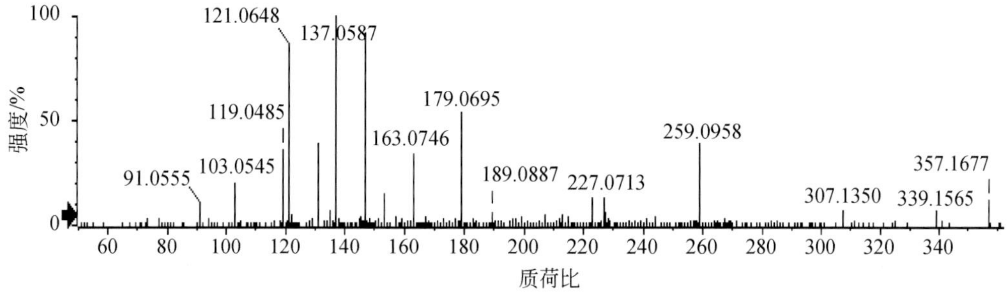

图 2-8　胡桃宁 A 二级质谱图

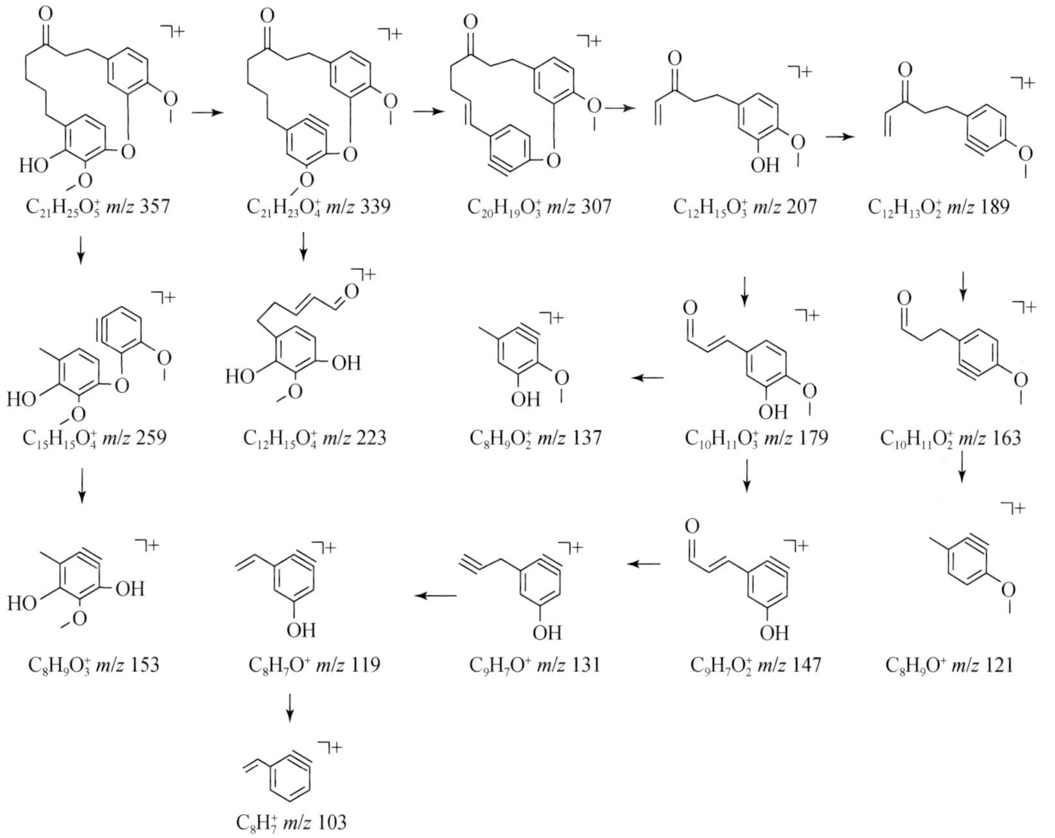

图 2-9　胡桃宁 A 可能的裂解途径图

鉴定或推断了北青龙衣中 20 个二芳基庚烷类化合物的结构，结果见表 2-3，其中 5 个化合物为首次在北青龙衣中发现，4 个化合物为首次在胡桃属药用植物中发现。

表 2-3 北青龙衣中二芳基庚烷类化合物结构信息表

峰号	保留时间/min	选择离子	测定值	理论值	误差/ppm	分子式	主要二级碎片离子 (MS/MS) 及来源	鉴定结果	文献来源
1	4.0	$[M+H]^+$	505.2003	505.20682	−12.9	$C_{26}H_{32}O_{10}$	505$[M+H]^+$,487$[M+H-H_2O]^+$,459$[M+H-H_2O-CO]^+$	1-(4′- 羟基苯基)-7-(3″- 甲氧基苯基)-3′, 4″- 环氧 -3- 庚酮 -2-*O*- 吡喃葡萄糖苷	&
2	5.8	$[M+H]^+$	313.1443	313.14344	2.7	$C_{19}H_{20}O_4$	313$[M+H]^+$,189$[M+H-C_7H_8O_2]^+$, 151$[M+H-C_{10}H_{10}O_2]^+$, 137$[M+H-C_{11}H_{12}O_2]^+$,119$[M+H-C_{11}H_{14}O_3]^+$	枫杨素 (pterocarine)	*
3	6.1	$[M-H]^-$	359.1504	359.14892	4.1	$C_{20}H_{24}O_6$	359$[M-H]^-$,179$[M-H-C_{12}H_{12}O_3]^-$, 165$[M-H-C_{11}H_{14}O_3]^-$,121$[M-H-C_{13}H_{18}O_4]^-$	1-(4′- 羟基 -3′- 甲氧基苯基)-7-(4″- 羟基苯基)-1,5- 环氧 -3,6- 二庚醇	&
4	7.1	$[M+H]^+$	327.1621	327.15909	9.2	$C_{20}H_{22}O_4$	327$[M+H]^+$,207$[M+H-C_8H_8O]^+$, 163$[M+H-C_{10}H_{12}O_2]^+$,131$[M+H-C_{11}H_{16}O_3]^+$, 107$[M+H-C_{13}H_{16}O_3]^+$,103$[M+H-C_{12}H_{16}O_4]^+$	1-(4′- 羟基苯基)-7-(3″- 甲氧基 -4″- 羟基苯基)-4- 烯 -3- 庚酮 [1-(4′-hydroxyphenyl)-7-(3-methoxy-4-hydroxyphenyl)-4-ene-heptane-3-one]	*
5	7.2	$[M-H]^-$	343.1562	343.15400	6.4	$C_{20}H_{24}O_5$	343$[M-H]^-$,179$[M-H-C_{10}H_{12}O_2]^-$, 165$[M-H-C_{11}H_{14}O_2]^-$	1-(4′- 羟基苯基)-7-(4″- 羟基 -3″- 甲氧基苯基)-5- 羟基 -3- 庚酮	&
6	8.5	$[M+H]^+$	329.1782	329.17474	10.5	$C_{20}H_{24}O_4$	329$[M+H]^+$,187$[M+H-C_7H_{10}O_3]^+$, 163$[M+H-C_{10}H_{14}O_2]^+$,137$[M+H-C_{12}H_{16}O_2]^+$, 123$[M+H-C_{13}H_{18}O_2]^+$	胡桃宁 B (juglanin B)	*
		$[M-H]^-$	327.1622	327.15909	9.5	$C_{20}H_{24}O_4$	327$[M-H]^+$,312$[M-H-CH_3]^+$,253$[M-H-C_4H_{10}O]^+$, 239$[M-H-C_5H_{12}O]^+$		
7	8.5	$[M-H]^-$	345.1713	345.16965	4.8	$C_{20}H_{26}O_5$	345$[M-H]^-$,330$[M-H-CH_3]^-$,135$[M-H-C_{12}H_{18}O_3]^-$	1-(4′- 羟基苯基)-7-(4″- 羟基 -3″- 甲氧基苯基)-3,5- 二庚醇	&
8	9.4	$[M+H]^+$	325.1444	325.14344	3.0	$C_{20}H_{20}O_4$	325$[M+H]^+$,307$[M+H-H_2O]^+$,191$[M+H-C_8H_6O_2]^+$, 147$[M+H-C_{10}H_{10}O_3]^+$,137$[M+H-C_{12}H_{12}O_2]^+$, 107$[M+H-C_{13}H_{14}O_3]^+$	1-(4′- 羟基苯基)-7-(3″- 甲氧基 -4″- 羟基苯基)-4,6- 二烯 -3- 庚酮	&

续表

峰号	保留时间/min	选择离子	测定值	理论值	误差/ppm	分子式	主要二级碎片离子 (MS/MS) 及来源	鉴定结果	文献来源
9	9.6	$[M+H]^+$	327.1591	327.15909	0.0	$C_{20}H_{22}O_4$	$327[M+H]^+$,$295[M+H-CH_4O]^+$, $163[M+H-C_{10}H_{12}O_2]^+$,$137[M+H-C_{12}H_{14}O_2]^+$, $123[M+H-C_{13}H_{16}O_2]^+$	1,6-bis(4-methoxyphenyl)-1,6-hexanedione	*
10	9.7	$[M+H]^+$	313.1785	313.17982	-4.2	$C_{20}H_{24}O_3$	$313[M+H]^+$,$137[M+H-C_{12}H_{16}O]^+$, $107[M+H-C_{13}H_{18}O_2]^+$	4-methoxy-2-oxatricyclo[13.2.2.1 ～ 3,7 ～]icosa-1(17),3(20),4,6,15,18-hexaen-10-ol	—
11	9.7	$[M-H]^-$	329.1759	329.17474	3.5	$C_{20}H_{26}O_4$	$329[M-H]^-$,$135[M-H-C_{12}H_{18}O_2]^-$	1-(4′-羟基苯基)-7-(4″-羟基-3″-甲氧基苯基)-3-庚醇	*
12	9.8	$[M+H]^+$	311.1640	311.16417	-0.5	$C_{20}H_{22}O_3$	$311[M+H]^+$,$279[M+H-CH_4O]^+$,$241[M+H-C_5H_{10}]^+$, $223[M+H-C_5H_{12}O]^+$,$209[M+H-C_6H_{14}O]^+$, $181[M+H-C_7H_{14}O_2]^+$	4-methoxy-2-oxatricyclo[13.2.2.1 ～ 3,7 ～]icosa-1(17),3(20),4,6,15,18-hexaen-10-one	—
13	9.9	$[M+H]^+$	343.1902	343.19039	-0.6	$C_{21}H_{26}O_4$	$343[M+H]^+$,$187[M+H-C_8H_{12}O_3]^+$, $137[M+H-C_{13}H_{18}O_2]^+$,$131[M+H-C_{12}H_{20}O_3]^+$	4,17-dimethoxy-2-oxatricyclo[13.2.2.1 ～ 3,7 ～]icosa-1(17),3(20),4,6,15,18-hexaen-10-ol	—
14	10.5	$[M-H]^-$	341.1401	341.13835	5.1	$C_{20}H_{22}O_5$	$341[M-H]^-$,$326[M-H-CH_3]^-$,$219[M-H-C_8H_{10}O]^-$, $177[M-H-C_{10}H_{12}O_2]^-$	1-(4′-羟基苯基)-7-(3″-甲氧基苯基)-2-羟基-3′,4″-环氧-3-庚酮	*
15	10.7	$[M+H]^+$	343.1550	343.15400	2.9	$C_{20}H_{22}O_5$	$343[M+H]^+$,$325[M+H-H_2O]^+$,$245[M+H-C_6H_{10}O]^+$, $163[M+H-C_{10}H_{12}O_3]^+$,$147[M+H-C_{11}H_{16}O_3]^+$	1-(4′-羟基苯基)-7-(2″-羟基-3″-甲氧基苯基)-3′,4″-环氧-3-庚酮	*
16	10.9	$[M-H]^-$	327.1607	327.15909	4.9	$C_{20}H_{24}O_4$	$327[M-H]^-$,$221[M-H-C_7H_6O]^-$,$206[M-H-C_8H_9O]^-$, $135[M-H-C_{12}H_{16}O_2]^-$,$121[M-H-C_{13}H_{18}O_2]^-$	1-(4′-羟基苯基)-7-(3″-甲氧基苯基)-3′,4″-环氧-3-庚醇	*
17	11.9	$[M+H]^+$	327.1596	327.15909	1.6	$C_{20}H_{22}O_4$	$327[M+H]^+$,$267[M+H-C_3H_8O]^+$, $163[M+H-C_{10}H_{12}O_2]^+$,$147[M+H-C_{10}H_{12}O_3]^+$, $131[M+H-C_{11}H_{16}O_3]^+$	茸毛香杨梅酮（galeon）	*

续表

峰号	保留时间/min	选择离子	测定值	理论值	误差/ppm	分子式	主要二级碎片离子 (MS/MS) 及来源	鉴定结果	文献来源
18	12.2	$[M+H]^+$	341.1734	341.17474	−3.9	$C_{21}H_{24}O_4$	$341[M+H]^+$,$309[M+H-CH_4O]^+$,$217[M+H-C_7H_8O_2]^+$,$203[M+H-C_8H_{10}O_2]^+$,$137[M+H-C_{13}H_{16}O_2]^+$,$131[M+H-C_{12}H_{18}O_3]^+$,$121[M+H-C_{13}H_{16}O_3]^+$	4,17-dimethoxy-2-oxatricyclo[13.2.2.1 ～ 3,7 ～]icosa-1(17),3(20),4,6,15,18-hexaen-10-one	—
19	12.2	$[M-H]^-$	357.1723	357.16965	7.4	$C_{21}H_{26}O_5$	$357[M-H]^-$,$342[M-H-CH_3]^-$,$283[M-H-C_4H_{10}O]^-$,$179[M-H-C_{11}H_{14}O_2]^-$	马尾树醇 (rhoiptelol)/1-(4′- 甲氧基苯基)-7-(2″- 羟基 -3″- 甲氧基苯基)-3′, 4″- 环氧 -3- 庚醇	*
20	13.0	$[M+H]^+$	357.1703	357.16965	1.8	$C_{21}H_{24}O_5$	$357[M+H]^+$,$339[M+H-H_2O]^+$,$179[M+H-C_{11}H_{14}O_2]^+$,$147[M+H-C_{12}H_{18}O_3]^+$,$137[M+H-C_{13}H_{16}O_3]^+$,$121[M+H-C_{13}H_{16}O_4]^+$	胡桃宁 A（juglanin A）/1-(4′- 甲氧基苯基)-7-(3″- 甲氧基 ,2″- 羟基苯基)-3′,4″- 环氧 -3- 庚酮	*

注：* 北青龙衣已见报道；& 北青龙衣未见报道，其他药用部位或同属植物有报道；—胡桃属未见报道。

3.2.3　黄酮类成分的鉴定及分析

黄酮类成分是广泛存在于自然界的一大类化合物，黄酮类化合物在果实类药材中广泛存在，多种黄酮类化合物都具有明显的抗肿瘤和逆转肿瘤细胞多药耐药作用，但黄酮类成分没有萘醌类和二芳基庚烷类化合物作用显著[1]。

黄酮类泛指两个具有酚羟基的苯环通过中央三碳原子相互连接而成的一系列化合物。关于此类化合物的质谱裂解规律报道较多[2]，以化合物 15 为例，其在正离子模式下，准分子离子 305$[M+H]^+$ 丰度比较低，说明在此电压下碎裂程度高，易失去 B 环形成丰度最高的 153$[M+H-C_8H_8O_3]^+$ 碎片离子，此离子进一步失去两个 O 形成 123$[M+H-C_8H_6O_5]^+$ 碎片离子，同时 305$[M+H]^+$ 碎片离子 C 环上易失去一分子 H_2O 形成 287$[M+H-H_2O]^+$ 碎片离子，此碎片进一步裂解失去两分子 CO 分别形成 259$[M+H-H_2O-CO]^+$ 及 231$[M+H-H_2O-2CO]^+$ 碎片离子，同时 259$[M+H-H_2O-CO]^+$ 失去 B 环并发生重排而形成 121$[M+H-C_8H_8O_5]^+$ 及 149$[M+H-H_2O-CO-C_6H_6O_2]^+$ 两个碎片离子，此二级碎片信息与对照品二级碎片基本吻合。综合以上信息，推断化合物 15 为花旗松素，其二级质谱、裂解可能途径以及离子碎片数据计算分别见图 2-10、图 2-11 及表 2-4。

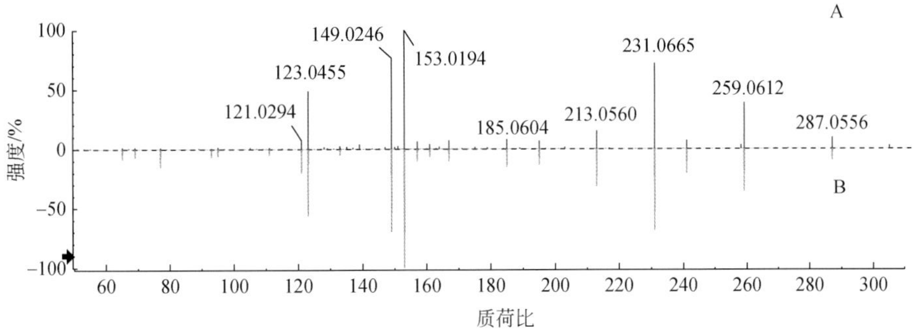

图 2-10　花旗松素二级质谱图

A：样品；B：对照品

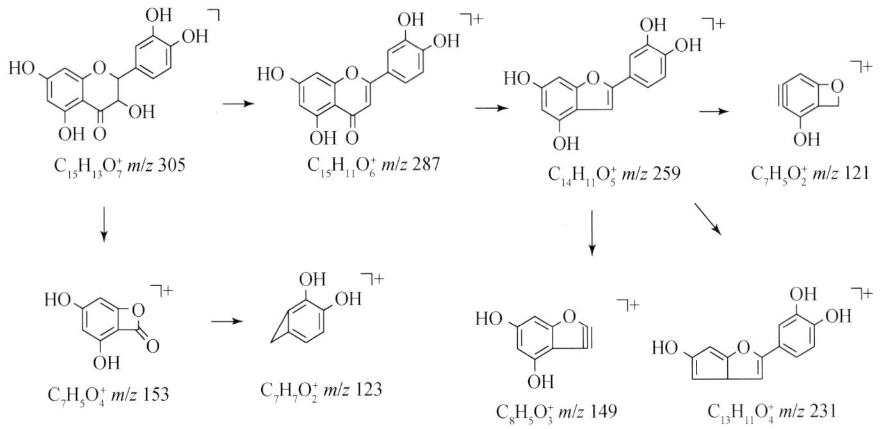

图 2-11　花旗松素可能的裂解途径图

鉴定或推断了北青龙衣中 29 个黄酮类化合物的结构，结果见表 2-4，其中 8 个化合物为首次在北青龙衣中发现，11 个化合物为首次在胡桃属药用植物中发现。这说明黄酮类

表 2-4　北青龙衣中黄酮类化合物结构信息表

峰号	保留时间/min	选择离子	测定值	理论值	误差/ppm	分子式	主要二级碎片离子 (MS/MS) 及来源	鉴定结果	文献来源
1	2.1	$[M+H]^+$	321.0595	321.06049	−3.1	$C_{15}H_{12}O_8$	$321[M+H]^+$,$303[M+H-H_2O]^+$,$275[M+H-H_2O-CO]^+$,$247[M+H-H_2O-2CO]^+$,$219[M+H-C_4H_6O_3]^+$,$153[M+H-C_8H_8O_4]^+$,$149[M+H-H_2O-CO-C_6H_6O_3]^+$,$139[M+H-H_2O-CO-C_7C_4O_3]^+$	二氢杨梅素（ampelopsin）	&
		$[M-H]^-$	319.0473	319.04484	7.7	$C_{15}H_{12}O_8$	$319[M-H]^-$,$301[M-H-H_2O]^-$,$193[M-H-C_6H_6O_3]^-$,$179[M-H-C_7H_8O_3]^-$,$175[M-H-C_6H_8O_4]^-$,$165[M-H-C_7H_6O_4]^-$,$151[M-H-C_8H_8O_4]^-$		
2	2.5	$[M+H]^+$	485.1295	485.12897	1.1	$C_{21}H_{24}O_{13}$	$485[M+H]^+$,$305[M+H-C_6H_{10}O_5-H_2O]^+$,$245[M+H-C_6H_{10}O_5-H_2O-C_2H_4O_2]^+$,$203[M+H-C_6H_{10}O_5-H_2O-C_4H_6O_3]^+$	4,5,7-trihydroxy-2-(3,4,5-trihydroxyphenyl)-3,4-dihydro-2*H*-chromen-3-yl-*β*-D-glycero-hexopyranoside	—
3	2.7	$[M+H]^+$	579.1486	579.14970	−1.9	$C_{30}H_{26}O_{12}$	$579[M+H]^+$,$427[M+H-C_8H_8O_3]^+$,$409[M+H-C_8H_8O_3-H_2O]^+$,	proanthocyanidin	—
4	2.9	$[M+H]^+$	291.0869	291.08631	2.0	$C_{15}H_{14}O_6$	$291[M+H]^+$,$207[M+H-C_4H_4O_2]^+$,$189[M+H-C_4H_6O_3]^+$,$177[M+H-C_5H_6O_3]^+$,$165[M+H-C_6H_6O_3]^+$,$161[M+H-C_5H_6O_4]^+$,$147[M+H-2H_2O-C_6H_4O_2]^+$,$139[M+H-C_8H_8O_3]^+$	儿茶素（catechin）	&
		$[M-H]^-$	289.0730	289.07066	8.1	$C_{15}H_{14}O_6$	$289[M-H]^-$,$245[M-H-CO_2]^-$,$205[M-H-C_4H_4O_2]^-$,$151[M-H-C_6H_6O_2-CO]^-$,$137[M-H-CO_2-C_7H_8O]^-$,$123[M-H-C_6H_6O_2-2CO]^-$,$109[M-H-C_7H_8O_2-2CO]^-$		
5	3.2	$[M-H]^-$	621.1824	621.18140	1.6	$C_{29}H_{34}O_{15}$	$621[M-H]^-$,$339[M-H-C_{13}H_{14}O_7]^-$,$281[M-H-C_{16}H_{20}O_8]^-$,$163[M-H-C_{20}H_{26}O_{12}]^-$,$135[M-H-C_{20}H_{26}O_{12}-CO]^-$	5-hydroxy-2-(3-hydroxy-4-methoxyphenyl)-7-{[(2*S*,3*R*,4*S*,5*S*,6*R*)-3,4,5-trihydroxy-6-({[(2*S*,3*R*,4*R*,5*R*,6*S*)-3,4,5-trihydroxy-6-methyltetrahydro-2*H*-pyran-2-yl]methoxy}methyl)tetrahydro-2*H*-pyran-2-yl]oxy}-4*H*-ch	—

续表

峰号	保留时间/min	选择离子	测定值	理论值	误差/ppm	分子式	主要二级碎片离子 (MS/MS) 及来源	鉴定结果	文献来源
6	3.2	$[M-H]^-$	637.1801	637.17631	5.9	$C_{29}H_{34}O_{16}$	637$[M-H]^-$,281$[M-H-C_{16}H_{20}O_9]^-$,163$[M-H-C_{20}H_{26}O_{13}]^-$	2-(3,4-dihydroxyphenyl)-5-ethoxy-7-hydroxy-4-oxo-4*H*-chromen-3-yl-6-*O*-(6-deoxy-*α*-L-mannopyranosyl)-*β*-D-glucopyranoside	—
7	3.7	$[M+H]^+$	321.0607	321.06049	0.7	$C_{15}H_{12}O_8$	321$[M+H]^+$,303$[M+H-H_2O]^+$,255$[M+H-CH_6O_3]^+$,215$[M+H-C_3H_6O_4]^+$,187$[M+H-C_4H_6O_5]^+$,175$[M+H-C_5H_6O_5]^+$,147$[M+H-C_6H_6O_6]^+$	3,5,7,2′,4′-pentahydroxyflavonol	—
8	3.9	$[M+H]^+$	437.1095	437.10784	3.8	$C_{20}H_{20}O_{11}$	437$[M+H]^+$,391$[M+H-H_2O-CO]^+$,275$[M+H-C_6H_{10}O_5]^+$,257$[M+H-C_6H_{12}O_6]^+$,229$[M+H-C_7H_{12}O_7]^+$	槲皮素 -3-*O*- 阿拉伯糖	&
9	4.1	$[M+H]^+$	465.1025	465.10275	−0.5	$C_{21}H_{20}O_{12}$	465$[M+H]^+$,319$[M+H-C_6H_{10}O_4]^+$,273$[M+H-C_6H_{10}O_4-CO-H_2O]^+$,245$[M+H-C_6H_{10}O_4-2CO-H_2O]^+$,217$[M+H-C_6H_{10}O_4-3CO-H_2O]^+$,165$[M+H-C_6H_{10}O_4-C_7H_6O_4]^+$,153$[M+H-C_6H_{10}O_4-C_8H_6O_4]^+$,129$[M+H-C_{15}H_{12}O_9]^+$	杨梅苷（myricitrin）	*
		$[M-H]^-$	463.0915	463.08710	9.5	$C_{21}H_{20}O_{12}$	463$[M-H]^-$,317$[M-H-C_6H_{10}O_4]^-$,287$[M-H-C_6H_{10}O_4-CH_2O]^-$,271$[M-H-C_6H_{10}O_4-CH_2O_2]^-$,179$[M-H-C_6H_{10}O_4-C_6H_4O_2]^-$		
10	4.1	$[M+H]^+$	465.1028	465.10275	0.1	$C_{21}H_{20}O_{12}$	465$[M+H]^+$,303$[M+H-C_6H_{10}O_5]^+$,285$[M+H-C_6H_{12}O_6]^+$,257$[M+H-C_7H_{12}O_7]^+$,229$[M+H-C_8H_{12}O_8]^+$,165$[M+H-C_6H_{10}O_4-C_7H_6O_4]^+$,153$[M+H-C_6H_{10}O_4-C_8H_6O_4]^+$	槲皮素 -3-*O*-*β*-D- 葡萄糖苷 (quercetin-3-*O*-*β*-D-glucopyranoside)	*
11	4.1	$[M+H]^+$	481.0998	481.09767	4.4	$C_{21}H_{20}O_{13}$	481$[M+H]^+$,319$[M+H-C_6H_{10}O_5]^+$,167$[M+H-C_6H_{10}O_5-C_7H_4O_4]^+$,153$[M+H-C_6H_{10}O_5-C_8H_6O_4]^+$	杨梅素 -3-*O*-*β*-D- 吡喃半乳糖苷（myricetin-3-*O*-*β*-D-galactopyranoside）	&
12	4.1	$[M+Na]^+$	487.0815	487.08470	−6.6	$C_{21}H_{20}O_{12}$	487$[M+Na]^+$,325$[M+Na-C_6H_{10}O_5]^+$,185$[M+Na-C_{15}H_{10}O_7]^+$	金丝桃苷 (hyperin)	*
		$[M-H]^-$	463.0942	463.08710	15.3	$C_{21}H_{20}O_{12}$	463$[M-H]^-$,301$[M-H-C_6H_{10}O_5]^-$,271$[M-H-C_6H_{10}O_5-CH_2O]^-$,255$[M-H-C_6H_{10}O_5-CO-H_2O]^-$,179$[M-H-C_6H_{10}O_5-C_7H_6O_2]^-$,151$[M-H-C_6H_{10}O_5-C_8H_6O_3]^-$		

续表

峰号	保留时间/min	选择离子	测定值	理论值	误差/ppm	分子式	主要二级碎片离子 (MS/MS) 及来源	鉴定结果	文献来源
13	4.3	$[M+H]^+$	289.0713	289.07066	2.2	$C_{15}H_{12}O_6$	$289[M+H]^+$,$163[M+H-C_6H_6O_3]^+$,$153[M+H-C_7H_6O_4]^+$,$135[M+H-C_8H_8O_2]^+$	圣草酚 (eriodictyol)	—
		$[M-H]^-$	287.0545	287.05501	−1.8	$C_{15}H_{12}O_6$	$287[M-H]^-$,$151[M-H-C_8H_8O_2]^-$,$135[M-H-C_7H_4O_4]^-$,$107[M-H-C_9H_8O_4]^-$		
14	4.3	$[M+H]^+$	451.1252	451.12349	3.8	$C_{21}H_{22}O_{11}$	$451[M+H]^+$,$289[M+H-C_6H_{10}O_5]^+$,$271[M+H-C_6H_{10}O_5-H_2O]^+$,$243[M+H-C_6H_{10}O_5-H_2O-CO]^+$,$215[M+H-C_6H_{10}O_5-H_2O-2CO]^+$,$195[M+H-C_{12}H_{16}O_6]^+$,$153[M+H-C_{14}H_{18}O_7]^+$,$149[M+H-C_{13}H_{18}O_8]^+$	落新妇苷 (astilbin)	—
		$[M-H]^-$	449.1042	449.10784	−8.1	$C_{21}H_{22}O_{11}$	$449[M-H]^-$,$287[M-H-C_6H_{10}O_5]^-$,$151[M-H-C_6H_{10}O_5-C_8H_8O_2]^-$		
15	4.5	$[M+H]^+$	305.0672	305.06558	5.3	$C_{15}H_{12}O_7$	$305[M+H]^+$,$287[M+H-H_2O]^+$,$259[M+H-H_2O-CO]^+$,$231[M+H-H_2O-2CO]^+$,$153[M+H-C_8H_8O_3]^+$,$149[M+H-H_2O-CO-C_6H_6O_2]^+$,$123[M+H-C_8H_6O_5]^+$,$121[M+H-C_8H_8O_5]^+$	花旗松素（taxifolin）	&
		$[M-H]^-$	303.0524	303.04993	8.2	$C_{15}H_{12}O_7$	$303[M-H]^-$,$285[M-H-H_2O]^-$,$275[M-H-CO]^-$,$259[M-H-CO_2]^-$,$241[M-H-CO_2-H_2O]^-$,$217[M-H-C_3H_2O_3]^-$,$199[M-H-C_3H_4O_4]^-$,$175[M-H-C_5H_4O_4]^-$,$125[M-H-C_9H_6O_4]^-$		
16	4.6	$[M-H]^-$	433.0799	433.07654	7.8	$C_{20}H_{18}O_{11}$	$433[M-H]^-$,$365[M-H-C_3O_2]^-$,$300[M-H-C_5H_9O_4]^-$,$271[M-H-C_6H_{10}O_5]^-$,$255[M-H-C_6H_{10}O_6]^-$	萹蓄苷 (quercetin-3-*α*-L-arabinofuranoside)	&
17	4.7	$[M+H]^+$	449.1084	449.10784	1.2	$C_{21}H_{20}O_{11}$	$449[M+H]^+$,$303[M+H-C_6H_{10}O_4]^+$,$147[M+H-C_{15}H_{10}O_7]^+$,$129[M+H-C_{15}H_{12}O_8]^+$	槲皮苷（quercitrin）	*
		$[M-H]^-$	447.0941	447.09219	4.3	$C_{21}H_{20}O_{11}$	$447[M-H]^-$,$301[M-H-C_6H_{10}O_4]^-$,$271[M-H-C_6H_{10}O_4-CH_2O]^-$,$255[M-H-C_6H_{10}O_4-CH_2O_2]^-$,$179[M-H-C_6H_{10}O_4-C_7H_6O_2]^-$		
18	4.7	$[M+H]^+$	449.1094	449.10784	3.5	$C_{21}H_{20}O_{11}$	$449[M+H]^+$,$287[M+H-C_6H_{10}O_5]^+$,$153[M+H-C_{14}H_{16}O_7]^+$,$145[M+H-C_{15}H_{12}O_7]^+$,$127[M+H-C_{15}H_{14}O_8]^+$	紫云英苷 (astragalin)	*
		$[M-H]^-$	447.0986	447.09219	14.3	$C_{21}H_{20}O_{11}$	$447[M-H]^-$,$285[M-H-C_6H_{10}O_5]^-$,$255[M-H-C_6H_{10}O_5-CH_2O]^-$,$227[M-H-C_6H_{10}O_5-CH_2O-CO]^-$,$151[M-H-C_6H_{10}O_5-C_8H_6O_2]^-$		

续表

峰号	保留时间/min	选择离子	测定值	理论值	误差/ppm	分子式	主要二级碎片离子 (MS/MS) 及来源	鉴定结果	文献来源
19	4.9	$[M+H]^+$	435.1287	435.12857	0.3	$C_{21}H_{22}O_{10}$	435$[M+H]^+$,273$[M+H-C_6H_{10}O_5]^+$,153$[M+H-C_6H_{10}O_5-C_8H_8O]^+$,147$[M+H-C_6H_{10}O_5-C_6H_6O_3]^+$	柚皮素 -7-*O*-*β*-D- 吡喃葡萄糖苷（naringenin-7-*O*-*β*-D-glucoside）	&
		$[M-H]^-$	433.1171	433.11292	9.7	$C_{21}H_{22}O_{10}$	433$[M-H]^-$,271$[M-H-C_6H_{10}O_5]^-$,177$[M-H-C_6H_{10}O_5-C_6H_6O]^-$,151$[M-H-C_6H_{10}O_5-C_8H_8O]^-$		
20	5.3	$[M+H]^+$	287.0555	287.05501	1.7	$C_{15}H_{10}O_6$	287$[M+H]^+$,241$[M+H-CO-H_2O]^+$,213$[M+H-2CO-H_2O]^+$,165$[M+H-C_7H_6O_2]^+$,153$[M+H-C_8H_6O_2]^+$,121$[M+H-CO-H_2O-C_6H_4O]^+$	山柰酚（kaempferol）	*
		$[M-H]^-$	285.0417	285.03936	8.2	$C_{15}H_{10}O_6$	285$[M-H]^-$,257$[M-H-CO]^-$,229$[M-H-2CO]^-$,185$[M-H-2CO-CO_2]^-$,151$[M-H-C_8H_6O_2]^-$		
21	5.3	$[M+H]^+$	289.0685	289.07066	−7.5	$C_{15}H_{12}O_6$	289$[M+H]^+$,243$[M+H-CH_2O_2]^+$,215$[M+H-2CO-H_2O]^+$,153$[M+H-C_8H_6O_2]^+$,149$[M+H-C_7H_8O_3]^+$,107$[M+H-C_8H_6O_5]^+$	香橙素（aromadendrin）	—
22	5.3	$[M+H]^+$	319.0453	319.04484	1.4	$C_{15}H_{10}O_8$	319$[M+H]^+$,273$[M+H-H_2O-CO]^+$,245$[M+H-H_2O-2CO]^+$,217$[M+H-H_2O-3CO]^+$,165$[M+H-C_7H_6O_4]^+$,153$[M+H-C_8H_6O_4]^+$	杨梅素（myricetin）	&
		$[M-H]^-$	317.0315	317.02919	7.3	$C_{15}H_{10}O_8$	317$[M-H]^-$,271$[M-H-CH_2O_2]^-$,179$[M-H-C_7H_6O_3]^-$,151$[M-H-C_8H_6O_4]^-$,137$[M-H-C_8H_4O_5]^-$		
23	5.3	$[M+H]^+$	433.1144	433.11292	3.4	$C_{21}H_{20}O_{10}$	433$[M+H]^+$,287$[M+H-C_6H_{10}O_4]^+$,165$[M+H-C_6H_{10}O_4-C_7H_6O_2]^+$,153$[M+H-C_6H_{10}O_4-C_8H_6O_2]^+$,147$[M+H-C_{15}H_{10}O_6]^+$,129$[M+H-C_{15}H_{10}O_6-H_2O]^+$	阿福豆苷（afzelin）	*
		$[M-H]^-$	431.1018	431.09727	10.5	$C_{21}H_{20}O_{10}$	431$[M-H]^-$,285$[M-H-C_6H_{10}O_4]^-$,255$[M-H-C_7H_{12}O_5]^-$,227$[M-H-C_8H_{12}O_6]^-$		
24	6.3	$[M-H]^-$	517.1355	517.13405	2.8	$C_{25}H_{26}O_{12}$	517$[M-H]^-$,299$[M-H-C_{12}H_{10}O_4]^-$,239$[M-H-C_{14}H_{14}O_6]^-$,197$[M-H-C_{16}H_{16}O_7]^-$,175$[M-H-C_{15}H_{18}O_9]^-$	4,8- 二羟基萘酚 -1-*O*-*β*-D-[6′-*O*-(3″,5″- 二甲氧基 -4″- 羟基苯甲酰基)] 吡喃葡萄糖苷	*

续表

峰号	保留时间/min	选择离子	测定值	理论值	误差/ppm	分子式	主要二级碎片离子 (MS/MS) 及来源	鉴定结果	文献来源
25	6.3	$[M-H]^-$	525.1055	525.10275	5.2	$C_{26}H_{22}O_{12}$	$525[M-H]^+$,$362[M-H-C_6H_{11}O_5]^+$,$334[M-H-C_6H_{11}O_5-CO]^+$	2-(2′-*O*-benzoyl)-C-*β*-D-glucopyranosyl-1,3,6,7-tetrahydroxyxanthone	—
26	6.6	$[M+H]^+$	303.0503	303.04993	1.2	$C_{15}H_{10}O_7$	$303[M+H]^+$,$257[M+H-CO-H_2O]^+$,$229[M+H-2CO-H_2O]^+$,$165[M+H-C_7H_6O_3]^+$,$153[M+H-C_8H_6O_3]^+$,$137[M+H-C_8H_6O_4]^+$	槲皮素（quercetin）	*
		$[M-H]^-$	301.0368	301.03428	8.4	$C_{15}H_{10}O_7$	$301[M-H]^-$,$273[M-H-CO]^-$,$179[M-H-C_7H_6O_2]^-$,$151[M-H-C_8H_6O_3]^-$,$121[M-H-C_8H_4O_5]^-$,$107[M-H-C_9H_4O_5]^-$		
27	7.8	$[M+H]^+$	273.0765	273.07575	2.7	$C_{15}H_{12}O_5$	$273[M+H]^+$,$255[M+H-H_2O]^+$,$153[M+H-C_8H_8O]^+$,$147[M+H-C_6H_6O_3]^+$,$119[M+H-C_7H_6O_4]^+$	柚皮素（naringenin）	*
		$[M-H]^-$	271.0615	271.06010	5.2	$C_{15}H_{12}O_5$	$271[M-H]^-$,$187[M-H-C_4H_4O_2]^-$,$177[M-H-C_6H_6O]^-$,$165[M-H-C_7H_6O_2]^-$,$151[M-H-C_8H_8O]^-$,$119[M-H-C_7H_4O_4]^-$,$107[M-H-C_9H_8O_3]^-$		
28	8.6	$[M+H]^+$	331.0794	331.08123	−5.5	$C_{17}H_{14}O_7$	$331[M+H]^+$,$315[M+H-CH_4]^+$,$297[M+H-CH_4-H_2O]^+$,$281[M+H-CH_4O-H_2O]^+$,$273[M+H-C_2H_6-CO]^+$,$253[M+H-C_2H_6O_3]^+$	条叶蓟素（cirsiliol）	—
29	13.5	$[M-H]^-$	549.0885	549.08750	1.8	$C_{24}H_{22}O_{15}$	$549[M-H]^-$,$517[M-H-CH_4O]^-$,$489[M-H-CH_4O-CO]^-$,$473[M-H-CH_4O-CO_2]^-$	2-(3,4-dihydroxyphenyl)-5,7-dihydroxy-4-oxo-4*H*-chromen-3-yl-4-*O*-(carboxyacetyl)-*β*-L-glucopyranoside	—

注：* 北青龙衣已见报道；& 北青龙衣未见报道，其他药用部位或同属植物有报道；—胡桃属未见报道。

化合物是植物药中比较常见的一类共有化合物，UPLC-Q-TOF/MS 可借助相关数据库快速分析和表征北青龙衣所含的黄酮类成分。

3.2.4　三萜类成分的鉴定及分析

最新研究从胡桃属植物中分离出多种三萜类成分，具有良好的抗肿瘤活性，且此类成分毒性远低于萘醌类化合物，具有研究和开发潜力[1]。

目前关于三萜苷类成分糖基质谱裂解规律报道较多[2]，而苷元报道较少。三萜类化合物具有数个异戊二烯去掉羟基后首尾相连构成的结构，以化合物 17 为例介绍此类成分的裂解方式。化合物 17 在正离子模式下的二级质谱产生丰度最高的准分子离子碎片 423$[M+H]^+$，此离子碎片发生 C 环 RDA 开环裂解并发生重排，得到 259$[M+H-C_{12}H_{20}]^+$ 碎片离子，同时准分子离子能够失去一分子 H_2O，产生 405$[M+H-H_2O]^+$ 碎片离子，此碎片发生 RDA 裂解产生 285$[M+H-H_2O-C_9H_{12}]^+$ 碎片离子，进一步进行 RDA 裂解并重排后产生 217$[M+H-H_2O-C_{14}H_{20}]^+$ 碎片离子，由此离子连续失去 CH_2 产生 203、189、175、161、147、133、119 等一系列分子量相差 14 的峰簇，且丰度均较高，此为三萜类化合物裂解的规律之一。综合以上信息，推断化合物 17 为 ursa-6,12,20(30)-trien-3-ol，其二级质谱、裂解可能途径以及离子碎片数据计算分别见图 2-12、图 2-13 及表 2-5。

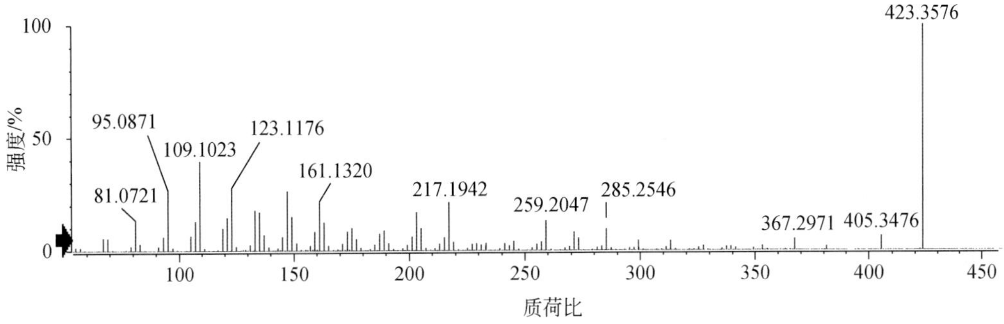

图 2-12　ursa-6,12,20(30)-trien-3-ol 二级质谱图

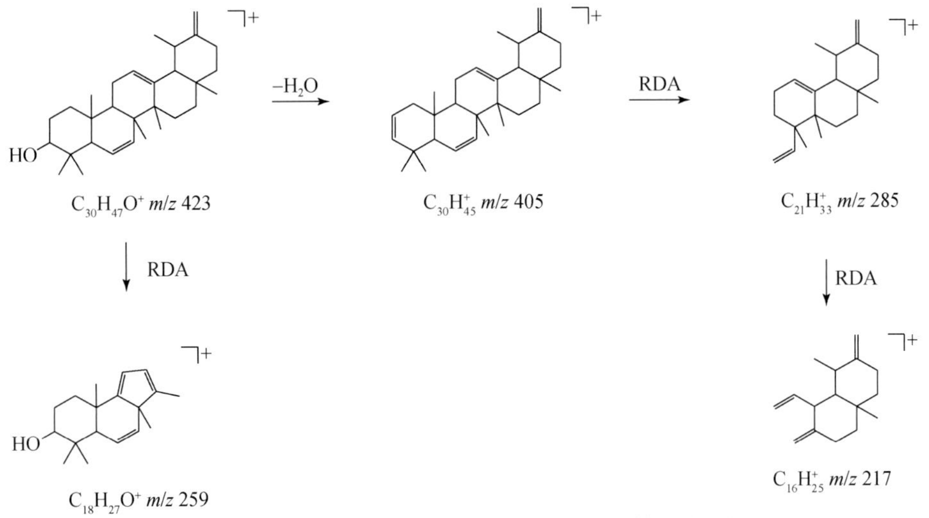

图 2-13　ursa-6,12,20(30)-trien-3-ol 可能的裂解途径图

表 2-5 ursa-6,12,20(30)-trien-3-ol 各离子碎片信息表

实测值	理论值	误差 /ppm	丰度比
423.3576	423.36214	-6.0	100
405.3476	405.35158	-9.8	6
285.2546	285.25768	-10.8	10
259.2047	259.20564	-3.6	13
217.1942	217.19508	-4.1	21

鉴定或推断了北青龙衣中 20 个三萜类化合物的结构，结果见表 2-6，其中 1 个化合物为首次在北青龙衣中发现，13 个化合物为首次在胡桃属药用植物中发现。

3.2.5 酚酸类成分的鉴定及分析

酚酸类化合物也是果皮类药材中比较常见的一类物质，其结构类型比较复杂。以化合物 12 为例讨论其质谱裂解行为。化合物 12 在正离子模式下的二级质谱产生丰度较小的准分子离子碎片 355[M+H]$^+$，该离子性质不稳定，在高能碰撞下失去糖苷基团并发生氢离子重排产生丰度最高的二级碎片离子 163[M+H−$C_7H_{12}O_6$]$^+$，此碎片离子分别失去 H_2O、CO 中性碎片产生 145[M+H−$C_7H_{12}O_6$−H_2O]$^+$、135[M+H−$C_7H_{12}O_6$−CO]$^+$，其中碎片离子 135[M+H−$C_7H_{12}O_6$−CO]$^+$ 丰度较低，在高能碰撞下失去 H_2O 中性碎片产生 117[M+H−$C_7H_{12}O_6$−CO−H_2O]$^+$ 碎片离子，此二级碎片信息与对照品二级碎片基本吻合。综合以上信息，推断化合物 12 为绿原酸，其二级质谱、裂解可能途径以及离子碎片数据计算分别见图 2-14、图 2-15 及表 2-7。

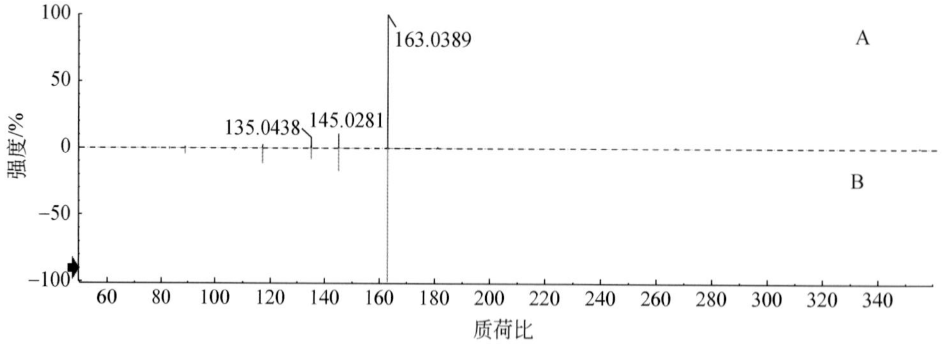

图 2-14 绿原酸二级质谱图

A：样品；B：对照品

表 2-6　北青龙衣中三萜类化合物结构信息表

峰号	保留时间/min	选择离子	测定值	理论值	误差/ppm	分子式	主要二级碎片离子 (MS/MS) 及来源	鉴定结果	文献来源
1	10.4	$[M+H]^+$	291.1963	291.19547	2.9	$C_{18}H_{26}O_3$	$291[M+H]^+$,$273[M+H-H_2O]^+$,$147[M+H-H_2O-C_8H_{14}O]^+$, $119[M+H-H_2O-C_8H_{14}O-CO]^+$	4-hydroxy-19-nortestosterone	—
2	14.1	$[M+H]^+$	341.2835	341.28389	−1.1	$C_{24}H_{36}O$	$341[M+H]^+$,$323[M+H-H_2O]^+$,$203[M+H-C_9H_{14}O]^+$, $191[M+H-C_{10}H_{14}O]^+$	4,4,20- 三甲基 -8,14,16- 三烯 -3-孕甾醇	—
3	15.9	$[M+H]^+$	293.2114	293.21112	1.0	$C_{18}H_{28}O_3$	$293[M+H]^+$,$275[M+H-H_2O]^+$,$149[M+H-2H_2O-C_8H_{12}]^+$, $107[M+H-2H_2O-CO-C_9H_{14}]^+$	3,4- 二羟基 -17- 甾酮	—
4	15.9	$[M+H]^+$	455.3493	455.35197	−5.9	$C_{30}H_{46}O_3$	$455[M+H]^+$,$437[M+H-H_2O]^+$,$409[M+H-H_2O-CO]^+$	3-oxoolean-12-en-29-oic acid	—
5	16.0	$[M+H]^+$	437.3393	437.34141	−4.8	$C_{30}H_{44}O_2$	$437[M+H]^+$,$391[M+H-COOH_2]^+$,$203[M+H-COOH_2-C_{14}H_{20}]^+$, $189[M+H-COOH_2-C_{15}H_{22}]^+$	ursa-2,9(11),12-trien-24-oic acid	—
6	16.1	$[M-H]^-$	471.3501	471.34689	6.8	$C_{30}H_{48}O_4$	$471[M-H]^-$,$393[M-H-C_2H_6O_3]^-$	泰国树脂酸	*
7	16.5	$[M+H]^+$	279.2329	279.23186	3.7	$C_{18}H_{30}O_2$	$279[M+H]^+$,$173[M+H-C_5H_{14}O_2]^+$,$121[M+H-C_9H_{18}O_2]^+$	3,17- 二醇甾烷	—
8	17.5	$[M+H]^+$	277.2151	277.21621	−4.0	$C_{18}H_{28}O_2$	$277[M+H]^+$,$235[M+H-C_3H_6]^+$,$151[M+H-C_5H_{14}O]^+$,$133[M+H-C_8H_{16}O_2]^+$	estr-5(10)-ene-3,17-diol	—
9	18.8	$[M+H]^+$	459.3820	459.38327	−2.8	$C_{30}H_{50}O_3$	$459[M+H]^+$,$441[M+H-H_2O]^+$,$423[M+H-2H_2O]^+$, $207[M+H-C_{16}H_{28}O_2]^+$,$189[M+H-C_{16}H_{30}O_3]^+$	20(*S*)- 原人参二醇 -3- 酮	*
10	19.0	$[M+H]^+$	457.3687	457.36762	2.4	$C_{30}H_{48}O_3$	$457[M+H]^+$,$439[M+H-H_2O]^+$,$421[M+H-2H_2O]^+$	熊果酸（ursolic acid）	*
11	19.9	$[M+H]^+$	353.2687	353.26864	0.2	$C_{21}H_{36}O_4$	$353[M+H]^+$,$261[M+H-C_3H_8O_3]^+$,$243[M+H-C_3H_8O_3-H_2O]^+$, $135[M+H-C_{11}H_{22}O_4]^+$	pregnane-3,11,17,20-tetrol	—
12	21.2	$[M+H]^+$	499.3754	499.37819	−5.6	$C_{32}H_{50}O_4$	$499[M+H]^+$,$481[M+H-H_2O]^+$,$393[M+H-C_7H_{22}]^+$, $147[M+H-H_2O-C_{21}H_{34}O_3]^+$	3- 乙酰白桦脂酸	*
13	21.5	$[M+H]^+$	425.3789	425.37779	2.6	$C_{30}H_{48}O$	$425[M+H]^+$,$407[M+H-H_2O]^+$,$79[M+H-H_2O-C_{24}H_{40}]^+$	2,20(29)- 二烯 -28- 羽扇豆醇	—

续表

峰号	保留时间/min	选择离子	测定值	理论值	误差/ppm	分子式	主要二级碎片离子 (MS/MS) 及来源	鉴定结果	文献来源
14	22.1	$[M+H]^+$	439.3554	439.35706	−3.8	$C_{30}H_{46}O_2$	439$[M+H]^+$,393$[M+H-CO-H_2O]^+$,203$[M+H-C_{15}H_{24}O_2]^+$, 189$[M+H-C_{16}H_{26}O_2]^+$	3-oxolup-20(29)-en-28-al	—
15	22.5	$[M+H]^+$	293.2836	293.28389	−1.0	$C_{20}H_{36}O$	293$[M+H]^+$,275$[M+H-H_2O]^+$,69$[M+H-C_{15}H_{28}O]^+$	abietan-18-ol	—
16	22.5	$[M+H]^+$	513.3388	513.34220	−6.6	$C_{28}H_{48}O_8$	513$[M+H]^+$,351$[M+H-C_6H_{10}O_5]^+$,203$[M+H-C_{20}H_{38}O_2]^+$	ergost-24(28)-ene-3,4,6,7,8,15,16,26-octol	—
17	24.4	$[M+H]^+$	423.3596	423.36214	−6.0	$C_{30}H_{46}O$	423$[M+H]^+$,217$[M+H-C_{10}H_{16}O]^+$,161$[M+H-C_{10}H_{16}O-C_4H_8]^+$, 147$[M+H-C_{10}H_{16}O-C_5H_{10}]^+$	ursa-6,12,20(30)-trien-3-ol	—
18	25.0	$[M+H]^+$	443.3885	443.38836	0.3	$C_{30}H_{50}O_2$	443$[M+H]^+$,425$[M+H-H_2O]^+$,407$[M+H-2H_2O]^+$,221$[M+H-C_{15}H_{26}O]^+$	白桦脂醇（betulin）	&
19	25.7	$[M+H]^+$	427.3935	427.39344	0.1	$C_{30}H_{50}O$	427$[M+H]^+$,409$[M+H-H_2O]^+$,219$[M+H-H_2O-C_{14}H_{22}]^+$, 191$[M+H-H_2O-C_{16}H_{26}]^+$,163$[M+H-H_2O-C_{18}H_{30}]^+$, 149$[M+H-H_2O-C_{19}H_{32}]^+$,135$[M+H-H_2O-C_{20}H_{34}]^+$, 121$[M+H-H_2O-C_{21}H_{36}]^+$	羽扇豆醇 (lupeol)	*
20	30.0	$[M+H]^+$	429.3717	429.37271	−2.4	$C_{29}H_{48}O_2$	429$[M+H]^+$,411$[M+H-H_2O]^+$,393$[M+H-2H_2O]^+$,175$[M+H-C_{17}H_{34}O]^+$, 145$[M+H-C_{18}H_{36}O_2]^+$	5*α*- 豆甾烷 -3,6- 二酮	*

注：* 北青龙衣已见报道；& 北青龙衣未见报道，其他药用部位或同属植物有报道；—胡桃属未见报道。

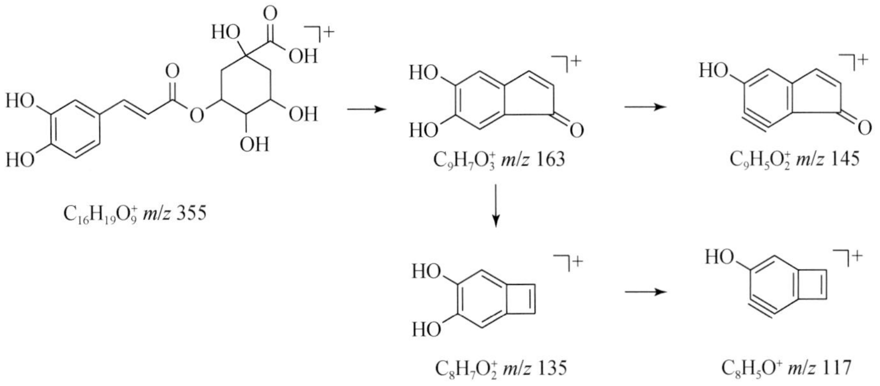

图 2-15　绿原酸可能的裂解途径图

鉴定或推断了北青龙衣中 28 个酚酸类化合物的结构，结果见表 2-7，其中 4 个化合物为首次在北青龙衣中发现，13 个化合物为首次在胡桃属药用植物中发现。

3.2.6　香豆素成分的鉴定及分析

香豆素化合物在北青龙衣中报道较少，以化合物 5 为例，其准分子离子 187$[M+H]^+$ 丰度比较低，裂解途径分为两条，一条为连续失去环上的两分子 CO 形成 159$[M+H-CO]^+$ 及 131$[M+H-2CO]^+$ 碎片离子，131$[M+H-2CO]^+$ 碎片相对丰度较高，失去一分子 H_2O 形成 113$[M+H-H_2O-2CO]^+$ 碎片离子，也可失去 CO 形成丰度最高的 103$[M+H-3CO]^+$ 碎片离子。准分子离子 187$[M+H]^+$ 碎片另一条裂解路线为直接失去环上的 O 后发生重排形成 169$[M+H-H_2O]^+$ 碎片离子。根据数据库二级碎片比对及裂解方式、文献检索，推断化合物 5 为补骨脂素，其二级质谱、裂解可能途径以及离子碎片数据计算分别见图 2-16、图 2-17 及表 2-8。

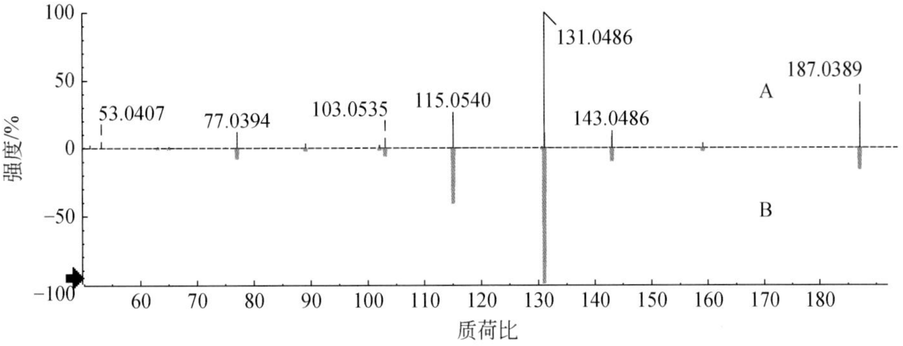

图 2-16　补骨脂素二级质谱图

A：样品；B：对照品

表 2-7　北青龙衣中酚酸类化合物结构信息表

峰号	保留时间/min	选择离子	测定值	理论值	误差/ppm	分子式	主要二级碎片离子 (MS/MS) 及来源	鉴定结果	文献来源
1	1.3	$[M-H]^-$	331.0679	331.06597	5.8	$C_{13}H_{16}O_{10}$	$331[M-H]^-$, $271[M-H-C_2H_4O_2]^-$, $211[M-H-C_4H_8O_4]^-$, $169[M-H-C_6H_{10}O_5]^-$, $151[M-H-C_6H_{10}O_5-H_2O]^-$	1-*O*-(3,4,5-trihydroxybenzoyl) hexopyranose	—
2	1.6	$[M+H]^+$	171.0275	171.02880	−7.6	$C_7H_6O_5$	$171[M+H]^+$, $153[M+H-H_2O]^+$, $125[M+H-CH_2O_2]^+$, $109[M+H-CH_2O_3]^+$, $81[M+H-CH_4O_3]^+$	没食子酸（gallic acid）	*
		$[M-H]^-$	169.0135	169.01315	2.1	$C_7H_6O_5$	$169[M-H]^-$, $125[M-H-CO_2]^-$, $107[M-H-CH_2O_3]^-$, $97[M-H-C_2O_3]^-$		
3	1.9	$[M+H]^+$	166.0854	166.08626	−5.2	$C_9H_{11}NO_2$	$166[M+H]^+$, $149[M+H-NH_2]^+$, $120[M+H-CH_2O_2]^+$, $103[M+H-CH_5NO_2]^+$	苯丙氨酸（L-phenylalanine）	—
4	2.5	$[M-H]^-$	359.0984	359.09727	3.1	$C_{15}H_{20}O_{10}$	$359[M-H]^-$, $299[M-H-C_2H_4O_2]^-$, $239[M-H-C_4H_8O_4]^-$, $211[M-H-C_5H_8O_5]^-$, $197[M-H-C_6H_{10}O_5]^-$, $181[M-H-C_7H_{14}O_5]^-$, $153[M-H-C_7H_{10}O_7]^-$, $137[M-H-C_8H_{14}O_7]^-$	1′-*O*-(3″,5″-二甲氧基-4″-羟基苯乙酰基)葡萄糖	&
5	2.5	$[M+H]^+$	485.1289	485.12897	−0.1	$C_{21}H_{24}O_{13}$	$485[M+H]^+$, $305[M+H-C_6H_{12}O_6]^+$, $245[M+H-H_2O-C_2H_4O_2-C_6H_{10}O_5]^+$	4-羟基-2,6-二甲氧基苯酚-1-*O*-*β*-D-[6′-*O*-(3″,4″,5″-三羟基苯甲酰)]吡喃葡萄糖苷	*
		$[M-H]^-$	483.1144	483.11332	2.2	$C_{21}H_{24}O_{13}$	$483[M-H]^-$, $423[M-H-C_2H_4O_2]^-$, $271[M-H-C_{10}H_{12}O_5]^-$, $169[M-H-C_{14}H_{18}O_8]^-$		
6	2.6	$[M+H]^+$	179.0690	179.07027	−7.1	$C_{10}H_{10}O_3$	$179[M+H]^+$, $161[M+H-H_2O]^+$, $133[M+H-H_2O-CO]^+$, $115[M+H-CH_4O_3]^+$, $105[M+H-H_2O-2CO]^+$	3-(4′-羟基-3′-甲氧基苯)-2-丙烯醛（ferulaldehyde）	&
7	2.6	$[M+H]^+$	199.0618	199.06010	8.5	$C_9H_{10}O_5$	$199[M+H]^+$, $155[M+H-CO_2]^+$, $140[M+H-C_2H_3O_2]^+$, $139[M+H-C_2H_4O_2]^+$, $125[M+H-C_3H_6O_2]^+$	丁香酸（syringic acid）	*
		$[M-H]^-$	197.0432	197.04445	−6.3	$C_9H_{10}O_5$	$197[M-H]^-$, $182[M-H-CH_3]^-$, $167[M-H-2CH_3]^-$, $123[M-H-C_3H_6O_2]^-$, $121[M-H-C_2H_4O_3]^-$		

续表

峰号	保留时间/min	选择离子	测定值	理论值	误差/ppm	分子式	主要二级碎片离子 (MS/MS) 及来源	鉴定结果	文献来源
8	2.6	$[M-H]^-$	297.0596	297.06049	−3.0	$C_{13}H_{14}O_8$	$297[M-H]^-$,$161[M-H-C_4H_8O_5]^-$,$135[M-H-C_9H_6O_3]^-$	1-*O*-benzoyl-*β*-D-glucopyranuronic acid	—
9	2.6	$[M-H]^-$	357.1209	357.11801	8.1	$C_{16}H_{22}O_9$	$357[M-H]^-$,$195[M-H-C_6H_{10}O_5]^-$,$177[M-H-C_6H_{10}O_5-H_2O]^-$,$133[M-H-C_6H_{10}O_5-H_2O-CO_2]^-$	4(*R*)- 羟基 -4-(3′ - 三羟基苯基)- 丁酸 -4-*O*-*β*-D- 吡喃葡萄糖苷	*
10	2.6	$[M-H]^-$	385.1123	385.11292	−1.6	$C_{17}H_{22}O_{10}$	$385[M-H]^-$,$321[M-H-CH_4O_3]^-$,$213[M-H-C_4H_{12}O_7]^-$,$201[M-H-C_5H_{12}O_7]^-$,$159[M-H-C_7H_{14}O_8]^-$	1-*O*-*β*-D-glucopyranosyl sinapate	—
11	2.7	$[M+H]^+$	455.1197	455.11840	2.9	$C_{20}H_{22}O_{12}$	$455[M+H]^+$,$293[M+H-C_6H_{10}O_5]^+$,$275[M+H-C_6H_{10}O_5-H_2O]^+$,$257[M+H-C_6H_{10}O_5-2H_2O]^+$,$245[M+H-C_6H_{10}O_5-H_2O-OCH_2]^+$,$229[M+H-C_6H_{10}O_5-2H_2O-CO]^+$	4-hydroxy-3-methoxyphenyl-6-*O*-(3,4,5-trihydroxybenzoyl)hexopyranoside	—
12	2.8	$[M+H]^+$	355.1012	355.10236	−3.3	$C_{16}H_{18}O_9$	$355[M+H]^+$,$163[M+H-C_7H_{12}O_6]^+$,$145[M+H-C_7H_{12}O_6-H_2O]^+$,$117[M+H-C_7H_{12}O_6-CO-H_2O]^+$	绿原酸（chlorogenic acid）	*
		$[M-H]^-$	353.0894	353.08671	7.6	$C_{16}H_{18}O_9$	$353[M-H]^-$,$191[M-H-C_9H_6O_3]^-$,$179[M-H-C_7H_{10}O_5]^-$,$161[M-H-C_7H_{12}O_6]^-$,$135[M-H-C_8H_{10}O_7]^-$		
13	2.9	$[M+H]^+$	167.0689	167.07027	−8.2	$C_9H_{10}O_3$	$167[M+H]^+$,$149[M+H-H_2O]^+$,$121[M+H-H_2O-CO]^+$,$93[M+H-H_2O-2CO]^+$	methyl 4-hydroxyphenylacetate（对羟基苯乙酸甲酯）	—
14	2.9	$[M+H]^+$	181.0494	181.04954	−0.8	$C_9H_8O_4$	$181[M+H]^+$,$163[M+H-H_2O]^+$,$145[M+H-2H_2O]^+$,$135[M+H-H_2O-CO]^+$,$117[M+H-2H_2O-CO]^+$,$89[M+H-2H_2O-2CO]^+$	咖啡酸（caffeic acid）	*
		$[M-H]^-$	179.0340	179.03389	0.6	$C_9H_8O_4$	$179[M-H]^-$,$135[M-H-CO_2]^-$,$117[M-H-CO_2-H_2O]^-$,$107[M-H-C_2O_3]^-$		
15	3.0	$[M-H]^-$	481.1021	481.09767	9.2	$C_{21}H_{22}O_{13}$	$481[M-H]^-$,$437[M-H-CO_2]^-$,$313[M-H-C_8H_8O_4]^-$,$169[M-H-C_{14}H_{16}O_8]^-$,$125[M-H-C_{15}H_{16}O_{10}]^-$	香草酸 -4-*O*-*β*-D-[6′ -*O*-(3″ ,4″ ,5″ - 三羟基苯甲酰)] 吡喃葡萄糖苷	*

续表

峰号	保留时间/min	选择离子	测定值	理论值	误差/ppm	分子式	主要二级碎片离子 (MS/MS) 及来源	鉴定结果	文献来源
16	3.2	$[M-H]^-$	163.0408	163.03897	11.2	$C_9H_8O_3$	$163[M-H]^-$, $119[M-H-CO_2]^-$, $117[M-H-CH_2O_2]^-$, $93[M-H-C_3H_2O_2]^-$	对羟基肉桂酸 (*p*-hydroxy-cinnamic acid)	*
17	3.2	$[M-H]^-$	619.1310	619.12936	2.6	$C_{28}H_{28}O_{16}$	$619[M-H]^-$, $337[M-H-C_{13}H_{14}O_7]^-$, $319[M-H-C_{13}H_{14}O_7-H_2O]^-$, $281[M-H-C_{15}H_{14}O_9]^-$, $163[M-H-C_{19}H_{20}O_{13}]^-$, $135[M-H-C_{24}H_{20}O_{11}]^-$	7-(*α*-D-glucopyranosyloxy)-5-hydroxy-2-(3,4,5-trihydroxyphenyl)-3,4-dihydro-2*H*-chromen-3-yl-3,4,5-trihydroxybenzoate	—
18	3.3	$[M-H]^-$	635.0904	635.08789	4.0	$C_{27}H_{24}O_{18}$	$635[M-H]^-$, $465[M-H-C_7H_6O_5]^-$, $313[M-H-C_{14}H_{10}O_9]^-$, $169[M-H-C_{20}H_{18}O_{13}]^-$	1,2,6- 三没食子酰葡萄糖	*
19	4.1	$[M+H]^+$	303.0138	303.01354	0.9	$C_{14}H_6O_8$	$303[M+H]^+$, $285[M+H-H_2O]^+$, $275[M+H-CO]^+$, $257[M+H-H_2O-CO]^+$, $247[M+H-2CO]^+$, $229[M+H-2CO-H_2O]^+$	鞣花酸（ellagic acid）	*
		$[M-H]^-$	301.9991	301.99789	4.0	$C_{14}H_6O_8$	$301[M-H]^-$, $284[M-H-OH]^-$, $257[M-H-CO_2]^-$, $245[M-H-2CO]^-$, $229[M-H-CO-CO_2]^-$, $201[M-H-2CO-CO_2]^-$, $185[M-H-2CO-CO_2-O]^-$, $173[M-H-3CO-CO_2]^-$, $145[M-H-4CO-CO_2]^-$		
20	4.3	$[M+H]^+$	195.0638	195.06519	−7.1	$C_{10}H_{10}O_4$	$195[M+H]^+$, $177[M+H-H_2O]^+$, $149[M+H-CH_2O_2]^+$, $145[M+H-CH_6O_2]^+$, $134[M+H-C_2H_5O_2]^+$, $117[M+H-C_2H_6O_3]^+$, $89[M+H-C_3H_6O_4]^+$	阿魏酸（ferulic acid）	&
21	5.0	$[M-H]^-$	505.2081	505.20682	2.5	$C_{26}H_{34}O_{10}$	$505[M-H]^-$, $343[M-H-C_6H_{10}O_5]^-$, $325[M-H-C_6H_{10}O_5-H_2O]^-$, $179[M-H-C_{16}H_{22}O_7]^-$, $165[M-H-C_{17}H_{16}O_7]^-$	massonianoside D	*
22	6.8	$[M+H]^+$	207.1369	207.13796	−5.1	$C_{13}H_{18}O_2$	$207[M+H]^+$, $163[M+H-C_2H_4O]^+$, $135[M+H-C_4H_8O]^+$	ibuprofen	—
23	7.1	$[M+H]^+$	357.1341	357.13327	2.3	$C_{20}H_{20}O_6$	$357[M+H]^+$, $307[M+H-CH_6O_2]^+$, $161[M+H-C_{10}H_{12}O_4]^+$, $137[M+H-C_{12}H_{12}O_4]^+$	2-(3′- 甲氧基 -5′- 丙烯醛苯基)-3-(4″- 羟基 -3″- 甲氧基)-3,4′- 环氧 -1- 丙醇	&

续表

峰号	保留时间/min	选择离子	测定值	理论值	误差/ppm	分子式	主要二级碎片离子 (MS/MS) 及来源	鉴定结果	文献来源
24	12.5	$[M+H]^+$	405.0608	405.06049	0.8	$C_{22}H_{12}O_8$	405$[M+H]^+$,373$[M+H-CH_4O]^+$,345$[M+H-CH_4O-CO]^+$,317$[M+H-CH_4O-2CO]^+$	3-(4,5-dihydroxy-2-methyl-9,10-dioxo-9,10-dihydro-1-anthracenyl)-2,6-dihydroxy-1-benzoic acid	—
25	13.6	$[M+H]^+$	437.0827	437.08671	−9.2	$C_{23}H_{16}O_9$	437$[M+H]^+$,405$[M+H-CH_4O]^+$,390$[M+H-C_2H_7O]^+$,373$[M+H-C_2H_8O_2]^+$,362$[M+H-C_2H_7O-CO]^+$,345$[M+H-C_2H_8O_2-CO]^+$,317$[M+H-C_2H_8O_2-2CO]^+$	3-(4,5-dihydroxy-2-methyl-9,10-dioxo-9,10-dihydro-1-anthracenyl)-2,6-dihydroxy-4-methoxybenzoic acid	—
26	14.1	$[M+H]^+$	409.0554	409.05541	0.0	$C_{21}H_{12}O_9$	409$[M+H]^+$,391$[M+H-H_2O]^+$,322$[M+H-C_3H_4O_3]^+$,293$[M+H-C_3H_5O_3-CO]^+$,265$[M+H-C_3H_5O_3-CO]^+$	benzene-1,3,5-triyl tri(2-furoate)	—
27	23.9	$[M+H]^+$	627.3678	627.36802	−0.4	$C_{40}H_{50}O_6$	627$[M+H]^+$,567$[M+H-C_3H_8O]^+$,511$[M+H-C_5H_8O_3]^+$	(5xi,7*E*)-7-[(5xi,7*E*)-11,12-dihydroxy-6-oxoabieta-8(14),9(11),12-trien-7-ylidene]abieta-8,13-diene-6,11,12-trione	—
28	26.0	$[M+H]^+$	539.3510	539.35197	−1.8	$C_{37}H_{46}O_3$	539$[M+H]^+$,351$[M+H-C_{12}H_8O_2]^+$,229$[M+H-C_{23}H_{34}]^+$	2-cyclohexyl-4-[4-(3-cyclohexyl-4-hydroxyphenyl)-3-hexanyl]phenyl benzoate	—

注：* 北青龙衣已见报道；& 北青龙衣未见报道，其他药用部位或同属植物有报道；—胡桃属未见报道。

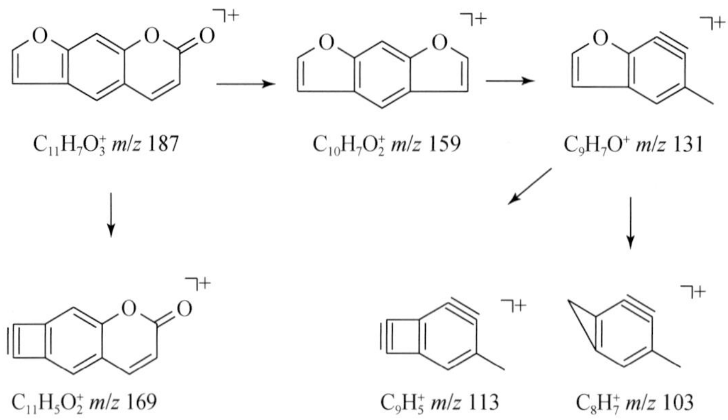

图 2-17 补骨脂素可能的裂解途径图

鉴定或推断了北青龙衣中 5 个香豆素类化合物的结构，结果见表 2-8，其中 1 个化合物为首次在北青龙衣中发现，3 个化合物为首次在胡桃属药用植物中发现。

表 2-8 北青龙衣中香豆素类化合物结构信息表

峰号	保留时间/min	选择离子	测定值	理论值	误差/ppm	分子式	主要二级碎片离子 (MS/MS) 及来源	鉴定结果	文献来源
1	3.8	$[M-H]^-$	191.0335	191.03389	−2.0	$C_{10}H_8O_4$	$191[M-H]^-$,$173[M-H-H_2O]^-$,$163[M-H-CO]^-$,$145[M-H-H_2O-CO]^-$,$117[M-H-C_2H_2O_3]^-$	东莨菪内酯（scopoletin）	*
2	4.3	$[M+H]^+$	515.1513	515.14892	4.6	$C_{33}H_{22}O_6$	$515[M+H]^+$,$349[M+H-C_9H_{10}O_3]^+$,$177[M+H-C_{19}H_{14}O_6]^+$	3,3′-{[4-(2-phenylvinyl)phenyl]methylene}bis(2-hydroxy-4*H*-chromen-4-one)	—
3	4.6	$[M+H]^+$	561.1938	561.19078	5.4	$C_{35}H_{28}O_7$	$561[M+H]^+$,$459[M+H-C_6H_{14}O]^+$,$399[M+H-C_7H_6O_3]^+$	10-{2-[2-(2,3-dihydro-1-benzofuran-5-yl)ethoxy]-3-methoxyphenyl}-3-phenyl-9,10-dihydro-4*H*,8*H*-pyrano[2,3-*f*]chromene-4,8-dione	—
4	5.5	$[M+H]^+$	191.0692	191.07027	−5.6	$C_{11}H_{10}O_3$	$191[M+H]^+$,$163[M+H-CO]^+$,$147[M+H-C_2H_4O]^+$,$133[M+H-C_3H_6O]^+$,$119[M+H-C_3H_4O_2]^+$,$91[M+H-C_3H_4O_2-CO]^+$	7-ethoxycoumarin	—
5	6.2	$[M+H]^+$	187.0372	187.03897	−9.5	$C_{11}H_6O_3$	$187[M+H]^+$,$159[M+H-CO]^+$,$131[M+H-2CO]^+$,$103[M+H-3CO]^+$	补骨脂素 (psoralen)	&

注：* 北青龙衣已见报道；& 北青龙衣未见报道，其他药用部位或同属植物有报道；—胡桃属未见报道。

3.2.7　脂肪族类成分的鉴定及分析

脂肪族指直链烷烃并具有 O 杂原子基团的结构，以化合物 4 为例介绍此类成分的裂解方式。化合物 4 在正离子模式下的二级质谱产生丰度中等的准分子离子碎片 293[M+H]$^+$，失去 H_2O 中性碎片后发生氢的重排，产生 275[M+H−H_2O]$^+$ 碎片离子，在高能碰撞下失去一系列亚甲基及杂原子等中性碎片并重排后产生 149[M+H−H_2O−$C_8H_{14}O$]$^+$ 碎片离子，此离子丰度较高、结构较为稳定。275[M+H−H_2O]$^+$ 碎片离子也可产生丰度最高的 107[M+H−H_2O−$C_{11}H_{20}O$]$^+$ 碎片离子。从二级质谱图中可以看出，脂肪族类二级质谱碎片因组成基团类似，杂原子较少，因此会产生一系列丢失 CH_2 的中性离子的峰簇，此特点也是判断脂肪族的一个标志。综合以上信息，推断化合物 4 为十八碳三烯 -4- 酮酸，其二级质谱、裂解可能途径以及离子碎片数据计算分别见图 2-18、图 2-19 及表 2-9。

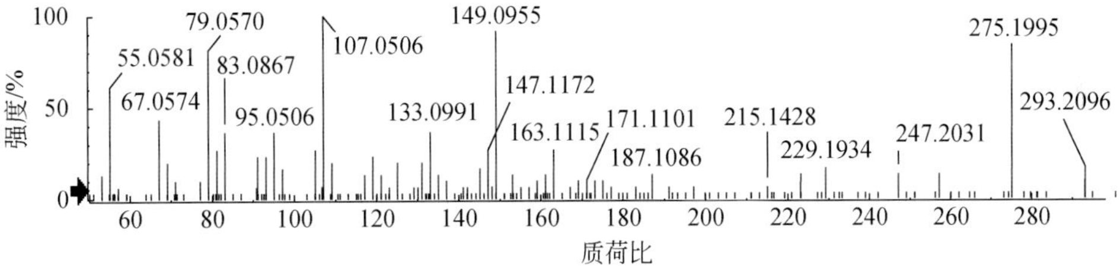

图 2-18　十八碳三烯 -4- 酮酸二级质谱图

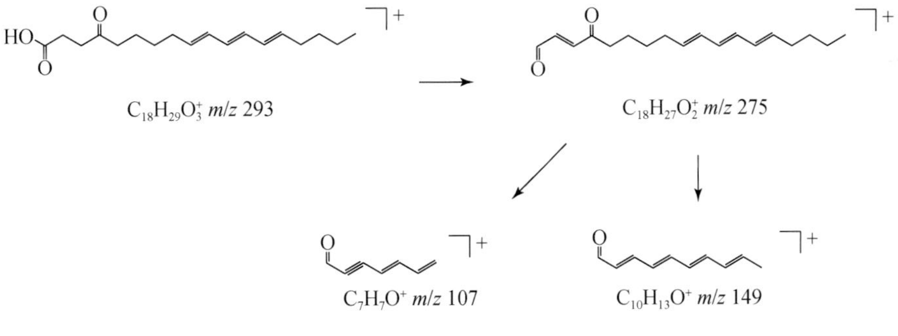

图 2-19　十八碳三烯 -4- 酮酸可能的裂解途径图

鉴定或推断了北青龙衣中 8 个脂肪族化合物的结构，结果见表 2-9，全部为首次在胡桃属药用植物中发现，其生物活性需深入研究。

3.2.8　其他类成分的鉴定及分析

鉴定或推断了北青龙衣中 15 个其他化合物的结构，结果见表 2-10，其中 2 个化合物为首次在北青龙衣中发现，13 个化合物为首次在胡桃属药用植物中发现。

表 2-9　北青龙衣中脂肪族化合物结构信息表

峰号	保留时间/min	选择离子	测定值	理论值	误差/ppm	分子式	主要二级碎片离子 (MS/MS) 及来源	鉴定结果	文献来源
1	8.0	$[M-H]^-$	327.2175	327.21660	2.8	$C_{18}H_{32}O_5$	$327[M-H]^-$,$229[M-H-C_6H_{10}O]^-$,$211[M-H-C_6H_{10}O-H_2O]^-$,$171[M-H-C_9H_{16}O_2]^-$	11,12,13-trihydroxy-9,15-octadecadienoic acid	—
2	8.7	$[M+H]^+$	295.2274	295.22677	2.1	$C_{18}H_{30}O_3$	$295[M+H]^+$,$277[M+H-H_2O]^+$,$249[M+H-H_2O-CO]^+$	13-oxo-9,11-octadecadienoic acid	—
3	8.8	$[M-H]^-$	329.2326	329.23225	1.1	$C_{18}H_{34}O_5$	$329[M-H]^-$,$229[M-H-C_6H_{12}O]^-$,$211[M-H-C_6H_{12}O-H_2O]^-$,$183[M-H-C_7H_{14}O_3]^-$	11,12,13-trihydroxy-9-octadecenoic acid	—
4	11.8	$[M+H]^+$	293.2096	293.21112	−5.2	$C_{18}H_{28}O_3$	$293[M+H]^+$,$275[M+H-H_2O]^+$,$149[M+H-H_2O-C_8H_{14}O]^+$,$107[M+H-H_2O-C_{11}H_{20}O]^+$	十八碳三烯 -4- 酮酸（licanic acid）	—
5	17.5	$[M+H]^+$	295.2277	295.22677	3.2	$C_{18}H_{30}O_3$	$295[M+H]^+$,$277[M+H-H_2O]^+$,$259[M+H-2H_2O]^+$,$249[M+H-H_2O-CO]^+$,$231[M+H-2H_2O-CO]^+$	2-hydroxy-9,12,15-octadecatrienoic acid	—
6	22.2	$[M+H]^+$	263.2373	263.23694	1.4	$C_{18}H_{30}O$	$263[M+H]^+$,$245[M+H-H_2O]^+$,$189[M+H-C_4H_{10}O]^+$	1,3,5,7- 十八碳四烯醇	—
7	22.2	$[M+H]^+$	279.2323	279.23186	1.6	$C_{18}H_{30}O_2$	$279[M+H]^+$,$149[M+H-C_7H_{14}O_2]^+$,$135[M+H-C_8H_{16}O_2]^+$,$123[M+H-C_9H_{16}O_2]^+$,$109[M+H-C_{10}H_{18}O_2]^+$	calendic acid	—
8	25.0	$[M+H]^+$	407.3675	407.36723	0.7	$C_{30}H_{46}$	$407[M+H]^+$,$351[M+H-C_4H_8]^+$,$337[M+H-C_5H_{10}]^+$,$297[M+H-C_8H_{14}]^+$,$257[M+H-C_{11}H_{18}]^+$	2,6,10,15,19,23- 六甲基 -2,6,10,11,13,14,18,22- 八烯二十四烷	—

注：—胡桃属未见报道。

表 2-10　北青龙衣中其他化合物结构信息表

峰号	保留时间/min	选择离子	测定值	理论值	误差/ppm	分子式	主要二级碎片离子 (MS/MS) 及来源	鉴定结果	文献来源
1	2.4	$[M+H]^+$	529.1902	529.19157	−2.6	$C_{24}H_{32}O_{13}$	529$[M+H]^+$,347$[M+H-C_{10}H_{14}O_3]^+$,259$[M+H-C_{10}H_6O_9]^+$	7-methyl-1-[(2,3,4,6-tetra-*O*-acetyl-*β*-D-glucopyranosyl)oxy]-1,4*a*,5,6,7,7*a*-hexahydrocyclopenta[*c*]pyran-4-carboxylic acid	—
2	3.1	$[M+H]^+$	697.1543	697.16106	−9.7	$C_{30}H_{32}O_{19}$	697$[M+H]^+$,357$[M+H-C_{16}H_{20}O_8]^+$,347$[M+H-C_{13}H_{18}O_{11}]^+$	2-(3,4-dihydroxyphenyl)-5,7-dihydroxy-4-oxo-4*H*-chromen-3-yl-3-*O*-(carboxyacetyl)-6-*O*-(6-deoxy-*α*-L-mannopyranosyl)-*β*-D-glucopyranoside	—
3	3.2	$[M+H]^+$	283.0810	283.08123	−0.8	$C_{13}H_{14}O_7$	283$[M+H]^+$,139$[M+H-C_6H_8O_4]^+$,121$[M+H-C_6H_8O_4-H_2O]^+$	2-(1,3-dimethoxy-1,3-dioxo-2-propanyl)-5-methoxybenzoic acid	—
		$[M-H]^-$	281.0645	281.06558	−3.8	$C_{13}H_{14}O_7$	281$[M-H]^-$,163$[M-H-C_4H_6O_4]^-$,135$[M-H-C_4H_6O_4-CO]^-$,119$[M-H-C_4H_6O_4-CO_2]^-$		
4	3.2	$[M-H]^-$	401.1081	401.10784	0.6	$C_{17}H_{22}O_{11}$	401$[M-H]^-$,193$[M-H-C_7H_{12}O_7]^-$,175$[M-H-C_7H_{12}O_7-H_2O]^-$	apodanthoside	—
5	3.8	$[M+H]^+$	531.1478	531.14383	7.5	$C_{33}H_{22}O_7$	531$[M+H]^+$,469$[M+H-C_4H_{14}]^+$,369$[M+H-C_8H_2O_4]^+$	2-[(2-oxo-4-phenyl-2*H*-chromen-7-yl)oxy]propanoate	—
6	3.8	$[M+H]^+$	577.1856	577.19157	−10.3	$C_{28}H_{32}O_{13}$	577$[M+H]^+$,559$[M+H-H_2O]^+$,533$[M+H-CO_2]^+$,380$[M+H-C_6H_{13}O_7]^+$	8-oxo-9-(3,4,5-trimethoxyphenyl)-5,5*a*,6,8,8*a*,9-hexahydrofuro[3′,4′:6,7]naphtho[2,3-*d*][1,3]dioxol-5-yl-hexopyranoside	—
7	4.3	$[M+H]^+$	289.0712	289.07066	1.9	$C_{15}H_{12}O_6$	289$[M+H]^+$,163$[M+H-C_6H_6O_4]^+$,153$[M+H-C_8H_8O_2]^+$,145$[M+H-C_6H_8O_4]^+$,135$[M+H-C_7H_6O_4]^+$	1,8- 二羟基 -3,7- 二甲氧基（吨）酮	&
8	5.5	$[M+H]^+$	559.1775	559.18100	−6.3	$C_{28}H_{30}O_{12}$	559$[M+H]^+$,511$[M+H-CH_4O_2]^+$,393$[M+H-C_9H_{10}O_3]^+$	3-hydroxy-4-(phenylacetyl)phenyl-2,3,4,6-tetra-*O*-acetyl-*β*-D-glucopyranoside	—

续表

峰号	保留时间/min	选择离子	测定值	理论值	误差/ppm	分子式	主要二级碎片离子 (MS/MS) 及来源	鉴定结果	文献来源
9	5.6	$[M+H]^+$	589.1879	589.18569	3.8	$C_{36}H_{28}O_8$	$589[M+H]^+$,$571[M+H-H_2O]^+$, $541[M+H-H_2O-CH_2O]^+$	1,3,6,8,10,13-hexamethoxy-4,11-dimethylphenanthro[1,10,9,8-opqra]perylene-7,14-dione	—
10	5.9	$[M+H]^+$	613.1890	613.19157	−4.2	$C_{31}H_{32}O_{13}$	$613[M+H]^+$,$437[M+H-C_{10}H_8O_3]^+$, $421[M+H-C_{10}H_8O_4]^+$	1,2′,3′,4,4′,5′,6,7,8′-nonahydroxy-7′-methoxy-2′,7-dimethyl-2′,3′,4′,4*a*′,5,6,7,8,9′,9*a*′-decahydro-2,9′-bianthracene-9,10,10′(1′*H*)-trione	—
11	9.4	$[M+H]^+$	673.3160	673.31598	0.0	$C_{43}H_{44}O_7$	$673[M+H]^+$,$655[M+H-H_2O]^+$,$511[M+H-C_{10}H_{11}O_2]^+$	8-(1,3-benzodioxol-5-yl)-1-(benzyloxy)-12*a*-methyl-9-(3,4,5-trimethoxyphenyl)-2,3,3*a*,3*b*,4,5,10*b*,11,12,12*a*-decahydro-1*H*-cyclopenta[7,8]phenanthro[2,3-*b*]furan	—
12	12.4	$[M+H]^+$	435.0711	435.07106	0.1	$C_{23}H_{14}O_9$	$435[M+H]^+$,$403[M+H-CH_4O]^+$,$388[M+H-C_2H_7O]^+$, $344[M+H-C_2H_7O-CO_2]^+$,$332[M+H-C_2H_7O-2CO]^+$	carbonylbis(2-oxo-2*H*-chromene-3,6-diyl) diacetate	—
13	13.2	$[M+H]^+$	475.0620	475.06597	−8.4	$C_{25}H_{14}O_{10}$	$475[M+H]^+$,$457[M+H-H_2O]^+$,$429[M+H-H_2O-CO]^+$, $385[M+H-CO_2-CO]^+$	1,3-dihydroxy-7-(2,5,7-trihydroxy-4-oxo-4*H*-chromen-3-yl)-6*H*,7*H*-chromeno[4,3-*b*]chromen-6-one	—
14	14.9	$[M+H]^+$	377.0644	377.06558	−3.1	$C_{21}H_{12}O_7$	$377[M+H]^+$,$362[M+H-CH_3]^+$,$334[M+H-CH_3-CO]^+$, $317[M+H-CH_4O-CO]^+$,$306[M+H-CH_3-2CO]^+$, $289[M+H-CH_4O-2CO]^+$	1-(4-carboxyphenyl)dibenzo[*b*,*d*]furan-4,6-dicarboxylic acid	—
15	18.0	$[M+H]^+$	301.1414	301.14344	−6.8	$C_{18}H_{20}O_4$	$301[M+H]^+$,$245[M+H-C_4H_8]^+$,$149[M+H-C_{10}H_{16}O]^+$	4,4,9- 三羟基 -7,9- 环氧 -8,8- 木酚素	&

注：&北青龙衣未见报道，其他药用部位或同属植物有报道；—胡桃属未见报道。

4. 结论

本节研究采用 HPLC-Q-TOF/MS 联用技术，首次对北青龙衣的化学成分进行了系统研究。鉴定或推断了北青龙衣中 193 个化合物的结构，包括 68 个萘醌类化合物、20 个二芳基庚烷类化合物、29 个黄酮类化合物、20 个三萜类化合物、28 个酚酸类化合物、5 个香豆素类化合物、8 个脂肪族化合物及 15 个其他类化合物，为胡桃属药用植物类似化学成分的质谱裂解途径研究提供借鉴和参考。此外，本节首次依据精确质量碎片对二芳基庚烷类化合物可能的裂解途径进行了推断，为此类化合物的质谱研究提供了参考。29 个化合物为首次在北青龙衣中发现，98 个化合物为首次在胡桃属药用植物中发现。这些化合物的结构通过高分辨质谱得到了初步的推断，有助于系统了解北青龙衣化学成分，并为活性成分的定向分离提供借鉴。

5. 讨论

（1）研究过程中发现部分化合物偏差在 5 ～ 10 ppm，甚至超出 10 ppm。而高分辨质谱鉴定往往要求母离子偏差小于 5 ppm，分辨率与化合物质量数密切相关，目前高分辨质谱仪小于 2 ppm 的指标来源于测定近 1000 Da 化合物的结果。而中药小分子化合物往往小于 500 Da，且同位素丰度比及二级谱图的匹配是更重要的鉴定依据。因此，适当放宽质量数偏差，有助于更好认识中药化合物的丰富性。

（2）本节研究为北青龙衣的化学成分鉴定提供了一种高效的分析方法，能够在较短时间内完成复杂成分分析工作，避免从粗提物纯化才能鉴别的烦琐过程以及结构的变化。但高分辨质谱技术在结构鉴定方面依然存在一定的局限性：①虽然高分辨质谱能够精确推算每一个碎片的结构，对于结构高度相似的同分异构体——“同分类构体”，在缺少对照品及参考文献条件下，如苯环取代基位点等问题难以确认。② ESI-Q-TOF 质谱二级碎片不具备电子电离（EI）源的规律性，且由于碰撞能量和气体的差异，不同厂家仪器二级碎片的数量及丰度比差异较大，尚需要总结不同类型化合物在不同厂商仪器上的质谱碎裂规律，为中药化学成分的结构解析提供参考。③对一些未知成分进行分析，确定其几何构型、糖基连接位置等需要进一步结合核磁共振技术，获得化合物的准确结构。因此，认为液质联用技术高通量的在线分析与传统植物化学的单一成分的精细鉴定相结合将有力推动中草药的化学成分研究。

第三节　北青龙衣体内成分分析与结构表征

1. 材料与设备

1.1　仪器

MetabolitePilot1.5（AB SCIEX，美国）；BP211D 型天平（赛多利斯，德国）；DW-

86L959 型冰箱（海尔集团，中国山东青岛）；CM-12J 型氮气吹干机（北京成萌伟业科技有限公司，中国北京）；Legend Micro 17R 型低温高速离心机（Thermo Fisher Scientific 公司，美国）。余同“本章第二节 1.1 项”内容。

1.2 试药

同“本章第二节 1.2 项及 1.3 项”内容。

1.3 实验动物

健康 Wistar 雄性大鼠，体重（300 ± 20）g，SPF 级，许可证编号：SCXK（京）2016-0011，由北京维通利华实验动物技术有限公司提供。大鼠饲养于黑龙江省中医药科学院动物实验中心 SPF 级动物房，温度 20 ～ 25℃，相对湿度 50% ～ 70%。

2. 方法与结果

2.1 供试品的制备

2.1.1 北青龙衣醇提物的制备

取北青龙衣药材 350g，加入 8 倍量 75% 乙醇超声提取 2 次，每次 1h，减压回收得乙醇提取物，供 LC-MS 分析。

2.1.2 灌胃药液的制备

依据 2012 年版《黑龙江省中药饮片炮制规范及标准》，北青龙衣的单日服用剂量 30g，根据临床常用的等效计量规则进行换算，按照人每日剂量的 10 倍，加水稀释将其配制为每毫升含有生药量 1.35g 的浓度，并将药液储存于 4℃冰箱备用。

2.1.3 血清、心、肝、胃、肺、肾、脑组织样本的制备

Wistar 大鼠，随机分为 2 组，每组 6 只，分为空白对照组和给药组，禁食 12h，自由饮水，称量，标记。按 2mL/100g 体重灌胃给予蒸馏水和北青龙衣提取液，给药后 0.5h 用 5% 水合氯醛按 0.7mL/100g 麻醉，肝门静脉采集大鼠的血液，静置 35min 后，3000r/min 低速离心 10min，分离血清。取上层血清 200μL，上样到预先以 2mL 甲醇和 2mL 水活化平衡的 SPE 柱上，以 2mL 水淋洗，淋洗液弃去，再以 2mL 甲醇洗脱，收集洗脱液，氮气吹干，残渣用 80% 100μL 甲醇复溶，涡旋振荡 1min 后，于 4 ℃、13 000r/min 离心 10min，取上清液，供 LC-MS 分析。

取血后采集大鼠心、肝、胃、肺、肾、脑组织，剪取 200mg 大鼠各组织于 EP 管内，精密加入蒸馏水 1mL 后匀浆 5min，精密加入有机溶剂 4mL 沉淀蛋白质 [心 / 乙腈、肝 / 乙酸乙酯、胃 / 甲醇 – 乙腈（1 ∶ 1）、肺 / 甲醇 – 乙腈（1 ∶ 1）、肾 / 乙酸乙酯、脑 / 乙酸乙酯]，涡旋混匀处理 60s，超声提取 120s 后放置 10min，定量取 2mL 上清液，于 4℃、13000r/min 离心 10min，定量取 1.2mL 上清液，氮气吹干，残渣用 80% 250μL 甲醇复溶，涡旋振荡 1min 后，于 4℃、13000r/min 离心 10min，取上清液，供 LC-MS 分析。

2.2　分析条件

2.2.1　液相条件

同“本章第一节 2.5 项”内容。

2.2.2　质谱条件

同“本章第一节 2.6 项”内容。

2.3　数据分析方法

原型成分：使用 PeakView 2.0 软件中的 MasterView 功能导入给药血清和空白血清的液质采集数据，设置“Mass Error”（质量数偏差）< 5；权重 30%，“Isotope”（同位素分布）差异< 10%；权重 40%，“Formula Finderscore”（分子式查找）> 70%；权重 40%，以“sample/control”（样品 / 空白）≥ 3 倍为标准扣除空白血清内源性成分的干扰，将剩余检测到的离子与体外药材提取液所检测到化合物的保留时间、同位素丰度比、母离子精确质量数及二级质谱图进行对比，如果一致则确认为北青龙衣中的原型成分。

代谢产物：运用 MetabolitePilot1.5 代谢物数据处理软件，将前期的北青龙衣药材成分数据库先建立“Compound library”，导入化合物的结构式和二级质谱图；为每一个化合物设置不同的“Biotransformation parameters”，根据化合物可能发生的代谢选择所有可能的 Ⅰ 相和 Ⅱ 相代谢途径，设置“Peak Finding Strategy”、“Generic Parameters”和“Compound-Specific Parameters”；导入给药样本和空白样本的液质采集数据，分别作为“sample”和“control”，结合软件给出的代谢物保留时间和二级碎片及相关参考文献推断可能的代谢产物。

2.4　结果

采用“2.3”项下数据分析策略，并结合以往的文献报道[3-10]，共鉴定和推测出体内 120 余个化合物，其中原型成分 60 余个，代谢产物 60 余个，结果见表 2-11。

表 2-11　北青龙衣体内成分数据汇总表

序号	采集模式	分子式	碎片归属	鉴定结果	原型成分归属	代谢产物归属
1	POS	$C_9H_{11}NO_2$	166[M+H]$^+$,149[M+H−NH$_3$]$^+$, 120[M+H−CH$_2$O$_2$]$^+$,103[M+H−CH$_5$NO$_2$]$^+$	苯丙氨酸	脑、胃	
2	POS	$C_9H_6O_2$	147[M+H]$^+$,119[M+H−CO]$^+$,91[M+H−2CO]$^+$	7-hydroxy-1*H*-inden-1-one	肾	
3	NEG	$C_9H_8O_3$	163[M−H]$^-$,119[M−H−CO$_2$]$^-$, 117[M−H−CH$_2$O$_2$]$^-$,93[M−H−C$_3$H$_2$O$_2$]$^-$	对羟基肉桂酸	胃	
4	POS	$C_9H_8O_4$	181[M+H]$^+$,163[M+H−H$_2$O]$^+$, 145[M+H−2H$_2$O]$^+$,135[M+H−H$_2$O−CO]$^+$, 117[M+H−2H$_2$O−CO]$^+$	咖啡酸	血、胃	
5	NEG	$C_9H_8O_4$	179[M−H]$^-$,135[M−H−CO$_2$]$^-$, 117[M−H−CO$_2$−H$_2$O]$^-$,107[M−H−C$_2$O$_3$]$^-$	咖啡酸	胃	

续表

序号	采集模式	分子式	碎片归属	鉴定结果	原型成分归属	代谢产物归属
6	NEG	$C_{10}H_{10}O_3$	177[M−H]$^-$,133[M−H−CO_2]$^-$, 131[M−H−CH_2O_2]$^-$,107[M−H−$C_3H_2O_2$]$^+$	甲基化对羟基肉桂酸		胃
7	POS	$C_{10}H_{10}O_3$	179[M+H]$^+$,161[M+H−H_2O]$^+$, 143[M+H−2H_2O]$^+$,133[M+H−H_2O−CO]$^+$, 115[M+H−2H_2O−CO]$^+$, 105[M+H−H_2O−2CO]$^+$	胡桃醌氢化产物		肺
8	NEG	$C_{10}H_{10}O_3$	177[M−H]$^-$,159[M−H−H_2O]$^-$, 131[M−H−H_2O−CO]$^-$,115[M−H−H_2O−CO_2]$^-$	胡桃酮	血、肝、肺、胃	
9	POS	$C_{10}H_{10}O_3$	179[M+H]$^+$,161[M+H−H_2O]$^+$,143[M+H−2H_2O]$^+$, 133[M+H−H_2O−CO]$^+$,115[M+H−2H_2O−CO]$^+$, 105[M+H−H_2O−2CO]$^+$	胡桃酮	血、脑、肝、肺、胃、肾	
10	NEG	$C_{10}H_{10}O_3$	177[M−H]$^-$,159[M−H−H_2O]$^-$,131[M−H−H_2O−CO]$^-$, 115[M−H−H_2O−CO_2]$^-$	4,5- 二羟基 -*α*- 四氢萘醌	心	
11	NEG	$C_{10}H_{10}O_3$	177[M−H]$^-$,159[M−H−H_2O]$^-$, 131[M−H−H_2O−CO]$^-$, 115[M−H−H_2O−CO_2]$^-$	4,5- 二羟基 -*α*- 四氢萘醌	脑	
12	NEG	$C_{10}H_{10}O_4$	193[M−H]$^-$,147[M−H−CH_2O_2]$^-$, 145[M−H−CH_4O_2]$^-$,131[M−H−CH_2O_2−O]$^-$	咖啡酸甲基化产物		胃
13	NEG	$C_{10}H_{10}O_4$	193[M−H]$^-$,147[M−H−CH_2O_2]$^-$, 131[M−H−CO_2−H_2O]$^-$, 129[M−H−CH_2O_2−H_2O]$^-$	对羟基肉桂酸氧化甲基化产物		心、脑、胃
14	NEG	$C_{10}H_{10}O_4$	193[M−H]$^-$,175[M−H−H_2O]$^-$, 147[M−H−CO−H_2O]$^-$,119[M−H−$C_2H_2O_3$]$^-$	东莨菪内酯加氢产物		胃
15	NEG	$C_{10}H_{10}O_4$	193[M−H]$^-$,175[M−H−H_2O]$^-$,157[M−H−2H_2O]$^-$, 129[M−H−2H_2O−CO]$^-$	4,5,8- 三羟基 -*α*- 四氢萘醌	血、脑、肝、肺、心、胃	
16	POS	$C_{10}H_{10}O_4$	195[M+H]$^+$,177[M+H−H_2O]$^+$,159[M+H−2H_2O]$^+$, 149[M+H−H_2O−CO]$^+$,131[M+H−2H_2O−CO]$^+$, 107[M+H−$C_3H_4O_3$]$^+$,103[M+H−2H_2O−2CO]$^+$	4,5,8- 三羟基 -*α*- 四氢萘醌	血、脑、肝、肺、心、胃、肾	
17	POS	$C_{10}H_{10}O_4$	195[M+H]$^+$,177[M+H−H_2O]$^+$, 159[M+H−2H_2O]$^+$,149[M+H−H_2O−CO]$^+$, 135[M+H−H_2O−C_2H_2O]$^+$, 107[M+H−H_2O−C_2H_2O−CO]$^+$, 103[M+H−H_2O−C_6H_2]$^+$	2,5- 二羟基 -1,4- 萘醌双加氢产物		肝
18	NEG	$C_{10}H_{10}O_6S$	257[M−H]$^-$,177[M−H−SO_3]$^-$, 159[M−H−SO_3−H_2O]$^-$, 131[M−H−SO_3−H_2O−CO]$^-$, 115[M−H−SO_3−H_2O−CO_2]$^-$	胡桃酮硫酸化产物		心、肺、胃

续表

序号	采集模式	分子式	碎片归属	鉴定结果	原型成分归属	代谢产物归属
19	NEG	$C_{10}H_{10}O_7S$	$273[M-H]^-$,$193[M-H-SO_3]^-$, $175[M-H-SO_3-H_2O]^-$, $157[M-H-SO_3-H_2O-CO]^-$	胡桃酮氧化硫酸化产物		脑、心
20	POS	$C_{10}H_6O_3$	$175[M+H]^+$,$157[M+H-H_2O]^+$,$147[M+H-CO]^+$, $129[M+H-CO-H_2O]^+$,$121[M+H-C_3H_2O]^+$, $119[M+H-2CO]^+$,$101[M+H-H_2O-2CO]^+$	胡桃醌	血、心、脑、肝	
21	NEG	$C_{10}H_6O_4$	$189[M-H]^-$,$161[M-H-CO]^-$, $117[M-H-CO-CO_2]^-$	2,5- 二羟基 -1,4- 萘醌	血、心、胃	
22	POS	$C_{10}H_6O_4$	$191[M+H]^+$,$163[M+H-CO]^+$, $145[M+H-CO-H_2O]^+$,$121[M+H-C_2H_2O-CO]^+$, $103[M+H-C_2H_4O_2-CO]^+$	2,5- 二羟基 -1,4- 萘醌	血、心、肝、胃、肾	
23	POS	$C_{10}H_8O$	$145[M+H]^+$,$117[M+H-CO]^+$, $103[M+H-CO-CH_2]^+$,$91[M+H-C_3H_2O]^+$	7-hydroxy-1*H*-inden-1-one 脱氧和甲基化产物		血
24	POS	$C_{10}H_8O_2$	$161[M+H]^+$,$143[M+H-H_2O]^+$,$133[M+H-CO]^+$, $131[M+H-CH_2O]^+$,$115[M+H-H_2O-CO]^+$	胡桃醌脱氧和加氢产物		肝
25	POS	$C_{10}H_8O_2$	$161[M+H]^+$,$133[M+H-CO]^+$, $115[M+H-H_2O-CO]^+$,$105[M+H-2CO]^+$	胡桃醌脱氧和加氢产物		心
26	NEG	$C_{10}H_8O_2$	$159[M-H]^-$,$131[M-H-CO]^-$,$115[M-H-CO_2]^-$	1,5- 萘二酚	血、肺、胃	
27	POS	$C_{10}H_8O_2$	$161[M+H]^+$,$143[M+H-H_2O]^+$,$133[M+H-CO]^+$, $115[M+H-H_2O-CO]^+$, $105[M+H-2CO]^+$, $103[M+H-CO-CH_2O]^+$	1,5- 萘二酚	血、脑、肝、肺、心、胃、肾	
28	POS	$C_{10}H_8O_3$	$177[M+H]^+$,$159[M+H-H_2O]^+$,$149[M+H-CO]^+$, $131[M+H-H_2O-CO]^+$,$121[M+H-CO-C_2H_4]^+$	胡桃醌加氢产物		胃
29	POS	$C_{10}H_8O_3$	$177[M+H]^+$,$159[M+H-H_2O]^+$,$149[M+H-CO]^+$, $131[M+H-H_2O-CO]^+$,$121[M+H-CO-C_2H_4]^+$, $107[M-H-CO-C_3H_6]^-$,$103[M+H-H_2O-2CO]^+$	5- 羟基 -1,4- 萘酮	血、肝、肺、胃、肾	
30	NEG	$C_{10}H_8O_3$	$175[M-H]^-$,$157[M-H-H_2O]^-$,$147[M-H-CO]^-$, $131[M-H-CO_2]^-$,$129[M-H-CO-H_2O]^-$, $101[M-H-2CO-H_2O]^-$	5- 羟基 -1,4- 萘酮	血、胃	
31	POS	$C_{10}H_8O_4$	$193[M+H]^+$,$165[M+H-CO]^+$, $147[M+H-CO-H_2O]^+$,$133[M+H-CO-CH_4O]^+$, $119[M+H-2CO-H_2O]^+$	胡桃醌水解产物		肾
32	POS	$C_{10}H_8O_6S$	$257[M+H]^+$,$177[M+H-SO_3]^+$, $159[M+H-SO_3-H_2O]^+$,$149[M+H-SO_3-CO]^+$, $131[M+H-SO_3-CO-H_2O]^+$	5- 羟基 -1,4- 萘酮硫酸化产物		血、心、肾

续表

序号	采集模式	分子式	碎片归属	鉴定结果	原型成分归属	代谢产物归属
33	POS	$C_{11}H_8O_3$	189[M+H]$^+$,171[M+H−H$_2$O]$^+$, 143[M+H−H$_2$O−CO]$^+$,115[M+H−2CO−H$_2$O]$^+$	2,5,8-trihydroxy-1,4-naphthoquinone 连续脱氧和甲基化产物		肾
34	POS	$C_{11}H_8O_4$	205[M+H]$^+$,177[M+H−CO]$^+$, 162[M+H−C$_2$H$_3$O]$^+$,145[M+H−C$_2$H$_4$O$_2$]$^+$, 121[M+H−C$_4$H$_4$O$_2$]$^+$	胡桃醌氧化和甲基化产物		血
35	POS	$C_{11}H_8O_5$	221[M+H]$^+$,193[M+H−CO]$^+$, 145[M+H−CO−CH$_2$O−H$_2$O]$^+$, 121[M+H−CO−C$_3$H$_2$O−H$_2$O]$^+$	2,5- 二羟基 -1,4- 萘醌氧化甲基化产物		胃
36	POS	$C_{11}H_8O_5$	221[M+H]$^+$,193[M+H−CO]$^+$, 175[M+H−CO−H$_2$O]$^+$, 133[M+H−C$_2$H$_4$O$_2$−CO]$^+$	2,5- 二羟基 -1,4- 萘醌氧化甲基化产物		心
37	POS	$C_{12}H_{14}O_3$	207[M+H]$^+$,163[M+H−C$_2$H$_4$O]$^+$, 147[M+H−C$_2$H$_4$O$_2$]$^+$,137[M+H−C$_4$H$_6$O]$^+$, 131[M+H−C$_3$H$_8$O$_2$]$^+$,103[M+H−C$_4$H$_8$O$_3$]$^+$	4- 乙氧基 -5- 羟基 -α- 四氢萘醌	肝	
38	POS	$C_{12}H_6O_5$	231[M+H]$^+$,203[M+H−CO]$^+$, 175[M+H−2CO]$^+$,147[M+H−3CO]$^+$, 129[M+H−3CO−H$_2$O]$^+$	5,8-dihydroxynaphtho [2,3-*c*] furan-4,9-dione	肾	
39	NEG	$C_{12}H_6O_5$	229[M−H]$^-$,201[M−H−CO]$^-$,173[M−H−2CO]$^-$, 145[M−H−3CO]$^-$,117[M−H−4CO]$^-$	4,9-dihydroxynaphtho[2,3-*c*] furan-5,8-dione	肺、胃	
40	POS	$C_{12}H_6O_5$	231[M+H]$^+$,203[M+H−CO]$^+$,175[M+H−2CO]$^+$, 147[M+H−3CO]$^+$,129[M+H−3CO−H$_2$O]$^+$	4,9-dihydroxynaphtho[2,3-*c*] furan-5,8-dione	心、肝、胃	
41	POS	$C_{14}H_{10}O_5$	259[M+H]$^+$,241[M+H−H$_2$O]$^+$,213[M+H−H$_2$O−CO]$^+$,185[M+H−C$_6$H$_2$]$^+$,157[M+H−C$_6$H$_2$−CO]$^+$,121[M+H−C$_7$H$_6$O$_3$]$^+$	ethyl 2-(2-furyl)-4-oxo-4*H*-chromen-3-ylcarbonate 失去 C$_2$H$_4$O 后加氢产物		肾
42	POS	$C_{14}H_{10}O_5$	259[M+H]$^+$,241[M+H−H$_2$O]$^+$,213[M+H−H$_2$O−CO]$^+$,185[M+H−H$_2$O−2CO]$^+$, 157[M+H−H$_2$O−3CO]$^+$, 129[M+H−H$_2$O−4CO]$^+$,121[M+H−C$_7$H$_6$O$_3$]$^+$	1,3,6,8-tetrahydroxy-9(10*H*)-anthracenone	肝、胃	
43	POS	$C_{14}H_{13}NO_5$	257[M+H−H$_2$O]$^+$,239[M+H−CO−2H$_2$O]$^+$, 229[M+H−H$_2$O−CO]$^+$,213[M+H−H$_2$O−CO$_2$]$^+$, 201[M+H−C$_3$H$_6$O$_2$]$^+$,189[M+H−C$_4$H$_6$O$_2$]$^+$, 174[M+H−C$_4$H$_7$NO$_2$]$^+$, 146[M+H−C$_4$H$_7$NO$_2$−CO]$^+$, 120[M+H−C$_4$H$_7$NO$_2$−CO−C$_2$H$_2$]$^+$	4-[(1,4- 二氢 -8- 羟基 -1,4- 二氧代 -2- 萘基) 氨基]- 丁酸	血、肝、心、肺、肾	

续表

序号	采集模式	分子式	碎片归属	鉴定结果	原型成分归属	代谢产物归属
44	POS	$C_{14}H_8O_5$	257[M+H]$^+$,229[M+H-CO]$^+$,211[M+H-CO-H_2O]$^+$,201[M+H-2CO]$^+$,183[M+H-2CO-H_2O]$^+$,173[M+H-3CO]$^+$,155[M+H-3CO-H_2O]$^+$	1,4,8-trihydroxyanthraquinone	肝、胃	
45	POS	$C_{14}H_8O_6$	273[M+H]$^+$,255[M+H-H_2O]$^+$,227[M+H-H_2O-CO]$^+$,199[M+H-H_2O-2CO]$^+$,171[M+H-C_7H_2O]$^+$	ethyl 2-(2-furyl)-4-oxo-4*H*-chromen-3-yl carbonate 脱去C_2H_4后产物		血
46	POS	$C_{14}H_8O_6$	273[M+H]$^+$,255[M+H-H_2O]$^+$,245[M+H-CO]$^+$,227[M+H-CO-H_2O]$^+$,199[M+H-2CO-H_2O]$^+$,171[M+H-3CO-H_2O]$^+$	1,4,5,8-tetrahydroxy anthraquinone	血、心、胃	
47	POS	$C_{15}H_{10}O_6$	287[M+H]$^+$,272[M+H-CH_3]$^+$,255[M+H-CH_4O]$^+$,244[M+H-CH_3-CO]$^+$,227[M+H-CH_4O-CO]$^+$	1,4,8-trihydroxyanthraquinone氧化和甲基化产物		血
48	POS	$C_{15}H_{10}O_7$	303[M+H]$^+$,257[M+H-CO-H_2O]$^+$,229[M+H-2CO-H_2O]$^+$,165[M+H-$C_7H_6O_3$]$^+$,153[M+H-$C_8H_6O_3$]$^+$,137[M+H-$C_8H_6O_4$]$^+$	槲皮素	血、肝、肺、胃	
49	POS	$C_{15}H_{12}O_5$	273[M+H]$^+$,255[M+H-H_2O]$^+$,153[M+H-C_8H_8O]$^+$,147[M+H-$C_6H_6O_3$]$^+$,119[M+H-$C_7H_6O_4$]$^+$	柚皮素	血、肝、肺、胃、肾	
50	POS	$C_{15}H_{12}O_6$	289[M+H]$^+$,163[M+H-$C_6H_6O_3$]$^+$,153[M+H-$C_7H_6O_4$]$^+$,135[M+H-$C_8H_8O_2$]$^+$	柚皮素氧化产物		胃
51	POS	$C_{15}H_{12}O_6$	289[M+H]$^+$,163[M+H-$C_6H_6O_3$]$^+$,153[M+H-$C_7H_6O_4$]$^+$,135[M+H-$C_8H_8O_2$]$^+$	圣草酚 (eriodictyol)	肝、胃	
52	POS	$C_{15}H_{12}O_6$	289[M+H]$^+$,163[M+H-$C_6H_6O_3$]$^+$,153[M+H-$C_8H_8O_2$]$^+$,145[M+H-$C_6H_6O_3$-H_2O]$^+$,135[M+H-$C_7H_6O_4$]$^+$	5-(5,7-dihydroxy-4-oxo-3,4-dihydro-2*H*-chromen-2-yl)-2,3-dihydroxyphenyl-*β*-D-allopyrano		肝
53	NEG	$C_{16}H_{12}O_{10}$	363[M-H]$^-$,189[M-H-$C_6H_6O_6$]$^-$,173[M-H-$C_6H_6O_6$-O]$^-$,161[M-H-$C_6H_6O_6$-CO]$^-$,145[M-H-$C_6H_6O_6$-CO_2]$^-$	7*H*-furo[3,2-*g*]chromene-3,7(2*H*)-dione 去甲基化葡萄糖醛酸化产物		胃
54	POS	$C_{16}H_{12}O_6$	301[M+H]$^+$,285[M+H-CH_4]$^+$,267[M+H-CH_4-H_2O]$^+$,259[M+H-CO-CH_2]$^+$	条叶蓟素去甲氧基化产物		心
	POS	$C_{16}H_{12}O_6$	301[M+H]$^+$,286[M+H-CH_3]$^+$,258[M+H-CH_3-CO]$^+$,121[M+H-$C_9H_8O_4$]$^+$	山柰酚甲基化产物		肝、肾

续表

序号	采集模式	分子式	碎片归属	鉴定结果	原型成分归属	代谢产物归属
55	POS	$C_{16}H_{12}O_6$	301[M+H]$^+$,285[M+H-CH$_4$]$^+$,257[M+H-CH$_4$-CO]$^+$,229[M+H-CH$_4$-2CO]$^+$,213[M+H-CH$_4$-CO-CO$_2$]$^+$,121[M+H-C$_9$H$_8$O$_4$]$^+$	ethyl 2-(2-furyl)-4-oxo-4*H*-chromen-3-yl carbonate	肾	
56	POS	$C_{16}H_{12}O_6$	301[M+H]$^+$,285[M+H-CH$_4$]$^+$,257[M+H-CH$_4$-CO]$^+$,229[M+H-CH$_4$-2CO]$^+$,213[M+H-CH$_4$-CO-CO$_2$]$^+$,121[M+H-C$_9$H$_8$O$_4$]$^+$	ethyl 2-(2-furyl)-4-oxo-4*H*-chromen-3-yl carbonate	血、肝	
57	POS	$C_{16}H_{12}O_7$	317[M+H]$^+$,302[M+H-CH$_3$]$^+$,285[M+H-CH$_4$O]$^+$,274[M+H-CH$_3$-CO]$^+$,165[M+H-CH$_3$-C$_7$H$_5$O$_3$]$^+$,153[M+H-C$_9$H$_8$O$_3$]$^+$	槲皮素甲基化产物		血、肝
58	NEG	$C_{16}H_{18}O_9$	353[M-H]$^-$,193[M-H-C$_{10}$H$_8$O$_2$]$^-$,177[M-H-C$_6$H$_8$O$_6$]$^-$,159[M-H-C$_6$H$_8$O$_6$-H$_2$O]$^-$	胡桃酮葡萄糖醛酸化产物		心、胃
59	POS	$C_{17}H_{14}O_6$	315[M+H]$^+$,300[M+H-CH$_3$]$^+$,285[M+H-2CH$_3$]$^+$,272[M+H-CH$_3$-CO]$^+$	条叶蓟素脱氧产物		血
60	POS	$C_{17}H_{14}O_6$	315[M+H]$^+$,300[M+H-CH$_3$]$^+$,285[M+H-2CH$_3$]$^+$,272[M+H-CH$_3$-CO]$^+$,257[M+H-2CH$_3$-CO]$^+$,229[M+H-2CH$_3$-2CO]$^+$,201[M+H-C$_5$H$_6$O$_3$]$^+$	ethyl 2-(2-furyl)-4-oxo-4*H*-chromen-3-yl carbonate 甲基化产物		肝
61	POS	$C_{17}H_{14}O_7$	331[M+H]$^+$,315[M+H-CH$_4$]$^+$,297[M+H-CH$_4$-H$_2$O]$^+$,281[M+H-CH$_4$O-H$_2$O]$^+$,273[M+H-C$_2$H$_6$-CO]$^+$,253[M+H-C$_2$H$_6$O$_3$]$^+$	条叶蓟素	血、肝、肺、心、胃	
62	POS	$C_{17}H_{14}O_7$	331[M+H]$^+$,315[M+H-CH$_4$]$^+$,301[M+H-C$_2$H$_6$]$^+$,273[M+H-C$_3$H$_6$O]$^+$,269[M+H-C$_2$H$_6$O$_2$]$^+$	ethyl 2-(2-furyl)-4-oxo-4*H*-chromen-3-yl carbonate 氧化和甲基化产物		肾
63	POS	$C_{17}H_{14}O_7$	331[M+H]$^+$,315[M+H-CH$_4$]$^+$,301[M+H-C$_2$H$_6$]$^+$,298[M+H-CH$_4$-OH]$^+$,281[M+H-CH$_4$-2OH]$^+$,270[M+H-C$_2$H$_5$O$_2$]$^+$,253[M+H-C$_2$H$_5$O$_2$-OH]$^+$	3,3′,5-trihydroxy-4′,6,7-trimethoxyflavone 脱甲氧基产物		肝、血
64	POS	$C_{17}H_{14}O_7$	331[M+H]$^+$,315[M+H-CH$_4$]$^+$,269[M+H-C$_2$H$_6$O$_2$]$^+$,273[M+H-C$_2$H$_6$-CO]$^+$	1,7-dihydroxy-2,3,8-trimethoxy-6-methyl-9,10-anthraquinone 脱甲基化产物		肺
65	POS	$C_{18}H_{16}O_7$	345[M+H]$^+$,329[M+H-CH$_4$]$^+$,287[M+H-C$_3$H$_6$O]$^+$,281[M+H-C$_2$H$_8$O$_2$]$^+$	1,7-dihydroxy-2,3,8-trimethoxy-6-methyl-9,10-anthraquinone	肝	

续表

序号	采集模式	分子式	碎片归属	鉴定结果	原型成分归属	代谢产物归属
66	POS	$C_{18}H_{26}O_2$	275[M+H]$^+$,159[M+H−C_9H_8]$^+$,145[M+H−$C_7H_{14}O_2$]$^+$,133[M+H−$C_8H_{14}O_2$]$^+$	(13*β*)-13-methylpodocarp-8(14)-en-15-oic acid 去饱和产物		血
67	POS	$C_{19}H_{18}O_4$	311[M+H]$^+$,279[M+H−CH_4O]$^+$,219[M+H−C_7H_8]$^+$,191[M+H−C_8H_8O]$^+$,137[M+H−$C_{11}H_{10}O_2$]$^+$	1,6-bis(4-methoxyphenyl)-1,6-hexanedione 脱去甲氧基后羰基化产物		血
68	POS	$C_{19}H_{20}O_4$	313[M+H]$^+$,165[M+H−$C_9H_8O_2$]$^+$,151[M+H−$C_{10}H_{10}O_2$]$^+$,137[M+H−$C_{11}H_{12}O_2$]$^+$,119[M+H−$C_{11}H_{14}O_3$]$^+$	枫杨素	血、肝、肺、胃、肾	
69	POS	$C_{20}H_{10}O_6$	347[M+H]$^+$,319[M+H−CO]$^+$,291[M+H−2CO]$^+$,273[M+H−2CO−H_2O]$^+$,263[M+H−3CO]$^+$	3,3′- 双胡桃醌（8,8′-dihydroxy-2,2′-binaphthalene-1,1′,4,4′-tetrone）	血	
70	NEG	$C_{20}H_{10}O_7$	361[M−H]$^-$,333[M−H−CO]$^-$,317[M−H−CO_2]$^-$,289[M−H−CO−CO_2]$^-$,261[M−H−2CO−CO_2]$^-$	3,8,8′-trihydroxy-2,2′-binaphthalene-1,1′,4,4′-tetrone	血	
71	POS	$C_{20}H_{10}O_8$	379[M+H]$^+$,361[M+H−H_2O]$^+$,333[M+H−H_2O−CO]$^+$,305[M+H−H_2O−2CO]$^+$	3,8,8′-trihydroxy-2,2′-binaphthalene-1,1′,4,4′-tetrone 氧化产物		肺
72	NEG	$C_{20}H_{10}O_8$	377[M−H]$^-$,359[M−H−H_2O]$^-$,349[M−H−CO]$^-$,331[M−H−CO−H_2O]$^-$,305[M−H−CO−CO_2]$^-$,277[M−H−2CO−CO_2]$^-$	3,3′,5,5′-tetrahydroxy-2,2′-binaphthalene-1,1′,4,4′-tetrone	胃	
73	POS	$C_{20}H_{10}O_8$	379[M+H]$^+$,361[M+H−H_2O]$^+$,351[M+H−CO]$^+$,333[M+H−H_2O−CO]$^+$,323[M+H−2CO]$^+$,305[M+H−H_2O−2CO]$^+$,277[M+H−H_2O−3CO]$^+$,249[M+H−H_2O−4CO]$^+$	2,2′- 二羟基 -3,3′- 双胡桃醌	心、肺、胃	
74	POS	$C_{20}H_{12}O_7$	365[M+H]$^+$,347[M+H−H_2O]$^+$,319[M+H−H_2O−CO]$^+$,291[M+H−H_2O−2CO]$^+$,263[M+H−H_2O−3CO]$^+$	5- 羟基 -3,3′- 双胡桃醌	血、肺、胃	
75	POS	$C_{20}H_{14}O_6$	351[M+H]$^+$,333[M+H−H_2O]$^+$,315[M+H−2H_2O]$^+$,291[M+H−$C_2H_4O_2$]$^+$	5,12-dihydroxy-6,11-dioxo-1,4,6,11-tetrahydro-1-tetracenyl acetate	血、肺、胃	
76	POS	$C_{20}H_{14}O_7$	367[M+H]$^+$,349[M+H−H_2O]$^+$,331[M+H−2H_2O]$^+$,321[M+H−H_2O−CO]$^+$,275[M+H−C_6H_4O]$^+$	3,8,8′-trihydroxy-2,2′-binaphthalene-1,1′,4,4′-tetrone 双加氢产物		血、肾

续表

序号	采集模式	分子式	碎片归属	鉴定结果	原型成分归属	代谢产物归属
77	POS	$C_{20}H_{20}O_6$	357[M+H]$^+$,339[M+H−H$_2$O]$^+$, 315[M+H−C$_2$H$_2$O]$^+$,287[M+H−C$_4$H$_6$O]$^+$, 271[M+H−C$_4$H$_6$O$_2$]$^+$, 207[M+H−C$_8$H$_6$O$_3$]$^+$,162[M+H−C$_{10}$H$_{11}$O$_4$]$^+$	4,17-dimethoxy-2-oxatricyclo [13.2.2.1 ～ 3,7 ～]icosa-1(17),3(20),4,6,15,18-hexaen-10-ol 脱去甲基和双羰基化产物		血
78	POS	$C_{20}H_{20}O_6$	357[M+H]$^+$,307[M+H−CH$_6$O$_2$]$^+$, 161[M+H−C$_{10}$H$_{12}$O$_4$]$^+$,137[M+H−C$_{12}$H$_{12}$O$_4$]$^+$	2-(3′-甲氧基-5′-丙烯醛苯基)-3-(4″-羟基-3″-甲氧基)-3,4′-环氧-1-丙醇	血	
79	POS	$C_{20}H_{22}0_5$	343[M+H]$^+$,325[M+H−H$_2$O]$^+$, 245[M+H−C$_6$H$_{10}$O]$^+$,189[M+H−C$_8$H$_{20}$O$_3$]$^+$, 163[M+H−C$_{10}$H$_{12}$O$_3$]$^+$,147[M+H−C$_{11}$H$_{16}$O$_3$]$^+$, 137[M+H−C$_{12}$H$_{14}$O$_3$]$^+$	胡桃宁 A 去甲基化产物		心、脑、胃
80	POS	$C_{20}H_{22}0_5$	343[M+H]$^+$,204[M+H−C$_7$H$_8$O$_2$]$^+$, 189[M+H−C$_8$H$_{10}$O$_3$]$^+$,163[M+H−C$_{10}$H$_{12}$O$_3$]$^+$, 131[M+H−C$_{11}$H$_{16}$O$_4$]$^+$	4,17-dimethoxy-2-oxatricyclo [13.2.2.1 ～ 3,7 ～]icosa-1(17),3(20),4,6,15,18-hexaen-10-one 去甲基氧化产物		胃
81	POS	$C_{20}H_{22}O_3$	311[M+H]$^+$,241[M+H−C$_5$H$_{10}$]$^+$, 201[M+H−C$_6$H$_6$O$_2$]$^+$,161[M+H−C$_9$H$_{10}$O$_2$]$^+$, 147[M+H−C$_{10}$H$_{12}$O$_2$]$^+$,137[M+H−C$_{12}$H$_{14}$O]$^+$, 123[M+H−C$_{12}$H$_{14}$O−CH$_2$]$^+$	4,17-dimethoxy-2-oxatricyclo [13.2.2.1 ～ 3,7 ～]icosa-1(17),3(20),4,6,15,18-hexaen-10-one 脱甲氧基产物		肝
82	POS	$C_{20}H_{22}O_3$	311[M+H]$^+$,217[M+H−C$_6$H$_6$O]$^+$, 177[M+H−C$_9$H$_{10}$O]$^+$,163[M+H−C$_{10}$H$_{12}$O]$^+$, 145[M+H−C$_{10}$H$_{14}$O$_2$]$^+$,137[M+H−C$_{12}$H$_{14}$O]$^+$, 131[M+H−C$_{10}$H$_{14}$O$_2$−CH$_2$]$^+$, 107[M+H−C$_{12}$H$_{14}$O−CH$_2$O]$^+$	1-(4′-甲氧基苯基)-7-(3″-甲氧基-2″-羟基苯基)-3′,4″-环氧-3-庚酮脱甲氧基和脱氧产物		肝
83	POS	$C_{20}H_{22}O_3$	311[M+H]$^+$,187[M+H−C$_7$H$_8$O$_2$]$^+$, 163[M+H−C$_{10}$H$_{12}$O]$^+$, 161[M+H−C$_7$H$_8$O$_2$−C$_2$H$_2$]$^+$, 159[M+H−C$_7$H$_8$O$_2$−C$_2$H$_4$]$^+$, 147[M+H−C$_{10}$H$_{12}$O$_2$]$^+$,137[M+H−C$_{12}$H$_{14}$O]$^+$, 123[M+H−C$_{12}$H$_{14}$O−CH$_2$]$^+$, 121[M+H−C$_{12}$H$_{14}$O$_2$]$^+$	(4*E*)-7-(4-hydroxy-3-methoxyphenyl)-1-phenyl-4-hepten-3-one	血、肝、胃	
84	POS	$C_{20}H_{22}O_4$	327[M+H]$^+$,206[M+H−C$_7$H$_5$O$_2$]$^+$, 163[M+H−C$_{10}$H$_{12}$O$_2$]$^+$,147[M+H−C$_{10}$H$_{12}$O$_3$]$^+$, 131[M+H−C$_{10}$H$_{12}$O$_2$−CH$_4$O]$^+$, 122[M+H−C$_7$H$_5$O$_2$−C$_5$H$_8$O]$^+$	胡桃宁 A 脱甲氧基产物		肾

续表

序号	采集模式	分子式	碎片归属	鉴定结果	原型成分归属	代谢产物归属
85	POS	$C_{20}H_{22}O_4$	327[M+H]$^+$,207[M+H−C_8H_8O]$^+$,163[M+H−$C_{10}H_{12}O_2$]$^+$,131[M+H−$C_{11}H_{16}O_3$]$^+$,107[M+H−$C_{13}H_{16}O_3$]$^+$,103[M+H−$C_{12}H_{16}O_4$]$^+$	1-(4′-羟基苯基)-7-(3″-甲氧基-4″-羟基苯基)-4-烯-3-庚酮	血、心、肝、胃	
86	POS	$C_{20}H_{22}O_5$	343[M+H]$^+$,245[M+H−$C_6H_{10}O$]$^+$,189[M+H−$C_8H_{10}O_3$]$^+$,163[M+H−$C_{10}H_{12}O_3$]$^+$,147[M+H−$C_{11}H_{16}O_3$]$^+$,137[M+H−$C_{12}H_{14}O_3$]$^+$,131[M+H−$C_{11}H_{16}O_4$]$^+$	胡桃宁A脱甲基产物		肺
87	POS	$C_{20}H_{22}O_5$	343[M+H]$^+$,325[M+H−H_2O]$^+$,245[M+H−$C_6H_{10}O$]$^+$,204[M+H−$C_7H_7O_3$]$^+$,189[M+H−$C_7H_7O_3$−CH_3]$^+$,163[M+H−$C_7H_7O_3$−C_3H_5]$^+$,147[M+H−$C_7H_7O_3$−C_4H_9]$^+$	1-(4′-甲氧基苯基)-7-(3″-甲氧基-2″-羟基苯基)-3′,4″-环氧-3-庚酮脱甲基产物		肝
88	NEG	$C_{20}H_{22}O_5$	341[M−H]$^-$,326[M−H−CH_3]$^-$,219[M−H−$C_8H_{10}O$]$^-$,177[M−H−$C_{10}H_{12}O_2$]$^-$	1-(4′-羟基苯基)-7-(2″-羟基-3″-甲氧基苯基)-3′,4″-环氧-3-庚酮	胃	
89	POS	$C_{20}H_{22}O_5$	343[M+H]$^+$,325[M+H−H_2O]$^+$,245[M+H−$C_6H_{10}O$]$^+$,163[M+H−$C_{10}H_{12}O_3$]$^+$,147[M+H−$C_{11}H_{16}O_3$]$^+$	1-(4′-羟基苯基)-7-(2″-羟基-3″-甲氧基苯基)-3′,4″-环氧-3-庚酮	血、脑、肝、肺、心、胃、肾	
90	NEG	$C_{20}H_{22}O_5$	341[M−H]$^-$,326[M−H−CH_3]$^-$,219[M−H−$C_8H_{10}O$]$^-$,177[M−H−$C_{10}H_{12}O_2$]$^-$	1-(4′-羟基苯基)-7-(2″-羟基-3″-甲氧基苯基)-3′,4″-环氧-3-庚酮	血、肝	
91	POS	$C_{20}H_{24}O_3$	313[M+H]$^+$,137[M+H−$C_{12}H_{16}O$]$^+$,107[M+H−$C_{13}H_{18}O_2$]$^+$	4-methoxy-2-oxatricyclo[13.2.2.1～3,7～]icosa-1(17),3(20),4,6,15,18-hexaen-10-ol	血、肝、心、肺、胃	
92	POS	$C_{20}H_{24}O_3$	313[M+H]$^+$,189[M+H−$C_7H_8O_2$]$^+$,147[M+H−$C_7H_8O_2$−C_3H_6]$^+$,137[M+H−$C_{12}H_{16}O$]$^+$,133[M+H−$C_7H_8O_2$−C_4H_8]$^+$,122[M+H−$C_{12}H_{16}O$−CH_3]$^+$,107[M+H−$C_7H_8O_2$−C_6H_{10}]$^+$	4,17-dimethoxy-2-oxatricyclo[13.2.2.1～3,7～]icosa-1(17),3(20),4,6,15,18-hexaen-10-one脱CO产物		肝
93	NEG	$C_{20}H_{26}O_4$	329[M−H]$^-$,135[M−H−$C_{12}H_{18}O_2$]$^-$	1-(4′-羟基苯基)-7-(4″-羟基-3″-甲氧基苯基)-3-庚醇	血、胃	
94	POS	$C_{21}H_{12}O_7$	377[M+H]$^+$,359[M+H−H_2O]$^+$,331[M+H−H_2O−CO]$^+$,275[M+H−C_7H_2O]$^+$,189[M+H−$C_{10}H_4O_4$]$^+$	3,3′-双胡桃醌氧化和甲基化产物		血

续表

序号	采集模式	分子式	碎片归属	鉴定结果	原型成分归属	代谢产物归属
95	NEG	$C_{21}H_{20}O_{11}$	447[M−H]$^-$,283[M−H−$C_6H_{10}O_5$]$^-$,255[M−H−$C_6H_{10}O_5$−CO]$^-$,151[M−H−$C_6H_{10}O_5$−$C_8H_4O_2$]$^-$	金丝桃苷脱氧化产物		胃
96	NEG	$C_{21}H_{20}O_{12}$	463[M−H]$^-$,301[M−H−$C_6H_{10}O_5$]$^-$,271[M−H−$C_6H_{10}O_5$−CH_2O]$^-$,255[M−H−$C_6H_{10}O_5$−CO−H_2O]$^-$,179[M−H−$C_6H_{10}O_5$−$C_7H_6O_2$]$^-$,151[M−H−$C_6H_{10}O_5$−$C_8H_6O_3$]$^-$	金丝桃苷	血、胃	
97	POS	$C_{21}H_{22}O_{12}$	467[M+H]$^+$,305[M+H−$C_6H_{10}O_5$]$^+$,287[M+H−$C_6H_{10}O_5$−H_2O]$^+$,153[M+H−$C_{14}H_{18}O_8$]$^+$	5-(5,7-dihydroxy-4-oxo-3,4-dihydro-2*H*-chromen-2-yl)-2,3-dihydroxyphenyl-*β*-D-allopyranoside	胃	
98	POS	$C_{21}H_{23}O_{14}P$	531[M+H]$^+$,513[M+H−H_2O]$^+$,368[M+H−$C_6H_{11}O_5$]$^+$,355[M+H−$C_6H_8O_6$]$^+$	5-(5,7-dihydroxy-4-oxo-3,4-dihydro-2*H*-chromen-2-yl)-2,3-dihydroxyphenyl-*β*-D-allopyranoside 脱氧和磷酸化产物		血
99	POS	$C_{21}H_{24}O_4$	341[M+H]$^+$,137[M+H−$C_{13}H_{16}O_2$]$^+$,131[M+H−$C_{12}H_{18}O_3$]$^+$,121[M+H−$C_{13}H_{16}O_3$]$^+$,103[M+H−$C_{13}H_{18}O_4$]$^+$	胡桃宁 A 脱氧化产物		肺
100	POS	$C_{21}H_{24}O_4$	341[M+H]$^+$,309[M+H−CH_4O]$^+$,217[M+H−$C_7H_8O_2$]$^+$,203[M+H−$C_8H_{10}O_2$]$^+$,137[M+H−$C_{13}H_{16}O_2$]$^+$,131[M+H−$C_{12}H_{18}O_3$]$^+$,121[M+H−$C_{13}H_{16}O_3$]$^+$	4,17-dimethoxy-2-oxatricyclo[13.2.2.1～3,7～]icosa-1(17),3(20),4,6,15,18-hexaen-10-one	血、心、肺、胃	
101	POS	$C_{21}H_{24}O_5$	357[M+H]$^+$,259[M+H−$C_6H_{10}O$]$^+$,179[M+H−$C_{11}H_{14}O_2$]$^+$,147[M+H−$C_{12}H_{18}O_3$]$^+$,137[M+H−$C_{13}H_{16}O_3$]$^+$,121[M+H−$C_{13}H_{16}O_4$]$^+$	胡桃宁 A	血、心、胃	
102	POS	$C_{21}H_{24}O_5$	357[M+H]$^+$,259[M+H−$C_6H_{10}O$]$^+$,179[M+H−$C_{11}H_{14}O_2$]$^+$,163[M+H−$C_{10}H_{14}O_3$]$^+$,147[M+H−$C_{12}H_{18}O_3$]$^+$,137[M+H−$C_{13}H_{16}O_3$]$^+$	1-(4′-羟基苯基)-7-(2″-羟基-3″-甲氧基苯基)-3′,4″-环氧-3-庚酮 氧化产物		胃
103	POS	$C_{21}H_{26}O_4$	343[M+H]$^+$,187[M+H−$C_8H_{12}O_3$]$^+$,137[M+H−$C_{13}H_{18}O_2$]$^+$,131[M+H−$C_{12}H_{20}O_3$]$^+$	4,17-dimethoxy-2-oxatricyclo[13.2.2.1～3,7～]icosa-1(17),3(20),4,6,15,18-hexaen-10-ol	血、心、肝、胃	
104	POS	$C_{21}H_{36}O_4$	353[M+H]$^+$,261[M+H−$C_3H_8O_3$]$^+$,243[M+H−$C_3H_8O_3$−H_2O]$^+$,135[M+H−$C_{11}H_{22}O_4$]$^+$	pregnane-3,11,17,20-tetrol	心	

续表

序号	采集模式	分子式	碎片归属	鉴定结果	原型成分归属	代谢产物归属
105	POS	$C_{23}H_{20}O_{12}$	$489[M+H]^+$,$327[M+H-C_6H_{10}O_5]^+$, $309[M+H-C_6H_{10}O_5-H_2O]^+$, $265[M+H-C_6H_{10}O_5-H_2O-CO_2]^+$, $237[M+H-C_6H_{10}O_5-H_2O-CO_2-CO]^+$	1,8,9,10- 四羟基 -6*H*- 萘并[1,2-*b*] 苯并 [*d*] 吡喃 -6- 酮 -12-*O*-*β*-D- 葡萄糖苷（jugnaphthalenoside A）	血、肺、胃	
106	NEG	$C_{23}H_{20}O_{12}$	$487[M-H]^-$,$325[M-H-C_6H_{10}O_5]^-$, $307[M-H-C_6H_{12}O_6]^-$	1,8,9,10- 四羟基 -6*H*- 萘并[1,2-*b*] 血苯并 [*d*] 吡喃 -6-酮 -12-*O*-*β*-D- 葡萄糖苷（jugnaphthalenoside A）	血	
107	POS	$C_{23}H_{22}O_{12}$	$491[M+H]^+$,$315[M+H-C_6H_8O_6]^+$, $300[M+H-C_6H_8O_6-CH_3]^+$, $285[M+H-C_6H_8O_6-2CH_3]^+$, $272[M+H-C_{11}H_7O_5]^+$	条叶蓟素脱氧和葡萄糖醛酸结合产物		血
108	NEG	$C_{23}H_{22}O_{12}$	$489[M-H]^-$,$331[M-H-C_{10}H_6O_2]^-$, $313[M-H-C_{10}H_6O_2-H_2O]^-$, $301[M-H-C_{11}H_8O_3]^-$,$271[M-H-C_{12}H_{10}O_4]^-$, $241[M-H-C_{13}H_{12}O_5]^-$,$217[M-H-C_{11}H_{12}O_8]^-$, $211[M-H-C_{14}H_{14}O_6]^-$,$175[M-H-C_{13}H_{14}O_9]^-$, $169[M-H-C_{16}H_{16}O_7]^-$	1,4,8- 三羟基萘 -1-*O*-*β*-D-[6′-*O*-(3″,4″,5″- 三羟基苯甲酰)] 吡喃葡萄糖苷	胃	
109	POS	$C_{24}H_{24}O_{14}$	$537[M+H]^+$,$361[M+H-C_6H_8O_6]^+$, $346[M+H-C_6H_8O_6-CH_3]^+$, $331[M+H-C_6H_8O_6-2CH_3]^+$, $281[M+H-C_6H_8O_6-C_2H_8O_3]^+$	3,3′,5-trihydroxy-4′,6,7-trimethoxyflavone 葡萄糖醛酸结合产物		血
110	POS	$C_{24}H_{26}O_{13}$	$523[M+H]^+$,$347[M+H-C_{10}H_8O_3]^+$, $331[M+H-C_{10}H_8O_4]^+$, $259[M+H-C_{13}H_{12}O_6]^+$,$169[M+H-C_{16}H_{18}O_9]^+$	(4*S*)-4,5,8- 三羟基 -*α*- 四氢萘酮 -5-*O*-*β*-D-[6′-*O*-(3″,5″-二羟基 -4″- 甲氧基苯甲酰)] 吡喃葡萄糖苷	血、肺、胃	
111	POS	$C_{24}H_{34}O$	$339[M+H]^+$,$227[M+H-C_7H_{12}O]^+$, $213[M+H-C_8H_{14}O]^+$,$159[M+H-C_{12}H_{20}O]^+$	(3*α*,5*α*)-3-hydroxy-3-(2-propyn-1-yl)pregnan-20-one 脱水产物		血
112	POS	$C_{24}H_{36}O$	$341[M+H]^+$,$323[M+H-H_2O]^+$, $203[M+H-C_9H_{14}O]^+$,$191[M+H-C_{10}H_{14}O]^+$	4,4,20- 三甲基 -8,14,16- 三烯 -3- 孕甾醇	血、肝、肾	
113	POS	$C_{26}H_{20}O_{11}$	$509[M+H]^+$,$347[M+H-C_6H_{10}O_5]^+$, $319[M+H-C_6H_{10}O_5-CO]^+$	2,2′- 二羟基 -3,3′- 双胡桃醌连续脱氧和葡萄糖结合产物		血
114	NEG	$C_{26}H_{22}O_{12}$	$525[M-H]^+$,$362[M-H-C_6H_{11}O_5]^+$, $334[M-H-C_6H_{11}O_5-CO]^+$	2-(2′-*O*-benzoyl)-*C*-*β*-D-glucopyranosyl-1,3,6,7-tetrahydroxyxanthone	血、胃	
115	POS	$C_{27}H_{44}$	$369[M+H]^+$,$175[M+H-C_{14}H_{26}]^+$, $161[M+H-C_{15}H_{28}]^+$,$147[M+H-C_{16}H_{30}]^+$	(22*E*)-stigmasta-4,22-diene 脱双甲基化产物		肺
116	POS	$C_{29}H_{14}O_9$	$507[M+H]^+$,$489[M+H-H_2O]^+$, $463[M+H-CO_2]^+$,$445[M+H-CO_2-H_2O]^+$, $359[M+H-C_8H_4O_3]^+$	1,3,4,6,8,13-hexahydroxy-10,11-dimethoxyphenanthro[1,10,9,8-opqra]perylene-7,14-dione 脱甲氧基产物		血

续表

序号	采集模式	分子式	碎片归属	鉴定结果	原型成分归属	代谢产物归属
117	POS	$C_{30}H_{44}O_2$	$437[M+H]^+$,$391[M+H-COOH_2]^+$,$203[M+H-COOH_2-C_{14}H_{20}]^+$,$189[M+H-COOH_2-C_{15}H_{22}]^+$	ursa-2,9(11),12-trien-24-oic acid	肺、胃	
118	POS	$C_{30}H_{46}O$	$423[M+H]^+$,$217[M+H-C_{10}H_{16}O]^+$,$161[M+H-C_{10}H_{16}O-C_4H_8]^+$,$147[M+H-C_{10}H_{16}O-C_5H_{10}]^+$	ursa-6,12,20(30)-trien-3-ol	血、肺、胃、心、肾	
119	POS	$C_{30}H_{46}O_3$	$455[M+H]^+$,$437[M+H-H_2O]^+$,$314[M+H-C_8H_{13}O_2]^+$,$207[M+H-C_{16}H_{24}O_2]^+$	熊果酸去饱和产物		血
120	POS	$C_{30}H_{48}O$	$425[M+H]^+$,$407[M+H-H_2O]^+$,$285[M+H-H_2O-C_9H_{14}]^+$,$135[M+H-H_2O-C_{20}H_{32}]^+$,$123[M+H-H_2O-C_{21}H_{32}]^+$,$109[M+H-H_2O-C_{21}H_{32}-CH_2]^+$	26-methylstigmasta-5,22,25(27)-trien-3-ol	血、心、肝、胃、肾	
121	POS	$C_{30}H_{48}O_2$	$441[M+H]^+$,$423[M+H-H_2O]^+$,$221[M+H-H_2O-C_{15}H_{22}]^+$,$205[M+H-H_2O-C_{16}H_{26}]^+$	3-hydroxylup-20(29)-en-28-al	胃	
122	POS	$C_{30}H_{48}O_2$	$441[M+H]^+$,$423[M+H-H_2O]^+$,$217[M+H-H_2O-C_{14}H_{22}O]^+$,$203[M+H-H_2O-C_{15}H_{24}O]^+$,$149[M+H-H_2O-C_{15}H_{24}O-C_4H_6]^+$	(3*β*)-oleana-12,21-diene-3,24-diol	血、胃	
123	NEG	$C_{30}H_{48}O_4$	$471[M-H]^-$,$393[M-H-C_2H_6O_3]^-$	泰国树脂酸	血	
124	POS	$C_{30}H_{50}O_2$	$443[M+H]^+$,$425[M+H-H_2O]^+$,$407[M+H-2H_2O]^+$,$221[M+H-C_{15}H_{26}O]^+$	白桦脂醇	血、肝、肾	
125	POS	$C_{30}H_{50}O_3$	$459[M+H]^+$,$441[M+H-H_2O]^+$,$423[M+H-2H_2O]^+$,$207[M+H-C_{16}H_{28}O_2]^+$,$143[M+H-C_{22}H_{36}O]^+$	熊果酸加氢产物		肝
126	POS	$C_{30}H_{50}O_3$	$459[M+H]^+$,$441[M+H-H_2O]^+$,$423[M+H-2H_2O]^+$,$207[M+H-C_{16}H_{28}O_2]^+$,$189[M+H-C_{16}H_{30}O_3]^+$	20(*S*)- 原人参二醇 -3- 酮	血、肝	
127	POS	$C_{37}H_{46}O_3$	$539[M+H]^+$,$351[M+H-C_{12}H_8O_2]^+$,$229[M+H-C_{23}H_{34}]^+$	2-cyclohexyl-4-[4-(3-cyclohexyl-4-hydroxyphenyl)-3-hexanyl]phenyl benzoate	血	

注：POS 表示正离子扫描模式；NEG 表示负离子扫描模式。

由表 2-11 结果可知：大鼠血清中共鉴定出北青龙衣成分 59 种，包括 39 种原型成分和 20 种代谢成分，其中包含 22 个萘醌类成分、13 个黄酮类成分、11 个二芳基庚烷类成分、10 个三萜类成分、3 个酚酸类成分；大鼠心脏组织中共鉴定出包括 22 个原型成分和 9 个代谢产物在内的北青龙衣 31 种成分，其中包含萘醌类成分 18 个、二芳基庚烷类成分 7 个、黄酮类成分 2 个、三萜类成分 3 个及酚酸类成分 1 个；大鼠肝组织中鉴定出 39 种化学成分，包括 27 个原型成分和 12 个代谢产物，其中包含 10 个二芳基庚烷类成分、10 个 黄酮类成分、14 个萘醌类成分、5 个三萜类成分；大鼠胃组织中共鉴定出 54 个移行成分，其中 41 个原型成分，包括 17 个萘醌类成分、9 个二芳基庚烷类成分、7 个黄酮类成分、5 个三萜类成分及 3 个酚酸类成分，13 个代谢产物，包括 4 个萘醌类成分、3 个二芳基庚烷类成分、1 个黄酮类成分及 5 个其他类成分；大鼠肺组织共鉴定出 19 个原型成分和 7 个代谢产物，包括 14 个萘醌类成分、6 个二芳基庚烷类成分、3 个黄酮类成分及 3 个三萜类成分；大鼠肾组织中鉴定出 24 种化学成分，包括 16 个原型成分和 8 个代谢产物，其中包含 12 个萘醌类成分、5 个黄酮类成分、3 个二芳基庚烷类成分、4 个三萜类成分；大鼠脑组织中鉴定出 11 种来源于北青龙衣的成分，包含 7 个原型成分和 4 个代谢产物，其中 7 个萘醌类成分、2 个二芳基庚烷类成分、2 个酚酸类成分。

3. 结论

本实验采用 UPLC-Q-TOF/MS 技术对北青龙衣入血成分进行研究，初步推断血清中59种成分可能为其在体内发挥作用的药效物质基础。首次阐明北青龙衣化学成分在大鼠心、肝、胃、肺、肾、脑等主要组织的分布情况。该方法检测快速、准确，确定了北青龙衣醇提物在大鼠组织中的原型成分及代谢产物，为北青龙衣抗肿瘤活性成分、作用机制及代谢过程研究奠定基础，为北青龙衣用药安全性和有效性提供参考，也为其在大鼠体内成分及组织分布深入研究提供方法学借鉴。

参考文献

[1] 周媛媛，王栋．胡桃属植物抗肿瘤作用化学成分研究进展 [J]．中国药房，2010，21(43)：4119-4121.

[2] 刘淑莹，宋凤瑞，刘志强．中药质谱分析 [M]．北京：科学出版社，2012.

[3] 王添敏，刘力，邸学，等．不同干燥方法对胡桃楸茎枝中胡桃醌含量的影响 [J]．中国医院药学杂志，2011，31(17)：1461-1463.

[4] 辛国松，曲中原，邹翔，等．不同贮藏年限青龙衣中羟基萘醌的比较 [J]．现代药物与临床，2011，26(3)：221-223.

[5] 索绪斌，高奎滨，张云凌，等．高效液相色谱法测定青龙衣中胡桃醌含量 [J]．中药材，2003，26(11)：793.

[6] 刘丽娟，高树赢，李强，等．北青龙衣中胡桃苷 B 的分离及含量测定方法的建立 [J]．中国现代应用药学，2010，27(1)：46-48.

[7] 高树赢．北青龙衣的化学成分及质量标准的研究 [D]．哈尔滨：黑龙江大学，2009.

[8] 孟敏．青龙衣有效成分分析方法与锁阳提取工艺 [D]．兰州：兰州大学，2009.

[9] Liu J X，Meng M，Li C，et al．Simultaneous determination of three diarylheptanoids and α-tetralone derivative in the green walnut husks(*Juglans regia* L.) by high-performance liquid chromatography with photodiode array detector[J]．J Chromatogr A，2008，1190 (1-2)：80-85.

[10] 雷涛，孟繁钦，吴宜艳．核桃楸皮槲皮素含量测定 [J]．实验室科学，2012，15(1)：88-90.

第三章　北青龙衣质量评价研究

产地、采收期、加工方法是影响药材质量的 3 个关键因素。本章首先建立北青龙衣药材系统的质量标准，进一步通过液质联用技术评价不同基源、产地、采收期、储存时间药材的真伪及优劣；通过对不同采收期北青龙衣有效成分总含量、主成分含量及有效组分变化规律的分析，结合产量，确定适宜采收期；通过液质联用技术分析炮制前后北青龙衣毒性成分及有效成分的变化，明确其减毒增效的化学机制，为北青龙衣炮制方法的规范研究提供科学的评价方法，从而保证北青龙衣质量可控。

第一节　北青龙衣质量标准的建立

本节建立北青龙衣来源与性状特征、鉴别检查项、总含量及高效液相含量测定方法及红外光谱、液相色谱指纹图谱研究，为北青龙衣质量控制提供依据。

一、来源与性状特征研究

1. 北青龙衣的原植物形态

胡桃楸，落叶乔木，高达 15 ～ 25m，胸径达 40 ～ 70cm。树皮灰色或暗灰色，光滑，浅丝裂；树冠长圆形；小枝淡灰色，具腺状细绒毛，皮孔隆起，枝粗壮，灰色，髓心片状，灰褐色；冬芽卵形，黄褐色，侧芽较顶芽小，均被黄褐色毛，叶痕猴脸型。果序长 10 ～ 15cm，常有 5 ～ 7 个果实；假核果卵形或椭圆形，长 3.5 ～ 7.5cm，直径 3 ～ 5cm，先端尖，外果皮绿色，有褐色腺毛，果核球形、卵形或长椭圆形，先端锐尖，表面有 8 条纵棱，各棱间有不规则皱折及凹穴，暗褐色。种子有皱褶如脑状，黄褐色薄皮。花期 5 ～ 6 月，果熟期 7 ～ 9 月，果实在 9 月成熟后渐渐脱落[1]，见图 3-1。

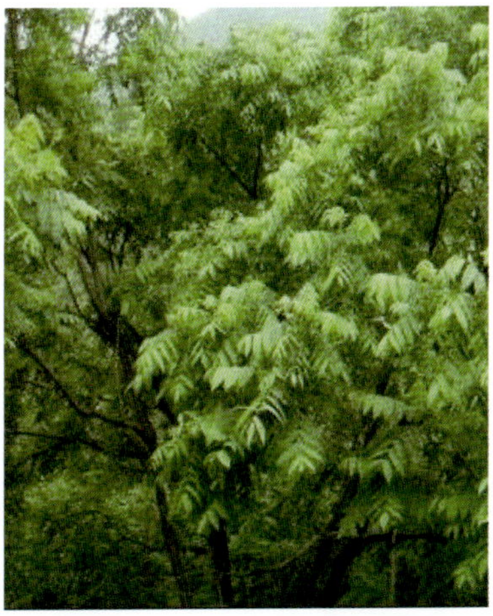

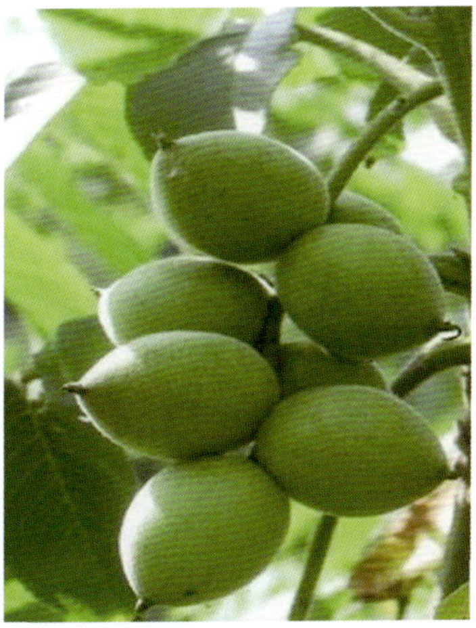

图 3-1　胡桃楸植物及其果实

2. 北青龙衣的来源

北青龙衣样品于 2014 年 7 ～ 8 月间分别采于黑龙江省方正县、五常市、哈尔滨市、集贤县、汤原县、宝清县、桦南县、嘉荫县、宾县、海林市、通河县、铁力市、黑河市，经黑龙江省中医药科学院初东君主任药师鉴定为胡桃科植物胡桃楸（*Juglans mandshurica* Maxim.）的新鲜未成熟果实。取其外果皮，除去杂质，置通风处阴凉干燥 15 天，即得，见表 3-1。

表 3-1　北青龙衣样品统计表

样品编号	样品产地	采收时间	地理方位
1	方正县	2014.7.18	东经 128°83′北纬 45°83′
2	五常市	2014.7.20	东经 127°15′北纬 44°92′
3	哈尔滨市	2014.7.22	东经 126°68′北纬 45°72′
4	集贤县	2014.7.22	东经 131°13′北纬 46°07′
5	汤原县	2014.7.24	东经 129°90′北纬 46°73′
6	宝清县	2014.7.24	东经 131°58′北纬 46°19′
7	桦南县	2014.7.24	东经 130°49′北纬 46°11′
8	嘉荫县	2014.7.25	东经 130°36′北纬 48°28′
9	宾县	2014.7.29	东经 127°48′北纬 45°75′
10	海林市	2014.7.29	东经 129°35′北纬 44°57′
11	通河县	2014.7.29	东经 128°32′北纬 46°28′
12	铁力市	2014.8.2	东经 128°25′北纬 46°38′
13	黑河市	2014.8.11	东经 127°48′北纬 50°25′

3. 北青龙衣的药材性状

3.1 实验方法

观察其药材内外表皮颜色、表皮性状[2]，鼻闻气味，口尝味道，并记录。与《黑龙江省中药材标准》所描述的进行比较。

3.2 实验结果

经 13 个产地 39 批样品实际观察发现，本品为皱缩的块片状，纵面多向内卷曲；外表面较光亮，为棕褐色，有褐色斑点，被有细小绒毛；内表面黑褐色，不平坦。气无，味苦涩。与《黑龙江省中药材标准》中北青龙衣药材性状描述相符，见图 3-2。

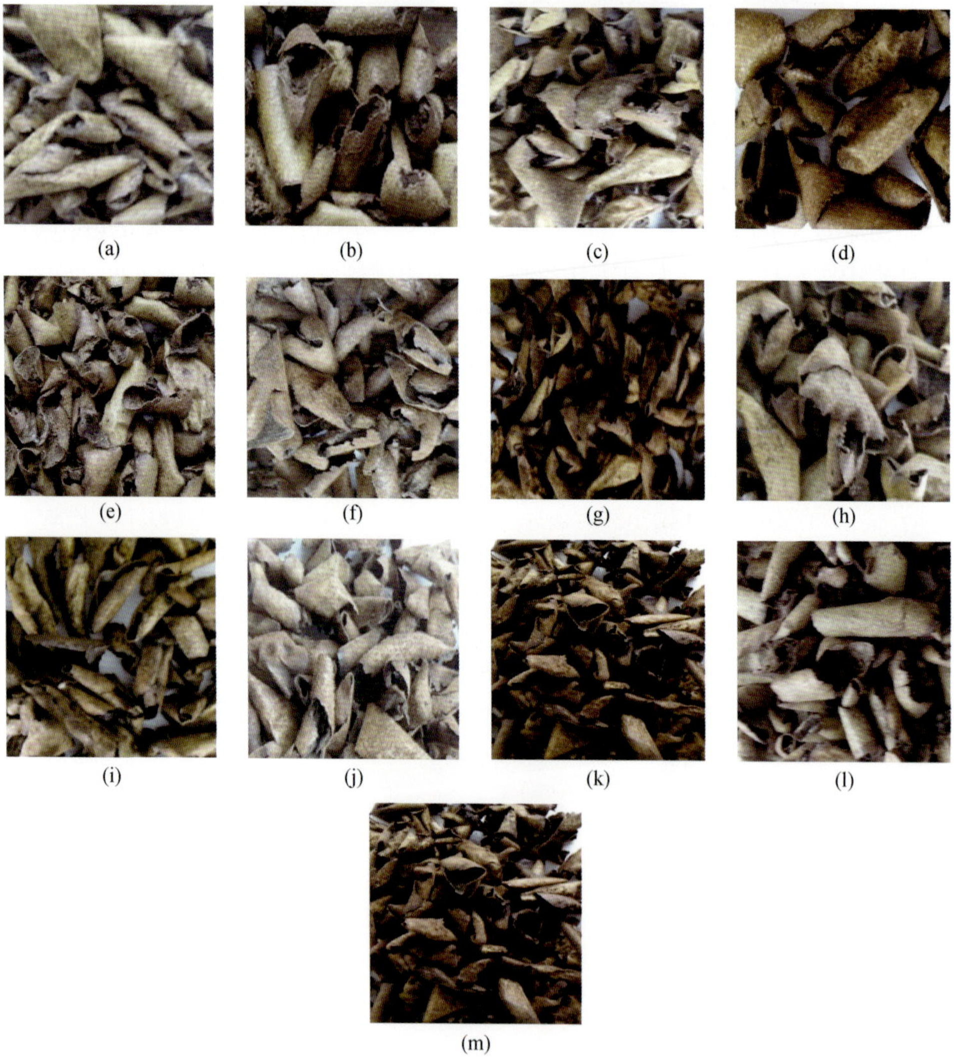

图 3-2 不同产地的北青龙衣药材

（a）～（m）依次为编号 1 ～ 13 产地的药材样品

3.3　结论与讨论

对中药的识别最简单、普通的方法是特征观察，包括其外观、形状、颜色、气味的观察，根据对13个产地北青龙衣药材的性状特征进行比较，发现均具有明显的北青龙衣药材性状特征，故可用其辨别真伪。

二、鉴别项研究

1. 北青龙衣的显微鉴别

1.1　实验方法

参照2010年版《中华人民共和国药典》（简称《中国药典》）显微鉴别法（附录ⅡC）测定[3]。将13个产地北青龙衣样品粉碎，过4号筛，挑取少许置载玻片上，滴加水合氯醛试液，加热透化，再滴加稀甘油试液，盖上盖玻片，显微镜下观察。

1.2　实验结果

本品粉末均为棕褐色，石细胞多，常成群，也有单个散在，黄褐色，类圆形或方形，直径20～50μm，壁厚薄不一，孔沟明显。腺鳞多，黄棕色，腺头多细胞，类圆球形，直径50～100μm，腺柄单细胞。单细胞非腺毛，黄白色，长90～120μm，壁较光滑，突起较少。草酸钙簇晶少，晶瓣少，棱角较钝，直径15～40μm，见图3-3。

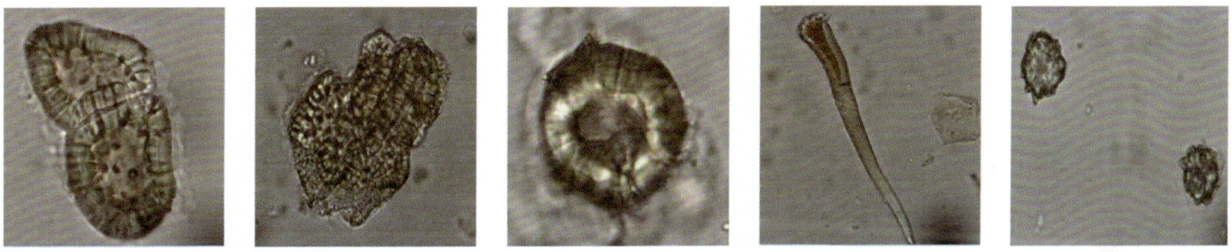

(a) 石细胞　(b) 石细胞群　(c) 腺鳞　(d) 非腺毛　(e) 草酸钙簇晶

图3-3　北青龙衣药材粉末显微特征图

1.3　结论与讨论

结果表明，13个产地北青龙衣药材粉末在显微构造方面基本相似，且特征稳定。这些特征可作为北青龙衣药材区别于其他药材的鉴别依据，专属性较强。

2. 北青龙衣的薄层鉴别

2.1　实验方法及结果

取供试品粉末约2g，加三氯甲烷40mL，超声20min，放冷，过滤，滤液蒸干，残渣加三氯甲烷1mL使其溶解，作为供试品溶液。另取北青龙衣对照药材粉末约2g，同法制成对照药材溶液。吸取上述两种溶液各 5μL，分别点于同一硅胶 G 薄层板上，以甲苯 - 乙酸乙酯（8 ∶ 3）为展开剂，展开，取出，晾干，置紫外灯（365 nm）下检视[3]，结果见图 3-4。

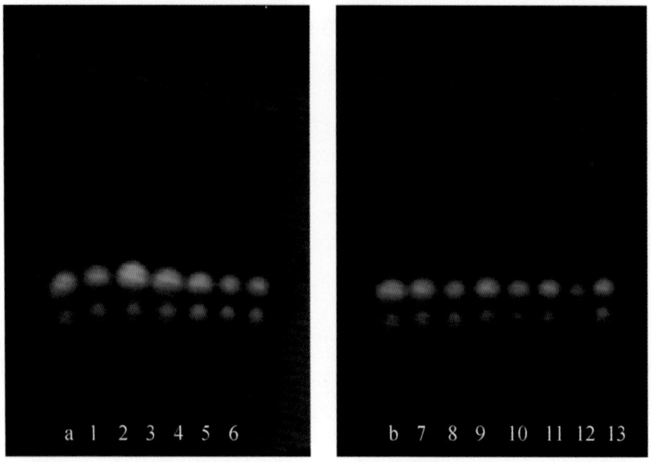

图 3-4　北青龙衣药材粉末薄层鉴别

a、b 为北青龙衣对照药材；1 ～ 13 分别为编号 1 ～ 13 产地药材样品

2.2　结论与讨论

结果表明，13 个产地供试品色谱中，除 12 号样品荧光斑点略多，均在与对照药材色谱相应的位置上，显相同颜色荧光斑点。其中黄色和绿色的荧光斑点可作为特征鉴别斑点。此方法可作为北青龙衣药材的定性鉴别依据，专属性强。

三、检查项研究

1. 北青龙衣的水分测定

1.1　实验方法及结果

参照 2010 年版《中国药典》水分测定法 烘干法（附录Ⅸ H）测定。取供试品约 2g，平铺于干燥至恒量的扁形称瓶中，厚度不超过 5mm，精密称定，打开瓶盖在 105℃干燥 5h，将瓶盖盖好，移至干燥器中，冷却 30min，精密称定，再在上述温度干燥 1h，冷却，称量，至连续两次称量的差异不超过 5mg 为止。根据减失的质量，计算供试品中含水量（%），测定结果见表 3-2。

表 3-2　北青龙衣样品的含水量（n=3）

产地及编号	含水量 /%	RSD/%
1. 方正县	8.29	0.29
2. 五常市	8.32	0.13

续表

产地及编号	含水量 /%	RSD/%
3. 哈尔滨市	9.50	0.07
4. 集贤县	9.07	0.23
5. 汤原县	9.45	0.08
6. 宝清县	8.64	0.45
7. 桦南县	8.43	0.17
8. 嘉荫县	9.69	0.16
9. 宾县	9.16	0.05
10. 海林市	9.50	0.22
11. 通河县	9.13	0.19
12. 铁力市	8.45	0.21
13. 黑河市	9.27	0.33

1.2 结论与讨论

储存过程中，中药的含水量直接影响其质量。含水量过低，药材饮片易于破碎；含水量过高，则可能发生霉变、虫蛀等现象，而失去原有的活性成分。因此，对中药材的水分进行控制具有一定意义。药材本身的含水量在 10% 以下，药材可以安全储存。13 个产地药材的含水量在 8.29% ～ 9.69% 之间，均小于 10%，且已储存 10 个月未见霉变和虫蛀，说明取其外果皮，除去杂质，置通风处阴凉干燥 15 天的干燥方法可行。

2. 北青龙衣的总灰分及酸不溶性灰分测定

2.1 实验方法及结果

参照 2010 年版《中国药典》灰分测定法（附录Ⅸ K）测定[2, 4]。取供试品约 4g，精密称定，置炽灼至恒量的坩埚内，称定质量，置电热套中，缓缓炽灼，注意避免燃烧，升至约 300℃至完全炭化，再置于电阻炉中，逐渐升高温度至 600℃，持续 3h 使完全灰化并至恒量。根据残渣质量，计算样品中总灰分的含量（%）。

取上述所得的灰分，在坩埚中小心加入稀盐酸约 10mL，用表面皿覆盖坩埚，置水浴上加热 10min，表面皿用 5mL 热水冲洗，洗液并入坩埚中，用无灰滤纸过滤，坩埚内的残渣用水洗于滤纸上，并洗涤至洗液不显氯化物反应为止。滤渣连同滤纸移至同一坩埚中，干燥，炽灼至恒量。根据残渣质量，计算供试品中酸不溶性灰分的含量（%）。测定结果见表 3-3。

表 3-3 北青龙衣样品中总灰分、酸不溶性灰分的含量（n=3）

产地及编号	总灰分含量 /%	酸不溶性灰分含量 /%
1. 方正县	4.16	0.43
2. 五常市	6.25	0.69
3. 哈尔滨市	7.46	1.27
4. 集贤县	5.93	0.95
5. 汤原县	4.07	0.39
6. 宝清县	5.84	0.75
7. 桦南县	7.54	0.92
8. 嘉荫县	5.12	0.75
9. 宾县	5.57	1.32
10. 海林市	4.17	0.47
11. 通河县	6.02	0.67
12. 铁力市	6.70	1.01
13. 黑河市	7.93	1.05
均值 /%	5.90	0.82

2.2 结论与讨论

通过观察北青龙衣药材粉末的显微特征，确定其是含有一定量草酸钙结晶的生药，故测定总灰分和酸不溶性灰分含量。13 个产地药材总灰分的含量在 4.07% ～ 7.93% 之间，低于 8.0%；酸不溶性灰分的含量在 0.39% ～ 1.32% 之间，低于 2.0%，各产地含量差异较大。其中，集贤县（4）、汤原县（5）、嘉荫县（8）、海林市（10）和黑河市（13）浸出物含量较低，五常市（2）、桦南县（7）、宾县（9）浸出物含量较高。因此，暂拟定北青龙衣药材总灰分的含量不得超过 10.0%，酸不溶性灰分的含量不得超过 3.0%，该标准也可作为北青龙衣粉饮片掺伪鉴定的重要依据。

四、总含量测定研究

（一）北青龙衣的总萘醌含量测定

1. 仪器与材料

UV-16 型紫外 – 可见分光光度计（日本岛津公司）；胡桃醌对照品（成都瑞芬思生物

科技有限公司提供，批号：H-075-131230）；药材：13 个产地北青龙衣样品粉末（过 4 号筛）。

2. 实验方法

2.1　对照品溶液的制备

取胡桃醌对照品适量，精密称定，置于 50mL 容量瓶中，加甲醇溶液使其溶解，稀释至刻度，摇匀，即得（每 1mL 中含胡桃醌 0.11mg）。

2.2　标准曲线的确定

精密量取对照品溶液 0.5mL、1.0mL、2.0mL、3.0mL、5.0mL，分别置于 10mL 容量瓶中，分别加入 1mL 5% KOH 溶液显色，加甲醇稀释至刻度。以显色剂为空白，参照 2010 年版《中国药典》紫外 - 可见分光光度法（附录Ⅴ A），在 509nm 波长处测定吸光度，以吸光度为纵坐标，浓度为横坐标，绘制标准曲线。标准曲线方程为 $y = 0.0126x + 0.0293$，$R^2 = 0.9995$。结果表明，胡桃醌在 5.5 ～ 55.0μg/mL 范围内线性关系良好。测定结果见表 3-4，标准曲线见图 3-5。

表 3-4　线性范围

溶液编号	质量浓度 /（μg/mL）	吸光度
1	5.5	0.093
2	11.0	0.168
3	22.0	0.312
4	33.0	0.453
5	55.0	0.719

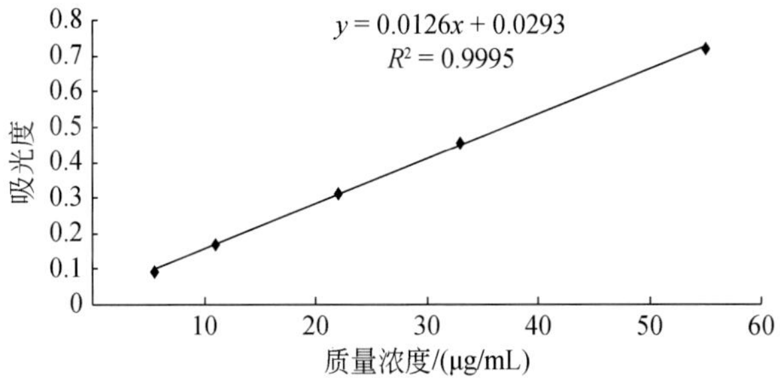

图 3-5　标准曲线

2.3　供试品溶液的制备

取供试品约 1g，精密称定，精密加入甲醇 25mL，称定质量，超声处理 30min，放冷，再称定质量，用甲醇补足减失的质量，摇匀，过滤，弃去初滤液，精密量取续滤液 4mL，蒸干，残渣加甲醇溶解，转移至 100mL 容量瓶中，加甲醇至刻度，摇匀，过滤，取续滤液，即得。

2.4 测定法

分别取供试品溶液各 1mL，加入 1mL 5% KOH 水溶液显色，在 509nm 波长处测定不同产地供试品溶液的吸光度，从标准曲线上读出供试品溶液中总萘醌的浓度，计算，即得。

3. 实验结果

测定结果见表 3-5。

表 3-5 北青龙衣样品中总萘醌含量（n=3）

产地及编号	总萘醌含量 /（mg/g）	RSD/%
1. 方正县	17.03	1.45
2. 五常市	9.59	1.13
3. 哈尔滨市	7.71	1.67
4. 集贤县	17.23	0.34
5. 汤原县	17.28	1.01
6. 宝清县	9.93	0.49
7. 桦南县	6.78	1.81
8. 嘉荫县	10.36	1.89
9. 宾县	16.38	1.34
10. 海林市	18.63	1.50
11. 通河县	11.91	1.45
12. 铁力市	15.49	2.12
13. 黑河市	9.94	1.08

4. 结论与讨论

对 13 个产地北青龙衣药材总萘醌含量测定结果表明，样品中总萘醌含量在 6.78 ～ 18.63mg/g 之间，其中方正县、集贤县、汤原县、宾县和海林市含量较高，五常市、哈尔滨市、宝清县、桦南县和嘉荫县、黑河市含量较低。暂拟定药材中总萘醌含量不得少于6mg/g，各产地总萘醌含量相差近3倍，差异较大，而样品的采收时间相近，饮片干燥方法、时间一致，所以其差异原因可能是产地经纬度差异及当年产地气候情况影响。

（二）北青龙衣的总多酚含量测定

1. 仪器与材料

UV-16 型紫外 – 可见分光光度计（日本岛津公司）；没食子酸对照品（中国食品药品

检定研究院提供，批号：110831-200302）；13 个产地北青龙衣样品粉末（过 4 号筛）。

2. 实验方法

2.1　对照品溶液的制备

取没食子酸对照品适量，精密称定，置于 50mL 容量瓶中，加超纯水使其溶解，稀释至刻度，摇匀，即得（每 1mL 中含没食子酸 0.08mg）。

2.2　标准曲线的确定

精密量取对照品溶液 1.0mL、2.0mL、3.0mL、4.0mL、5.0mL，分别置于 25mL 容量瓶中，分别加入 1mL 磷钼钨酸试液，再加入 10mL 20% Na_2CO_3 溶液，加超纯水稀释至刻度，摇匀，静置 30min 显色。以显色剂为空白，参照 2010 年版《中国药典》紫外－可见分光光度法（附录Ⅴ A），在 760nm 波长处测定吸光度，以吸光度为纵坐标，浓度为横坐标，绘制标准曲线。标准曲线方程为 $y = 0.0879x - 0.1212$，R^2=0.9996。结果表明，没食子酸在 3.2 ～ 16.0μg/mL 范围内线性关系良好。测定结果见表 3-6，标准曲线见图 3-6。

表 3-6　线性范围

溶液编号	质量浓度 /（μg/mL）	吸光度
1	3.2	0.153
2	6.4	0.442
3	9.6	0.731
4	12.8	1.012
5	16.0	1.274

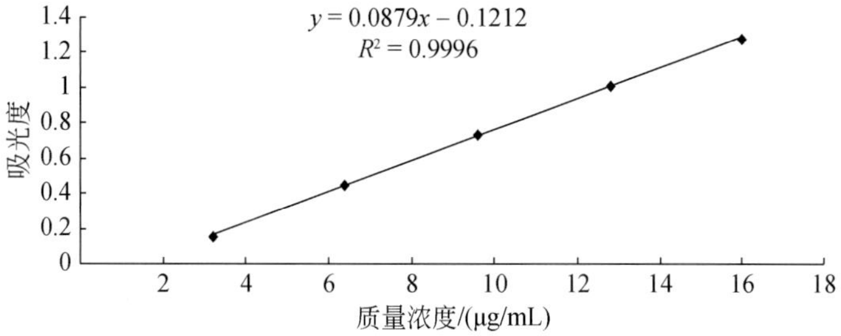

图 3-6　标准曲线

2.3　供试品溶液的制备

分别取供试品约 1g，精密称定，置于 100mL 容量瓶中，加 50mL 超纯水，称定质量，放置过夜，超声处理 40min，放冷，再称定质量，用超纯水补足减失的质量，摇匀，过滤，弃去初滤液，精密量取续滤液 1mL，置于 5mL 容量瓶中，用蒸馏水稀释至刻度，摇匀，即得。

2.4 测定法

分别取供试品溶液各 2mL，置于 25mL 容量瓶中，分别加入 1mL 磷钼钨酸试液，再加入 10mL 20% Na_2CO_3 溶液，加超纯水稀释至刻度，摇匀，静置 30min 显色，在 760nm 波长处测定不同产地供试品溶液的吸光度，从标准曲线上读出供试品溶液中总多酚的质量浓度，计算，即得。

3. 实验结果

测定结果见表 3-7。

表 3-7　北青龙衣样品中总多酚含量（n=3）

产地及编号	总多酚含量 /（mg/g）	RSD/%
1. 方正县	17.59	1.64
2. 五常市	22.33	1.09
3. 哈尔滨市	23.86	0.67
4. 集贤县	24.37	1.13
5. 汤原县	23.38	0.91
6. 宝清县	20.92	0.79
7. 桦南县	25.06	1.83
8. 嘉荫县	20.43	1.84
9. 宾县	23.66	1.14
10. 海林市	21.33	0.75
11. 通河县	24.23	1.15
12. 铁力市	32.93	1.62
13. 黑河市	24.19	1.38

4. 结论与讨论

王添敏等[5, 6]也从胡桃楸中分离得到多种多酚类成分，经药理实验证实具有抗肿瘤和抗氧化作用。因此，本书选择测定总多酚含量作为指标之一来判定北青龙衣药材的质量。对 13 个产地北青龙衣药材的总多酚含量测定结果表明，样品中总多酚含量在 17.59 ～ 32.93mg/g 之间，其中除铁力市含量最高，方正县含量最低，偏离均值程度较大外，其他产地总体含量差别不大。

（三）北青龙衣的总黄酮含量测定

1. 仪器与材料

UV-16 型紫外 – 可见分光光度计（日本岛津公司）；芦丁对照品（中国食品药品检定研究院提供，批号：110753-200412）；药材：13 个产地北青龙衣样品粉末（过 4 号筛）。

2. 实验方法

2.1　对照品溶液的制备

取芦丁对照品适量，精密称定，置于10mL容量瓶中，加30%乙醇溶液使其溶解，稀释至刻度，摇匀，即得（每1mL中含芦丁0.63mg）。

2.2　标准曲线的确定

精密量取对照品溶液0.2mL、0.4mL、0.6mL、0.8mL、1.0mL、1.2mL，分别置于10mL容量瓶中，分别加入0.3mL 5%亚硝酸钠溶液，摇匀，放置6min，加入0.3mL 10%硝酸铝溶液，摇匀，放置6min，再加4mL 4%氢氧化钠溶液，用超纯水稀释至刻度，放置12min。以显色剂为空白，参照2010年版《中国药典》紫外-可见分光光度法（附录Ⅴ A），在506nm波长处测定吸光度，以吸光度为纵坐标，浓度为横坐标，绘制标准曲线。标准曲线方程为$y=0.0117x-0.0191$，R^2=0.9996。结果表明，芦丁在12.6～75.6μg/mL范围内线性关系良好。测定结果见表3-8，标准曲线见图3-7。

表3-8　线性范围

溶液编号	质量浓度/（μg/mL）	吸光度
1	12.6	0.127
2	25.2	0.282
3	37.8	0.425
4	50.4	0.566
5	63.0	0.713
6	75.6	0.874

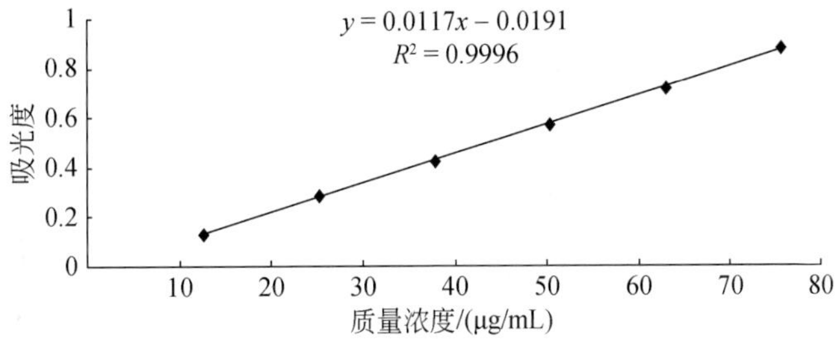

图3-7　标准曲线

2.3　供试品溶液的制备

分别取供试品约1g，精密称定，置于50mL容量瓶中，加25mL 60%乙醇溶液，称定质量，超声处理30min，放冷，再称定质量，用60%乙醇补足减失的质量，摇匀，过滤，弃去初滤液，精密量取续滤液1mL，置于5mL容量瓶中，用60%乙醇稀释至刻度，摇匀，即得。

2.4 测定法

分别取供试品溶液各 1mL，置于 10mL 容量瓶中，加 0.3mL 5% 亚硝酸钠溶液，摇匀，静置 6min，加 0.3mL 10% 硝酸铝溶液，摇匀，静置 6min，再加 4mL 4% 氢氧化钠溶液，加超纯水稀释至刻度，摇匀，静置 12min 显色，在 506nm 处测定不同产地供试品溶液的吸光度，从标准曲线上读出供试品溶液中总黄酮的质量浓度，计算，即得。

3. 实验结果

测定结果见表 3-9。

表 3-9 北青龙衣样品中总黄酮含量（n=3）

产地及编号	总黄酮含量 /（mg/g）	RSD/%
1. 方正县	60.73	2.90
2. 五常市	56.81	0.83
3. 哈尔滨市	52.23	1.36
4. 集贤县	70.90	1.23
5. 汤原县	79.53	1.28
6. 宝清县	52.18	1.11
7. 桦南县	55.91	2.17
8. 嘉荫县	56.46	1.16
9. 宾县	65.67	2.54
10. 海林市	71.74	1.32
11. 通河县	52.93	0.45
12. 铁力市	75.43	2.18
13. 黑河市	63.54	2.03

4. 结论与讨论

对 13 个产地北青龙衣药材的总黄酮含量测定结果表明，样品中总黄酮含量在 52.18 ～ 79.53mg/g 之间，各产地含量差异不大。其中，集贤县、汤原县、海林市和铁力市较高，哈尔滨市、宝清县和通河县较低。

（四）北青龙衣的总多糖含量测定

1. 仪器与材料

UV-16 型紫外－可见分光光度计（日本岛津公司）；葡萄糖对照品（中国食品药品检定研究院提供，批号：134271-200902）；药材：13 个产地北青龙衣样品粉末（过 4 号筛）。

2. 实验方法

2.1 对照品溶液的制备

取葡萄糖对照品适量，精密称定，置于25mL容量瓶中，加超纯水使其溶解，稀释至刻度，摇匀，即得（每1mL中含葡萄糖0.216mg）。

2.2 标准曲线的确定

精密量取对照品溶液0.2mL、0.4mL、0.6mL、0.8mL、1.0mL，分别置于10mL容量瓶中，分别加超纯水至体积2mL，浸于冰水浴中，再加入8mL硫酸－蒽酮试剂，迅速摇匀并冷却至室温，置于沸水浴中反应10min显色，之后冲凉至室温。以显色剂为空白，参照2010年版《中国药典》紫外－可见分光光度法（附录Ⅴ A），在620nm波长处测定吸光度，以吸光度为纵坐标，浓度为横坐标，绘制标准曲线。标准曲线方程为$y = 0.031x + 0.0835$，$R^2 = 0.9994$。结果表明，葡萄糖在4.32～21.60μg/mL范围内线性关系良好。测定结果见表3-10，标准曲线见图3-8。

表3-10 线性范围

溶液编号	质量浓度/（μg/mL）	吸光度
1	4.32	0.223
2	8.64	0.346
3	12.96	0.486
4	17.28	0.615
5	21.60	0.759

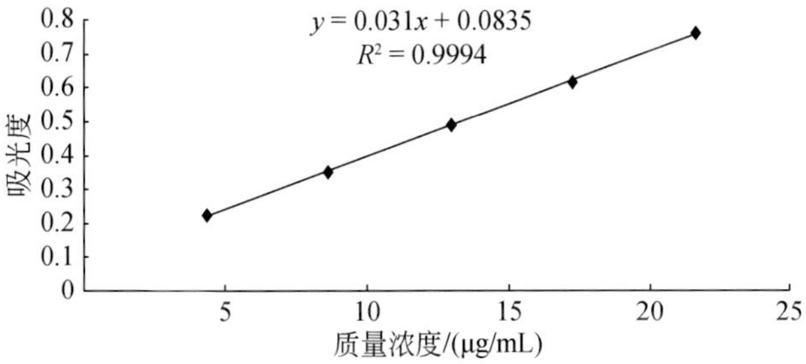

图3-8 标准曲线

2.3 供试品溶液的制备

分别取供试品约1g，精密称定，置于100mL容量瓶中，加50mL超纯水，称定质量，放置过夜，超声处理40min，放冷，再称定质量，用超纯水补足减失的质量，摇匀，过滤，弃去初滤液，精密量取续滤液1mL，置于25mL容量瓶中，用超纯水稀释至刻度，摇匀，即得。

2.4 测定法

分别取供试品溶液各 2mL，置于 10mL 容量瓶中，浸于冰水浴中，再加入 8mL 硫酸－蒽酮试剂，迅速摇匀并冷却至室温，置于沸水浴中反应 10min 显色，之后冷却至室温，在 620nm 处测定不同产地供试品溶液的吸光度，从标准曲线上读出供试品溶液中总多糖的质量浓度，计算，即得。

3. 实验结果

测定结果见表 3-11。

表 3-11 北青龙衣样品中总多糖含量（*n*=3）

产地及编号	总多糖含量 /（mg/g）	RSD/%
1. 方正县	280.73	1.03
2. 五常市	281.65	1.45
3. 哈尔滨市	240.37	1.76
4. 集贤县	345.64	1.23
5. 汤原县	436.57	1.08
6. 宝清县	294.02	2.10
7. 桦南县	241.09	1.23
8. 嘉荫县	328.74	0.96
9. 宾县	281.37	2.05
10. 海林市	385.82	1.24
11. 通河县	250.03	1.19
12. 铁力市	259.94	1.18
13. 黑河市	317.31	1.03

4. 结论与讨论

有学者进行核桃青果皮中多糖类成分抗肿瘤作用的研究，发现其中的多糖类成分对 S180 细胞株及肝癌（H-22）细胞株有影响，且多糖类成分能够提高免疫力[7-9]。

对 13 个产地北青龙衣药材的总多糖含量测定结果表明，样品中总多糖含量在 240.37 ～ 436.57mg/g 之间。其中，集贤县、汤原县、海林市含量较高，哈尔滨市、桦南县和通河县含量较低。

在广泛收集了 13 个不同产地北青龙衣样品，且采集时间比较集中的前提下，各产地化学成分含量存在差异，可能是由它的产地所处的经度与纬度的地域差异造成的。根据本实验研究结果，暂拟定：药材中总萘醌、总多酚、总黄酮、总多糖含量分别不得少于 6.0mg/g、17.0mg/g、50mg/g、200mg/g。

五、HPLC 含量测定研究

（一）一测多评法同时测定北青龙衣中胡桃醌、胡桃酮的含量

1. 仪器与材料

1.1　仪器

1100 型高效液相色谱仪（美国安捷伦科技公司），2010 型高效液相色谱仪（日本岛津公司），KQ-300DB 型数控超声仪（昆山市超声仪器有限公司），BP211D 型电子天平（赛多利斯科学仪器有限公司），BSA224S-CW 型电子天平（赛多利斯科学仪器有限公司），AF-20A 型密封摇摆式中药粉碎机（温岭市奥力中药机械有限公司），ATC2-5-U 型艾科浦超纯水机（重庆颐洋企业发展有限公司）。

1.2　药材与对照品

北青龙衣药材于 2014 年 7 ～ 8 月采自黑龙江省不同产地，均经黑龙江省中医药科学院初东君主任药师鉴定为胡桃科植物胡桃楸（*Juglans mandshurica* Maxim.）未成熟果实。剥取外果皮，通风处阴干，7 天后用于样品制备（经测定各产地药材含水量均符合小于 10% 的要求）。胡桃醌对照品（供含量测定用，成都瑞芬思生物科技有限公司提供，批号：H-075-131230，纯度大于 99%）；胡桃酮对照品（自制，HPLC 面积归一化法测定纯度大于 98%）。

2. 实验方法及结果

2.1　一测多评方法学考察

2.1.1　色谱条件

色谱柱：Diamonsil C_{18} 色谱柱（250mm × 4.6mm，5μm）；甲醇 – 水（45 ： 55）为流动相，柱温 30℃，流速为 1.0mL/min，检测波长为 265nm，进样量 10μL。在上述色谱条件下，各待测峰的分离度均大于 1.5，理论塔板数大于 3000。

2.1.2　对照品溶液的制备

称取胡桃醌对照品、胡桃酮对照品适量，精密称定，置于 10mL 容量瓶中，加甲醇溶液使其溶解，稀释至刻度，摇匀，作为混合对照品储备液（每 1mL 溶液中含胡桃醌 0.076mg、胡桃酮 0.082mg）。

2.1.3　供试品溶液的制备

取北青龙衣药材粉末（过 60 目筛）1g，精密称定，加甲醇 25mL，称量，超声处理（功率 300W，频率 40kHz）30min，放冷，称量，补足减失的甲醇，摇匀，用微孔滤膜过滤，即得。

2.1.4　线性关系考察

分别精密移取混合对照品储备液，各加甲醇稀释并定容至 10mL 容量瓶，摇匀，制得不同浓度混合对照品溶液。按 2.1.1 项下色谱条件测定，分别以质量浓度（μg/mL）为横坐标，

色谱峰峰面积为纵坐标绘制标准曲线，计算回归方程为：胡桃醌：$y = 32.22x + 79.04$；胡桃酮：$y = 33.04x + 111.3$。这表明胡桃醌、胡桃酮分别在 7.6 ～ 76.0μg/mL、8.2 ～ 82.0μg/mL 范围内线性关系良好。

2.2 一测多评法建立

2.2.1 校正因子的测定

胡桃酮、胡桃醌混合对照品溶液分别进样 1μL、5μL、10μL、15μL、20μL，并以胡桃醌为内标，计算胡桃酮的校正因子，结果见表 3-12。

表 3-12 胡桃酮校正因子

进样量 /μL	校正因子（f）	平均校正因子（$\bar{f}$）	RSD/%
1	1.128		
5	1.126		
10	1.139	1.131	1.10
15	1.148		
20	1.116		

2.2.2 供试品测定

不同产地北青龙衣供试品溶液进样 10μL 进行液相色谱检测。分别采用一测多评法和外标一点法计算北青龙衣药材中胡桃酮的含量（图 3-9 和表 3-13）。

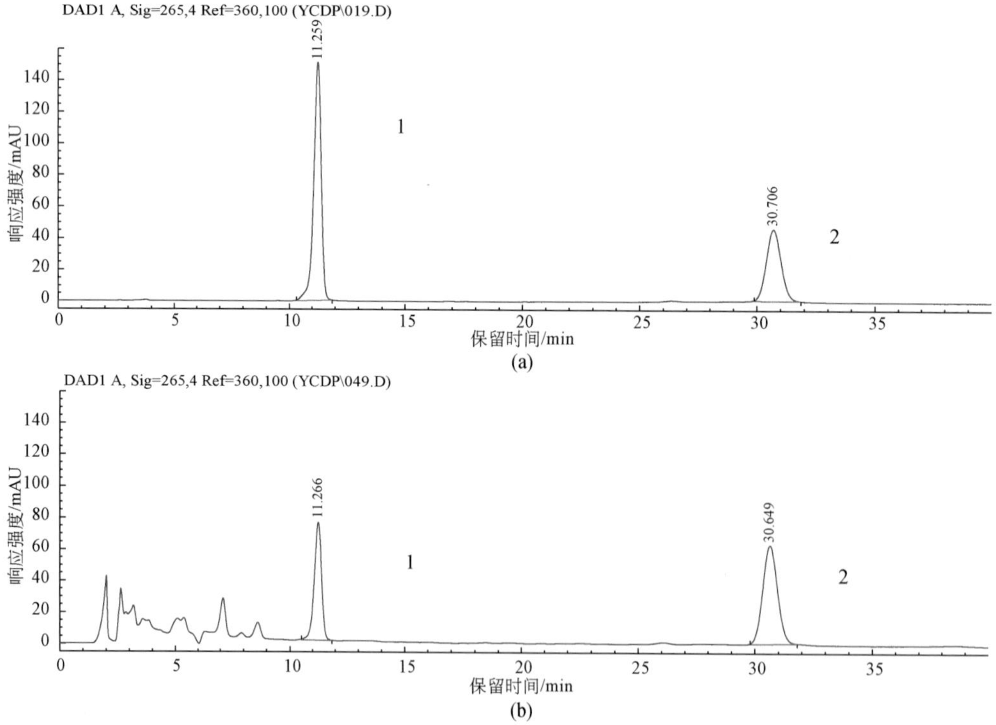

图 3-9 对照品及样品色谱图

(a) 胡桃醌、胡桃酮混合对照品；(b) 北青龙衣干品，1. 胡桃酮；2. 胡桃醌

表 3-13　各产地北青龙衣实测及计算含量

产地及编号	胡桃醌含量 /（mg/g）	胡桃酮含量 /（mg/g）	
		外标一点法	一测多评法
1. 方正县	1.281	1.037	1.023
2. 五常市	0.463	1.930	1.966
3. 哈尔滨市	0.393	1.554	1.597
4. 集贤县	1.333	1.231	1.214
5. 汤原县	1.282	1.046	1.033
6. 宝清县	0.982	1.035	1.026
7. 桦南县	0.291	0.730	0.766
8. 嘉荫县	0.558	0.929	0.938
9. 宾县	1.114	1.035	1.019
10. 海林市	1.403	1.178	1.161
11. 通河县	0.560	0.889	0.898
12. 铁力市	0.836	1.274	1.268
13. 黑河市	0.474	0.998	1.018

结果表明，一测多评法能够准确测定各产地北青龙衣中胡桃醌和胡桃酮的含量。

3. 结论与讨论

胡桃科植物中抗肿瘤活性成分主要为萘醌类化合物[10]，而胡桃醌作为北青龙衣药材中主要毒性成分和抗肿瘤活性成分，能够直接杀灭肿瘤细胞。目前，关于胡桃醌含量测定方法的报道较多[11, 12]，同一产地同一采收期样品含量范围为 1 ～ 2mg/g。刘娟等研究表明：同一产地 5 ～ 8 月采集样品中胡桃醌含量差异较大，个别批次样品甚至无法检出。本节首次广泛收集了 13 个不同产地北青龙衣样品，采集时间比较集中，但由于地域差异，各地果实成熟度差异较大，对 13 个产地北青龙衣药材中胡桃醌含量测定结果表明，样品中胡桃醌含量差异仍然较大。

胡桃醌是北青龙衣代表性抗肿瘤活性成分，也是毒性成分，若以其为主要控制指标，仍需采集多省市更大规模范围内的样品，并与药效学研究相结合，才能更加科学地评价和控制北青龙衣药材的质量。

（二）北青龙衣的没食子酸含量测定

1. 仪器与材料

2010CH 型高效液相色谱仪（日本岛津公司）；没食子酸对照品（中国食品药品检定

研究院提供，批号：110831-200302）；13 个产地北青龙衣样品粉末（过 4 号筛）。

2. 实验方法

2.1 色谱条件

色谱柱 Diamonsil C_{18}（4.6mm × 250mm，5μm）；以甲醇 -0.2% 磷酸溶液（5 ∶ 95）为流动相，流速为 1.0mL/min，柱温为 30℃；检测波长为 273nm；进样量 10μL。

2.2 对照品溶液的制备

取没食子酸对照品适量，精密称定，置于 10mL 容量瓶中，加 50% 甲醇溶液使其溶解，稀释至刻度，摇匀，作为对照品储备液（每 1mL 中含没食子酸 0.033mg）。分别精密量取适量储备液，加 50% 甲醇稀释并定容至刻度，摇匀，分别配成浓度为 2.2μg/mL、3.3μg/mL、6.6μg/mL、16.5μg/mL、33.0μg/mL 的对照品溶液。

2.3 供试品溶液的制备

分别取供试品约 1g，精密称定，置具塞锥形瓶中，精密加入 50% 甲醇 25mL，密塞，称定质量，超声处理 30min，放冷，再称定质量，用 50% 甲醇补足减失的质量，摇匀，用微孔滤膜（0.45μm）过滤，取续滤液作为供试品溶液。

2.4 线性关系考察

分别取各对照品溶液，按上述色谱条件进样 10μL 测定，以峰面积为纵坐标，质量浓度为横坐标进行线性回归，得回归方程：$y = 30626x - 22490$，$R^2 = 0.9998$。结果表明，胡桃醌在 2.2 ～ 33.0μg/mL 范围内线性关系良好。测定结果见表 3-14，标准曲线见图 3-10。

表 3-14 线性范围

溶液编号	质量浓度 /（μg/mL）	峰面积
1	2.2	49243.6
2	3.3	82334.9
3	6.6	173060.8
4	16.5	478486.5
5	33.0	991011.1

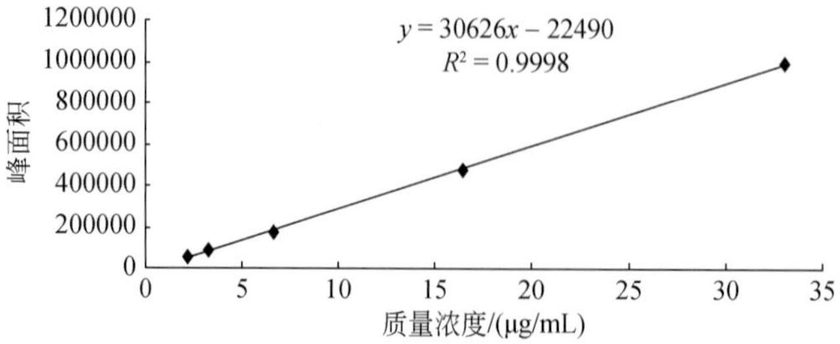

图 3-10 标准曲线

3. 实验结果

测定结果见表 3-15 和图 3-11。

表 3-15　北青龙衣样品中没食子酸含量（n=3）

产地及编号	没食子酸含量 /（mg/g）	RSD/%
1. 方正县	0.407	0.88
2. 五常市	0.283	2.05
3. 哈尔滨市	0.106	2.17
4. 集贤县	0.258	1.12
5. 汤原县	0.511	1.10
6. 宝清县	0.236	1.26
7. 桦南县	0.102	1.33
8. 嘉荫县	0.121	1.87
9. 宾县	0.219	0.79
10. 海林市	0.101	1.04
11. 通河县	0.129	1.05
12. 铁力市	0.163	1.45
13. 黑河市	0.079	0.73

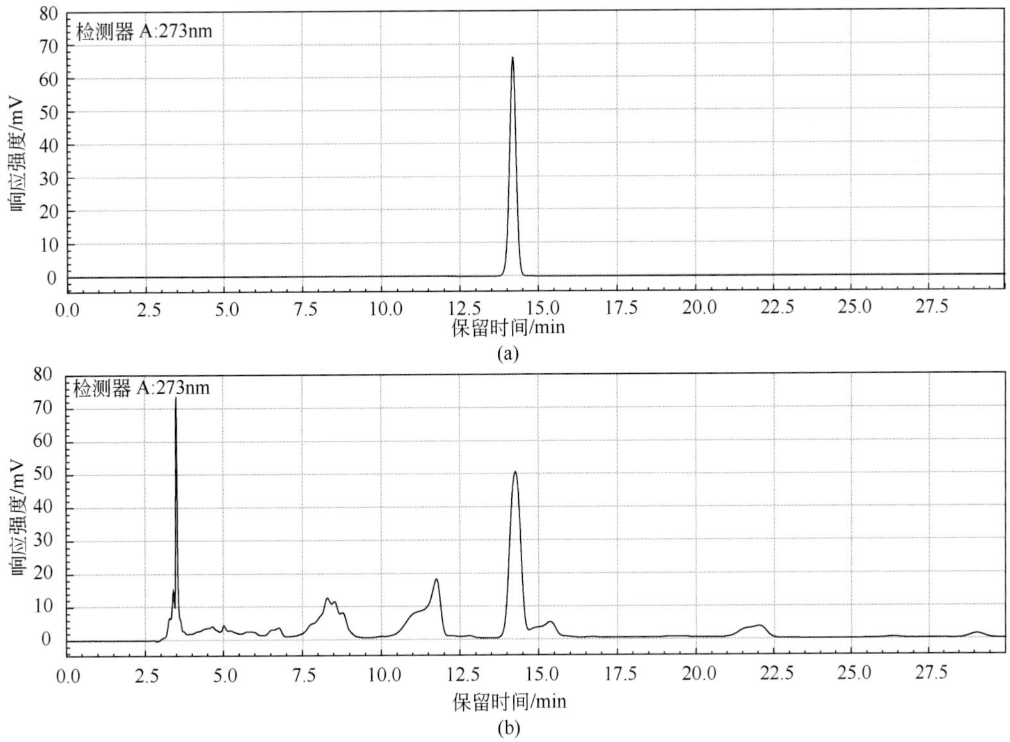

图 3-11　北青龙衣没食子酸含量测定 HPLC 图

(a) 没食子酸对照品；(b) 供试品

4. 结论与讨论

现代研究表明，部分小分子酚酸类成分也具有较明显的抗肿瘤作用，如大剂量的没食子酸对 S180 的抑瘤率超过了 80%[13]。徐佳丽等[14，15]报道了没食子酸具有抗炎、抗突变、抗氧化、抗自由基等多种生物学活性；同时没食子酸具有抗肿瘤作用，可以抑制肥大细胞瘤的转移，从而延长生存期。

对 13 个产地北青龙衣药材的没食子酸含量测定结果表明，样品中没食子酸含量在 0.079 ～ 0.511mg/g 之间，其中方正县、汤原县含量较高，黑河市最低。

六、HPLC 指纹图谱建立

1. 仪器与材料

1.1 药材采集

药材采集于 2009 年 7 ～ 8 月，产地见表 3-16。鲜核桃削去外果皮，置通风阴凉处干燥即得。经黑龙江省中医研究院中药所初东君主任药师鉴定为胡桃科胡桃属植物胡桃楸（*Juglans mandshurica* Maxim.）的未成熟果实外果皮。本品应符合《黑龙江省中药材标准》2001 年版北青龙衣项下有关规定。

表 3-16 样品产地

批号	采集时间	产地
1	2009.07.16	铁力市
2	2009.07.18	宾县
3	2009.07.22	冲河镇
4	2009.07.25	尚志市
5	2009.07.28	伊春市
6	2009.08.04	黑河市
7	2009.08.09	苇河镇
8	2009.08.13	阿城区
9	2009.07.20	宾西镇

1.2 仪器

1100 型高效液相色谱仪（美国安捷伦科技公司）；KQ-300DB 型数控超声仪（昆山市超声仪器有限公司）；BP211D 型电子天平（赛多利斯科学仪器有限公司）；BSA224S-CW 型电子天平（赛多利斯科学仪器有限公司）；AF-20A 型密封摇摆式中药粉碎机（温

岭市奥力中药机械有限公司）；ATC2-5-U 型艾科浦超纯水机（重庆颐洋企业发展有限公司）。

1.3　参照物

(4*R*)-5- 羟基 -4- 甲氧基 -*α*- 四氢萘酮对照品（自制，经归一化法测定纯度大于 98%）。

2. 实验方法及结果

2.1　色谱条件

色谱柱：Diamonsil C_{18} 色谱柱（4.6mm × 250mm，5μm）；流动相：1% 冰醋酸溶液 – 甲醇 – 乙腈；流速：1.0mL/min；柱温：30℃；检测波长：270nm；进样量：20μL，梯度洗脱条件见表 3-17。

表 3-17　流动相梯度变化

时间 /min	A（冰醋酸）/%	B（甲醇）/%	C（乙腈）/%
0	97	0	3
5	95	0	5
8	88	2	10
20	80	10	10
30	65	25	10
55	45	55	0
60	45	55	0
61	0	100	0

2.2　对照品溶液的制备

精密称取对照品 (4*R*)-5- 羟基 -4- 甲氧基 -*α*- 四氢萘酮适量，用甲醇溶解即得。

2.3　供试品溶液的制备

取北青龙衣药材粉末（过 20 目筛），精密称取药材 2g，用 75% 甲醇超声提取 30min，过滤，取续滤液，过 0.45μm 微孔滤膜，作为供试品溶液。

2.4　指纹图谱的建立

2.4.1　计算软件

采用国家药典委员会编写的“中药色谱指纹图谱相似度评价系统 2004A 版”（以下简称“相似度评价系统”）。

2.4.2 参数的设定

（1）参照谱图：采用对照指纹图谱（共有模式）为参照谱图；

（2）时间窗宽度：0.10；

（3）校正方式：采用梯度洗脱的方式，相似度计算时采用多点校正方式，60min 后的色谱峰进行数据剪切；

（4）校正色谱峰的确定：比较 9 个产地北青龙衣测定和记录的色谱图，确定 18 个较高的特征色谱峰作为校正色谱峰，校正后的保留时间分别为 9.058min、13.395min、16.461min、18.413min、18.489min、21.387min、22.82min、23.447min、24.517min、26.489min、27.730min、28.638min、33.715min、36.219min、38.050min、50.212min、52.946min、54.277min。

2.4.3 指纹图谱共有峰的确定

用“相似度评价系统”比较不同产地样品的色谱图，其中有 13 个色谱峰是共有的，确定为共有峰。校正后的保留时间分别为 9.029min、18.413min、22.820min、23.447min、24.501min、26.489min、28.638min、33.715min、36.219min、38.939min、50.212min、52.946min、54.277min，见图 3-12。

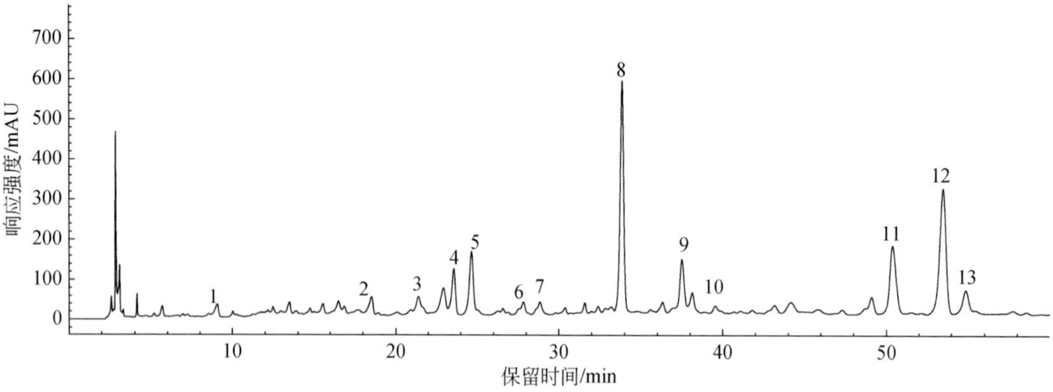

图 3-12 共有峰的标定色谱图

2.5 药材指纹图谱测定

2.5.1 北青龙衣指纹图谱相似度

按上述指纹图谱条件，制备北青龙衣供试品溶液，进样 20μL，计算 9 批不同产地北青龙衣样品的相似度，计算结果见表 3-18。不同产地北青龙衣药材指纹图谱比较见图 3-13。

2.5.2 指纹图谱非共有峰面积

北青龙衣指纹图谱的非共有峰面积小于总峰面积的 10%。

2.5.3 相似度评价

根据“相似度评价系统”软件，对样品 S1 ～ S9 的 HPLC 图进行相似度分析，见表 3-18。从表中可以看出，样品 Sl ～ S9 的指纹图谱与对照指纹图谱 R 的相似度大于 0.900，符合指纹图谱的要求，可建立共有模式。

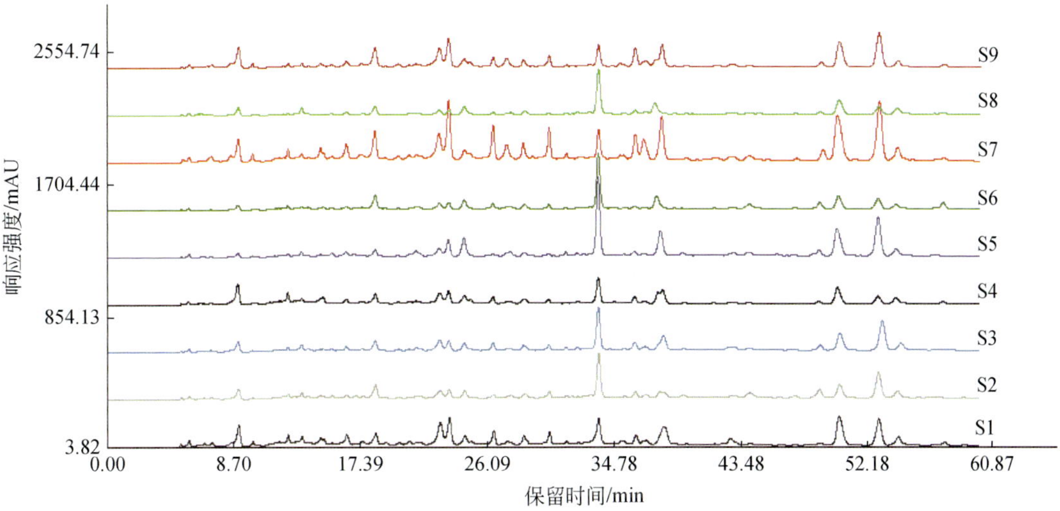

图 3-13　不同产地北青龙衣药材指纹图谱的比较

S1 ～ S9：铁力、宾县、冲河、尚志、伊春、黑河、韦河、阿城、宾西

表 3-18　相似度软件评价结果

	S1	S2	S3	S4	S5	S6	S7	S8	S9	R
S1	1	0.858	0.920	0.849	0.849	0.773	0.949	0.708	0.931	0.953
S2	0.858	1	0.969	0.837	0.939	0.858	0.812	0.840	0.863	0.958
S3	0.920	0.969	1	0.830	0.957	0.804	0.869	0.804	0.899	0.978
S4	0.849	0.837	0.830	1	0.770	0.800	0.753	0.851	0.814	0.916
S5	0.849	0.939	0.957	0.770	1	0.844	0.778	0.850	0.802	0.939
S6	0.773	0.858	0.804	0.800	0.844	1	0.677	0.961	0.757	0.913
S7	0.949	0.812	0.869	0.753	0.778	0.677	1	0.688	0.963	0.915
S8	0.708	0.840	0.804	0.851	0.850	0.961	0.688	1	0.694	0.909
S9	0.931	0.863	0.899	0.814	0.802	0.757	0.963	0.694	1	0.939
R	0.953	0.958	0.978	0.916	0.939	0.913	0.915	0.909	0.939	1

注：R 为由“相似度评价系统”软件生成的对照指纹图谱。

由表 3-18 结果可知，在研究确定的实验及数据处理条件下，黑龙江各地北青龙衣样品指纹图谱与对照指纹图谱相似度在 0.909 ～ 0.978 之间，均大于 0.90，表明此方法建立对照指纹图谱可作为北青龙衣药材指纹图谱质量控制对照指纹图谱。由该表结果也可知，北青龙衣 9 个样品之间的相似度在 0.677 ～ 0.961 之间，表明北青龙衣个别样本之间相似性较差。但如前所述，指纹图谱基本特点是“整体性”和“模糊性”，北青龙衣各样本与“共有模式”生成的指纹对照图谱相似性较好，不影响北青龙衣指纹图谱的建立。9 批不同产地北青龙衣样品 13 个共有峰匹配数据见表 3-19。

表 3-19　9 批不同产地北青龙衣样品的数据

编号	保留时间 /min	S1	S2	S3	S4	S5	S6	S7	S8	S9	对照指纹图谱	RSD/%		匹配数目
												保留时间	峰面积	
1	9.029	1949.663	398.004	759.897	1094.803	478.359	967.503	1792.002	318.721	482.063	915.668	0.24	65.75	9
2	18.413	1235.004	636.140	1646.805	868.869	738.257	1132.300	2321.224	309.357	591.082	1053.228	0.13	58.85	9
3	22.820	2133.127	689.711	625.613	643.747	494.823	442.063	1943.549	412.692	683.844	896.574	0.12	73.27	9
4	23.447	2210.597	1403.849	550.890	346.258	378.708	584.260	2525.331	428.866	560.748	998.834	0.11	84.23	9
5	24.501	794.652	2577.416	1379.613	1322.043	1224.145	1816.151	576.483	1150.000	1371.370	1356.875	0.10	42.72	9
6	26.489	1301.622	133.324	642.254	284.065	375.770	176.003	885.134	88.484	421.509	478.685	0.09	83.69	9
7	28.638	1049.814	506.382	718.370	576.418	471.498	485.122	781.120	377.968	626.734	621.492	0.17	32.88	9
8	33.715	3149.516	8618.280	5939.533	5053.346	3567.440	4999.446	2273.230	5696.175	7691.382	5220.927	0.05	39.59	9
9	36.219	898.758	425.513	218.542	399.967	394.581	755.176	1931.815	199.168	326.418	616.660	0.08	88.42	9
10	38.939	931.215	527.688	176.625	305.187	345.199	281.826	505.093	248.448	222.445	393.747	0.22	59.53	9
11	50.212	5404.598	5138.572	2288.822	2707.995	2721.943	1882.650	4831.846	1815.440	2206.257	3222.014	0.13	45.53	9
12	52.946	4636.763	6767.527	1998.686	1324.948	380.687	651.301	6215.377	1224.555	398.422	2622.030	0.06	97.26	9
13	54.277	1511.576	1165.846	988.401	1339.149	271.863	1155.392	1138.375	448.398	907.891	991.877	0.12	40.48	9

3. 讨论

（1）对指纹图谱色谱条件进行了优化，考察了色谱柱、洗脱系统、检测波长等因素对指纹图谱的影响，最终确定指纹图谱条件为：Diamonsil C_{18} 色谱柱（4.6mm×250mm，5μm）；流动相：1% 冰醋酸溶液 – 甲醇 – 乙腈梯度洗脱；流速：1.0 mL/min；柱温：30℃；检测波长：270nm；进样量：20μL。进一步对指纹图谱的方法学进行考察，结果表明北青龙衣指纹图谱的精密度、重复性、稳定性良好。

（2）采用“相似度评价系统”软件，比较北青龙衣色谱图，在观察 9 批北青龙衣样品色谱图后，确定 13 个峰作为共有峰，进行多点校正并自动匹配后，生成指纹对照图谱。分析了不同产地北青龙衣的 HPLC 指纹图谱，目的在于更全面系统地评价北青龙衣的质量。从分析结果可以看出，不同产地指纹图谱与对照指纹图谱具有较好的相似度，表明该植物化学成分相对稳定；实验过程中发现，北青龙衣 9 个样品之间的相似度在 0.677 ～ 0.961 之间，这表明北青龙衣个别样本之间相似性较差，说明不同的生长环境会对北青龙衣的质量有一定的影响，仍然有一定产地药材偏离整体水平较远，在选择药材产地时应予以注意，缩小药材的产地范围，无疑对保证北青龙衣的质量一致具有重要作用。

（3）由于中药成分复杂，在流动相及梯度洗脱选择上，用单一流动相难以实现各色谱峰的基线分离，而梯度洗脱可以使不同极性的各成分实现有效分离。实验表明，冰醋酸加入流动相中可以改善峰形，从而改善分离效果。通过大量的对比实验表明，1% 冰醋酸溶液 – 甲醇 – 乙腈 3 相梯度洗脱分离效果良好，产生满意的 HPLC 图，其他流动相系统组合均不能使其成分得到有效分离。

七、红外光谱指纹图谱研究

1. 仪器与材料

Spectrum Two 型傅里叶变换红外光谱仪（美国 PerkinElmer 公司）；胡桃醌对照品（成都瑞芬思生物科技有限公司提供，批号：H-075-131230）；13 个产地北青龙衣样品粉末（过 5 号筛）。

2. 实验方法

2.1　样品的制备

KBr 压片法制样：分别称取北青龙衣样品粉末及胡桃醌对照品约 3mg，与 200mg 溴化钾（碎晶）混合研磨充分均匀，压片测定。

2.2　红外数据处理方法

采用 PerkinElmer 公司的 Spectrum 10 软件，在 4000 ～ 500cm^{-1} 波数范围内扫描，获得各产地北青龙衣供试品的红外光谱图。采用 PerkinElmer 公司的 Spectrum 10 软件中的“导数”功能（13 点平滑），获得红外二阶导数光谱图 [16-20]。

3. 实验结果

3.1 不同产地北青龙衣一维红外光谱图分析

各样品压片采集数据得到其一维红外光谱图，结果如图 3-14 所示，13 个产地北青龙衣的红外光谱图整体上高度重叠，以 A 产地即方正县所产北青龙衣为标准，计算出相似度分别为 1(A)、0.9932、0.9721、0.9869、0.9859、0.9774、0.9793、0.9933、0.9903、0.9948、0.9959、0.9896、0.9799，可见，13 个产地北青龙衣样品间相似度差异均大于 97%，说明不同产地北青龙衣成分的相似性。由图可知，北青龙衣特征吸收峰为：3660 ～ 3010cm^{-1} 处宽峰强吸收的 O—H 伸缩振动；2926cm^{-1} 处苯环上不饱和 C—H 的伸缩振动；1620cm^{-1} 处对称峰的芳烃吸收；1050cm^{-1} 处尖峰强吸收的苯环上 O—H 取代吸收。因此，以上四个特征吸收峰可用于北青龙衣药材的快速检测和真伪鉴定。

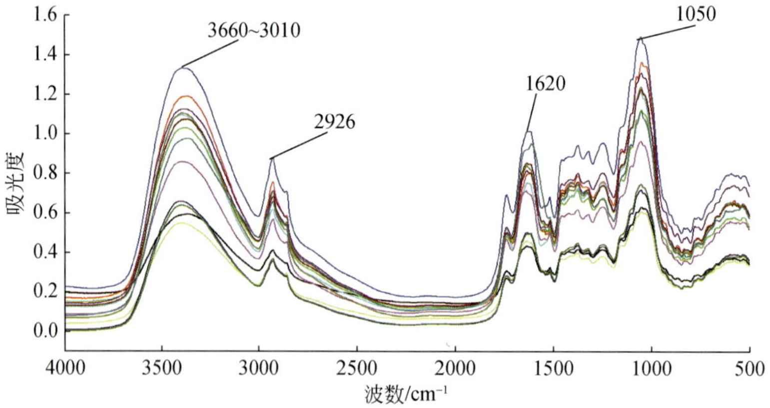

图 3-14 13 个产地北青龙衣一维红外光谱图

3.2 不同产地北青龙衣二阶导数红外光谱分析

北青龙衣中含有多种成分，各产地样品一维红外光谱吸收峰叠加严重，相似性高，差异鉴别难度较大。使用二阶导数光谱可以提高分辨率，以便对重叠峰进行分辨或使一些特征峰间的差异更加明显并提高图谱的指纹特征性，用于不同产地北青龙衣的区分，结果如图 3-15 所示。

以 A 产地二阶导数红外光谱为标准计算各产地样品相似度分别为 1（A）、0.9576（B）、0.9115（C）、0.9071（D）、0.8939（E）、0.8731（F）、0.9319（G）、0.9299（H）、0.9311（I）、0.9431（J）、0.9490（K）、0.9189（L）、0.9119（M）。根据相似度比对结果可知，各产地样品二阶导数红外光谱间差异明显。因此，可结合各产地样品二阶导数红外光谱进行细节成分鉴别研究，并比较出不同产地间成分差异。

将北青龙衣 13 个产地二阶导数红外光谱分段放大，以便各谱图间差异比较。如图 3-16（a）所示，1737 cm^{-1} 处出现酯羰基振动吸收，产地 B、D、I、J 吸收较强，而 F、G、H、

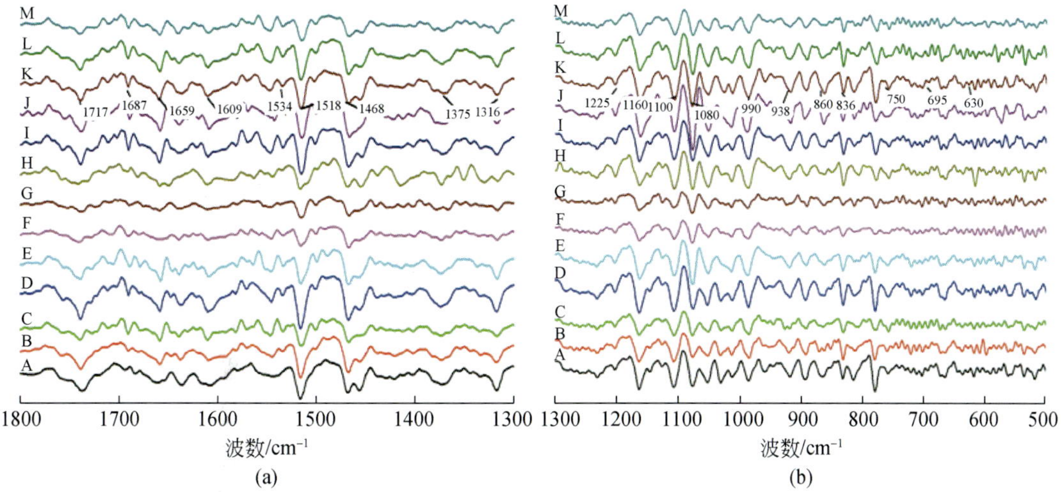

图 3-15　13 个产地北青龙衣二阶导数红外光谱图

A. 方正县；B. 五常市；C. 哈尔滨市；D. 集贤县；E. 汤原县；F. 宝清县；G. 桦南县；H. 嘉荫县；I. 宾县；J. 海林市；K. 通河县；L. 铁力市；M. 黑河市

M 吸收较弱，趋于平缓；1687 cm^{-1}、1659 cm^{-1} 处为 C═O 伸缩振动，产地 C、D、E、I、J、K、L 吸收峰较大，其他产地几乎无吸收峰；1609 cm^{-1}、1534 cm^{-1}、1518 cm^{-1}、1468 cm^{-1} 处为苯环骨架振动吸收，产地 A、B、D、E、I、J、K、L 在 1518 cm^{-1} 处吸收较强，呈明显对称尖峰，其他产地相对较弱；1375 cm^{-1}、1316 cm^{-1} 处为 O—H 伸缩振动吸收峰，产地 E、G、H、I、J、K 在 1375 cm^{-1} 处出现肩峰。

如图 3-15（b）所示，1225 cm^{-1} 为—OH（酚）伸缩振动；1160 cm^{-1}、1100 cm^{-1}、1080 cm^{-1} 附近为—OH（醇）振动吸收，产地 D、E、I、J、K、L 在 1160 cm^{-1} 处吸收较强，产地 J 在 1080 cm^{-1} 处吸收最强，且呈对称尖峰；990 cm^{-1}、860 cm^{-1}、836 cm^{-1}、750 cm^{-1}、695 cm^{-1}、630cm^{-1} 处为苯环上 C—H 面外弯曲振动。

综合可知，产地 D、E、J，即采集自集贤县、汤原县、海林市的北青龙衣整体红外吸收相对较强，即其各化学成分含量较高；产地 C、G，即采集自哈尔滨市、桦南县的北青龙衣红外吸收弱，北青龙衣主要化学成分含量较低。北青龙衣具体化学成分含量差异，需进一步同各化学成分对照品进行比对。

3.3　不同产地北青龙衣与胡桃醌对照品红外光谱图分析

胡桃醌为北青龙衣中的主要有效成分，如图 3-16 所示，胡桃醌和各产地北青龙衣的一维谱图相似也说明了这一点。通过比较其之间的差别，可以判断各产地北青龙衣中含胡桃醌的高低，即北青龙衣的二阶导数谱图与胡桃醌的越接近，说明其胡桃醌含量相对越高。分析各产地北青龙衣二阶导数红外光谱图（图 3-17）可知，各产地北青龙衣谱图均具有胡桃醌的特征吸收峰，但峰位及其吸收强度有所移动，可能是由北青龙

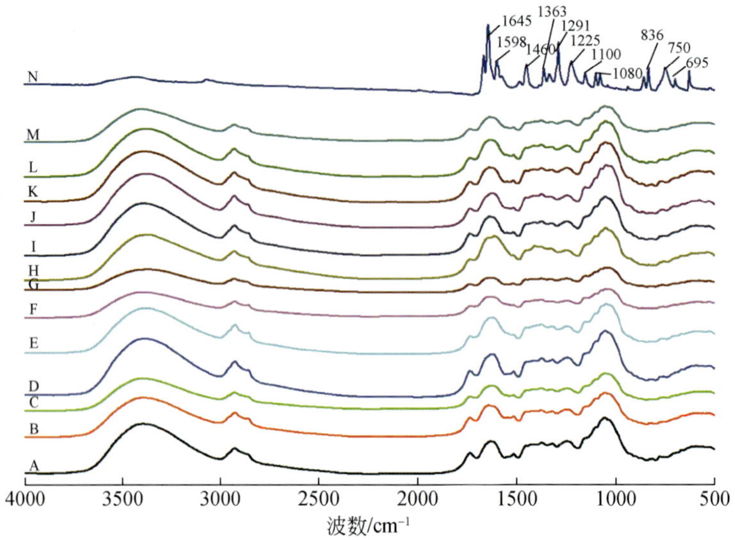

图 3-16　13 个产地北青龙衣与胡桃醌对照品一维红外光谱图

A~M 产地顺序同图 3-15，N 代表胡桃醌

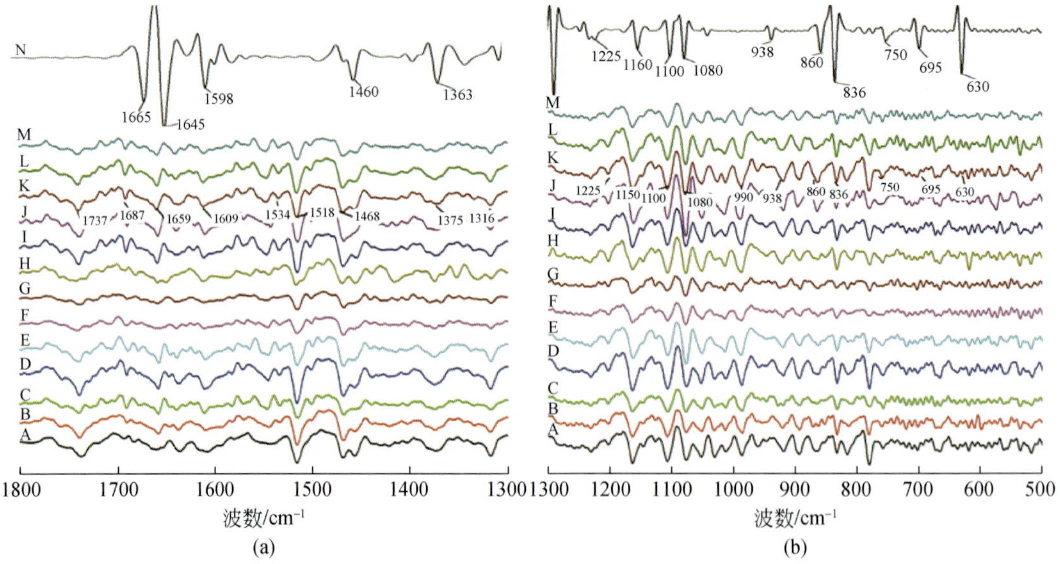

图 3-17　13 个产地北青龙衣与胡桃醌对照品二阶导数一维红外光谱图

A ～ M 产地顺序同图 3-15，N 代表胡桃醌

衣中其他化学成分吸收所致，在 1800 ～ 1300cm^{-1} 范围内波动较大，1300 ～ 500cm^{-1} 范围内几乎无波动，说明其他化学成分吸收集中在 1800 ～ 1300cm^{-1} 波数范围内。其中 1665 cm^{-1} 处蓝移 22cm^{-1}，即 1665（+22）cm^{-1}，其他峰位移动变化为 1645（+14）cm^{-1}、

1598（+11）cm^{-1}、1460（+8）cm^{-1}、1363（+12）cm^{-1}、1291（+25）cm^{-1}，1225 cm^{-1}、1100 cm^{-1}、1080 cm^{-1}、938 cm^{-1}、630 cm^{-1} 处无移动。经谱图比较可得，13 个产地中汤原县和海林市所产北青龙衣中胡桃醌含量较高。

4. 结论与讨论

中药是一种复杂的混合物体系，含有多种化学组分，逐个单一分析具有一定的困难。红外光谱具有宏观整体鉴定分析复杂体系的特点，能够对中药材的全组分进行测定，反映整个体系的细节问题，便于快速准确鉴定分析中药材[21，22]。

本节研究的不同产地的北青龙衣，最北达小兴安岭黑河市，南至五常市，东至集贤县，横跨黑龙江省各地区，因此本节研究的北青龙衣的红外光谱具有专属代表性，为北青龙衣种属及真伪鉴别提供有效依据，并且根据各产地间特征峰的吸收差异，也可用于北青龙衣的质量评价标准。

第二节　北青龙衣产地评价研究

药材真伪、优劣鉴定是中药材品质评价的重要环节，产地是影响中药材品质的重要因素。因此，本节采用 UPLC-MS 建立北青龙衣药材化学成分高分辨指纹图谱，为其全面质量控制提供更加有效的分析方法。进一步对所得数据应用化学计量学进行统计处理，找到不同产地北青龙衣药材化学成分的差异。

本节不采用 HPLC 指纹图谱传统共有峰定性模式，而是以共有离子（化合物）提取峰进行北青龙衣指纹图谱研究，即利用 UPLC 一维的保留时间锁定化合物，通过二维的精确质量数和同位素丰度比确定分子式，再通过对照品比对或质谱裂解规律分析确定或推断其结构式，最后通过二级碎片确定共有离子（化合物），并建立共有离子（化合物）二级质谱库，快速筛查和鉴定未知样本，既符合中药“整体性”的研究特点，又符合“精确性”的科学研究要求。

1. 仪器与材料

1.1　仪器

同“第二章第二节，1.1 仪器”项内容。

1.2　试剂

同“第二章第二节，1.2 试剂”项内容。

1.3　药材与对照品

北青龙衣药材于 2014 年 7～8 月采自黑龙江省 13 个不同产地，每个产地取 3 个采样点，每个采样点采集 2 份样品，均经黑龙江省中医药科学院初东君主任药师鉴定为胡桃科植物胡桃楸（*Juglans mandshurica* Maxim.）未成熟果实。剥取外果皮，通风处阴干，7 天后用于样品制备（经测定各产地药材含水量均符合小于 10% 的要求），详见表 3-20。用于指纹图谱适应性验证样品如下：北青龙衣样本于 2015 年 8 月 16 日采自济南市国际园林花卉博览园（S1）、7 月 28 日采自集贤县七星林场（S2），7 月 27 日采自萝北县大马河林场（S3）、7 月 27 日采自五常市冲河林场（S4）；北青龙衣储存 1 年样品同表 3-20 中宾县（S5）、集贤县（S6）、五常市（S7）采集样本；北青龙衣过季成熟样品于 2015 年 9 月 28 日采自伊春森工双丰林业局有限责任公司茂林林场（S8），9 月 11 日采自尚志市帽儿山林场（S9）；北青龙衣储存过期样品于 2011 年 7 月 22 日采自宾县铜矿地区（S10）；伪品北青龙衣（胡桃科胡桃 *Juglans regia* L. 成熟果实废弃外果皮）购自哈尔滨三棵树药材专业市场（S11）。

对照品同“第二章第二节，1.3 药材与对照品”项内容。

表 3-20　不同产地北青龙衣样品信息表

产地	采集日期	经度	纬度
1. 方正县（FZ）	2014.7.18	东经 128°92′62.1″	北纬 45°62′82.8″
2. 五常市（WC）	2014.7.20	东经 127°55′43.5″	北纬 44°86′31.8″
3. 哈尔滨市（HEB）	2014.7.23	东经 126°73′34.9″	北纬 45°74′88.6″
4. 集贤县（JX）	2014.7.22	东经 130°94′79.3″	北纬 46°71′86.5″
5. 汤原县（TY）	2014.7.24	东经 129°82′93.8″	北纬 46°97′65.2″
6. 宝清县（BQ）	2014.7.24	东经 131°58′35.6″	北纬 46°19′47.2″
7. 桦南县（HN）	2014.7.24	东经 130°49′35.1″	北纬 46°12′48.1″
8. 嘉荫县（JY）	2014.7.25	东经 130°36′1.0″	北纬 48°28′32.9″
9. 宾县（BX）	2014.7.29	东经 127°50′00.0″	北纬 45°56′18.5″
10. 海林市（HL）	2014.7.28	东经 129°08′80.1″	北纬 44°83′85.6″
11. 通河县（TH）	2014.7.29	东经 128°32′9.0″	北纬 46°28′28.6″
12. 铁力市（TL）	2014.8.2	东经 128°39′9.7″	北纬 46°04′11.0″
13. 黑河市（HH）	2014.8.10	东经 127°09′42.5″	北纬 50°41′56.6″

2. 实验方法

2.1　对照品溶液的制备

同“第二章第二节，2.1 对照品溶液的制备”项内容。

2.2 供试品溶液的制备

取不同产地北青龙衣药材1.0g，按“第二章第二节，2.2供试品溶液的制备”项方法制备。

2.3 色谱条件

同“第二章第二节，2.3色谱条件”项内容。

2.4 质谱条件

同“第二章第二节，2.4质谱条件”项内容。

2.5 数据分析

2.5.1 指纹图谱测定与评价方法

吸取13个产地78份北青龙衣药材的供试品溶液，进样测定，记录UPLC-MS色谱图，通过MarkerView 1.2.1软件提取1000个离子。按以下原则选取共有离子：①离子在所有样本中均出现，相对强度基本大于e^4；②相近保留时间（总离子色谱图同一色谱峰）内无相同整数质荷比的化合物共流出；③尽可能选取该属植物有文献报道或前期分离获得的化合物，有利于结构鉴定与推断；④尽可能选取萘醌、二芳基庚烷等具有显著抗肿瘤活性的化合物；⑤选取离子能够涵盖全梯度范围。再通过PeakView 2.0/MasterView 1.0软件，依据精确质量数和同位素丰度比确定分子式，通过对照品及数据库的二级谱图比对、裂解规律分析，结合已有文献报道，确定共有离子结构式，并建立共有离子（化合物）保留时间及分子式列表，可利用MasterView 1.0软件目标筛查功能对未知样本进行筛查，结合其二级质谱数据库快速鉴定。

在固定保留时间窗口（0.1s）范围内，提取共有离子（化合物），建立提取共有离子色谱图，以保留时间适中的化合物为参考，计算相对保留时间，作为指纹图谱定性的重要依据，以各共有峰13个产地78个样本平均峰面积作为评价药材质量的重要参考值。

2.5.2 指纹图谱适用性的验证

取2015年济南、萝北、集贤、五常以及存放1年（宾县、集贤、五常）和4年（2011年宾县）北青龙衣样品，2015采集的过季北青龙衣（伊春、尚志）及伪品青龙衣（胡桃成熟外果皮）样品，经胡桃酮对照品5次测定平均值校正相对峰面积，其与13个产地78个样本平均峰面积的比值作为定量评价的依据，以验证该指纹图谱在多产地的适用性以及区分过期品及伪品的能力。

2.5.3 不同产地北青龙衣化学成分差异性分析

预处理：将UPLC-Q-TOF/MS采集的质谱数据通过MarkerView 1.2.1软件进行峰检测和峰匹配，生成包含保留时间（允许偏差0.2min）、荷质比（允许偏差10ppm）、峰面积（5000个离子）的数据矩阵，先将每个样品的峰面积归一化处理，再对数据矩阵进行分析和数据筛选，进行去噪缺失值的修正等处理。

PCA分析：将数据预处理结果通过MarkerView 1.2.1进行多维数据的分析。数据的多元统计分析采用主成分分析（PCA）方法进行模式识别。建立模型后，分别产生得分矩阵图和载荷矩阵图，通过得分矩阵图来获得各组数据的分型信息。而载荷矩阵图能反映各个变量对样品分型的影响。评价各产地样本的相似性，找出各产地样本的特征性化合物。

3. 结果与讨论

3.1 指纹图谱的建立

对 13 个产地北青龙衣药材样品进行 UPLC-Q-TOF/MS 分析，不同产地药材 TIC 图谱见图 3-18。

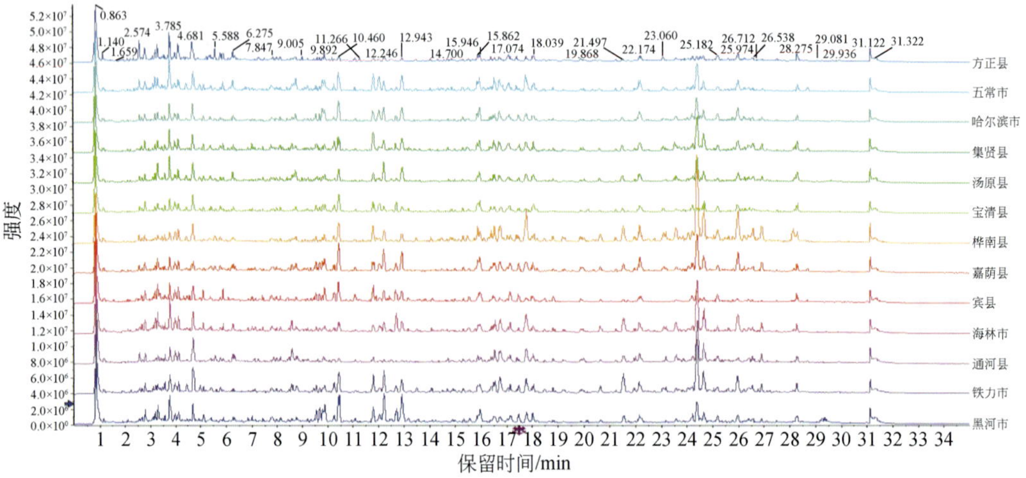

图 3-18　13 个不同产地北青龙衣药材指纹图谱

由图 3-18 可知，不同产地药材总离子色谱图整体具有一定的相似性，局部又有较大差异，然而通过非目标性筛查表明，每个色谱峰往往代表了多种化合物，因此，相似性评价需要进一步提取和鉴定主要共有离子（化合物），而差异性评价需要采用主成分分析进一步处理。

3.2 共有离子（化合物）的表征与鉴定

飞行时间质谱为高分辨质谱，可以测得偏差小于 10ppm 的离子质量，同时结合同位素丰度比进行分析，可以准确计算所测化合物的分子式。明确各共有峰的分子式能够保证在色谱参数或仪器设备发生变化而导致保留时间发生漂移时，仍可通过分子离子 *m/z* 值搜索而对该峰进行准确定位，从而保证指纹图谱的良好重复性。

对选取的 36 个共有峰进行了结构分析，结果见表 3-21。鉴定或推断了其中 31 个化合物的结构，包括 11 个萘醌类化合物、3 个二芳基庚烷类化合物、3 个黄酮类化合物、8 个三萜类化合物及 6 个其他类化合物。

表 3-21　北青龙衣共有离子结构信息表

峰号	保留时间/min	测定值	理论值	误差/ppm	分子式	主要二级碎片离子 (MS/MS) 及丰度比	鉴定结果
1	1.9	166.0854	166.08626	−5	$C_9H_{11}NO_2$	166 [M+H]$^+$,120(100),103(70)	苯基丙氨酸 (phenylalanine)
2	2.5	485.1289	485.12897	0	$C_{21}H_{24}O_{13}$	487[M+H]$^+$,305(39),245(100)	4- 羟基 -2,6- 二甲氧基苯酚 -1-*O*-*β*-D-[6′-*O*-(3″,4″,5″- 三羟基苯甲酰)] 吡喃葡萄糖苷
3	2.9	291.0833	291.08631	−10	$C_{15}H_{14}O_6$	291[M+H]$^+$,147(28), 139(100), 123(54)	儿茶素 (catechin)
4	3.4	339.1034	339.10740	−12	$C_{16}H_{18}O_8$	339[M+H]$^+$, 147(100)	1,4,8- 三羟基萘 -1-*O*-*β*-D- 吡喃葡萄糖苷
5	3.6	161.0589	161.05970	−5	$C_{10}H_8O_2$	161[M+H]$^+$, 133(34), 115(100), 105(44)	1,5- 萘二酚 (1,5-naphthalenediol)
6	3.8	177.0543	177.05460	−2	$C_{10}H_8O_3$	177[M+H]$^+$, 131(100), 107(46), 103(69), 77(36)	5- 羟基 - 四氢萘酮
7	4.0	195.0647	195.06519	−3	$C_{10}H_{10}O_4$	195[M+H]$^+$, 177(76), 131(100) ,107(50), 103(47)	4,5,8- 三羟基 -*α*- 四氢萘醌
8	4.1	487.0815	487.08470	−7	$C_{21}H_{20}O_{12}$	487[M+Na]$^+$, 325(10), 185(12)	金丝桃苷 (hyperoside)
9	4.2	289.0712	289.07066	2	$C_{15}H_{12}O_6$	289[M+H]$^+$, 163(41), 153(100)	1,8- 二羟基 -3,7- 二甲氧基酮
10	4.7	179.0697	179.07027	−3	$C_{10}H_{10}O_3$	179[M+H]$^+$, 161(61), 143(92), 133(100), 115(97), 105(77)	胡桃酮（regiolone）
11	4.9	273.0760	273.07575	1	$C_{15}H_{12}O_5$	273[M+H]$^+$, 153(100), 147(28)	柚皮素 (naringenin)
12	5.1	489.1027	489.10275	0	$C_{23}H_{20}O_{12}$	489[M+H]$^+$, 327(100), 265(7)	1,8,9,10- 四羟基 -6*H*- 萘并 [1,2-*b*] 苯并 [*d*] 吡喃 -6- 酮 -12-*O*-*β*-D- 葡萄糖苷
13	6.3	365.0656	365.06558	0	$C_{20}H_{12}O_7$	365[M+H]$^+$, 347(55), 319(79), 291(100)	5- 羟基 -3,3′- 双胡桃醌
14	7.1	357.1376	357.13327	12	$C_{20}H_{20}O_6$	357[M+H]$^+$, 307(96), 289(60), 247(49), 219(39), 137(100)	(2*S*,3*R*)-2-(3′- 甲氧基 -5′- 丙烯醛苯基)-3-(4″- 羟基 -3″- 甲氧基)-3,4′- 环氧 -1- 丙醇
15	8.0	205.0493	205.04954	−1	$C_{11}H_8O_4$	205[M+H]$^+$, 177(92), 131(38),121(100)	5- 羟基 -2- 甲氧基 -1,4- 萘醌

续表

峰号	保留时间/min	测定值	理论值	误差/ppm	分子式	主要二级碎片离子(MS/MS)及丰度比	鉴定结果
16	9.1	523.1024	523.10236	0	$C_{30}H_{18}O_9$	523[M+H]$^+$, 505(100), 487(38)	1,1′,6,8,8′-pentahydroxy-3,3′-dimethyl-2,2′-bianthracene-9,9′,10,10′-tetrone
17	10.1	347.0550	347.05501	0	$C_{20}H_{10}O_6$	347[M+H]$^+$, 329(32), 273(10)	3,3′-双胡桃醌
18	10.5	343.1541	343.15400	0	$C_{20}H_{22}O_5$	343[M+H]$^+$, 325(80), 245(100),163(49), 147(73)	1-(4′-羟基苯基)-7-(2″-羟基-3″-甲氧基苯基)-3′,4″-环氧-3-庚酮
19	11.8	327.1592	327.15909	0	$C_{20}H_{22}O_4$	327[M+H]$^+$, 147(65), 131(100), 121(50)	galeon
20	12.9	357.1677	357.16965	−5	$C_{21}H_{24}O_5$	357[M+H]$^+$, 259(40), 179(54), 147(87), 137(100), 131(38), 121(87)	juglanin A
21	14.1	341.2835	341.28389	−1	$C_{24}H_{36}O$	341[M+H]$^+$, 323(41), 203(46), 191(100)	(3*β*,5*α*)-4,4,20-trimethylpregna-8,14,16-trien-3-ol
22	15.3	423.2720	423.27412	−5	$C_{24}H_{38}O_6$	423[M+H]$^+$, 159(56), 149(100), 135(35)	未知
23	15.9	437.3416	437.34141	0	$C_{30}H_{44}O_2$	437[M+H]$^+$, 391(43), 215(30), 189(25)	(5xi,18xi)-ursa-2,9(11),12-trien-24-oic acid
24	15.9	293.2114	293.21112	1	$C_{18}H_{28}O_3$	293[M+H]$^+$, 275(56), 149(100), 107(35)	3,4-dihydroxyestran-17-one
25	16.1	457.3655	457.36762	−5	$C_{30}H_{48}O_3$	457[M+H]$^+$, 439 (100), 421(66), 125(84)	熊果酸(ursolic acid)
26	16.5	279.2329	279.23186	4	$C_{18}H_{30}O_2$	279[M+H]$^+$, 95(66), 81(99), 67(100)	(3*α*,5*α*,17*α*)-estrane-3,17-diol
27	17.1	417.2408	417.24242	−4	$C_{28}H_{32}O_{13}$	417[M+H]$^+$, 263(72), 155(100)	未知
28	18.0	301.1444	301.14344	3	$C_{18}H_{20}O_4$	301[M+H]$^+$, 149(6)	4,4,9-三羟基-7,9-环氧-8,8-木酚素
29	19.9	519.0701	519.07106	−2	$C_{30}H_{14}O_9$	519[M+H]$^+$, 501(100), 473(17), 121(15)	未知
30	21.2	499.3754	499.37819	−6	$C_{32}H_{50}O_4$	499[M+H]$^+$, 481(1), 393(1), 147(1)	3-乙酰白桦脂酸

续表

峰号	保留时间/min	测定值	理论值	误差/ppm	分子式	主要二级碎片离子 (MS/MS) 及丰度比	鉴定结果
31	21.5	425.3789	425.37779	3	$C_{30}H_{48}O$	425[M+H]$^+$, 407(38), 79(10)	lupa-2,20(29)-dien-28-ol
32	22.2	263.2373	263.23694	1	$C_{18}H_{30}O$	263[M+H]$^+$, 245(29), 55(24)	1,3,5,7-octadecatetraen-1-ol
33	24.7	407.3668	407.36723	−1	$C_{30}H_{46}$	407[M+H]$^+$, 351(6), 69(6)	(6*E*,18*E*)-2,6,10,15,19,23-hexamethyl-2,6,10,11,13,14,18,22-tetracosaoctaene
34	25.2	593.2738	593.27380	−1	$C_{34}H_{40}O_9$	593[M+H]$^+$, 533(8)	未知
35	26.9	443.3892	443.38836	2	$C_{30}H_{50}O_2$	443[M+H]$^+$, 425(42), 407(56), 299(43)	白桦脂醇 (betulin)
36	27.7	355.0683	355.07140	−9	$C_{16}H_{18}O_9$	355[M+H]$^+$, 266(100), 250(26), 73(75)	未知

3.3　共有离子指纹图谱的建立

在 0.1s 范围内提取 36 个共有峰离子色谱图，见图 3-19，计算保留时间，见表 3-22。结果表明，各样本保留时间偏差较小。以 12.94min 的 20 号峰 juglanin A 为基准计算其他图谱色谱峰的相对保留时间，用于准确定位，可快速锁定目标化合物，并通过分析分子离子峰及二级碎片比对，判断化合物的存在。

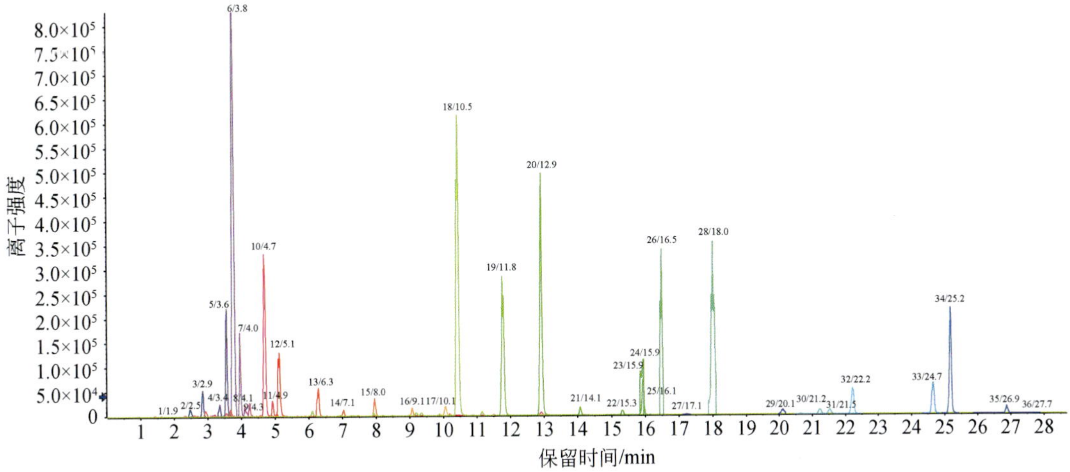

图 3-19　北青龙衣共有离子色谱图

计算 13 个产地每产地 6 个样本的平均峰面积，见表 3-23。结果表明，不同产地北青龙衣药材中同一化学成分的含量存在明显差异。分别筛选同一化学成分在不同产地之间的 1 ～ 3 个较大峰面积和 1 ～ 3 个较小峰面积，结果表明，方正县、嘉荫县、宾县产地北青

表 3-22 北青龙衣 13 个产地样本的保留时间表

峰号	保留时间 /min														RSD /%	相对保留时间
	S1	S2	S3	S4	S5	S6	S7	S8	S9	S10	S11	S12	S13	均值		
1	1.91	1.87	1.88	1.87	1.87	1.87	1.87	1.89	1.89	1.89	1.88	1.89	1.89	1.88	0.66	0.145
2	2.50	2.50	2.50	2.51	2.51	2.50	2.51	2.51	2.52	2.51	2.51	2.52	2.54	2.51	0.44	0.194
3	2.86	2.87	2.87	2.87	2.87	2.88	2.88	2.89	2.89	2.89	2.89	2.89	2.88	2.88	0.36	0.223
4	3.37	3.38	3.39	3.38	3.38	3.38	3.39	3.39	3.40	3.39	3.39	3.40	3.40	3.38	0.27	0.261
5	3.57	3.57	3.58	3.58	3.57	3.57	3.58	3.58	3.59	3.59	3.59	3.59	3.60	3.58	0.28	0.277
6	3.77	3.78	3.78	3.78	3.77	3.78	3.79	3.79	3.79	3.78	3.79	3.79	3.78	3.78	0.19	0.292
7	3.97	3.98	3.98	3.98	3.99	3.98	4.00	3.99	3.98	3.98	4.00	4.00	3.99	3.99	0.24	0.308
8	4.12	4.13	4.12	4.12	4.11	4.13	4.13	4.14	4.13	4.13	4.13	4.13	4.13	4.13	0.18	0.319
9	4.25	4.26	4.26	4.27	4.26	4.27	4.26	4.27	4.27	4.27	4.27	4.27	4.27	4.27	0.15	0.330
10	4.74	4.70	4.70	4.69	4.69	4.69	4.69	4.72	4.73	4.72	4.72	4.72	4.71	4.71	0.36	0.364
11	4.93	4.95	4.95	4.95	4.95	4.95	4.95	4.97	4.96	4.97	4.96	4.96	4.96	4.95	0.21	0.383
12	5.12	5.13	5.14	5.13	5.11	5.15	5.15	5.13	5.15	5.15	5.14	5.13	5.16	5.14	0.28	0.397
13	6.29	6.27	6.28	6.28	6.28	6.28	6.29	6.30	6.29	6.29	6.29	6.29	6.28	6.29	0.12	0.486
14	7.04	7.04	7.05	7.05	7.04	7.05	7.05	7.07	7.07	7.07	7.07	7.07	7.06	7.06	0.18	0.546
15	7.97	7.96	7.98	7.99	7.97	7.99	7.99	8.01	8.02	8.02	8.01	8.02	8.01	8.00	0.26	0.618
16	9.08	9.10	9.14	9.09	9.09	9.11	9.09	9.13	9.11	9.12	9.10	9.12	9.14	9.11	0.22	0.704
17	10.07	10.07	10.06	10.07	10.07	10.08	10.07	10.07	10.08	10.07	10.07	10.08	10.06	10.07	0.06	0.778
18	10.43	10.44	10.44	10.45	10.43	10.44	10.45	10.46	10.46	10.47	10.46	10.45	10.46	10.45	0.12	0.808
19	11.79	11.78	11.79	11.80	11.80	11.80	11.79	11.82	11.82	11.81	11.81	11.81	11.82	11.80	0.11	0.912
20	12.92	12.92	12.93	12.93	12.93	12.94	12.93	12.95	12.94	12.95	12.95	12.95	12.94	12.94	0.09	1.000
21	14.09	14.09	14.08	14.06	14.08	14.08	14.08	14.06	14.05	14.04	14.05	14.04	14.05	14.07	0.13	1.087
22	15.33	15.33	15.33	15.32	15.32	15.31	15.32	15.29	15.30	15.30	15.29	15.30	15.29	15.31	0.10	1.183
23	15.91	15.89	15.94	15.93	15.91	15.90	15.93	15.89	15.91	15.90	15.87	15.87	15.93	15.91	0.14	1.230
24	15.94	15.94	15.94	15.94	15.93	15.94	15.95	15.95	15.94	15.94	15.94	15.94	15.94	15.94	0.03	1.232
25	16.12	16.10	16.09	16.11	16.10	16.11	16.09	16.11	16.10	16.10	16.09	16.10	16.10	16.10	0.06	1.244
26	16.50	16.49	16.50	16.50	16.49	16.49	16.50	16.51	16.50	16.50	16.49	16.49	16.50	16.50	0.04	1.275
27	17.27	17.15	17.16	17.15	17.15	17.15	17.15	17.25	17.19	17.17	17.17	17.17	17.18	17.18	0.23	1.328
28	18.02	18.03	18.02	18.03	18.02	18.03	18.04	18.06	18.06	18.05	18.05	18.05	18.05	18.04	0.08	1.394
29	20.12	19.96	19.97	19.94	19.92	19.95	19.96	20.16	20.02	19.99	19.98	19.99	20.00	20.00	0.35	1.546
30	21.25	21.23	21.24	21.24	21.24	21.23	21.24	21.23	21.25	21.25	21.24	21.23	21.24	21.24	0.04	1.641
31	21.54	21.53	21.54	21.53	21.53	21.53	21.54	21.52	21.50	21.50	21.50	21.49	21.49	21.52	0.09	1.663
32	22.23	22.21	22.23	22.23	22.22	22.23	22.23	22.24	22.23	22.23	22.22	22.22	22.22	22.23	0.03	1.718
33	24.66	24.65	24.66	24.67	24.65	24.66	24.67	24.68	24.67	24.66	24.65	24.65	24.65	24.66	0.04	1.906
34	25.18	25.17	25.20	25.17	25.18	25.18	25.20	25.19	25.20	25.20	25.18	25.19	25.18	25.19	0.04	1.947
35	26.89	26.89	26.90	26.90	26.90	26.91	26.92	26.93	26.93	26.92	26.91	26.93	26.92	26.91	0.05	2.080
36	27.71	27.73	27.69	27.69	27.70	27.71	27.70	27.71	27.73	27.69	27.69	27.71	27.72	27.71	0.05	2.141

表 3-23　北青龙衣 13 个产地样本共有离子峰峰面积表（n=6）

峰号	S1	S2	S3	S4	S5	S6	S7	S8	S9	S10	S11	S12	S13	均值
1	20330	10977	27217	11441	4217	43709	14579	35423	20140	11221	21782	56426	93506	28536
2	91610	54042	32593	160253	183929	78220	20176	37641	135443	128599	52304	48937	28473	80940
3	181927	73193	39231	119242	113466	53866	54956	40598	71105	29558	95744	142048	75511	84265
4	147250	54581	38824	133030	123888	93129	32072	63170	115016	79833	64717	102120	173946	94352
5	689505	1187124	920361	761555	558578	878225	546553	878123	933999	784244	644823	555094	768588	777444
6	3804317	2338153	1945712	4362444	2632321	2570755	1030225	1635463	4191046	2974533	3182095	5689963	4822553	3167660
7	423518	272687	505006	525900	521600	496733	327399	593965	343891	371049	366148	313399	474508	425831
8	211179	186590	212205	400434	648197	288025	188111	252633	362017	350252	249566	231762	321499	300190
9	80863	37476	11042	32539	45757	17923	13066	12652	30123	39817	27857	14863	8251	28633
10	1139978	2511764	1384371	1188977	644823	855884	960518	1326862	1148531	1335117	1322312	872239	358620	1157692
11	86852	50752	13598	44004	41150	50155	14360	18889	44209	60156	51329	30200	8743	39569
12	643983	490510	161876	716898	1241216	342453	174717	552672	700313	651843	515894	416296	84600	514867
13	310896	150352	667940	349470	73980	568271	180745	194008	778859	336911	284108	900096	808123	431443
14	97675	80950	56025	103871	131508	68395	79390	92321	68344	160517	54254	41252	48136	87126
15	120230	109265	171736	141292	582099	66554	45491	82324	123561	225556	83557	88594	200949	157016
16	141996	91174	330355	151844	79926	262834	165008	212780	387783	330397	179710	221044	207467	212486
17	107094	80975	132220	111075	78033	121390	61580	101060	136114	127703	100560	93699	175806	109793
18	2862016	1476558	198605	686012	1908050	1237255	1713091	1773188	884413	1749864	2988003	1981219	355611	1524145
19	1456124	1258672	294983	565747	1293298	1057037	1323842	847290	589732	1642140	1433386	1676016	176841	1047316

续表

峰号	S1	S2	S3	S4	S5	S6	S7	S8	S9	S10	S11	S12	S13	均值
20	1666895	710380	64445	511793	610088	610713	582583	352319	609686	839768	1185896	706186	137100	660604
21	59053	284490	71946	95318	19698	45479	167807	142010	45511	42075	66831	111135	115666	97463
22	51534	50793	113639	56852	47965	99767	128992	125574	87032	50590	121544	108085	66663	85310
23	277493	356315	56057	138214	389316	226172	284775	208392	163921	319400	409001	111256	39353	229205
24	1033246	368263	165391	520662	669206	775341	704353	1002070	606425	514762	1341494	785006	181401	666740
25	14315	27106	41607	16128	4239	17343	33620	21029	12805	13960	10437	37146	24331	21082
26	1816967	1404137	557542	1067257	3071193	1572056	1346923	1428361	1511008	1861299	2134188	1050644	366087	1475974
27	78687	102702	101912	73590	78238	112640	146139	149712	83270	88518	157274	119188	155641	111347
28	3871224	3510248	4658506	4210962	5697072	4569199	4847342	5529091	5335091	4432947	4999197	4776586	6201865	4818410
29	421798	242138	234468	408582	391387	558484	135292	456063	248916	512591	223351	226342	198023	327495
30	60374	164263	271945	279031	35979	206097	359143	335156	103794	166868	180074	253735	109038	194269
31	70656	208267	78394	133290	33272	67987	124991	134768	53641	55731	43377	32162	23302	81526
32	280159	265817	235011	230837	327804	243230	310003	315327	262588	259471	238628	179429	391843	272319
33	297477	721509	846474	657522	127718	554732	923971	1034082	365347	682119	388527	242306	141816	537200
34	913443	727597	750410	527425	1295506	682051	1466617	1227241	552607	843990	1703644	705002	984081	952278
35	79661	139234	205282	160793	28535	192766	135216	48077	90550	138539	77648	26221	25123	103665
36	104323	94486	128856	113347	126496	106571	106355	107989	109489	100638	113102	110257	141540	112573

龙衣药材中化学成分的含量普遍较高，质量相对较好；五常市、哈尔滨市、桦南县、黑河市产地北青龙衣药材中化学成分的含量普遍较低，质量相对较差。而 78 个样本的 36 个共有离子平均峰面积可作为北青龙衣品质初步评价的半定量依据。

3.4　适应性验证

采用以下公式计算 11 批次待验证样本的 36 个相对峰面积，其中 S4、S5、S6、S7 与 2014 年采集样本进行自身峰面积对照，其余样本以指纹图谱 13 个产地 78 个样本平均峰面积为对照，结果见表 3-24。

$$相对峰面积=\frac{A_1\times C_2}{A_2\times C_1}\times\frac{S_{样本}}{S_{对照}}$$

式中，A_1 和 C_1 及 A_2 和 C_2 分别代表胡桃酮两次测定的平均峰面积和浓度；S 代表峰面积。

表 3-24　北青龙衣 11 个验证样本共有离子峰相对峰面积表（n=3）

峰号	S1	S2	S3	S4	S5	S6	S7	S8	S9	S10	S11
1	0.5239	0.7701	0.8334	0.7330	0.4802	0.6301	0.5967	0.1607	1.2647	0.4171	0.0797
2	0.1862	1.2920	1.9979	0.2466	0.9358	1.0963	0.9233	—	0.0963	0.0284	0.0277
3	0.8752	0.7352	0.2178	0.2071	0.7004	0.5692	0.6097	0.3184	0.7854	0.4387	0.0728
4	1.1628	1.8974	3.1786	4.8757	0.0227	0.1642	0.1600	0.1178	0.5357	0.7530	0.1145
5	0.1228	0.0825	0.7151	0.3676	0.5678	0.3958	0.3735	0.1848	0.4270	0.6450	0.1267
6	0.5085	0.4539	0.3840	0.1823	1.5484	1.7750	1.4781	0.0291	0.3286	0.0102	0.0122
7	1.2736	1.1911	0.4647	0.4143	0.4431	0.4610	0.4887	0.1637	0.3794	0.2344	—
8	1.1485	2.2931	2.8855	3.5656	1.2431	1.0052	0.9537	0.0949	1.1422	0.9422	0.3916
9	4.5853	1.0508	1.5015	2.6366	0.4496	0.4503	0.8528	—	—	—	—
10	0.1669	0.3697	1.1179	0.4625	0.2965	0.5171	0.6751	0.0446	0.1135	0.0726	0.0197
11	1.0731	1.5597	1.8969	3.1342	0.9842	1.1174	0.9658	—	0.5797	0.7725	0.0465
12	0.3971	1.8887	1.9549	0.2616	0.4418	0.6563	0.5336	0.0730	0.0792	1.2113	0.1001
13	1.2374	0.1062	2.8453	1.7408	0.2698	0.1986	0.2038	—	0.2455	0.8212	—
14	0.5459	1.2725	2.8222	4.2094	0.6102	0.5595	0.6261	1.4229	4.9345	2.8604	—
15	1.1315	0.9054	0.2927	1.1668	0.6789	0.4438	0.4474	0.1716	1.4775	0.6219	—
16	1.1691	1.5267	1.8897	4.2162	0.0320	0.0654	0.1592	—	0.2176	0.3221	—
17	0.7832	1.0408	0.5771	0.2212	0.3837	0.5280	0.9895	—	0.4476	1.1984	—
18	0.9992	0.32167	0.9694	0.2241	1.2336	1.2549	1.2703	1.9239	0.8107	0.7489	0.0948
19	1.3417	0.36438	0.4141	1.2512	2.0417	1.5448	1.2277	1.2207	0.7284	0.8384	0.0643
20	0.1222	7.0210	3.2473	0.5701	1.4472	0.8895	1.1294	1.3685	0.7233	1.2834	0.9186
21	0.6211	0.8809	0.2431	1.1347	1.4298	0.8957	1.0335	0.1522	0.1917	0.4430	—
22	0.6340	0.2935	9.1702	9.2964	0.0857	0.4779	0.4428	—	—	—	—
23	0.9382	1.4092	0.3908	0.1668	0.2291	0.2440	0.2581	—	—	—	—

续表

峰号	S1	S2	S3	S4	S5	S6	S7	S8	S9	S10	S11
24	0.5295	0.9701	1.2789	0.4068	1.1567	0.7856	0.8318	2.4042	0.7413	0.8619	0.8757
25	6.9107	1.5829	1.1915	5.7542	0.7852	0.8542	0.9772	0.4377	0.2407	0.1155	—
26	0.7972	0.5477	1.1232	0.2598	1.5745	0.9282	0.8895	0.1516	0.2623	1.1609	1.2529
27	0.3674	0.1124	0.9028	0.5873	1.0406	1.2587	1.3871	0.1438	0.1991	1.0661	0.0753
28	0.6922	0.84338	0.8333	0.7435	0.4454	0.4888	0.4785	0.0638	0.0654	0.0809	0.0904
29	2.1315	0.1133	0.5546	1.9989	0.9245	1.3980	0.9655	0.0641	1.0554	0.6043	0.0512
30	0.1690	2.5326	0.0862	0.9154	1.1296	0.8292	1.0129	0.2046	0.2148	0.9537	—
31	0.1607	0.2313	0.5562	1.7445	0.9740	0.7981	0.9497	0.2741	0.8091	—	—
32	0.6008	0.1269	0.8868	2.1618	0.9612	1.0258	0.1517	0.3694	2.0113	0.4912	0.1383
33	1.1509	0.7886	0.3397	1.7770	0.7550	1.0425	1.1942	0.6814	1.0405	1.1796	—
34	0.4421	0.9570	2.7468	3.0865	1.2366	1.0589	0.8625	0.2428	0.8097	3.7369	1.1612
35	0.1797	0.4726	0.1548	1.2392	0.9678	1.1478	0.9578	0.7815	0.3424	—	—
36	0.7344	0.2491	1.5429	1.5460	0.9441	1.1323	0.9588	2.1822	1.7319	2.1791	2.3266

注：S1. 2015 年济南；S2. 2015 年集贤；S3. 2015 年萝北；S4. 2015 年五常冲河；S5. 2014 年宾县；S6. 2014 年集贤；S7. 2014 年五常；S8. 伊春过季；S9. 尚志过季；S10. 2011 年宾县过期；S11. 青龙衣伪品

由表 3-24 可见，S1 ～ S4 样本中 36 个共有化合物均被检出，验证了 2015 年采自济南、集贤、萝北、五常产地的样本均为北青龙衣正品，虽然各相对峰面积差异较大，但均在 0.1 ～ 10 倍范围内，说明该指纹图谱具备判别北青龙衣正品的能力。

S5 ～ S7 样本为储存 1 年的北青龙衣样本，通过自身对照发现，1 号苯基丙氨酸和 3 号儿茶素化学性质不稳定，含量有所下降。4 号、5 号、6 号、7 号、9 号、10 号、12 号、13 号、15 号、16 号和 17 号均为萘醌类及其衍生物，除 6 号胡桃酮含量有所升高外，其余萘醌类化合物含量均下降，部分下降明显，必然影响其抗肿瘤活性，提示北青龙衣储存期较短，采收后应尽快加工使用。18 ～ 20 号为二芳基庚烷类化合物，其性质稳定，含量略有提高，推测由同系物转化而成。22 号未知化合物、23 号 (5xi,18xi)-ursa-2,9(11),12-trien-24-oic acid 及 28 号 4,4,9- 三羟基 -7,9- 环氧 -8,8- 木酚素含量急剧下降，可作为储存期判别的重要指标。其余化合物含量无明显变化，说明其化学性质稳定。

S8 ～ S11 样本为过季或储存过期北青龙衣及伪品青龙衣样本，均有部分化合物未检出，说明该指纹图谱具有区分劣质品、过期品及伪品的能力。4 个样本中大量萘醌类及其衍生物均未能检出或含量极低，推测其抗肿瘤活性明显低于正品，22 号和 23 号化合物在 4 个样品中均未检出，可初步作为判别伪品的客观指标。

3.5 不同产地北青龙衣化学成分差异性分析

对正离子模式下不同产地北青龙衣数据进行 PCA 模式识别分析，见图 3-20。通过不同产地药材的得分图可以看出，五常、集贤、嘉荫、宝清、宾县、海林、通河、铁力产地的北青龙衣相似度较高，而哈尔滨、黑河、汤原、桦南、方正产地偏离整体。其中方正、哈尔滨、桦南、黑河可能与其 36 个共有化合物的含量高低有一定关系。通过载荷矩阵图中的各个变量进一步对影响不同产地北青龙药材质量的化学成分进行比较分析，在载荷矩阵图中的各个点表示各个保留时间 - 质荷比变量，其离中心点的距离远近则表示了该变量为样品组分型所做出的贡献大小，偏离越远的点，说明其在不同样品中的含量变化越大。最终筛选并推断了 32 个化合物的结构，结果见表 3-25。

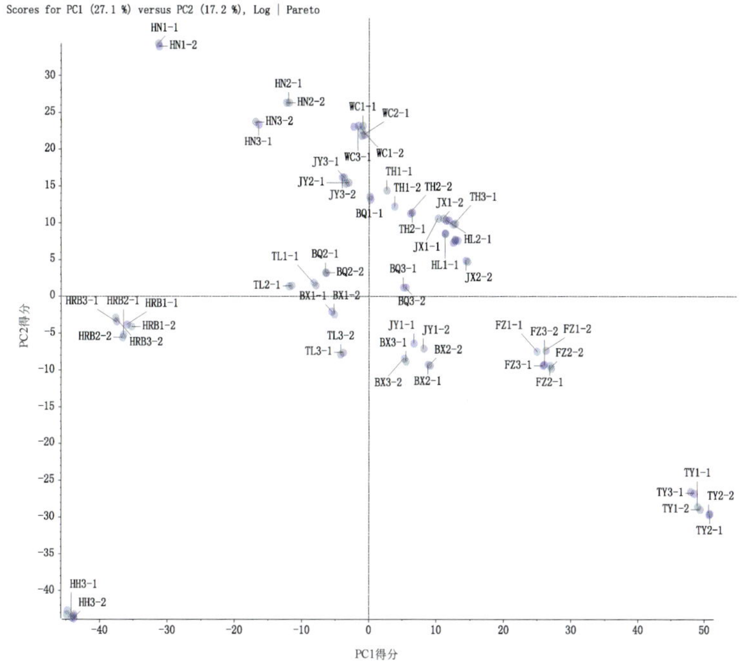

(a) 得分图

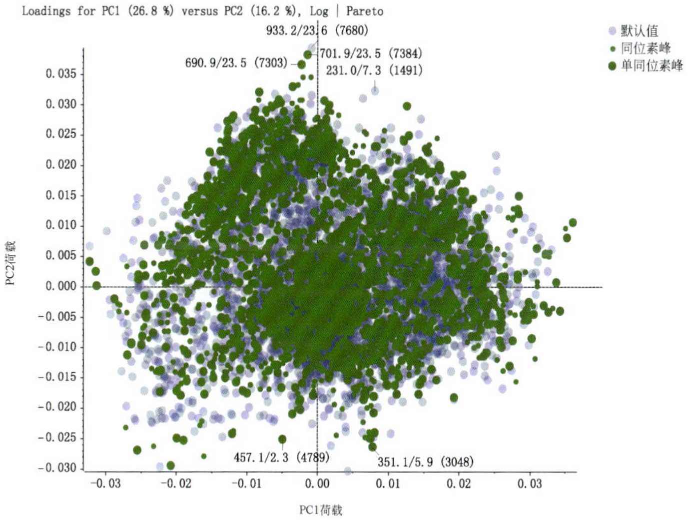

(b) 荷载图

图 3-20　不同产地北青龙衣药材 PCA 图

表 3-25　不同产地北青龙衣药材差异化合物结构信息表

峰号	保留时间/min	测定值	理论值	误差/ppm	分子式	主要二级碎片离子 (MS/MS) 及丰度比	鉴定结果
1	12.08	331.0596	331.06010	−1.5	$C_{20}H_{10}O_5$	331[M+H]$^+$,303[M+H−CO]$^+$, 275[M+H−2CO]$^+$,247[M+H−3CO]$^+$	3-hydroxy-2,2′- binaphthalene-1,1′,4,4′- tetrone
2	6.51	259.0590	259.06010	−4.3	$C_{14}H_{10}O_5$	259[M+H]$^+$,241[M+H−H_2O]$^+$, 213[M+H−H_2O−CO]$^+$, 185[M+H−H_2O−2CO]$^+$, 157[M+H−H_2O−3CO]$^+$	1,3,6,8-tetrahydroxy-9(10*H*)-anthracenone
3	13.64	437.0827	437.08671	−9.2	$C_{23}H_{16}O_9$	437[M+H]$^+$,405[M+H−CH_4O]$^+$, 390[M+H−C_2H_7O]$^+$, 373[M+H−$C_2H_8O_2$]$^+$, 362[M+H−C_2H_7O−CO]$^+$, 345[M+H−$C_2H_8O_2$−CO]$^+$, 317[M+H−$C_2H_8O_2$−2CO]$^+$	3-(4,5-dihydroxy-2-methyl-9,10-dioxo-9,10-dihydro-1-anthracenyl)-2,6-dihydroxy-4-methoxybenzoic acid
4	14.11	509.069	509.07140	−4.7	$C_{25}H_{16}O_{12}$	509[M+H]$^+$,477[M+H−CH_4O]$^+$, 433[M+H−CH_4O−CO_2]$^+$, 417[M+H−C_2H_8O−CO_2]$^+$, 405[M+H−CH_4O−CO_2−CO]$^+$	3,4,4′,9-tetrahydroxy-7-methoxy-7′-methyl-1a′*H*,3*H*-spiro[naphtho[2,3-*b*]furan-2,2′-oxireno[*c*]pyrano[4,3-*g*]chromene]-5,5′,8(9b′*H*)-trione
5	12.46	405.0608	405.06049	0.8	$C_{22}H_{12}O_8$	405[M+H]$^+$,373[M+H−CH_4O]$^+$, 345[M+H−CH_4O−CO]$^+$, 317[M+H−CH_4O−2CO]$^+$	3-(4,5-dihydroxy-2-methyl-9,10-dioxo-9,10-dihydro-1-anthracenyl)-2,6-dihydroxy-1-benzoic acid
6	13.19	475.0620	475.06597	−8.4	$C_{25}H_{14}O_{10}$	475[M+H]$^+$,457[M+H−H_2O]$^+$, 429[M+H−H_2O−CO]$^+$, 385[M+H−H_2O−CO−CO_2]$^+$	1,3-dihydroxy-7-(2,5,7-trihydroxy-4-oxo-4*H*-chromen-3-yl)-6*H*,7*H*-chromeno[4,3-*b*]chromen-6-one
7	12.36	435.0711	435.07106	0.1	$C_{23}H_{14}O_9$	435[M+H]$^+$,403[M+H−CH_4O]$^+$, 388[M+H−C_2H_7O]$^+$, 344[M+H−C_2H_7O−CO_2]$^+$, 332[M+H−C_2H_7O−2CO]$^+$	carbonylbis(2-oxo-2*H*-chromene-3,6-diyl) diacetate
8	14.12	409.0554	409.05541	0.0	$C_{21}H_{12}O_9$	409[M+H]$^+$,391[M+H−H_2O]$^+$, 321[M+H−$C_3H_4O_3$]$^+$, 293[M+H−$C_3H_5O_3$−CO]$^+$, 265[M+H−$C_3H_5O_3$−2CO]$^+$	benzene-1,3,5-triyl tri(2-furoate)

续表

峰号	保留时间/min	测定值	理论值	误差/ppm	分子式	主要二级碎片离子 (MS/MS) 及丰度比	鉴定结果
9	14.86	377.0644	377.06558	−3.1	$C_{21}H_{12}O_7$	377[M+H]$^+$,362[M+H−CH$_3$]$^+$, 334[M+H−CH$_3$−CO]$^+$, 317[M+H−CH$_4$O−CO]$^+$, 306[M+H−CH$_3$−2CO]$^+$, 289[M+H−CH$_4$O−2CO]$^+$	1-(4-carboxyphenyl)dibenzo[*b*,*d*]furan-4,6-dicarboxylic acid
10	3.1	697.1543	697.16106	−9.7	$C_{30}H_{32}O_{19}$	697[M+H]$^+$,357[M+H−C$_{16}$H$_{20}$O$_8$]$^+$, 347[M+H−C$_{13}$H$_{18}$O$_{11}$]$^+$	2-(3,4-dihydroxyphenyl)-5,7-dihydroxy-4-oxo-4*H*-chromen-3-yl 3-*O*-(carboxyacetyl)-6-*O*-(6-deoxy-*α*-L-mannopyranosyl)-*β*-D-glucopyranoside
11	9.37	673.3160	673.31598	0.0	$C_{43}H_{44}O_7$	673[M+H]$^+$,655[M+H−H$_2$O]$^+$, 511[M+H−C$_{10}$H$_{11}$O$_2$]$^+$	8-(1,3-benzodioxol-5-yl)-1-(benzyloxy)-12*a*-methyl-9-(3,4,5-trimethoxyphenyl)-2,3,3*a*,3*b*,4,5,10*b*,11,12,12*a*-decahydro-1*H*-cyclopenta[7,8]phenanthro[2,3-*b*]furan
12	3.79	531.1478	531.14383	7.5	$C_{33}H_{22}O_7$	531[M+H]$^+$,469[M+H−C$_4$H$_{14}$]$^+$, 369[M+H−C$_8$H$_2$O$_4$]$^+$	2-[(2-oxo-4-phenyl-2*H*-chromen-7-yl)oxy]propanoate
13	2.43	529.1902	529.19157	−2.6	$C_{24}H_{32}O_{13}$	529[M+H]$^+$,347[M+H−C$_{10}$H$_{14}$O$_3$]$^+$, 259[M+H−C$_{10}$H$_6$O$_9$]$^+$	7-methyl-1-[(2,3,4,6-tetra-*O*-acetyl-*β*-D-glucopyranosyl)oxy]-1,4*a*,5,6,7,7*a*-hexahydrocyclopenta[*c*]pyran-4-carboxylic acid
14	3.76	577.1856	577.19157	−10.3	$C_{28}H_{32}O_{13}$	577[M+H]$^+$,559[M+H−H$_2$O]$^+$, 533[M+H−CO$_2$]$^+$, 380[M+H−C$_6$H$_{13}$O$_7$]$^+$	8-oxo-9-(3,4,5-trimethoxyphenyl)-5,5*a*,6,8,8*a*,9-hexahydrofuro[3′,4′:6,7]naphtho[2,3-*d*][1,3]dioxol-5-yl hexopyranoside
15	4.31	515.1513	515.14892	4.6	$C_{33}H_{22}O_6$	515[M+H]$^+$,349[M+H−C$_9$H$_{10}$O$_3$]$^+$, 177[M+H−C$_{19}$H$_{14}$O$_6$]$^+$	3,3′-{[4-(2-phenylvinyl)phenyl]methylene}bis(2-hydroxy-4*H*-chromen-4-one)
16	4.57	561.1938	561.19078	5.4	$C_{35}H_{28}O_7$	561[M+H]$^+$,459[M+H−C$_6$H$_{14}$O]$^+$, 399[M+H−C$_7$H$_6$O$_3$]$^+$	10-{2-[2-(2,3-dihydro-1-benzofuran-5-yl)ethoxy]-3-methoxyphenyl}-3-phenyl-9,10-dihydro-4*H*,8*H*-pyrano[2,3-*f*]chromene-4,8-dione

续表

峰号	保留时间/min	测定值	理论值	误差/ppm	分子式	主要二级碎片离子 (MS/MS) 及丰度比	鉴定结果
17	8.71	537.0811	537.08162	−1.0	$C_{30}H_{16}O_{10}$	537[M+H]$^+$,519[M+H−H_2O]$^+$, 501[M+H−$2H_2O$]$^+$, 491[M+H−H_2O−CO]$^+$, 473[M+H−$2H_2O$−CO]$^+$	1,3,4,6,8,13-hexahydroxy-10,11-dimethoxyphenanthro[1,10,9,8-opqra]perylene-7,14-dione
18	2.46	283.0810	283.08123	−0.8	$C_{13}H_{14}O_7$	283[M+H]$^+$,139[M+H−$C_6H_8O_4$]$^+$, 121[M+H−$C_6H_8O_4$−H_2O]$^+$	2-(1,3-dimethoxy-1,3-dioxo-2-propanyl)-5-methoxybenzoic acid
19	5.90	613.1890	613.19157	−4.2	$C_{31}H_{32}O_{13}$	613[M+H]$^+$,437[M+H−$C_{10}H_8O_3$]$^+$, 421[M+H−$C_{10}H_8O_4$]$^+$	1,2′,3′,4,4′,5′,6,7,8′-nonahydroxy-7′-methoxy-2′,7-dimethyl-2′,3′,4′,4*a*′,5,6,7,8,9′,9*a*′-decahydro-2,9′-bianthracene-9,10,10′(1′*H*)-trione
20	5.51	191.0692	191.07027	−5.6	$C_{11}H_{10}O_3$	191[M+H]$^+$,163[M+H−CO]$^+$, 147[M+H−C_2H_4O]$^+$, 133[M+H−C_3H_6O]$^+$, 119[M+H−$C_3H_4O_2$]$^+$, 91[M+H−$C_3H_4O_2$−CO]$^+$	7-ethoxycoumarin
21	5.53	559.1775	559.18100	−6.3	$C_{28}H_{30}O_{12}$	559[M+H]$^+$,511[M+H−CH_4O_2]$^+$, 393[M+H−$C_9H_{10}O_3$]$^+$	3-hydroxy-4-(phenylacetyl)phenyl-2,3,4,6-tetra-*O*-acetyl-beta-D-glucopyranoside
22	2.92	167.0689	167.07027	−8.2	$C_9H_{10}O_3$	167[M+H]$^+$,149[M+H−H_2O]$^+$, 121[M+H−H_2O−CO]$^+$, 93[M+H−H_2O−2CO]$^+$	methyl 4-hydroxyphenylacetate
23	5.59	589.1879	589.18569	3.8	$C_{36}H_{28}O_8$	589[M+H]$^+$,571[M+H−H_2O]$^+$, 541[M+H−H_2O−CH_2O]$^+$	1,3,6,8,10,13-hexamethoxy-4,11-dimethylphenanthro[1,10,9,8-opqra]perylene-7,14-dione
24	6.81	207.1369	207.13796	−5.1	$C_{13}H_{18}O_2$	207[M+H]$^+$,163[M+H−C_2H_4O]$^+$, 135[M+H−C_4H_8O]$^+$, 121[M+H−$C_5H_{10}O$]$^+$	ibuprofen
25	23.89	627.3678	627.36802	−0.4	$C_{40}H_{50}O_6$	627[M+H]$^+$,567[M+H−C_3H_8O]$^+$, 511[M+H−$C_5H_8O_3$]$^+$	11,12-dihydroxy-6-oxoabieta-8(14),9(11),12-trien-7-ylidene]abieta-8,13-diene-6,11,12-trione
26	22.51	293.2836	293.28389	−1.0	$C_{20}H_{36}O$	293[M+H]$^+$,275[M+H−H_2O]$^+$, 69[M+H−$C_{15}H_{28}O$]$^+$	abietan-18-ol

续表

峰号	保留时间/min	测定值	理论值	误差/ppm	分子式	主要二级碎片离子 (MS/MS) 及丰度比	鉴定结果
27	22.51	513.3388	513.34220	−6.6	$C_{28}H_{48}O_8$	513[M+H]$^+$,351[M+H−$C_6H_{10}O_5$]$^+$, 203[M+H−$C_{20}H_{38}O_2$]$^+$	ergost-24(28)-ene-3,4,6,7,8,15,16,26-octol
28	26.00	539.3510	539.35197	−1.8	$C_{37}H_{46}O_3$	539[M+H]$^+$,351[M+H−$C_{12}H_8O_2$]$^+$, 229[M+H−$C_{23}H_{34}$]$^+$	2-cyclohexyl-4-[4-(3-cyclohexyl-4-hydroxyphenyl)-3-hexanyl]phenyl benzoate
29	9.56	327.1591	327.15909	0.0	$C_{20}H_{22}O_4$	327[M+H]$^+$,295[M+H−CH_4O]$^+$, 163[M+H−$C_{10}H_{12}O_2$]$^+$, 137[M+H−$C_{12}H_{14}O_2$]$^+$, 123[M+H−$C_{13}H_{16}O_2$]$^+$	1,6-bis(4-methoxyphenyl)-1,6-hexanedione
30	4.04	249.0387	249.03936	−2.7	$C_{12}H_8O_6$	249[M+H]$^+$,203[M+H−CH_2O_2]$^+$, 175[M+H−CH_2O_2−CO]$^+$, 147[M+H−CH_2O_2−2CO]$^+$	1,4-dihydroxy-2,3-naphthalenedicarboxylic acid
31	5.40	231.0289	231.02880	0.4	$C_{12}H_6O_5$	231[M+H]$^+$,203[M+H−CO]$^+$, 175[M+H−2CO]$^+$,147[M+H−3CO]$^+$, 129[M+H−3CO−H_2O]$^+$	5,8-dihydroxynaphtho[2,3-*c*]furan-4,9-dione
32	7.78	285.0380	285.03936	−4.8	$C_{15}H_8O_6$	285[M+H]$^+$,239[M+H−CO−H_2O]$^+$, 211[M+H−2CO−H_2O]$^+$, 183[M+H−3CO−H_2O]$^+$, 155[M+H−4CO−H_2O]$^+$	rhein

通过分析差异化合物在各样本间的含量可知，1 ～ 8 号化合物在哈尔滨、桦南、黑河产地未检出或含量极低；9 号与 10 号化合物仅在汤原产地检出，可作为化学标志物，同时 11 号和 31 号化合物在汤原产地含量显著高于其他产地，而 24 号、25 号化合物则未检出，可作为佐证；12 号化合物在汤原、黑河产地较高；13 号化合物在方正、黑河产地较高；14 ～ 23 号化合物在黑河产地明显高于其他产地，其中 19 ～ 23 号化合物在哈尔滨产地也具有一定的响应，其余各产地基本不含 14 ～ 3 号化合物，可作为黑河、哈尔滨产地的标志物，而 30 号、32 号化合物则未检出，可作为佐证；26 ～ 29 号化合物在方正、汤原、哈尔滨产地未检出或含量极低。

4. 结论

采用 UPLC-Q-TOF/MS 技术，以黑龙江省 13 个产地的 78 批样品共有离子（化合物）提取峰构建北青龙衣化学成分指纹图谱，确定了 36 个共有离子，鉴定或推断了 31 个化合物的结构。在 0.1s 范围内提取了 36 个共有峰离子色谱图，以 12.94min 的 20 号峰 juglanin A 为基准确定了色谱峰的相对保留时间。以 78 个样本的 36 个共有离子平均峰面积作为北青龙衣品质初步评价的半定量依据，确定方正、嘉荫、宾县产地质量相对较好，五常、哈尔滨质量相对较差。北青龙衣正品的36个共有化合物均被检出，而过季采收或储存过期及伪品样本，均有部分化合物未检出，且萘醌类抗肿瘤活性成分明显降低，证实该指纹图谱具有鉴别北青龙衣药材真伪、优劣的能力。通过主成分分析，五常、集贤、嘉荫、宝清、宾县、海林、通河、铁力产地的北青龙衣相似度较高，而哈尔滨、黑河、汤原、桦南、方正产地偏离整体，鉴定了32个差异性化合物的结构。

5. 讨论

（1）本节研究广泛收集了黑龙江省13个产地的78批北青龙衣，具有一定的代表性，且准确标记了产地的经纬度，结果具有可溯源性。

（2）针对高分辨质谱能够提供丰富化合物信息的特点，打破传统以共有峰为对象的模糊研究模式，而以共有离子（化合物）为研究对象，符合精准性与科学性的中药现代质量控制要求。

（3）在共有离子的选取过程中，除考虑离子强度和生物活性外，相近保留时间（TIC图同一色谱峰）内无相同整数质荷比的化合物共流出是一重要原则，从而保证了建立的UPLC-Q-TOF高分辨指纹图谱可以转换为UPLC-Q低分辨指纹图谱，即通过母离子快速对样本进行鉴定，符合其大规模应用的实际需求。

（4）对所建立的指纹图谱进行了适应性验证，考虑影响质谱灵敏度因素较多，尤其是喷雾针位置和离子源清洁度影响较大。因此，采用胡桃酮对照品对所得数据进行了校正。结果充分证实该指纹图谱具备鉴定北青龙衣真伪及优劣的能力。

（5）非目标性筛查不同产地北青龙衣药材的离子信息，每个色谱峰往往代表了多种化合物，体现了中药成分的复杂性。因此，高分辨指纹图谱的研究更需要主成分分析等化学计量学软件评价其相似性及差异性。

（6）实验过程中共找出90多个对北青龙衣差异性分组贡献较大离子，但其中大部分离子在ChemSpider软件中无法给出结构式，说明这些差异离子往往是受环境调控产生的次生代谢中间产物，属未知化合物，鉴定比较困难。已鉴定的32个化合物基本为芳香族化合物，涉及天然产物合成途径中的乙酸-丙二酸途径（AA-MA途径）、桂皮酸途径及莽草酸途径。这些化合物多为合成酚类、醌类和黄酮类的前体化合物，地理位置、气候、土壤等生境差异的表现形式，例如，哈尔滨样本为栽培品，黑河纬度明显高于其他产地可能与其差异性有一定关系，尚需深入研究。这些差异成分也可作为北青龙衣药材产地鉴别及道地性评价的依据之一。

（7）本节应用高分辨质谱技术建立了基于相对保留时间和二级质谱判别的北青龙衣指纹图谱，实现了对药材真伪的快速鉴定，并通过相对峰面积初步判断质量的优劣，其差异性成分的分析和表征有助于理解药材道地性成因。因此，该研究为北青龙衣的质量控制提供了新的评价方法，也为其他中药指纹图谱的研究提供了借鉴。

第三节　北青龙衣采收期评价研究

目前适宜采收期对药材质量和产量的重要性已引起学者的关注，但研究多集中于一个或几个有效成分的测定。而中药往往是通过有效组分群发挥协同作用，且成分之间在特定的环境条件下存在一定转化关系，一个或几个成分的含量测定难以全面体现药材内在质量。因此，本节采取从整体到局部，从宏观到微观的研究策略，将 UV、HPLC、UPLC-Q-TOF/MS 技术有机结合，对其主要活性物质萘醌类成分的总含量、主成分含量以及有效成分群相对含量进行全面分析，找出其有效成分的动态积累规律，结合药材产量确定适宜采收期。

一、不同采收期北青龙衣萘醌类含量测定

北青龙衣含有萘醌类、二芳基庚烷类、黄酮类、三萜类多种有效成分，学者众说不一，但目前萘醌类是公认抗肿瘤的主要成分。因此，本节首先利用本章第一节建立的含量测定方法测定不同采收期北青龙衣中总萘醌、胡桃醌、胡桃酮的含量。

1. 仪器与材料

1.1　仪器

同本章第一节内容。

1.2　药材与对照品

北青龙衣分别于 2015 年 6 月 29 日、7 月 15 日、8 月 1 日、8 月 15 日、9 月 1 日、9 月 15 日采自哈尔滨市东北农业大学（东经 126°73′34.9″，北纬 45°74′88.6″）；2015 年 7 月 8 日、7 月 21 日、8 月 4 日、8 月 18 日、9 月 1 日、9 月 15 日采自方正林业局沙河子经营所（东经 129°33′55.9″，北纬 46°07′86.1″）、吉岭经营所（东经 129°30′65.1″，北纬 45°96′22.9″）、万宝山经营所（东经 129°25′17.5″，北纬 45°87′94.3″）、响河林场（东经 129°16′85.6″，北纬 45°78′19.7″）、星火林场（东经 129°26′93.1″，北纬 45°69′26.8″）；2015 年 7 月 6 日、7 月 21 日、8 月 5 日、8 月 17 日、9 月 6 日、9 月 18 日采自五常市冲河镇西山（东经 127°71′05″，北纬 44°68′41″；东经 127°72′02″，北纬 44°68′11″；东经 127°72′51″，北纬 44°67′94″）。其中东北农业大学样品以 10 棵胡桃楸为 1 组样本，共计 3 组。方正林业局每个林场 2 棵胡桃楸样本，共计 10 个样本。五常市冲河镇西山附近选取 3 个采样区域，每个时间点随机采集区域内 30 ～ 50 棵胡桃楸为 1 组样本，共计 3 组。采集时间依次标记为 1 ～ 6 号采收期。均经初东君主任药师鉴定为胡桃科植物胡桃楸（*Juglans mandshurica* Maxim.）的未成熟果实。取外果皮，通风处阴干。

2. 实验方法

同本章第一节质量标准中总萘醌、胡桃醌、胡桃酮的含量测定内容。

3. 实验结果

3.1 总萘醌含量测定结果

哈尔滨市及五常市各 3 个采样区域以及方正的 10 个采样点，每采集时期分别取 3 个平行样测定，计算总萘醌含量，取平均值绘制总萘醌含量变化曲线，见图 3-21。

由图 3-21 可知，除方正产区第二采收期个别样本的总萘醌含量略高于第一采收期，三个产区各采收期样本的总萘醌含量均呈逐渐下降趋势，8 月 15 日以后含量下降明显，各趋势图变化规律基本一致，能够代表总萘醌的变化趋势。因此，将各产区同一时期样本含量取平均值，结果见表 3-26，作为后续采收期确定的依据之一。

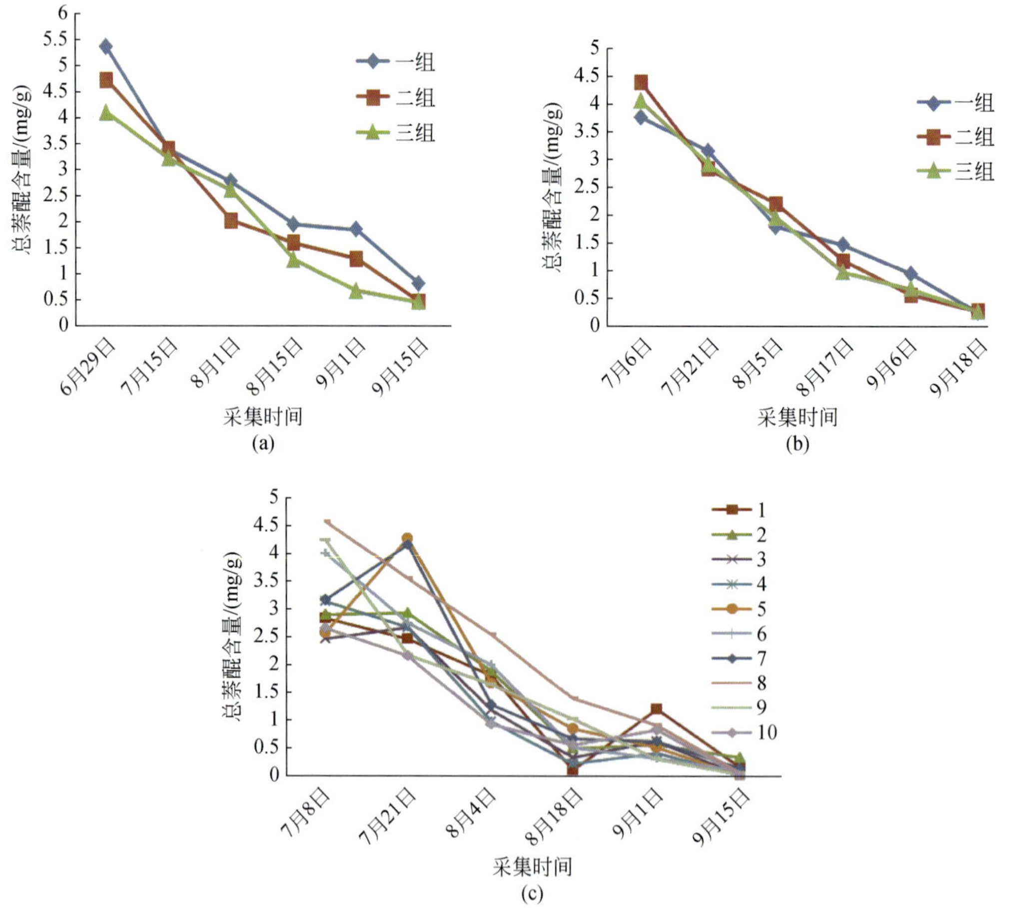

图 3-21 不同产区不同采收期总萘醌含量变化趋势图

（a）哈尔滨；（b）五常；（c）方正

表 3-26　各产区不同采收期总萘醌含量汇总表　（单位：mg/g）

产地	采收期 1	采收期 2	采收期 3	采收期 4	采收期 5	采收期 6
哈尔滨	4.7157	3.3240	2.4600	1.6007	1.2607	0.5717
五常	4.0667	2.9647	1.9867	1.2100	0.7333	0.2700
方正	4.7100	4.3138	2.3066	0.8991	0.9177	0.1363

3.2　不同采收期样品含量测定

哈尔滨市及五常市各 3 个采样区域以及方正的 10 个采样点，每个采收期分别取 3 个平行样测定，计算胡桃醌及胡桃酮含量，取平均值绘制胡桃醌、胡桃酮含量变化曲线，见图 3-22～图 3-24。

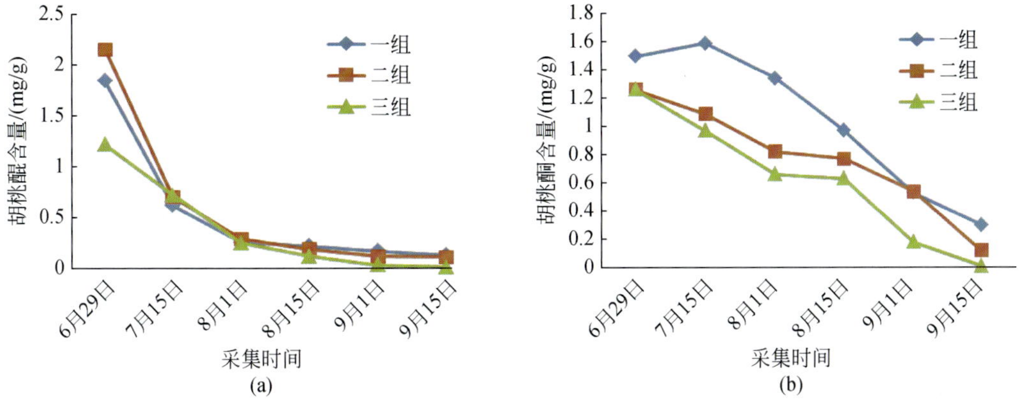

图 3-22　哈尔滨产区不同采收期胡桃醌、胡桃酮含量变化趋势图

（a）胡桃醌；（b）胡桃酮

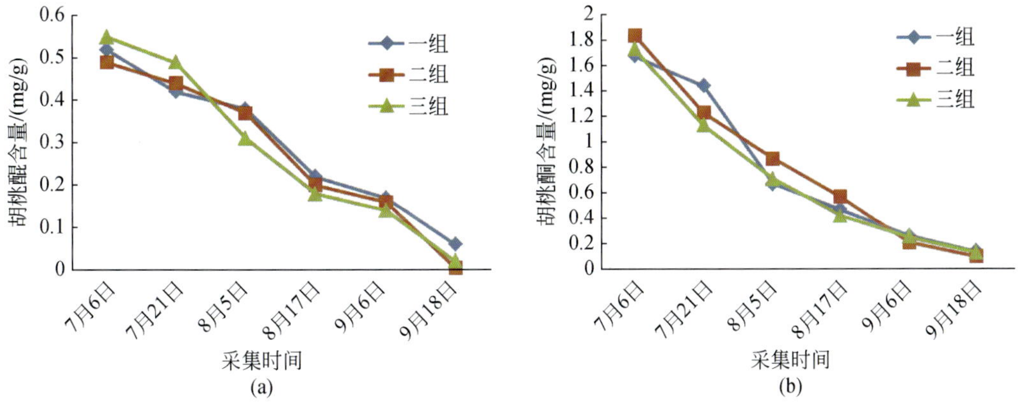

图 3-23　五常产区不同采收期胡桃醌、胡桃酮含量变化趋势图

（a）胡桃醌；（b）胡桃酮

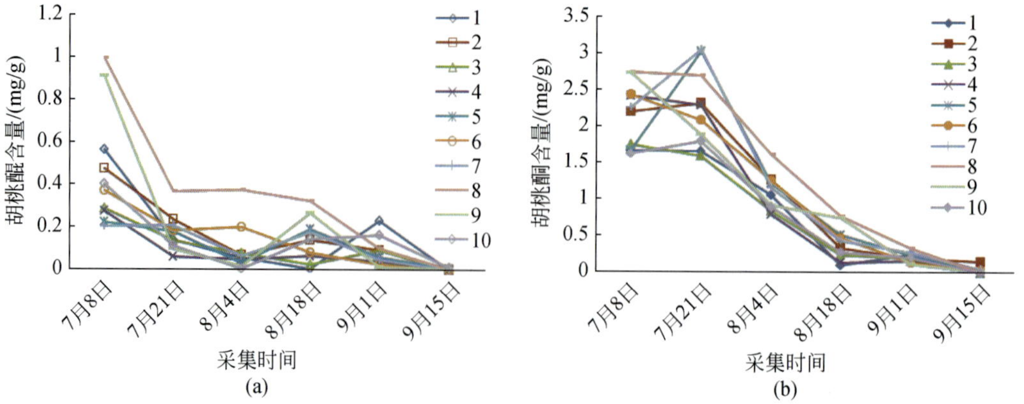

图 3-24　方正产区不同采收期胡桃醌、胡桃酮含量变化趋势图

（a）胡桃醌；（b）胡桃酮

由图 3-22 ～图 3-24 可知，三个产区各采收期样本的胡桃醌、胡桃酮含量基本呈逐渐下降趋势，8 月 15 日以后含量下降明显。哈尔滨、方正产区第二采收期个别样本的胡桃酮含量高于第一采收期，进一步比较不同产地趋势图，可以看出方正产区同一时期各样本的数据离散程度大于哈尔滨产区，而五常产区各样本的趋势基本一致，说明方正产区单棵胡桃楸有效成分的积累存在一定差异，但随着样本量的扩大，含量变化趋势更加稳定，能够代表整体的趋势。

此外，北青龙衣鲜品中无胡桃酮，且胡桃醌含量较高，课题组前期已证实干燥过程中胡桃醌可转化为胡桃酮，其转化过程受内源性多酚氧化酶的调控。三个产区胡桃醌含量及其变化规律存在较大差异，可能与其酶的含量及活性密切相关，但胡桃醌与胡桃酮含量之和相对稳定，绘制其含量变化趋势图能够更好地反映北青龙衣抗肿瘤主成分的变化规律，结果见图 3-25。

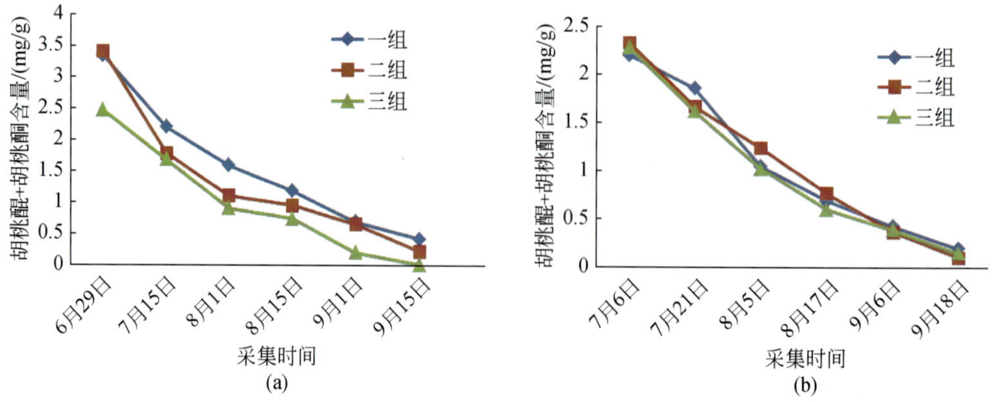

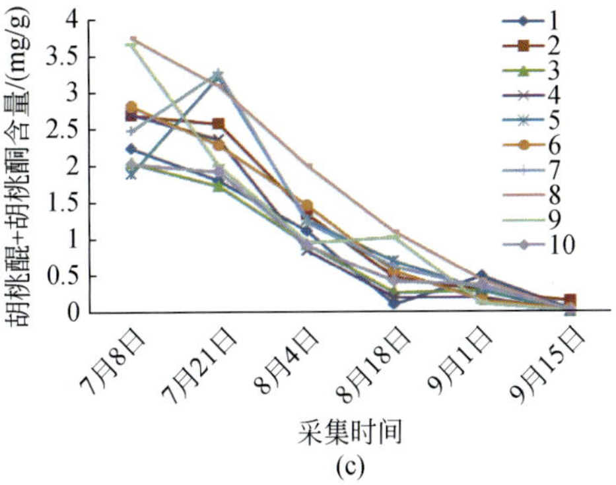

图 3-25　不同产区不同采集时间胡桃醌 + 胡桃酮含量变化趋势图

（a）哈尔滨；（b）五常；（c）方正

由图 3-25 可知，除方正产区个别样本外，三个产区各采集期样本的胡桃醌、胡桃酮含量之和均呈逐渐下降趋势，8 月 15 日以后含量下降明显，各趋势图变化规律基本一致，能够代表主成分整体的变化趋势。因此，将各产区同一时期样本含量取平均值，结果见表 3-27，作为后续采收期确定的依据之一。

表 3-27　各产区不同采收期胡桃醌 + 胡桃酮含量汇总表　（单位：mg/g）

产地	采收期 1	采收期 2	采收期 3	采收期 4	采收期 5	采收期 6
哈尔滨	3.0833	1.8967	1.2067	0.9667	0.5233	0.2267
五常	2.2700	1.7167	1.1033	0.6867	0.3967	0.1513
方正	2.6274	2.4220	1.2054	0.5497	0.3017	0.0361

二、不同采收期北青龙衣化学成分分析

本节第一部分的研究结果反映了不同采收期总萘醌、胡桃醌、胡桃酮的含量变化趋势，明确了总成分及主体成分的变化规律。本部分采用 UPLC-Q-TOF/MS 技术从细节入手进一步扩大萘醌类化合物分析范围，以目标成分筛查结合特征性子离子提取模式，查找萘醌类化合物，结合二级质谱裂解规律推断其结构。以每种萘醌类化合物的相对离子强度半定量地阐明其变化规律，为不同采收期药材的鉴别提供科学依据。

1. 仪器与材料

1.1　仪器

同“第二章第二节，1.1 仪器”项内容。

1.2　试剂

同“第二章第二节，1.2 试剂”项内容。

1.3 药材与对照品

药材同本节第一部分哈尔滨采集区样品，采集时间 2015 年 6 月 29 日、7 月 15 日、8 月 1 日、8 月 15 日、9 月 1 日、9 月 15 日，依次标记为 1 ～ 6 号采收期。

胡桃醌对照品（H-075-131230，成都瑞芬思生物科技有限公司），胡桃酮对照品（自制，经归一化法测定纯度大于 98%）。

2. 实验方法

2.1 对照品溶液的制备

精密称取胡桃醌、胡桃酮对照品适量，加甲醇制成约 50μg/mL 的溶液作为对照品溶液。

2.2 供试品溶液的制备

取不同采收期北青龙衣药材 1.0g，精密称定，加甲醇 25mL，超声处理 30min（功率 300W，频率 40kHz），放冷，补足甲醇，摇匀，过滤，取续滤液于 -80℃冻存，分析前恢复室温，13000r/min 4℃离心 10min，取上清液，即得。

2.3 色谱条件

流动相 A 为 0.1% 甲酸 – 水，B 为 0.1% 甲酸 – 乙腈，梯度洗脱（0 ～ 3 min，5%→22% B；3 ～ 12min，22%→60% B；12 ～ 16min，60%→70% B；16 ～ 22 min，70%→100% B；22 ～ 23min，100%→100% B；23 ～ 23.1min，100%→5% B；23.1 ～ 25min，5%→5% B），余同“第二章第二节，2.3 色谱条件”项内容。

2.4 质谱条件

同“第二章第二节，2.4 质谱条件”项内容。

2.5 数据分析

2.5.1 化合物的筛查

（1）目标性筛查：针对萘醌类化合物，在一定的保留时间区域范围，可利用 MasterView 1.0 软件目标筛查及特征性子离子扫描功能对不同采收期样本进行筛查，分析不同萘醌类成分相对含量的变化趋势。

（2）非目标性筛查：通过 PCA 分析，得分（scores）矩阵图和载荷（loadings）矩阵图，通过得分矩阵图获得不同采收期各组数据的分型信息。而载荷矩阵图能反映各个变量对样品分型的影响。载荷矩阵图中各点与原点的距离远近表示此成分对得分矩阵图中分型结果的贡献能力，与原点距离远的离子则对分型贡献较大，这类化合物将作为分析的重点目标，系统可以显示该离子在各采收期样品内的提取离子峰面积变化，也可直接显示该离子的 MS/MS 图，便于定量分析与结构鉴定。

2.5.2 结构鉴定

同“第二章第二节，2.6 结构鉴定”项方法。

3. 结果与讨论

3.1　UPLC-Q-TOF/MS 结果

由于中药复方化学成分复杂，采用一种模式很难顾全所有的化合物，因此实验采用正负两种离子扫描模式对对照品和供试品溶液进行扫描，正负离子模式下的供试品溶液的总离子色谱（TIC）图分别见图 3-26 和图 3-27。

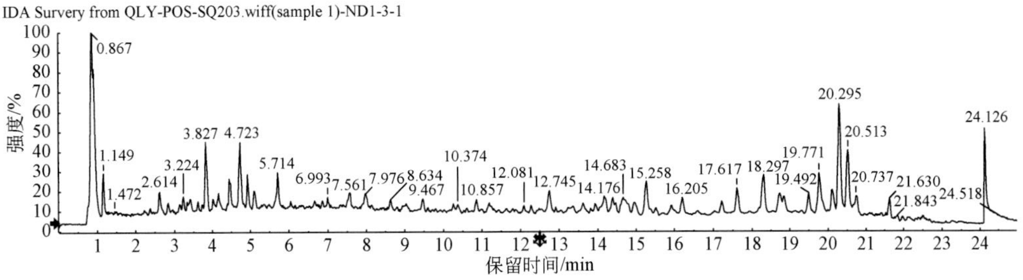

(a)

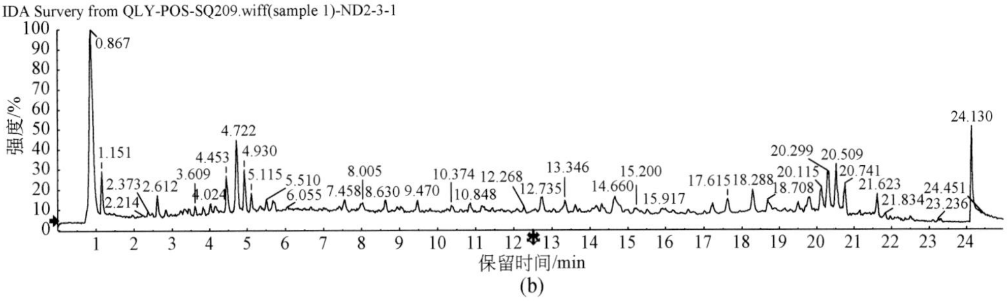

(b)

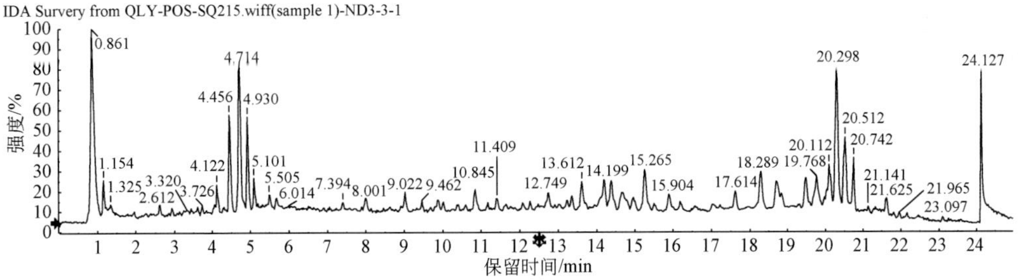

(c)

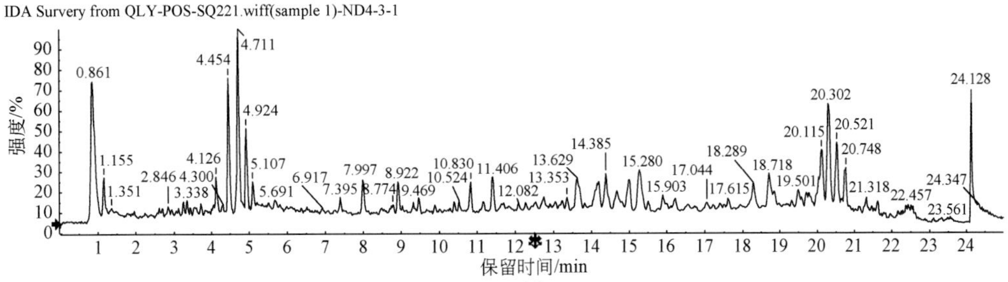

(d)

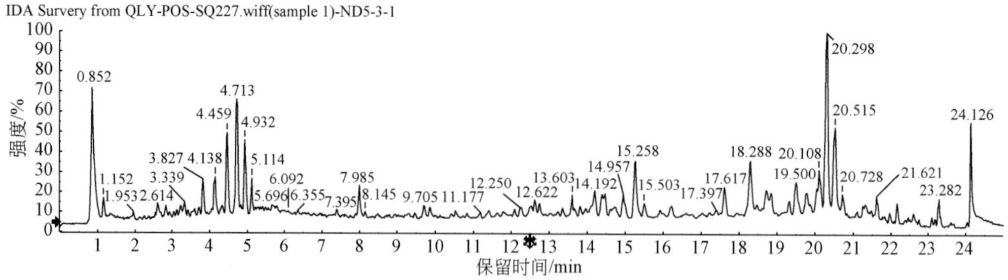

(e)

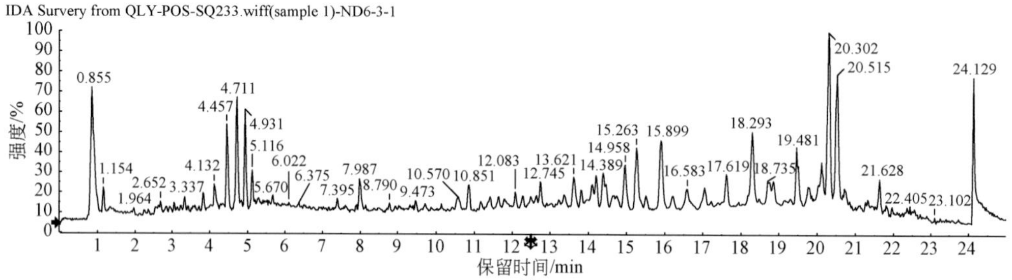

(f)

图 3-26 北青龙衣不同采收期样品正离子 TIC 图

（a）1 号采收期；（b）2 号采收期；（c）3 号采收期；（d）4 号采收期；（e）5 号采收期；（f）6 号采收期

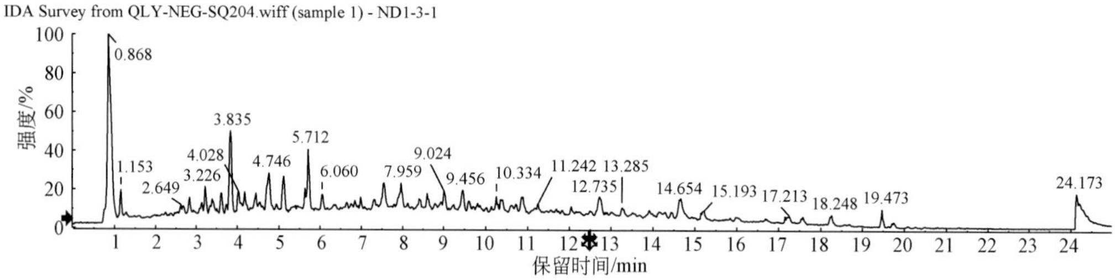

(a)

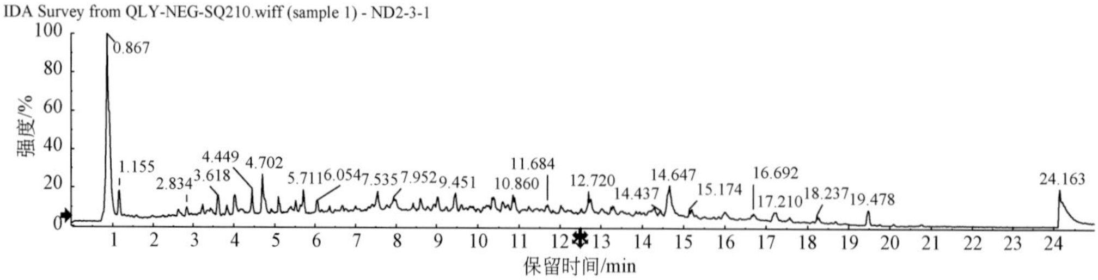

(b)

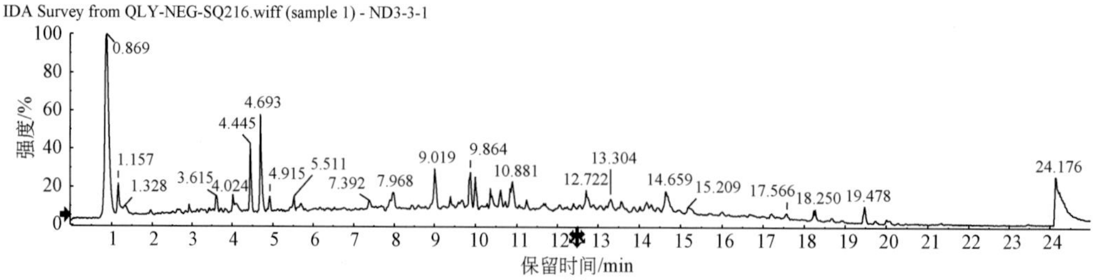

(c)

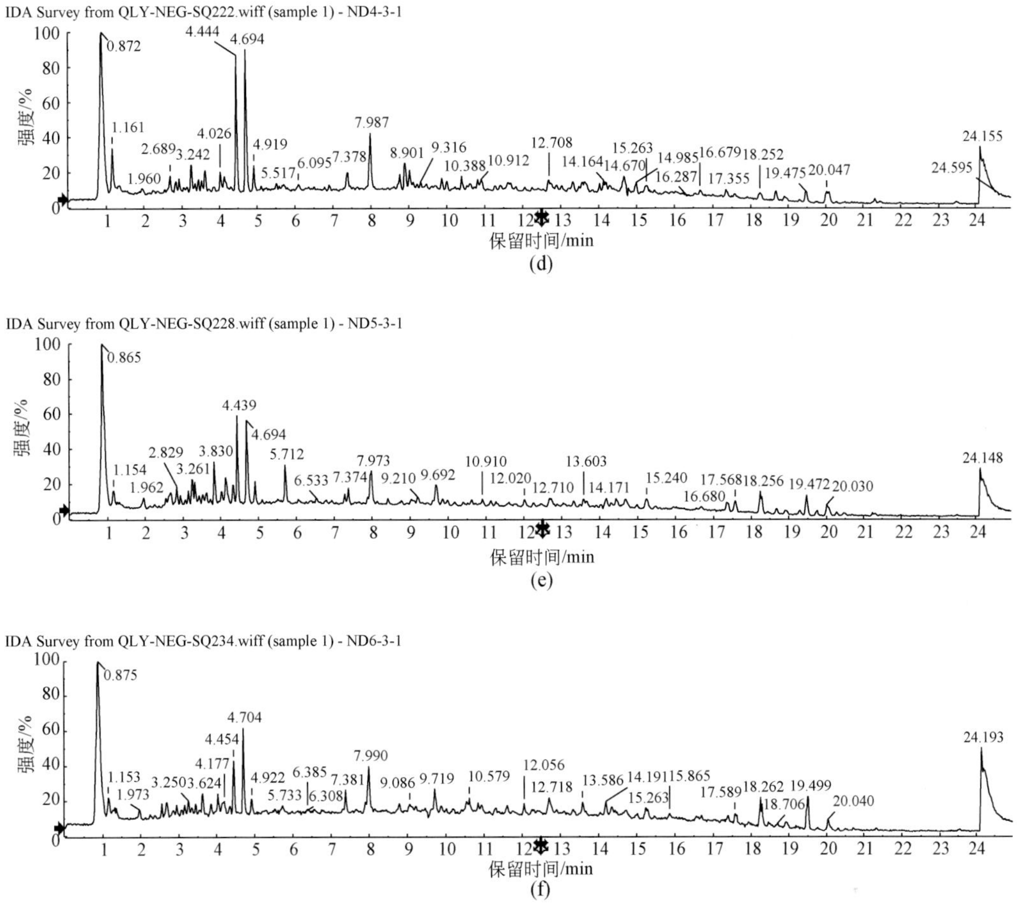

图 3-27　北青龙衣不同采收期样品负离子 TIC 图

（a）1 号采收期；（b）2 号采收期；（c）3 号采收期；（d）4 号采收期；（e）5 号采收期；（f）6 号采收期

由图 3-26 和图 3-27 可知，正负离子模式下，各采收期样品色谱峰得到了良好的分离，且彼此间存在较大差异，在正离子模式下，1 号与 2 号采收期、3 号与 4 号采收期、5 号与 6 号采收期样品具有一定的相似性，而在负离子模式下，难以直观发现样品间的相似性，尚需进一步的 PCA 分析。

3.2　不同采收期北青龙衣差异性成分分析

对正负离子模式下不同采收期北青龙衣药材的原始数据进行 PCA 模式识别分析，通过采收期药材的得分图可知，1 号与 2 号采收期、3 号与 4 号采收期、5 号与 6 号采收期样品具有一定的相似性（图 3-28 和图 3-29）。

通过载荷矩阵图中的各个变量进一步对影响不同采收期北青龙衣药材质量的化学成分进行比较分析，发现大部分含量变化明显的化合物均为萘醌类化合物，少数其他化合物含量虽有明显变化，但无明显规律性或质谱二级碎片信息较少，无法鉴定结构。因此，重点对萘醌类化合物进行全面分析。

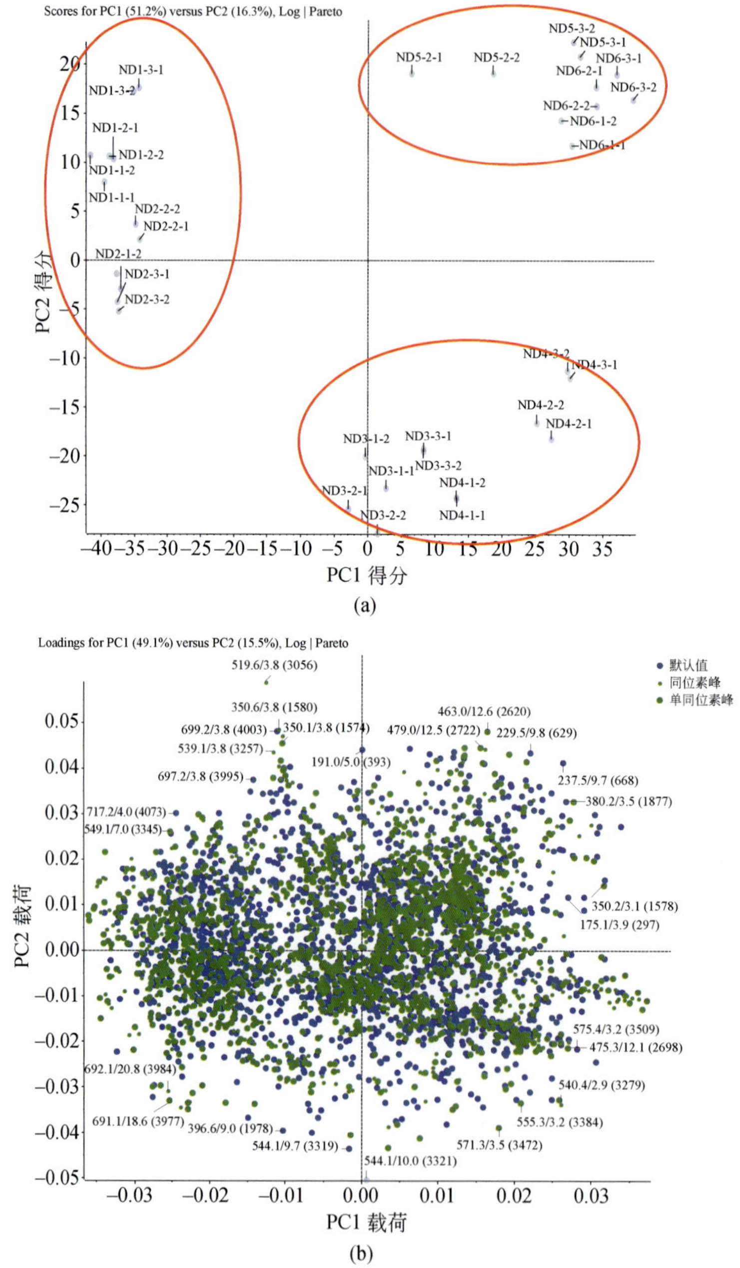

图 3-28 不同采收期北青龙衣药材正离子 PCA 图

（a）得分矩阵图；（b）载荷矩阵图

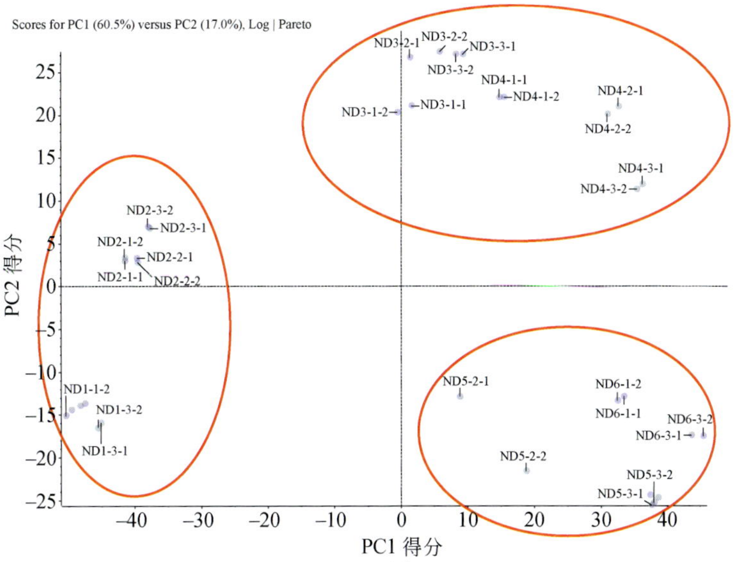

(a)

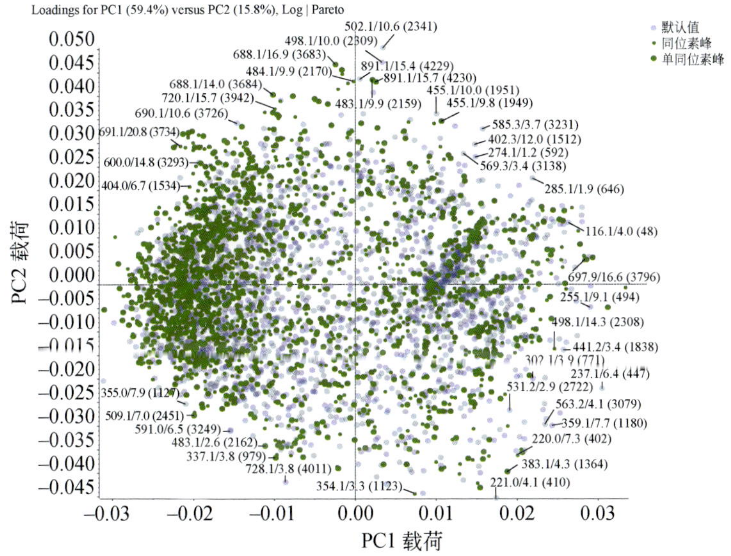

(b)

图 3-29　不同采收期北青龙衣药材负离子 PCA 图

（a）得分矩阵图；（b）载荷矩阵图

3.3　萘醌类成分动态变化规律分析

依据 2.5 项下数据分析中化合物的筛查与鉴定的方法，共确定了不同采收期北青龙衣中 38 个萘醌类化合物结构，依据第一采收期 1-1 号样本的离子强度排序，分别为 5-hydroxy-2,3-dihydro-1,4-naphthalenedione、4,5- 二羟基 -*α*- 四氢萘醌、4,5,8-trihydroxy-1-tetralone、1,5- 萘二酚（1,5-naphthalenediol）、胡桃酮（regiolone）、jugnaphthale noside

A、胡桃醌（juglone）、4,5,8-trihydroxy-1-tetralone、4,9-dihydroxynaphtho[2,3-*c*]furan-5,8-dione、3,3′- 双胡桃醌、1,4,5,8-tetrahydroxy anthraquinone、1,5,6,7,9,11,14-heptahydroxy-3-methyl-8,13-dioxo-5,6,8,13-tetrahydrobenzo[*a*]tetracene-2-carboxylic acid、3-hydroxy-2,2′-binaphthalene-1,1′,4,4′-tetrone、2,2′- 二羟基 -3,3′- 双胡桃醌、1,4,8-trihydroxyanthraquinone、2,5,8-trihydroxy-1,4-naphthoquinone、5- 羟基 -2- 甲氧基 -1,4- 萘醌、3,8,8′-trihydroxy-2,2′-binaphthalene-1,1′,4,4′-tetrone、对羟基甲氧基苯并双胡桃醌、1,4,5,8-tetrahydroxy anthraquinone、1,6,11-trihydroxy-5,12-tetracenedione–1-(*β*-D-glucopyranosyloxy)-4,8-dihydroxy-2-naphthoic acid、4,5,8- 三羟基 -*α*- 四氢萘酮 -5-*O*-*β*-D-[6′-O-(3″,4″,5″- 三羟基苯甲酰)] 吡喃葡萄糖苷、7-hydroxy-1*H*-inden-1-one、4,9-dihydroxynaphtho[2,3-*c*]furan-5,8-dione、4,5,8- 三羟基 -*α*- 四氢萘酮 -4-*O*-*β*-D- 吡喃葡萄糖苷、8-hydroxy-2-methoxy-2,3-dihydro-1,4-naphthalenedione、3,3′-dihydroxy-5,5′-dimethoxy-2,2′-binaphthalene-1,1′,4,4′-tetrone、4,9-dihydroxy-1-methylnaphtho[2,3-*c*]furan-5,8-dione、1,4,8- 三羟基萘 -1-*O*-*β*-D- 吡喃葡萄糖苷、3,5- 二羟基 -1,4- 萘醌、1,5- 二羟基 -3- 羧基 -9,10- 蒽醌、2- 甲基 -5- 羟基 -1,4- 萘醌、1,8,11-trihydroxy-3-methoxy-10-methyl-5,12-tetracenedione、1,4,8- 三羟基萘 -1-*O*-*β*-D- 吡喃葡萄糖苷 -(1 → 6)-*β*-D- 木吡喃糖苷、5- 羟基 -3,3′- 双胡桃醌、6-acetyl-2,5,8-trihydroxynaphthoquinone、premithramycinone H。

考虑到离子强度相差悬殊的萘醌类成分动态变化规律难以在同一图中显示，将 38 个萘醌类化合物共分为 5 组：1 ～ 6 号化合物离子强度大于 5.0×10^6，列为第一组；7 ～ 13 号化合物离子强度为 1.0×10^6 ～ 5.0×10^6，列为第二组；14 ～ 22 号化合物离子强度为 5.0×10^5 ～ 1.0×10^6，列为第三组；23 ～ 33 号化合物离子强度为 1.0×10^5 ～ 5.0×10^5，列为第四组；34 ～ 38 号化合物离子强度为 1.0×10^4 ～ 1.0×10^5，列为第五组。将各化合物在同一采收期 6 个样本离子强度取平均值绘制其动态变化规律作图，结果见图 3-30。

由图 3-30（a）和 (b) 可知，胡桃酮等离子强度大于 5.0×10^6 以及胡桃醌等离子强度在 1.0×10^6 ～ 5.0×10^6 范围内的 13 个萘醌类化合物除个别在第二采收期含量略高于第一采收期外，均表现为整体逐渐下降趋势。

由图 3-30（c）可知，离子强度在 5.0×10^5 ～ 1.0×10^6 范围内的 9 个化合物中，2,2′- 二羟基 -3,3′- 双胡桃醌、1,4,8-trihydroxyanthraquinone 及 1,6,11-trihydroxy-5,12-tetracenedione 含量呈逐渐下降趋势，2,5,8-trihydroxy-1,4-naphthoquinone 、5- 羟基 -2- 甲氧基 -1,4- 萘醌及 1,4,5,8-tetrahydroxy anthraquinone 表现为先下降后升高的趋势，而 3,8,8′-trihydroxy-2,2′-binaphthalene-1,1′,4,4′-tetrone、对羟基甲氧基苯并双胡桃醌以及 1-(*β*-D-glucopyranosyloxy)-4,8-dihydroxy-2-naphthoic acid 表现为先上升后下降的趋势。从整体上看，1 ～ 3 号采收期的大部分化合物含量高于 4 ～ 6 号采收期的化合物。

由图 3-30（d）可知，离子强度在 1.0×10^5 ～ 5.0×10^5 范围内的 11 个化合物中，除 4,9-dihydroxynaphtho[2,3-*c*]furan-5,8-dione 及 3,5- 二羟基 -1,4- 萘醌的含量变化规律不明显外，其余 7 个化合物含量均表现为整体逐渐下降趋势。

由图 3-30（e）可知，离子强度在 1.0×10^4 ～ 1.0×10^5 范围内的 5 个萘醌类化合物中

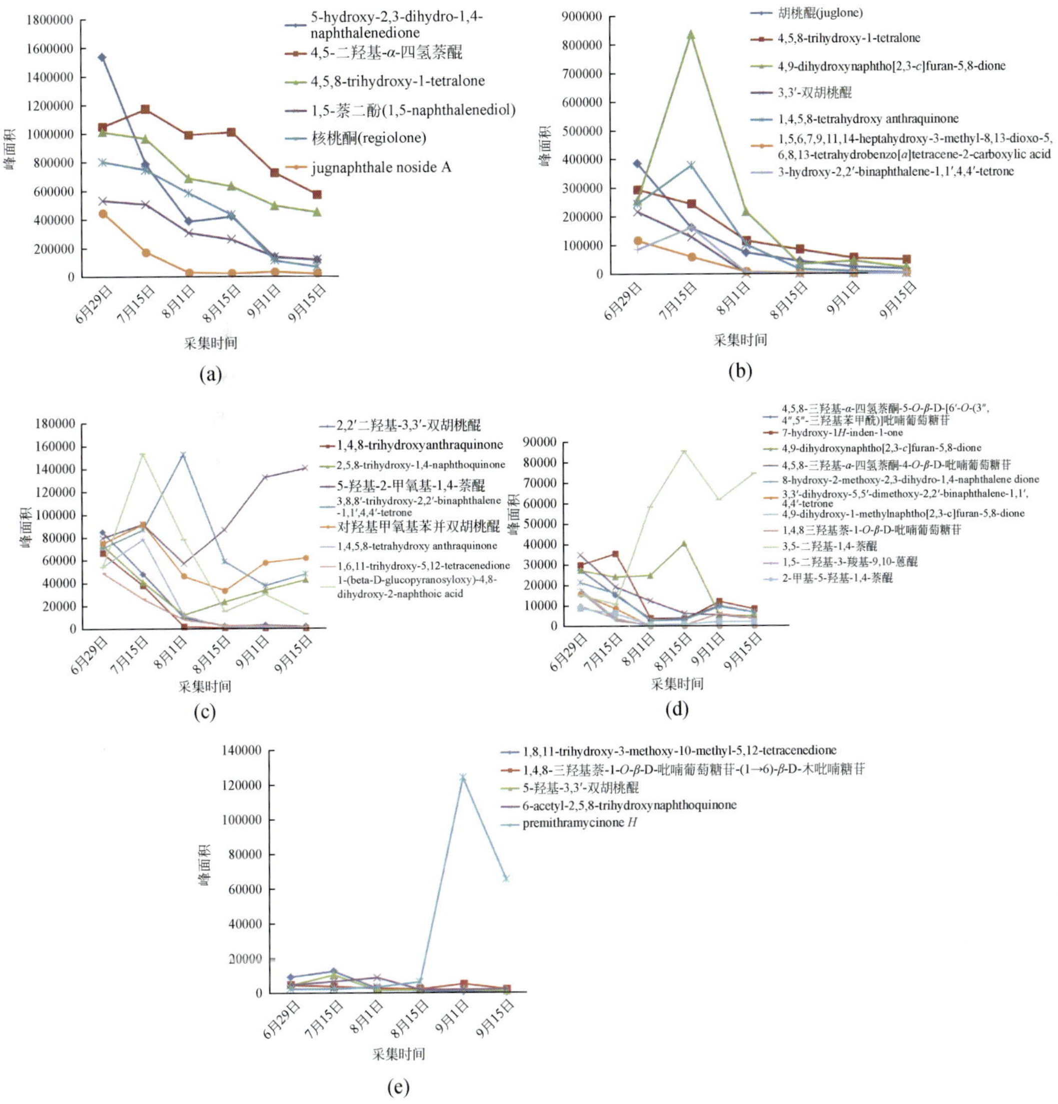

图 3-30 北青龙衣不同采收期萘醌类化合物动态变化规律图

（a）第一组；（b）第二组；（c）第三组；（d）第四组；（e）第五组

仅 premithramycinone H 表现为采收后期含量升高，其余 4 个化合物表现为含量整体逐渐下降趋势。

4. 结论

随着采收时间的变化，38 个萘醌类化合物中大多数化合物含量表现为整体逐渐下降趋势，其中离子强度较高的 13 个化合物含量均表现为逐渐下降。因此，北青龙衣中萘醌类化合物随着采收时间的变化含量逐渐下降的规律是普遍存在的。

5. 讨论

液质联用技术结合化学计量学可快速发现不同采收期药材化学成分的差异，面对复杂的化学变化体系，应抓住主要矛盾。随着采收时间的变化，北青龙衣中含量变化最明显的是萘醌类化合物，也是影响药材质量的主要有效成分，有助于对其变化规律的分析。

三、北青龙衣适宜采收期的确定

药材适宜采收期（the best harvest time of medicinal materials）确立的基本原则是质量最优和产量最大化。药用物质的形成与积累过程直接受到生态环境、气候条件和人为活动等复合因素的影响。不同物候期的资源生物其药用部位的生长发育与化学物质的积累是动态的、有节律的。本部分通过研究不同采收期北青龙衣多指标代谢产物的动态积累和消长变化数据，并结合其药用部位生物产量，建立科学合理的药材适宜采收期方法学。

本节研究遵循整体性原则，总萘醌能客观反映北青龙衣药材具有多元功效相关联的物质基础的整体性，胡桃醌、胡桃酮以及多种萘醌类化合物能体现北青龙衣所含有效成分的组合特征，反映其不同采收期北青龙衣品质形成的内在指征。

药用部位生物产量的选择：药用部位生物产量是生产效率和经济效益的具体表现。药材适宜采收期的确立既要重视指标性化学成分体系的选择，也要重视其药用部位的生物产量，以实现药材生产的质量最优和产量最大化。

1. 数据统计与分析

测定不同采集时期各产区样品平均单枚北青龙衣的质量，结合本章第一节、第二节的测定结果，计算单枚北青龙衣所含有效成分的总量，作为适宜采收期确定的主要依据，结果见表 3-28 ～表 3-30 和图 3-31。

表 3-28　哈尔滨产区不同采集时期单枚北青龙衣有效成分含量汇总表

采集时期	平均单枚质量 /g	总萘醌含量 /(mg/g)	胡桃醌 + 胡桃酮含量 /(mg/g)	单枚总萘醌量 /mg	单枚胡桃醌 + 胡桃酮量 /mg
2015.06.29	1.5926	4.7157	3.0833	7.5102	4.9105
2015.07.15	2.3620	3.3240	1.8967	7.8513	4.4800
2015.08.01	3.6239	2.4600	1.2067	8.9148	4.3730
2015.08.15	3.3765	1.6007	0.9667	5.4048	3.2640
2015.09.01	2.5142	1.2607	0.5233	3.1697	1.3157
2015.09.15	2.3485	0.5717	0.2267	1.3426	0.5324

表 3-29　五常产区不同采集时期单枚北青龙衣有效成分含量汇总表

采集时期	平均单枚质量 /g	总萘醌含量 /(mg/g)	胡桃醌 + 胡桃酮含量 /(mg/g)	单枚总萘醌量 /mg	单枚胡桃醌 + 胡桃酮量 /mg
2015.07.06	1.4612	4.0667	2.2700	5.9423	3.3169
2015.07.21	2.8968	2.9647	1.7167	8.5881	4.9729
2015.08.05	3.4174	1.9867	1.1033	6.7893	3.7704
2015.08.17	3.1765	1.2100	0.6867	3.8436	2.1813
2015.09.06	2.7795	0.7333	0.3967	2.0382	1.1026
2015.09.18	2.2521	0.2700	0.1513	0.6081	0.3407

表 3-30　方正产区不同采集时期单枚北青龙衣有效成分含量汇总表

采集时期	平均单枚质量 /g	总萘醌含量 /(mg/g)	胡桃醌 + 胡桃酮含量 /(mg/g)	单枚总萘醌量 /mg	单枚胡桃醌 + 胡桃酮量 /mg
2015.07.08	1.6782	4.7100	2.6274	7.9043	4.4093
2015.07.21	2.4754	4.3138	2.4220	10.678	5.9954
2015.08.04	3.2478	2.3066	1.2054	7.4914	3.9149
2015.08.18	2.8962	0.8991	0.5497	2.6040	1.5920
2015.09.01	2.0762	0.9177	0.3017	1.9053	0.6264
2015.09.15	2.1571	0.1363	0.0361	0.2940	0.0779

2. 适宜采收期的确定

从表 3-28～表 3-30 可知，北青龙衣的产量从 7 月初开始逐渐增加，8 月初达到最大值，果皮饱满多汁，8 月中旬果核变硬，果皮产量略有下降，9 月以后果皮干瘪，产量明显下降。

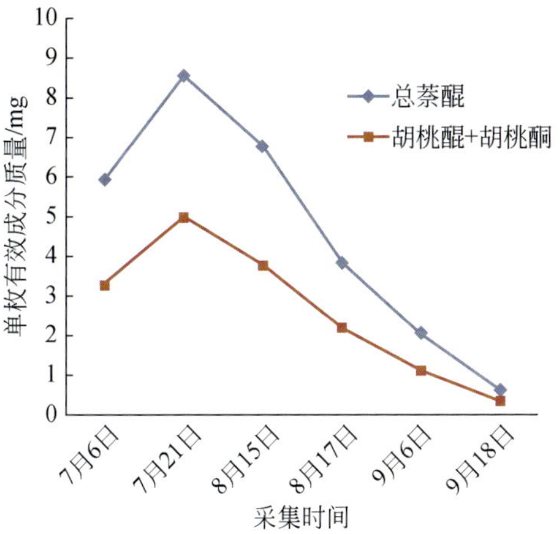

(a)

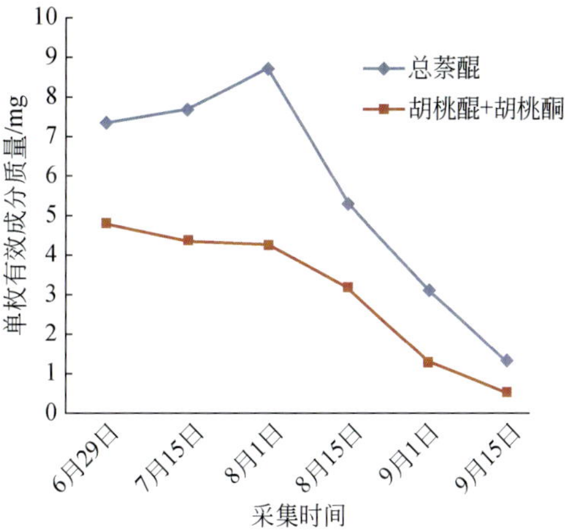

(b)

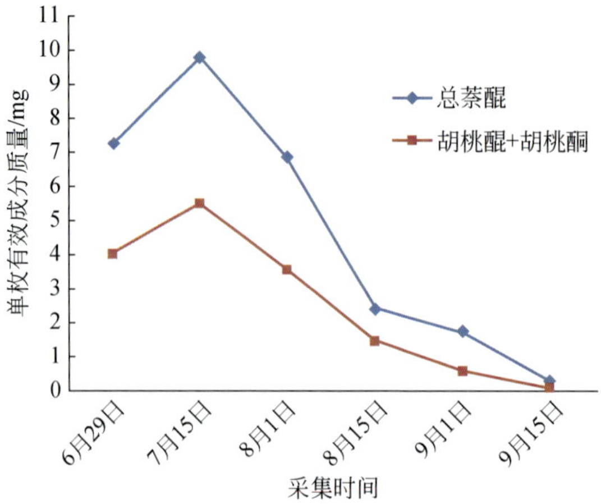

(c)

图 3-31 不同产区不同采集时间有效成分总量变化趋势图

（a）五常；（b）方正；（c）哈尔滨

由图 3-31 可知，哈尔滨、五常、方正产区北青龙衣有效成分的动态积累体现出相似的规律：7 月初有效成分含量较高，但产量较低；7 月初至八月初，有效成分逐渐积累，在 7 月中旬到 8 月初达到最大值，8 月中旬以后有效成分逐渐下降，9 月以后急剧下降。因此，适宜采收期确定为 7 月中旬到 8 月初。

3. 结论与讨论

（1）北青龙衣萘醌类化合物含量呈现出先上升后下降的趋势，课题组曾采集 6 月中旬的幼果，萘醌类化合物含量非常高，但其产量极低。随着果实的增长，萘醌类成分积累速度小于营养物质的积累速度，含量逐渐下降。后期果实变硬后，果皮水分减少，干瘪、果肉黑色发生，萘醌类成分急剧下降，胡桃醌、胡桃酮更为明显。

（2）北青龙衣适宜采收期确定为 7 月中旬到 8 月初，此时产量达到最大值，萘醌有效成分含量较高，可有效保证药材质量。但每年气候可能不一致，公历采收时间在实际操作中可能产生较大偏差。二十四节气是中国古代订立的一种用来指导农事的历法，能够准确反映季节的变化，指导农业、种植活动，2014 年 7 月 18 日为初伏第一天，气温开始明显升高。因此本节研究选择“初伏”作为采收期起始点，适宜采收时间为 15 ～ 20 天。

（3）另外，不同地域气候相差较大，多年研究过程结合本次研究，认为胡桃楸果实生长到一定体积基本不再增加时，内果皮鲜嫩多汁，内核基本形成，但不坚硬，此时萘醌类成分含量最高，为适宜采收期。过期后，内核一旦变得坚硬，外果皮汁液减少，开始收缩，此时萘醌类成分含量急剧下降，不适宜采收，将影响药材质量。此判断方法仍需更大范围内的深入研究，也更有推广应用价值。

第四节　北青龙衣加工方法评价研究

炮制是中药独特的加工方法，如法炮制达到了减毒增效的目的，且便于制剂和储藏。2001 年版《黑龙江省中药材标准》规定北青龙衣以鲜品入药，有小毒，尚未见其炮制方法的报道。本节首先比较了不同的干燥方法对有效成分及抗肿瘤活性的影响，确定适宜的干燥方法。进而发现北青龙衣干品在储藏期间会出现颜色变深等褐变现象，研究该褐变过程发生的机制。最终采用独特的低温变温炮制技术，利用干燥过程中北青龙衣内生酶的作用，使其毒性成分胡桃醌发生转化，阐释其化学成分的整体变化规律及减毒增效的科学内涵。

一、北青龙衣干燥方法研究

研究不同干燥方法对北青龙衣质量的影响，从而优选北青龙衣的最优干燥方式。对北青龙衣经 5 种干燥方法（阴干、晒干、微波干燥、冷冻干燥、烘干）及烘干方法下不同干燥温度（40℃、50℃、60℃）处理后，以干燥时间、复水率、含水量、醇浸出物含量、有效成分胡桃醌和胡桃酮的含量及其甲醇提取物对人胃腺癌 BGC823 细胞、人肺癌 A549 细胞的体外抗肿瘤活性为指标，对比分析不同干燥方法对北青龙衣质量的影响。

1. 实验材料

1.1　仪器

WBZ-10 型智能化静态微波真空干燥机（贵阳新奇微波工业有限责任公司）；DHG-9070A 型电热恒温鼓风干燥箱、DZF-6053 型真空干燥机（上海一恒科技有限公司）；LGJ-10F 型真空冷冻干燥机（北京松源华兴科技发展有限公司）；Infinite M200 PRO 型多功能酶标仪（瑞士 Tecan 公司）；LC-2010CH 型高效液相色谱仪（日本岛津公司）。

1.2　药材、药品与试剂

北青龙衣于 2014 年 7 月下旬采集于黑龙江省五常市，经黑龙江省中医药科学院初东君主任药师鉴定为胡桃科胡桃属植物胡桃楸（*Juglans mandshurica* Maxim.）未成熟的外果皮；胡桃醌对照品（成都瑞芬思生物科技有限公司，批号：H-075-131230，纯度＞98%）；胡桃酮对照品（自制，经归一化法测得纯度＞98%）；注射用羟喜树碱（远大医药黄石飞云制药有限公司，批号：20131210，规格：5 mg/ 支）；甲醇、磷酸均为色谱纯。

1.3　细胞

人胃腺癌 BGC823 细胞、人肺癌 A549 细胞均购自中国科学院上海生命科学研究院。

2. 方法与结果

2.1 加工方法

取同时采摘的新鲜未成熟核桃，削下外果皮，均匀分为 7 份，每份精密称量 200 g，放在搪瓷盘中铺开，称定质量，备用，作为样品。

2.1.1 加工方式考察

随机挑选样品，按以下 5 种干燥方法分别进行加工处理：

（1）阴干：置于室内阴凉通风处自然阴干。

（2）晒干：置于室外阳光下暴晒 36h，自然晾晒至干。

（3）微波干燥（真空）：置于微波真空干燥机中，接通电源，设定真空度为 0.06MPa、微波功率为 500W，间歇加热干燥。

（4）冷冻干燥（真空）：置于真空冷冻干燥机中，接通电源，设定“冷阱”温度为 −80℃、冷阱真空度为 20Pa、干燥温度为 60℃、冷阱真空度为 0.09MPa。

（5）烘干（40℃、50℃、60℃）：分别将样品同时置于 3 台电热恒温鼓风干燥箱内，设定温度为 40℃、50℃、60℃，恒温烘烤。除微波干燥外，其他干燥方法每隔 2h 翻动一次，观察干燥过程中样品外观成色及脆碎度并称定质量，直至连续 2 次测定的质量差小于 1g 即终止干燥，记录干燥时间。

2.1.2 实验结果

不同方法干燥后样品的评价指标结果见表 3-31。

表 3-31 不同方法干燥后样品的评价指标结果（n=3）

干燥方法	干燥时间 /h	复水率 /（g/min）	含水量 /%	醇浸出物含量 /%	胡桃醌含量 /（mg/g）	胡桃酮含量 /（mg/g）
阴干	108.0	46.18	9.83	33.69	0.682	1.91
晒干	32.5	45.55	9.43	37.82	0.596	1.35
微波干燥	5.5	51.01	7.41	39.03	0.037	0.35
冷冻干燥	23.5	40.40	11.02	38.18	3.873	0.06
40℃烘干	27.0	35.58	9.55	37.08	0.836	2.31
50℃烘干	21.5	39.88	8.72	35.94	0.554	1.79
60℃烘干	16.0	44.87	7.87	34.51	0.433	1.60

由表 3-31 可知，不同干燥方法所需的干燥时间明显不同，微波干燥时间最短，阴干所需时间最长，烘干条件下干燥时间随着烘干温度的升高而缩短。

2.2　复水率测定

2.2.1　实验方法

称取不同方法干燥所得北青龙衣药材 5g，加入 500mL 蒸馏水，60℃恒温水浴 30min，每隔 5min 取样 1 次，用滤纸吸干样品至表面基本无水，称定质量，计算复水率；测量前 30min 也记录相关数据。按公式 $[r = (m_2-m_1)/t]$ 计算复水率，式中：m_1 为原干制品质量（g）；m_2 为复水后质量（g）；t 为复水时间（min）。

2.2.2　实验结果

复水率测定结果见表 3-31。由表 3-31 可知，按复水率大小将干燥方法排序为微波干燥＞阴干＞晒干＞60℃烘干＞冷冻干燥＞50℃烘干＞40℃烘干。干制品复水后恢复至原来新鲜状态的程度是衡量干制品品质的重要指标，影响干制品复水性的因素除了原料加工处理外，还与干燥方法有关。

2.3　含水量测定

2.3.1　实验方法

参照 2015 年版《中国药典》（一部）附录Ⅸ H 水分测定法中烘干法进行测定，计算含水量（%）。

2.3.2　实验结果

含水量测定结果见表 3-31。由表 3-31 可知，按含水量大小将干燥方法排序为冷冻干燥＞阴干＞40℃烘干＞晒干＞50℃烘干＞60℃烘干＞微波干燥。除冷冻干燥外，其他几种干燥方法所得北青龙衣含水量均小于 10%，北青龙衣饮片可以安全储存。

2.4　醇浸出物含量测定

2.4.1　实验方法

参照 2015 年版《中国药典》（一部）附录Ⅹ A 项下操作，按减失补重法进行测定，计算，得醇浸出物含量（%）。

2.4.2　实验结果

醇浸出物含量测定结果见表 3-31。由表 3-31 可知，不同干燥方法下醇浸出物含量大体上没有明显的差别。由于中药成分的复杂性，有些有效成分并不明确，有些指标性成分含量甚少，不能进行定性分析，因此采用中药浸出物测定的控制方法，可以初步从整体上反映北青龙衣饮片质量的高低。

2.5　胡桃醌、胡桃酮的含量测定

2.5.1　色谱条件

色谱柱为 Diamonsil C_{18}（250mm × 4.6mm，5μm）；流动相为甲醇 –0.2% 磷酸（55 ∶ 45，V/V），流速为 1.0mL/min；柱温为 30℃；紫外检测波长为 250nm；进样量为 10μL。

2.5.2　对照品溶液的制备

称取胡桃醌对照品、胡桃酮对照品适量，精密称定，置于 10mL 容量瓶中，加甲醇溶液使其溶解，稀释至刻度，摇匀，作为混合对照品溶液（每 1mL 溶液中含胡桃醌 0.052mg、胡桃酮 0.063mg）。

2.5.3 供试品溶液的制备

取北青龙衣药材粉末（过 60 目筛）1 g，精密称定，加 25mL 甲醇超声处理（功率 300W、频率 40kHz）30min，放冷，甲醇补足失质量，摇匀，0.45μm 微孔滤膜过滤，即得。

2.5.4 实验结果

胡桃醌、胡桃酮含量测定结果见表 3-31。由表 3-31 可知，按胡桃醌含量将干燥方法排序为冷冻干燥＞ 40℃烘干＞阴干＞晒干＞ 50℃烘干＞ 60℃烘干＞微波干燥；按胡桃酮含量将干燥方法排序为 40℃烘干＞阴干＞ 50℃烘干＞ 60℃烘干＞晒干＞微波干燥＞冷冻干燥。

2.6 不同方法干燥所得样品的体外抗肿瘤实验

2.6.1 阳性对照品溶液的制备

取注射用羟喜树碱粉末 5.00mg，精密称定，加入适量（不超过 0.1%）二甲基亚砜（DMSO）溶解后，用培养基配制成 10g/L 的溶液作为母液，分别稀释成质量浓度为 1000μg/mL、800μg/mL、400μg/mL、200μg/mL、100μg/mL、50μg/mL 的溶液，用 0.22μm 滤膜过滤除菌后，4℃保存备用。

2.6.2 供试品溶液的制备

取不同方法干燥所得北青龙衣药材粉末（过 60 目筛）10g，精密称定，加 8 倍量甲醇浸提 0.5h 后，冰浴超声（功率 300W、频率 40kHz）1h，过滤，滤渣加 6 倍量甲醇超声 30min，合并滤液，回收溶剂至浸膏状。取 2.0g 干燥浸膏加适量 DMSO 溶解后，用培养基配制成质量浓度为 2g/L（每 1L 溶液中含北青龙衣浸膏 2g，其中每 1g 浸膏含胡桃醌 7.85mg、胡桃酮 18.36mg）的母液，分别稀释成 1000μg/mL、800μg/mL、400μg/mL、200μg/mL、100μg/mL、50μg/mL 的溶液，过 0.22μm 滤膜，4℃保存备用。

2.6.3 实验方法

取对数生长期的人胃腺癌 BGC823 细胞、人肺癌 A549 细胞经胰蛋白酶消化，离心（1000r/min，离心半径为 5cm）5min，调节细胞浓度为 5×10^4 个 /mL，接种于 96 孔板上，每孔加 100μL 细胞悬浮液，放置于二氧化碳培养箱中培养 24h，待细胞贴壁完全后给药。分别设样品组、阳性对照组和空白对照组，阳性对照组加 400μg/mL 羟喜树碱，空白对照组不加药，每个浓度设 6 个复孔；分别加入不同干燥方法所得的北青龙衣甲醇提取物，空白对照组加入等体积不完全培养液，培养 48h 后，每孔加入 10μL 5g/L 噻唑蓝溶液，继续培养 4h；小心吸弃上清液，每孔加入 100μL DMSO 溶液，30min 后用酶标仪在 490nm 波长处测每孔的光密度（OD）值。计算细胞生长抑制率（%）=（$1 - OD_{给药组}/OD_{空白对照组}$）× 100%；据此再计算半数抑制浓度（IC_{50}）。

2.6.4 实验结果

生长抑制率及 IC_{50} 测定结果见表 3-32。

表 3-32　北青龙衣甲醇提取物对人胃腺癌 BGC823 细胞和人肺癌 A549 细胞的生长抑制作用

组别	剂量 /（μg/mL）	抑制率（%，$\bar{x}\pm SD$，n=6）48h		IC_{50} /（μg/mL）	
		BGC823 细胞	A549 细胞	BGC823 细胞	A549 细胞
空白对照组	—	0.00 ± 0.00	0.00 ± 0.00		
阴干	1000	56.31 ± 0.77	52.35 ± 1.24	825.63	917.61
	800	48.48 ± 0.56	47.57 ± 1.49		
	400	40.22 ± 0.82*	36.92 ± 0.92*		
	200	33.93 ± 0.12*	27.86 ± 0.88*		
	100	27.64 ± 0.44*	19.38 ± 1.44*		
	50	21.68 ± 1.05*	13.61 ± 1.04*		
晒干	1000	52.43 ± 0.32	47.56 ± 0.57	911.25	—
	800	47.23 ± 0.54	41.21 ± 0.83		
	400	39.13 ± 0.33*	33.69 ± 0.47*		
	200	27.19 ± 1.34*	22.19 ± 0.92*		
	100	21.54 ± 0.59*	16.77 ± 1.20*		
	50	15.75 ± 0.97*	10.95 ± 1.23*		
冷冻干燥	1000	66.81 ± 0.53	62.11 ± 1.40	329.16	579.33
	800	60.08 ± 0.66	52.58 ± 1.47		
	400	51.47 ± 0.85	46.68 ± 1.49		
	200	42.64 ± 1.12	33.38 ± 1.66*		
	100	38.96 ± 0.63*	28.23 ± 1.81*		
	50	25.23 ± 0.81*	19.52 ± 1.16*		
40℃烘干	1000	61.74 ± 0.54	60.48 ± 1.61	574.63	833.24
	800	52.44 ± 0.37	49.21 ± 1.86		
	400	45.05 ± 0.96	37.88 ± 1.66		
	200	38.70 ± 0.49	30.45 ± 1.54*		
	100	29.55 ± 1.07*	21.40 ± 1.48*		
	50	18.97 ± 1.03*	15.21 ± 1.05*		

续表

组别	剂量 /（μg/mL）	抑制率（%，$\bar{x}\pm SD$，n=6）48h		IC_{50} /（μg/mL）	
		BGC823 细胞	A549 细胞	BGC823 细胞	A549 细胞
50℃烘干	1000	49.35 ± 1.56*	47.33 ± 0.24*	—	—
	800	45.67 ± 1.37*	41.65 ± 0.49*		
	400	36.27 ± 1.48*	34.72 ± 0.92*		
	200	25.13 ± 1.22*	23.99 ± 1.18*		
	100	19.25 ± 1.03*	17.54 ± 1.44		
	50	12.21 ± 1.34*	11.43 ± 1.04		
60℃烘干	1000	42.21 ± 0.56*	40.52 ± 0.97*	—	—
	800	37.86 ± 1.07*	33.81 ± 1.83*		
	400	30.63 ± 0.68*	25.63 ± 0.67*		
	200	21.61 ± 1.12*	18.42 ± 0.59*		
	100	19.25 ± 1.03*	12.59 ± 1.02*		
	50	12.21 ± 1.34*	8.92 ± 0.83*		
微波干燥	1000	39.64 ± 1.21*	34.72 ± 0.94*	—	—
	800	30.96 ± 0.87*	29.96 ± 0.76*		
	400	25.27 ± 0.34*	22.27 ± 052*		
	200	18.33 ± 0.55*	16.33 ± 0.91*		
	100	10.85 ± 0.73*	10.64 ± 1.58*		
	50	6.81 ± 0.84*	6.47 ± 0.59*		
羟喜树碱	1000	74.89 ± 1.89	69.46 ± 1.21	180.21	291.33
	800	68.26 ± 1.77	60.23 ± 0.87		
	400	60.87 ± 1.56	55.99 ± 0.34		
	200	51.48 ± 1.53	47.02 ± 0.55		
	100	44.53 ± 1.39	40.42 ± 0.73		
	50	35.13 ± 0.64	32.85 ± 0.84		

注：“—”表示未计算出；* 与空白对照组比较，$P < 0.01$。

由表 3-32 可知，按各样品对人胃腺癌 BGC823 细胞的生长抑制效果将干燥方法排序为冷冻干燥＞ 40℃烘干＞阴干＞晒干＞ 50℃烘干＞ 60℃烘干＞微波干燥；对人肺癌 A549 细胞的生长抑制效果排序为冷冻干燥＞ 40℃烘干＞阴干＞ 50℃烘干≈晒干＞ 60℃烘干＞

微波干燥；50℃、60℃烘干和微波干燥样品对 2 种细胞的生长抑制效果较差，这与色谱法检测到其所含的胡桃醌含量相对较低的结果是一致的。对以上数据采用 *t* 检验进行统计学分析，结果表明，冷冻干燥和 40℃烘干与阳性对照组比较差异无统计学意义；与空白对照组比较，几种干燥方法差异均有统计学意义。

胡桃醌是北青龙衣中具有明确的抗肿瘤作用的活性成分。本次体外肿瘤活性实验表明，不同干燥方法所得样品对人胃腺癌 BGC823 细胞及人肺癌 A549 细胞的生长抑制率为冷冻干燥样品最大，其次为 40℃烘干样品，且对人胃腺癌 BGC823 细胞的生长抑制作用要比人肺癌 A549 细胞强，这与文献报道的北青龙衣具有治疗食管癌、胃溃疡、胃癌等胃部疾病的药理作用是一致的。

3. 结论

5 种干燥方法中，微波干燥时间最短，阴干干燥时间最长；冷冻干燥样品含水量最大，微波干燥样品含水量最小；醇浸出物含量相差不大；胡桃醌含量以冷冻干燥样品最高、微波干燥样品最低；胡桃酮含量以 40℃烘干样品最高、冷冻干燥样品最低；体外抗肿瘤实验表明，按对 2 种细胞的生长抑制率将干燥方法排序为冷冻干燥＞40℃烘干＞阴干，且抑制率随着干燥温度的升高而降低。结论：不同干燥方法对北青龙衣质量有明显的影响。从成本、有效成分含量、抗肿瘤活性及实用性综合分析，认为北青龙衣宜采用在 40℃烘干的方法进行干燥。

4. 讨论

通过对北青龙衣药材不同干燥方法的考察，对比分析得出冷冻干燥能最大限度地保存有效成分胡桃醌；其次是 40℃烘干，不仅能够在一定程度上保留胡桃醌含量，而且能够有效地将胡桃醌转化为胡桃酮；其他干燥方式对有效成分的影响较大。从含量变化规律来看，胡桃醌对温度不稳定，且随着干燥温度的升高，样品中胡桃醌含量逐渐降低。晒干样品较阴干样品中胡桃醌的含量较低，说明光照也是影响胡桃醌稳定的重要因素之一。从干燥方法的普遍适用性及有效成分含量、体外抗肿瘤活性和经济成本等多方面综合考虑，5 种干燥方法中以 40℃烘干对北青龙衣品质的影响较小，可作为北青龙衣的适宜干燥方法。

二、北青龙干燥过程褐变机制研究

北青龙衣在由鲜品到干品的储藏期间会出现失水、颜色变深等褐变现象。研究该褐变过程发生的机制，为提高药材的稳定性提供实验依据。采用北青龙衣鲜果外果皮，4℃低温储藏，研究其褐变度（browning degree，BD），多酚氧化酶（polyphenol oxidase，PPO）、苯丙氨酸氨裂合酶（phenylalanine ammonialyase，PAL）、过氧化物酶（peroxidase，POD）和超氧化物歧化酶（superoxide dismutase，SOD）的活性变化，丙二醛（malondialdehyde，MDA）、总多酚（total polyphenols，TP）、还原糖及维生素 C（vitamin C，VC）的含量变化。

1. 实验材料与仪器

1.1　实验材料

北青龙衣鲜果为2016年7月下旬采集于黑龙江省方正县，经黑龙江省中医药科学院初东君主任药师鉴定为胡桃科胡桃属植物胡桃楸（*Juglans mandshurica* Maxim.）未成熟的果实。挑选个体均匀、无机械伤、无病害、当天采摘的鲜果，削取外果皮，于4℃冰箱中储藏，每天测定一次生理生化指标，每个指标重复测定三次。

1.2　主要试剂

没食子酸对照品（供含量测定用，中国食品药品检定研究院，批号：110831-200302）；葡萄糖对照品（供含量测定，成都瑞芬思生物科技有限公司，批号M-017-181216）。

1.3　主要仪器

KQ-300DB型数控超声波清洗器（昆山市超声仪器有限公司）；AE240型电子天平（赛多利斯科学仪器有限公司）；HH-2型数显恒温水浴锅（上海一恒科学仪器有限公司）；UV-16型紫外－可见分光光度计（日本岛津公司）；LD5-10B型离心机（北京京立离心机有限公司）；SORVALL ST 16R型冷冻离心机（美国Thermo Fisher Scientific公司）。

2. 实验方法

2.1　褐变度的测定

参照Coseteng等[23]的方法，修改测定。称取3.0g样品，加入10.0mL 95%乙醇，冰浴研磨成浆，13000r/min、4℃离心15min，收集上清液，低温保存待测。

以蒸馏水为空白，取0.1mL上清液，加入4.9mL蒸馏水，混匀后于410nm处测定OD值，样品重复测定3次。

褐变度的计算见式（3-1）：

$$\mathrm{BD}=\frac{\mathrm{OD}\times V}{m} \tag{3-1}$$

式中，V为提取液总体积；m为取样量。

2.2　总多酚含量的测定

称取20.0g样品，加入200.0mL蒸馏水，回流提取1h，提取3次，合并提取液，抽滤，收集上清液，低温保存待测。

参照徐佳等[24]的方法，修改测定。精密量取1mL提取液，定容至10mL。取3支10mL的试管，分别从3个容量瓶中量取1mL于试管中，按照标准曲线的操作过程，加入2mL的福林酚试剂，混匀放置3min后，再加入3mL 10% Na_2CO_3溶液，最后用蒸馏水补足至 10mL，混匀后，立即放于暗处，避光反应 30min，于 765nm 处测定 OD 值。用没食子酸对照品制作标准曲线，计算样品含量。

总多酚含量的计算见式（3-2）：

$$总多酚含量 = \frac{10c \times V}{m} \tag{3-2}$$

式中，c 为通过标准曲线计算出的浓度；V 为总体积；m 为取样量。

2.3　PPO 活性的测定[25]

称取 3.0g 样品，加入 10.0mL pH 6.8 磷酸盐缓冲盐溶液（1% 聚乙烯吡咯烷酮），冰浴研磨成浆，13000r/min、4℃离心 20min，收集上清液即为粗酶提取液，低温保存待测。

采用分光光度法测定 PPO 的活性。以邻苯二酚为底物，测定 PPO 活性。反应液由 1.0mL 0.1mol/L 邻苯二酚、3.8mL 0.1mol/L PBS 和 0.2mL 粗酶提取液组成。空白为 1.0mL 0.1mol/L 邻苯二酚和 4.0mL 0.1mol/L PBS。将混合液混匀后在 30℃下反应 5min，于 410nm 处测定 OD 值的变化，每隔 30s 记录一次，共记录 5min，样品重复测量 3 次。将每毫升酶液反应后每分钟光密度值（ΔOD_{410}）增加 0.01 定义为 1 个酶活力单位（1U），表示为 [U/(g•min)]。

PPO 活性的计算见式（3-3）：

$$PPO 活性 = \frac{OD_{410} \times V_t}{0.01 \times m \times V_s \times t} \tag{3-3}$$

式中，V_t 为提取液总体积；m 为取样量；V_s 为反应体积；t 为反应时间。

2.4　PAL 活性的测定

参照冯岩岩[26]的方法，修改测定。称取 5.0g 样品，加入 10.0mL pH 8.8 0.1mol/L Tris-HCl（1% PVP，1mmol/L EDTA，5mmol/L DTT），冰浴研磨成浆，13000r/min、4℃离心 20min，收集上清液即为粗酶提取液，低温保存待测。

采用分光光度法测定 PAL 的活性。以苯丙氨酸为底物，测定 PAL 活性。反应液由 1mL 0.2mol/L 苯丙氨酸、3.8mL 0.1mol/L Tris-HCl 和 0.2mL 粗酶提取液组成，混匀后以蒸馏水为对照，迅速于 290nm 处测定 OD 值，作为反应的初始值。然后将反应管置于 37℃水浴中反应 60min，反应结束时，再立即于 290nm 处测定一次反应混合液的 OD 值，作为反应的终止值。每组测 2 个平行样，重复测量。PAL 活性单位为 U/(g • min)。

PAL 活性的计算见式（3-4）：

$$PAL 活性 = \frac{OD_{290} \times V_t}{0.01 \times m \times V_s \times t} \tag{3-4}$$

式中：V_t 为提取液总体积；m 为取样量；V_s 为反应体积；t 为反应时间。

2.5　SOD 活性的测定

参照邹丽红[27]的方法，修改测定。称取 5.0g 样品，加入 10.0mL pH 7.8 PBS

（5mmol/L DTT，1% PVP），冰浴研磨成浆，13000r/min、4℃离心 20min，收集上清液即为粗酶提取液，低温保存待测。

采用 NBT 还原法测定 SOD 的活性。酶反应体系的制备：取 pH 7.8 PBS 缓冲液 30mL，依次溶入甲硫氨酸、氮蓝四唑、核黄素与 EDTA，使它们的浓度分别为 1.3×10^{-2}mol/L、6.3×10^{-5} mol/L、1.3×10^{-6}mol/L、1.0×10^{-4}mol/L，放冰箱中避光保存。测酶活时，在暗光下，精密量取上述酶反应液 5mL，移入试管中，将每支试管摆在光照一致的位置，向每支试管中加入 50μL 粗酶提取液，4000Lx 光照 5 ～ 15min 后，出现颜色反应，停止光照，于 450nm 处测定 OD 值，以不加酶液反应管为最大光还原管（可加与酶等体积的蒸馏水），以相同的反应管不光照为对照。SOD 活性单位为 U/(g FW)。

SOD 活性的计算见式（3-5）：

$$\text{SOD 活性} = \frac{(\text{OD}_0 - \text{OD}_\text{s}) \times V_\text{t}}{0.5\ \text{OD}_0 \times m \times V_\text{s}} \tag{3-5}$$

式中，OD_0 为最大光还原值；OD_s 为加酶吸光度值；m 为取样量；V_t 为提取液总体积；V_s 为反应体积。

2.6　POD 活性的测定

参照蒋娟[28]的方法，修改测定。称取 5.0g 样品，加入 10.0mL pH 7.5 0.1mol/L PBS（1% PVP；5mmol/L DTT），冰浴研磨成浆，13000r/min、4℃离心 20min，收集上清液即为粗酶提取液，低温保存待测。

制备反应混合液：吸取 50mL pH 6.0 0.1mol/L PBS 于烧杯中，加入愈创木酚 28μL，于磁力搅拌器上加热搅拌，直至愈创木酚溶解，待溶液冷却后，加入 30% 过氧化氢 19μL，混合均匀，保存于冰箱中待用。取 3mL 反应混合液、50μL 粗酶液、950μL KH_2PO_4，混合均匀，以 3mL 反应混合液加 1mL KH_2PO_4 为对照，迅速于 470nm 处测定 OD 值的变化，每 10s 记录一次，共记录 3.5min。POD 活性单位为 U/(g·min)。

POD 活性的计算见式（3-6）：

$$\text{POD 活性} = \frac{\Delta\,\text{OD}_{470} \times V_\text{t}}{\Delta t \times V_\text{s} \times m} \tag{3-6}$$

式中：m 为取样量；V_t 为提取液总体积；V_s 为反应体积。

2.7　MDA 含量的测定[29]

称取 5.0g 样品，加入 10.0mL 100g/L 三氯乙酸，冰浴研磨成浆，13000r/min、4℃离心 20min，收集上清液即为 MDA 提取液，低温保存待测。

取 500μL 提取液，加入 2.0mL 0.67% 硫代巴比妥酸，再用 100g/L TCA 补足至 4mL，以 2mL 蒸馏水加 2mL 100g/L TCA 为对照，混匀后，沸水浴中煮沸 20min，取出后迅速冷却，于 450nm、532nm、600nm 波长处测 OD 值，重复测定 3 次。

MDA 含量的计算见式（3-7）：

$$\text{MDA 含量}=\frac{6.452(OD_{532}-OD_{600})-0.56\times OD_{450}(c\times V_1\times V_t)}{V_2\times m} \quad (3\text{-}7)$$

式中，V_1 为反应液总体积；V_2 为反应体积；V_t 为提取液总体积；m 为取样量。

2.8　VC 含量的测定 [30]

称取 10.0g 样品，加入 20.0mL 20g/L 草酸溶液，冰浴研磨成浆，13000r/min、4℃离心 20min，收集上清液即为 VC 提取液，低温保存待测。

采用反滴定法测样品中 VC 含量。铜盐与过量的 KI 反应会生成 CuI_2，CuI_2 不稳定随即分解为 Cu_2I_2 和游离的碘，加入淀粉指示剂，碘遇淀粉变蓝。滴定时，取 20% KI 溶液 5mL，精确量取 0.01mol/L $CuSO_4$ 溶液 1mL，再加 2mL 0.5% 淀粉指示剂，然后用 VC 提取液进行滴定，边振摇边滴定，恰使蓝色消失为止，记下所用体积 V_1，重复测定 3 次，取均值。空白实验：取 20% KI 溶液 5mL，精确量取 1mL 蒸馏水，再加 2mL 0.5% 淀粉指示剂，然后用 VC 提取液进行滴定，边振摇边滴定，直至与测定颜色一致为止，记下所用样品量 V_0。

VC 含量的计算见式（3-8）：

$$\text{VC 含量}=\frac{0.8806\times V_t}{(V_1-V_0)\times m} \quad (3\text{-}8)$$

式中，V_t 为提取液总体积；m 为取样量。

2.9　还原糖含量的测定 [31]

称取样品 5.0g，加入 10.0mL 蒸馏水，研磨成浆，13000r/min 离心 20min，收集上清液，待测。

采用二硝基水杨酸（DNS）法测还原糖含量。精密量取 1mL 提取液，用容量瓶定容至 10mL，取 3 支 10mL 试管，分别从 3 个容量瓶中取 1mL 置于试管中，按照标准曲线的操作过程，加入 1.5mL DNS 试剂和 200μL 糖提取液，用蒸馏水补足至 5mL，以 1.5mL DNS 加 3.5mL 蒸馏水为对照，混匀，沸水浴煮沸 5min，取出后迅速放入盛有冷水的烧杯中冷却至室温，于 510nm 处测定还原糖的 OD。

还原糖含量的计算见式（3-9）：

$$\text{还原糖含量}=\frac{X\times V_t\times N}{V_s\times m\times 1000}\times 100\% \quad (3\text{-}9)$$

式中：X 为从标准曲线查得的糖含量；V_t 为提取液总体积；V_s 为反应体积；m 为取样量；N 为稀释倍数。

2.10　数据处理

运用 Excel 2010 对实验数据进行整理并作趋势图，使用 SPSS 17.0 软件进行显著性和相关性分析。

3. 结果与分析

3.1 北青龙衣低温储藏过程中颜色的变化

对低温储藏的北青龙衣外果皮在每天同一时间同等条件下进行拍照记录，记录时间为8天，很直观地得出褐变过程中的颜色变化，如图3-32所示。

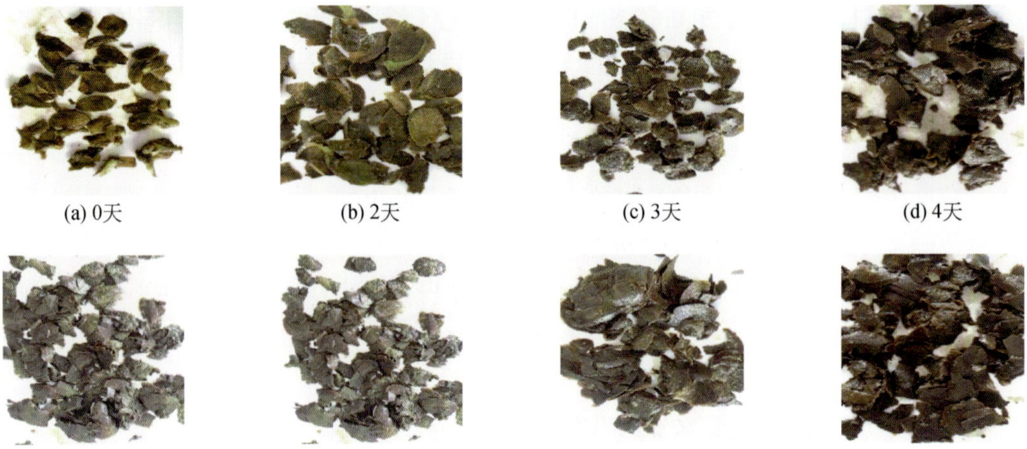

(a) 0天　(b) 2天　(c) 3天　(d) 4天

(e) 5天　(f) 6天　(g) 7天　(h) 8天

图3-32　北青龙衣于4℃储藏的颜色变化

3.2 北青龙衣低温储藏过程中BD和PPO的变化

如图3-33所示，鲜切北青龙衣鲜果低温储藏过程中褐变度随着储藏时间的延长呈上升趋势。储藏前5天，上升趋势明显，达到显著水平（$P < 0.1$），5～9天上升趋势平缓。前期褐变度上升趋势明显可能是因为切分伤使切面细胞破碎，细胞中酚类物质、酶在活性氧作用下接触发生酶促褐变[32]。储藏前5天，PPO活性比较高时，褐变度的变化也较大，同时相关性分析发现，前5天达到显著水平（$P < 0.1$），之后PPO活性变化趋于平缓，褐变度的变化也趋于平缓，因此PPO有可能是影响褐变的主要作用酶。

如图3-34所示，鲜切北青龙衣鲜果PPO在储藏前期活性最高，然后活性变化趋于平缓，整体呈下降趋势。储藏前5天，PPO变化较大，这可能与开始的切分伤有关系，通常PPO在类囊体中以非活性状态存在，酚类底物存在于液泡中，当切分使空间隔离打破时，PPO与底物接触，表现出酶活性[33]。后期，酚类物质被氧化成醌，醌再进一步聚合形成褐色物质，加之呼吸作用增强，活性氧减少，PPO活性和含量都随之降低，所以PPO变化又趋于平缓。

3.3 北青龙衣低温储藏过程中TP和PAL活性的变化

如图3-35所示，低温储藏过程中，总多酚的含量在前5天下降趋势明显，5～9天下降趋势平缓，整体呈下降趋势。酚类物质是植物组织褐变的重要底物，鲜切后，北青龙衣

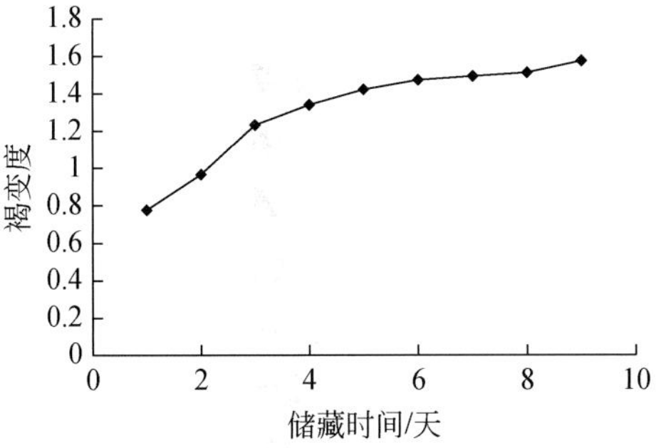

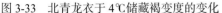

图 3-33 北青龙衣于 4℃储藏褐变度的变化

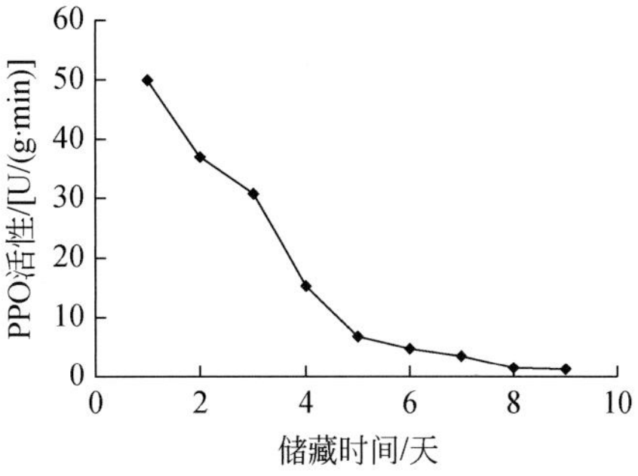

图 3-34 北青龙衣于 4℃储藏 PPO 活性的变化

中的酚类物质从细胞中游离出来，在活性氧的作用下，与游离的酚酶发生酶促反应而引起褐变。前 5 天，酚酶活性较高，既会生成又会减少，但在活性氧的作用下，有可能酚类物质被氧化的量大于生成量，所以减少得较快，同时褐变程度也加深。

如图 3-36 所示，低温储藏过程中，PAL 活性变化呈先增高后逐渐降低的趋势。PAL 催化苯丙氨酸解氨生成反式肉桂酸，是组织内苯丙烷类代谢的关键酶，催化苯丙烷类代谢第一步反应，其活性常作为褐变的指标[34]。低温储藏前期，由于受到切分损伤苯丙烷类代谢被激活，PAL 活性显著提高，合成多种酚类物质，酚类物质又会与被切分激活的 PPO 反应，在活性氧的存在下发生褐变。后期，可能由于组织衰老 PAL 活性逐渐下降。

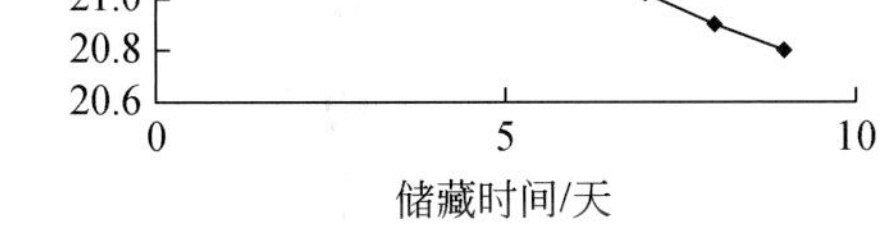

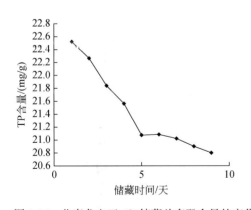

图 3-35 北青龙衣于 4℃储藏总多酚含量的变化

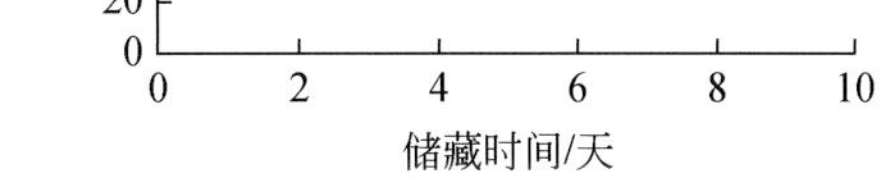

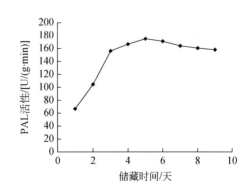

图 3-36 北青龙衣于 4℃储藏 PAL 活性的变化

3.4 北青龙衣低温储藏过程中 SOD 和 POD 活性的变化

如图 3-37 所示，低温储藏期间，SOD 的活性在第 2 天达到最大值，但整体呈下降的趋势。SOD 具有清除氧自由基、减轻细胞损伤的能力，所以 SOD 活性越高时越有利于消除活性氧对组织的损伤。当发生切分伤时，组织中活性氧自由基开始急剧增多，SOD 清除活性氧的能力也开始变大，随着储藏时间的增加，SOD 的含量和活性又开始慢慢降低。

如图3-38所示，低温储藏期间，前5天，POD活性呈缓慢上升趋势，5～9天活性呈下降趋势。POD是植物体内清除过氧化物、降低活性氧伤害的一种关键酶，POD活性越高，清除组织中过氧化物的能力就越强，对植物的保护作用也就越大。前期上升，可能是切分的胁迫所致，后期下降可能与切分胁迫逐渐消失有关[35]。

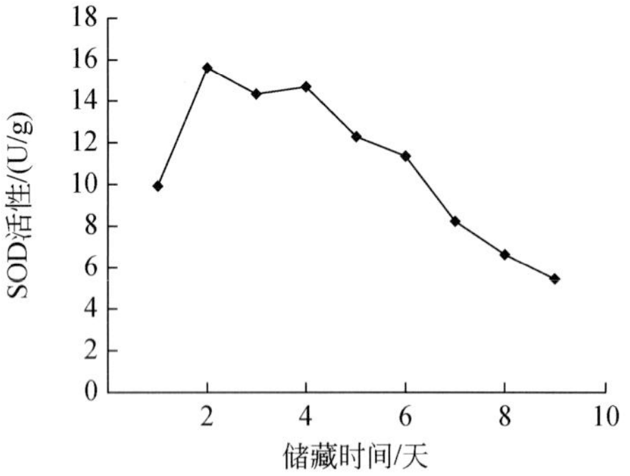

图3-37 北青龙衣于4℃储藏SOD活性的变化

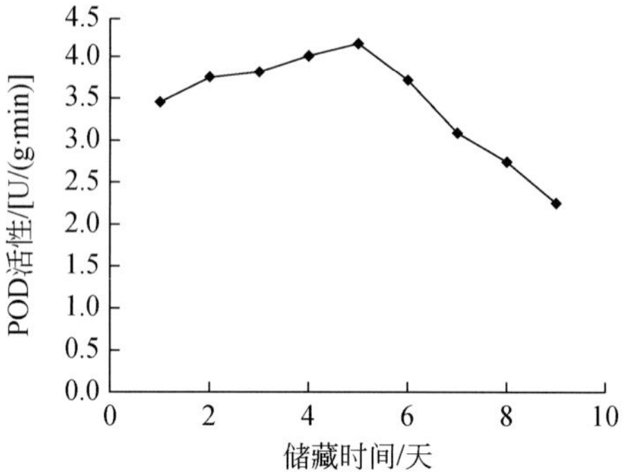

图3-38 北青龙衣于4℃储藏POD活性的变化

3.5 北青龙衣低温储藏过程中MDA含量的变化

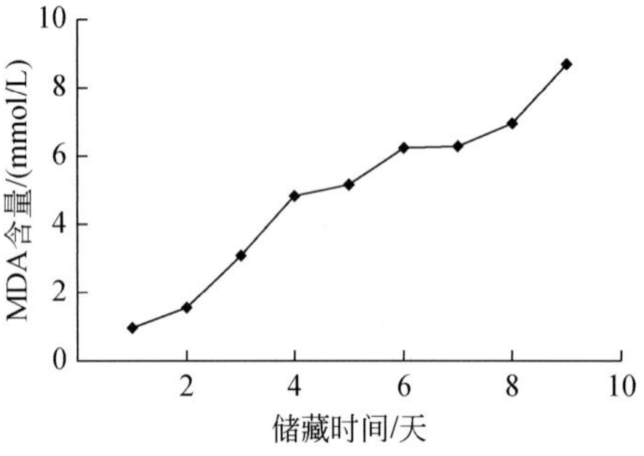

图3-39 北青龙衣于4℃储藏MDA含量的变化

如图3-39所示，低温储藏期间，MDA是膜脂过氧化作用的产物，其含量与组织的受伤和衰老程度呈正相关。4℃储藏期间鲜切北青龙衣鲜果MDA含量逐渐上升，表明切分伤使细胞膜受到不可逆的迫害，而且迫害的程度不断加深，导致膜透性更强和结合态酶的释放[36]，酶与底物的区域化分布被进一步迫害，加速了生化反应，褐变出现，化学成分也相继发生改变。

3.6 北青龙衣低温储藏过程中VC和还原糖含量的变化

如图3-40所示，低温储藏期间，VC的含量整体呈下降趋势，前3天含量就急剧下降，从第4天开始几乎降解为0。VC是新鲜果蔬的一项重要营养指标，抗坏血酸的降解反应是非酶褐变的一种途径。VC自动氧化后成为含双羰基化合物，能进一步发生氧化、聚合等形成有色物质。所以，VC含量变化既可以说明鲜切产品的品质，也可以说明与褐变之间的关系。受到切分伤后，北青龙衣中的VC迅速和氧气发生化学反应而加速褐变，含量因此很快下降。

如图3-41所示，低温储藏期间，前2天还原糖的相对含量急剧下降，之后变化不是很大。羰氨褐变是非酶褐变的重要途径，其中还原糖是羰氨反应的底物，其含量的变化会反映生理生化的代谢强弱。实验期间，北青龙衣中还原糖参与非酶褐变，相对含量总体呈下降趋势。

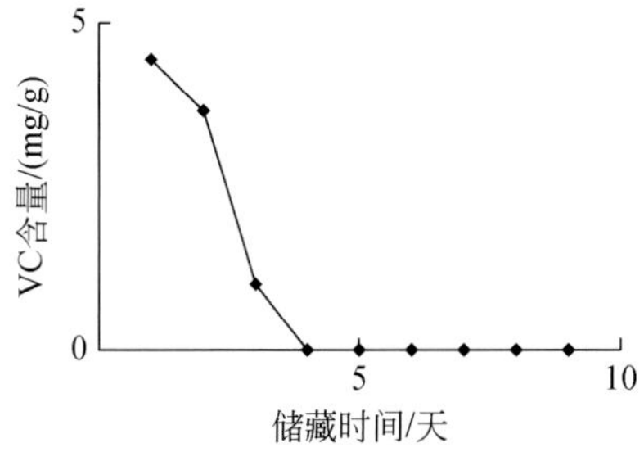

图 3-40　北青龙衣于 4℃储藏 VC 含量的变化

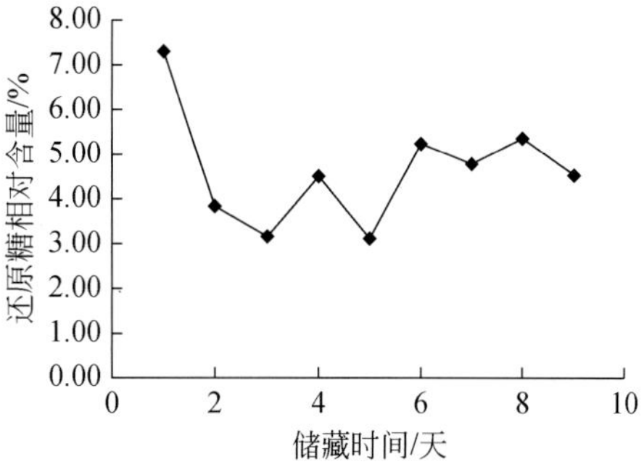

图 3-41　北青龙衣于 4℃储藏还原糖相对含量的变化

3.7　各测量指标与褐变的相关性

由表 3-33 中相关性分析可知，BD 与 PPO 活性、SOD 活性、POD 活性和 TP 含量呈显著负相关，与 PAL 活性和 MDA 含量呈显著正相关，与 VC 含量和还原糖含量无显著相关性。结果初步表明，北青龙衣饮片的储藏过程中褐变以酶促褐变为主；PPO、PAL 和褐变呈极显著相关。

表 3-33　各测量指标与褐变度的相关性

		PPO	PAL	MDA	SOD	POD	TP	VC	还原糖
BD	Person 相关性	−0.979**	0.921**	0.942**	−0.802**	−0.742*	−0.913**	−0.731	−0.72
	显著性（双侧）	0.000	0.001	0.000	0.009	0.220	0.001	0.854	0.854

* 表示置信度为 0.05 时，相关性显著；** 表示置信度为 0.01 时，相关性极显著。

确定了北青龙衣 PPO 粗酶液的最佳提取条件：提取溶剂为 0.1mol/L pH 6.8 磷酸缓冲液，料液比为 1 ∶ 3，PVP 加入量为 1%，提取方法为匀浆后超声 30min 再 4℃浸提 3h。影响北青龙衣 PPO 提取率的主要因素是浸提时间，其次是 PVP 的添加量及缓冲液的 pH。粗酶液对不同底物的催化转化结果表明：多酚氧化酶对胡桃醌、槲皮素、咖啡酸等多酚类物质有不同程度的催化转化作用，且转化产率各不相同。北青龙衣经丙酮沉淀纯化、DEAE-52 及 Sephadex G-75 柱层析分离，通过 SDS-PAGE 对纯化的酶液进行纯度鉴定，结果得到北青龙衣 PPO 由两种同工酶组成。北青龙衣 PPO 的酶学性质研究结果显示：PPO 的最适温度为 35℃，最适 pH 为 6.0，最适底物浓度为 0.07mol/L，最佳酶液用量为 0.6mL。

4. 结论

北青龙衣由鲜品到干品的低温储藏过程中，不仅会有外观上明显的褐变现象，内在因素也会发生褐变反应。机械伤会使 PAL 活性显著增高，然后 PAL 通过苯丙烷类代谢途径合成酚类物质，同时破坏膜系统，打破酶和底物的区域化分布，使酚类物质游离，在活性氧作用下和PPO发生酶促反应，生成褐色物质。同时，膜系统损伤会破坏自由基代谢平衡，使SOD、POD代谢作用失调，H_2O_2积累，电导率增大，MDA含量增大，导致了褐变发生。

三、北青龙衣鲜、干品化学成分对比研究

前期研究表明，北青龙衣不同褐变时期成分含量发生了明显的变化，具有胡桃醌相似母核的成分含量下降，产生胡桃酮等萘醌衍生物，二芳基庚烷类化合物含量显著提高。因此，课题组采用独特的低温变温炮制技术，利用干燥过程中北青龙衣内生酶的作用，使其毒性成分胡桃醌发生转化，并申请了发明专利（申请号：201510431491.X），但炮制过程中化学成分的整体变化尚不清楚，难以解释其减毒增效的科学内涵。本部分采用UPLC-Q-TOF/MS技术对北青龙衣鲜、干品化学成分进行对比分析，找出其化学成分的差异性，探讨其含量变化规律。

1. 仪器与材料

1.1 仪器

同“第二章第二节，1.1仪器”项内容。

1.2 试剂

同“第二章第二节，1.2试剂”项内容。

1.3 药材与对照品

北青龙衣药材于2014年7月2日采自黑龙江省宾县铜矿（东经127°50′00.0″，北纬45°56′18.5″），经黑龙江省中医药科学院初东君主任药师鉴定为胡桃科植物胡桃楸（*Juglans mandshurica* Maxim.）未成熟果实。3个不同区域内每5株胡桃楸采集的青核桃为一组样本，共3组，剥取外果皮，一部分切碎，直接用于鲜品分析，另一部分采用低温变温炮制技术制成干品，用于样品制备。

对照品同“第二章第二节，1.3药材与对照品”中的对照品。

2. 实验方法

2.1 对照品溶液的制备

同“第二章第二节，2.1对照品溶液的制备”项内容。

2.2 供试品溶液的制备

取北青龙衣鲜品10.0g，精密称定，加甲醇至100mL，干品相当于鲜品量（按折干率计），加90%甲醇至100mL，分别超声处理30min（功率300W、频率40kHz），放冷，补足甲醇，摇匀，过滤，取续滤液于−80℃冻存，分析前恢复至室温，13000r/min 4℃离心10min，取

上清液，即得。

2.3　色谱条件

同“第二章第二节，2.3 色谱条件”项内容。

2.4　质谱条件

同“第二章第二节，2.4 质谱条件”项内容。

2.5　数据分析

2.5.1　差异性成分的确定

（1）非目标性筛查：将采集数据导入 MarkerView（AB SCIEX，USA）软件，通过“Peak Finding Options”功能将数据中所有色谱峰按照设置参数提取出来；通过“Alignment & Filtering”功能将在一定范围内的质荷比与保留时间的误差归一化；数据采用主成分分析（PCA）法进行模式识别，建立模型后，分别产生得分矩阵图和载荷矩阵图，通过得分矩阵图来获得鲜、干品各组数据的分型信息。而载荷矩阵图能反映各个变量对样品分型的影响。载荷矩阵图中各点与原点的距离远近表示此成分对得分矩阵图中分型结果的贡献能力，与原点距离远的离子则对分型贡献较大，这类化合物将作为分析的重点目标。系统可以显示该离子在鲜、干品样品内的提取离子峰面积变化，也可直接显示该离子的MS/MS图，便于半定量分析与结构鉴定。

（2）目标性筛查：针对化学性质不稳定的萘醌类化合物，在一定的保留时间区域范围，可利用 MasterView 1.0 软件目标筛查功能及特征性子离子扫描对鲜、干品样本进行筛查。

2.5.2　结构鉴定

同“第二章第二节，2.6 结构鉴定”项方法。

3. 结果

3.1　UPLC-Q-TOF/MS 结果

由于北青龙衣化学成分复杂，采用一种模式很难顾全所有的化合物，因此采用正负两种离子扫描模式进行扫描，正负离子模式下的北青龙衣总离子色谱图分别见图3-42和图3-43。

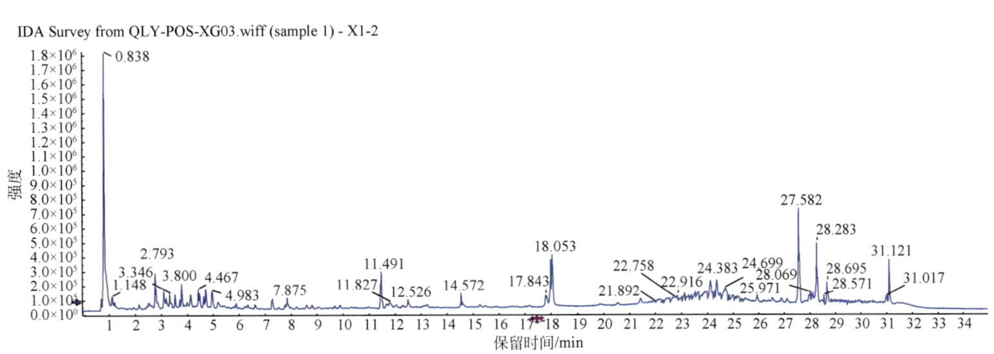

(a)

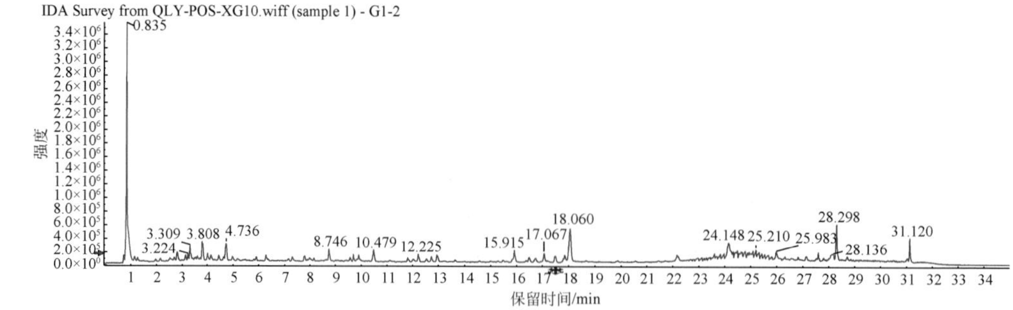

(b)

图 3-42 北青龙衣鲜、干品正离子 TIC 图

（a）鲜品 ESI+；（b）干品 ESI+

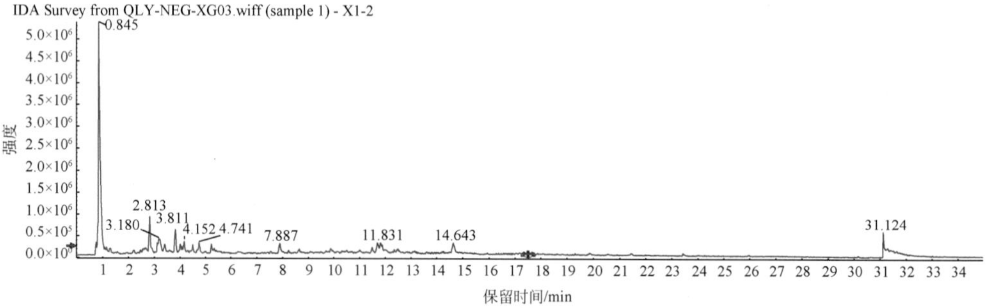

(a)

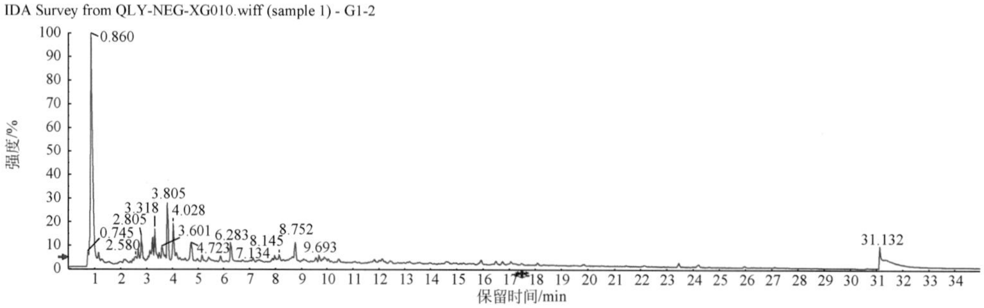

(b)

图 3-43 北青龙衣鲜、干品负离子 TIC 图

（a）鲜品 ESI−；（b）干品 ESI−

由图 3-42、图 3-43 可知，北青龙衣鲜、干品总离子色谱图中各色谱峰得到了良好的分离，整体具有一定的相似性，局部又有较大差异，然而通过 MasterView 1.0 软件非目标性筛查表明，每个色谱峰往往代表了多种化合物，因此，其差异性评价与分析需要主成分分析（PCA）进一步处理。

3.2 北青龙衣鲜、干品化学成分差异性分析

将正负离子模式下采集的鲜、干品数据分别进行主成分分析，其得分矩阵图和载荷矩阵图分别见图 3-44、图 3-45。

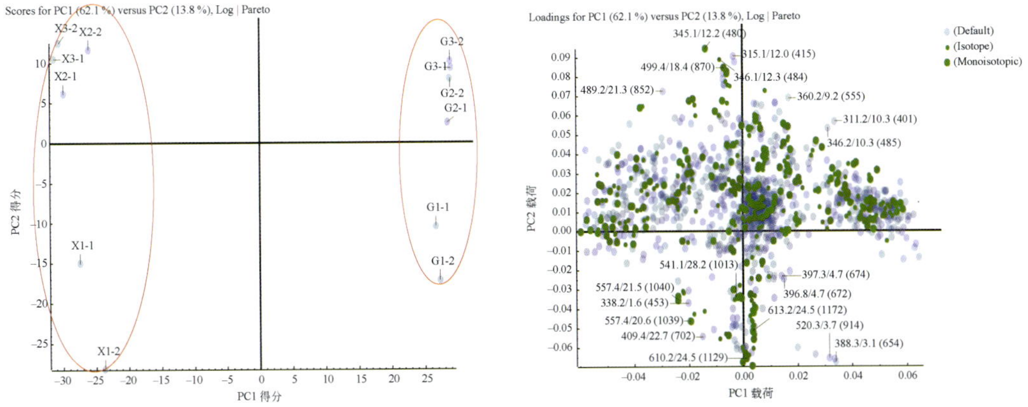

(a)　　　　(b)

图 3-44　北青龙衣鲜、干品正离子 PCA 图

（a）得分矩阵图；（b）载荷矩阵图，G. 干品；X. 鲜品

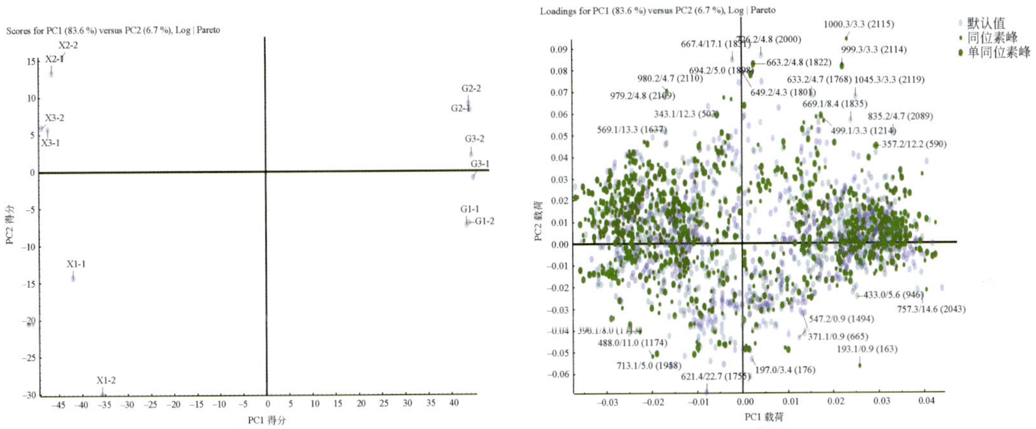

(a)　　　　(b)

图 3-45　北青龙衣鲜、干品负离子 PCA 图

（a）得分矩阵图；（b）载荷矩阵图，G. 干品；X. 鲜品

由得分矩阵图 [图 3-44(a)、图 3-45(a)] 可见，在正负离子模式下，北青龙衣鲜品和干品得到了明显的区分，说明两者所含化学成分的种类或含量存在明显差异。通过载荷矩阵图 [图 3-44(b)、图 3-45(b)] 可见，偏离越远的点，说明其在不同样品中的含量变化越大，其中在正离子模式下发现 80 余种化合物存在显著差异，负离子模式下发现 50 余种化合物存在显著差异。

3.3　北青龙衣鲜、干品差异性化学成分鉴定及分析

对 3.2 项下获得的 130 余种差异性化合物进行分析，最终筛选并鉴定或推断了 81 个化合物的结构，将这些化学成分在干品中的平均峰面积与鲜品中的平均峰面积的比值作为

量化指标，能够反映出炮制前后化学成分的量变情况，标注部分化学成分仅在干品或鲜品中出现反映出炮制前后化学成分的质变情况，将各类化学成分的变化归类总结如下。

3.3.1 萘醌类成分的鉴定及分析

由表 3-34 可见，北青龙衣鲜、干品中 35 个萘醌类化合物发生了明显的变化。25 个化合物在炮制过程中发生转化，其中 14 个仅在鲜品中存在，炮制过程中完全转化，11 个在炮制过程中大部分发生转化，在干品中含量较低。而这类化合物往往具有胡桃醌（5- 羟基 -1,4- 萘醌）母核结构，文献报道及课题组前期研究已证实该类成分是北青龙衣的主要毒性物质基础，其转化可能是减毒重要机制之一。分析发现：1 ～ 5 号化合物完全转化，与胡桃醌结构高度相似，均具有 1,4- 萘醌结构，其中 1 ～ 4 号化合物具有 5 位羟基；6 ～ 8 号是由 2 个 1,4- 萘醌组成的双胡桃醌结构；9 ～ 14 号化合物属于 1,4- 萘醌的衍生物。15 ～ 25 号化合物发生了部分转化，其中 15 号化合物为胡桃醌，16 ～ 18 号化合物与其结构高度相似；19 ～ 20 号化合物为胡桃醌苷，21 ～ 22 号化合物为胡桃酮苷；23 ～ 25 号化合物属于 1,4- 萘醌的衍生物。因此，推断具有 1,4- 萘醌母核结构的胡桃醌、双胡桃醌、胡桃醌衍生物、胡桃醌苷在炮制过程中发生明显的转化，是其减毒的重要机制之一。

10 个化合物在炮制过程中产生或含量有所增加，其中 26 号化合物为胡桃酮，课题组在新药研发过程中证实胡桃酮是一种高效低毒的抗肿瘤化合物，为炮制后新产生的化合物。27 号化合物为胡桃酮衍生物，炮制过程中含量提高至 15.9 倍；28 ～ 30 号化合物为 1,5- 萘二酚及其衍生物，是炮制过程产生的新成分或含量显著增加，关于此类成分报道较少，值得深入研究。31 ～ 35 号化合物为胡桃醌类衍生物，这些化合物基本在干品中出现，推测其为胡桃醌类成分转化的副产物。分析过程中发现，大多数不能鉴定的化合物均为炮制后产生的新物质，加之萘酮类化合物文献报道较少，高分辨质谱难以鉴定其结构，仍需对其中含量较高且性质稳定的化合物采用植物化学研究模式进行提取分离，深入研究其活性，有助于更好地理解炮制增效的机制。

3.3.2 二芳基庚烷类成分的鉴定及分析

由表 3-35 可知，鲜、干品炮制过程中，已发现的变化显著的 11 种二芳基庚烷类化合物含量均得到了显著提高，最低提高至 8.59 倍，最高可达 91.93 倍，这可能与核桃青皮中多种活性酶催化酚酸类底物合成二芳基庚烷类有关，此类化合物含量的显著提高是其抗肿瘤活性增加的重要原因之一。

3.3.3 黄酮类成分的鉴定及分析

虽然学者从核桃属植物中分离获得了大量的黄酮类化合物，但从表 3-36 可知，黄酮类化合物的化学性质比较稳定，鲜、干品对比发现，在炮制过程中，仅有 9 个黄酮类化合物含量发生显著变化。其中 1 号化合物仅在鲜品中出现，原花色素等 2 ～ 7 号化合物含量有所降低。而 4,5,7-trihydroxy-2-(3,4,5-trihydroxyphenyl)-3,4-dihydro-2*H*-chromen-3-yl *β*-D-glycero-hexopyranoside 和落新妇苷（astilbin）含量有所提高，2-(2′-*O*-benzoyl)-*C*-*β*-D-glucopyranosyl-1,3,6,7-tetrahydroxyxanthone 为干品中产生的新化合物。

表 3-34　北青龙衣鲜、干品中萘醌类化合物的质谱鉴定及对比信息（n=6）

峰号	保留时间/min	选择离子	测定值	理论值	误差/ppm	分子式	主要二级碎片离子 (MS/MS) 及来源	鉴定结果	鲜品响应值	干品响应值	相差倍数
1	5.0	$[M+H]^+$	191.0353	191.03389	7.4	$C_{10}H_6O_4$	191$[M+H]^+$,163$[M+H-CO]^+$,121$[M+H-C_2H_2O-CO]^+$,103$[M+H-C_2H_4O_2-CO]^+$	2,5- 二羟基 -1,4- 萘醌（2,5-dihydroxy-1,4-naphthoquinone）	6332	—	鲜品
2	6.6	$[M+H]^+$	189.0539	189.05462	−3.8	$C_{11}H_8O_3$	189$[M+H]^+$,161$[M+H-CO]^+$,145$[M+H-CO_2]^+$,133$[M+H-2CO]^+$,115$[M+H-2CO-H_2O]^+$,105$[M+H-3CO]^+$	2- 甲基 -5- 羟基 -1,4- 萘醌（plumbagin）	12116	—	鲜品
3	4.0	$[M+H]^+$	249.0405	249.03936	4.6	$C_{12}H_8O_6$	249$[M+H]^+$,203$[M+H-CH_2O_2]^+$,175$[M+H-C_2H_2O_3]^+$,147$[M+H-C_2H_2O_3-CO]^+$,129$[M+H-C_2H_2O_3-CO-H_2O]^+$,121$[M+H-C_4H_4O_3-CO]^+$	6-acetyl-2,5,8-trihydroxynaphthoquinone	8250	—	鲜品
4	3.6	$[M-H]^-$	177.0551	177.05462	2.7	$C_{10}H_{10}O_3$	177$[M-H]^-$,159$[M-H-H_2O]^-$,131$[M-H-H_2O-CO]^-$,115$[M-H-H_2O-CO_2]^-$	4,5- 二羟基 -α- 四氢萘醌（sclerone）	893854	—	鲜品
5	6.6	$[M+H]^+$	207.0647	207.06519	−2.4	$C_{11}H_{10}O_4$	207$[M+H]^+$,189$[M+H-H_2O]^+$,175$[M+H-OCH_4]^+$,147$[M+H-OCH_4-CO]^+$,119$[M+H-OCH_4-2CO]^+$	8-hydroxy-2-methoxy-2,3-dihydro-1,4-naphthalenedione	41541	—	鲜品
6	9.8	$[M+H]^+$	347.0530	347.05501	−5.8	$C_{20}H_{10}O_6$	347$[M+H]^+$,319$[M+H-CO]^+$,291$[M+H-2CO]^+$,273$[M+H-2CO-H_2O]^+$,263$[M+H-3CO]^+$	3,3′- 双胡桃醌（8,8′-dihydroxy-2,2′-binaphthalene-1,1′,4,4′-tetrone）	45334	—	鲜品
7	11.7	$[M+H]^+$	363.0475	363.04993	−6.7	$C_{20}H_{10}O_7$	363$[M+H]^+$,345$[M+H-H_2O]^+$,317$[M+H-H_2O-CO]^+$,289$[M+H-H_2O-2CO]^+$	3,8,8′-trihydroxy-2,2′-binaphthalene-1,1′,4,4′-tetrone	399049	—	鲜品
8	12.1	$[M+H]^+$	331.0587	331.0601	−4.2	$C_{20}H_{10}O_5$	331$[M+H]^+$,303$[M+H-CO]^+$,275$[M+H-2CO]^+$,247$[M+H-3CO]^+$	3-hydroxy-2,2′-binaphthalene-1,1′,4,4′-tetrone	430886	—	鲜品

续表

峰号	保留时间/min	选择离子	测定值	理论值	误差/ppm	分子式	主要二级碎片离子 (MS/MS) 及来源	鉴定结果	鲜品响应值	干品响应值	相差倍数
9	11.5	$[M+H]^+$	481.0731	481.07654	−7.2	$C_{24}H_{16}O_{11}$	481$[M+H]^+$,449$[M+H-H_2O-CH_2]^+$, 431$[M+H-2H_2O-CH_2]^+$, 403$[M+H-H_2O-CH_2-COOH]^+$, 389$[M+H-CH_2-COOH-CH_2OH]^+$, 361$[M+H-CH_2-COOH-CH_2OH-CO]^+$	1,5,6,7,9,11,14-heptahydroxy-3-methyl-8,13-dioxo-5,6,8,13-tetrahydrobenzo[*a*]tetracene-2-carboxylic acid	557921	—	鲜品
10	8.2	$[M+H]^+$	381.0963	381.09688	−1.5	$C_{21}H_{16}O_7$	381$[M+H]^+$,331$[M+H-H_2O-CH_4O]^+$, 303$[M+H-H_2O-CH_4O-CO]^+$, 291$[M+H-CO-C_2H_6O_2]^+$, 275$[M+H-H_2O-CH_4O-2CO]^+$	4-(4-hydroxy-3,5-dimethoxyphenyl)-3,4-dihydro-2*H*-benzo[*g*]chromene-2,5,10-trione	64864	—	鲜品
11	11.7	$[M+H]^+$	345.0369	345.03936	−7.1	$C_{20}H_8O_6$	345$[M+H]^+$,317$[M+H-CO]^+$, 289$[M+H-2CO]^+$，261$[M+H-3CO]^+$	pentacyclo[6.6.6.0 ～ 2,7 ～ .0 ～ 9,14 ～ .0 ～ 15,20 ～]icosa-2(7),4,9(14),11,15(20),17-hexaene-3,6,10,13,16,19-hexone	57566	—	鲜品
12	10.0	$[M+H]^+$	395.0743	395.07614	−4.7	$C_{21}H_{14}O_8$	395$[M+H]^+$,345$[M+H-H_2O-OCH_4]^+$, 317$[M+H-H_2O-OCH_4-CO]^+$, 307$[M+H-2CO-OCH_4]^+$, 289$[M+H-H_2O-2COOCH_4]^+$	premithramycinone H	59011	—	鲜品
13	8.7	$[M-H]^-$	349.0741	349.07066	9.9	$C_{20}H_{14}O_6$	349$[M-H]^-$,331$[M-H-H_2O]^-$, 313$[M-H-2H_2O]^-$, 175$[M-H-2H_2O-C_{10}H_2O]^-$	1,8,11-trihydroxy-3-methoxy-10-methyl-5,12-tetracenedione	72500	—	鲜品
14	8.4	$[M-H]^-$	393.0601	393.06049	−1.0	$C_{21}H_{14}O_8$	393$[M-H]^-$,363$[M-H-OCH_2]^-$, 357$[M-H-2H_2O]^-$,345$[M-H-OCH_2-H_2O]^-$, 317$[M-H-OCH_2-H_2O-CO]^-$	7-oxo-3*a*,12*c*-dihydro-7*H*-furo[3′,2′:4,5]furo[2,3-*c*]xanthene-6,8-diyl diacetate	104155	—	鲜品

续表

峰号	保留时间/min	选择离子	测定值	理论值	误差/ppm	分子式	主要二级碎片离子 (MS/MS) 及来源	鉴定结果	鲜品响应值	干品响应值	相差倍数
15	7.9	$[M+H]^+$	175.0394	175.03897	2.5	$C_{10}H_6O_3$	$175[M+H]^+$,$147[M+H-CO]^+$, $129[M+H-H_2O-CO]^+$, $121[M+H-C_2H_2-CO]^+$, $101[M+H-H_2O-2CO]^+$	胡桃醌（juglone）	214673	11360	0.05
16	5.3	$[M-H]^-$	189.0186	189.01824	1.9	$C_{10}H_6O_4$	$189[M-H]^-$,$161[M-H-CO]^-$, $117[M-H-CO-CO_2]^-$	3,5- 二羟基 -1,4- 萘醌	318953	25627	0.08
17	7.3	$[M+H]^+$	205.0485	205.04954	−5.1	$C_{11}H_8O_4$	$205[M+H]^+$,$177[M+H-CO]^+$, $159[M+H-CO-H_2O]^+$, $131[M+H-2CO-H_2O]^+$,$121[M+H-C_4H_4O_2]^+$	5- 羟基 -2- 甲氧基 -1,4- 萘醌	376764	125191	0.33
18	2.17	$[M+H]^+$	207.0288	207.02880	0.0	$C_{10}H_6O_5$	$207[M+H]^+$,$163[M+H-CO_2]^+$, $111[M+H-C_4O_3]^+$	2,5,8-trihydroxy-1,4-naphthoquinone	49950	16300	0.33
19	3.3	$[M+H]^+$	339.1067	339.10744	−2.2	$C_{16}H_{18}O_8$	$339[M+H]^+$,$177[M+H-C_6H_{10}O_5]^+$, $147[M+H-C_6H_{10}O_5-CH_2O]^+$, $119[M+H-C_6H_{10}O_5-CH_2O-CO]^+$	1,4,8- 三羟基萘 -1-*O*-*β*-D- 吡喃葡萄糖苷	46447	17685	0.38
20	3.6	$[M-H]^-$	469.1339	469.13405	−0.3	$C_{21}H_{26}O_{12}$	$469[M-H]^-$,$175[M-H-C_{11}H_{18}O_9]^-$, $149[M-H-C_{16}H_{16}O_7]^-$	1,4,8- 三羟基萘 -1-*O*-*β*-D- 吡喃葡萄糖苷 -(1 → 6)-*β*-D- 木吡喃糖苷	138596	48171	0.35
21	3.2	$[M+H]^+$	357.1165	357.11801	−4.2	$C_{16}H_{20}O_9$	$357[M+H]^+$,$177[M+H-C_6H_{10}O_5-H_2O]^+$, $149[M+H-C_6H_{10}O_5-H_2O-CO]^+$, $121[M+H-C_6H_{10}O_5-H_2O-2CO]^+$	4,5,8- 三羟基 -*α*- 四氢萘酮 -4-*O*-*β*-D- 吡喃葡萄糖苷	18675	7664	0.41
22	4.4	$[M-H]^-$	507.1168	507.11332	6.9	$C_{23}H_{24}O_{13}$	$507[M-H]^-$,$331[M-H-C_{10}H_8O_3]^-$, $271[M-H-C_{12}H_{12}O_5]^-$,$211[M-H-C_{14}H_{16}O_7]^-$, $169[M-H-C_{16}H_{18}O_8]^-$	4,5,8- 三羟基 -*α*- 四氢萘酮 -5-*O*-*β*-D-[6′ -*O*-(3″ ,4″ ,5″ - 三羟基苯甲酰)] 吡喃葡萄糖苷	77442	31398	0.41

续表

峰号	保留时间/min	选择离子	测定值	理论值	误差/ppm	分子式	主要二级碎片离子 (MS/MS) 及来源	鉴定结果	鲜品响应值	干品响应值	相差倍数
23	3.2	$[M+H]^+$	147.0437	147.04406	−2.4	$C_9H_6O_2$	$147[M+H]^+$,$119[M+H-CO]^+$, $91[M+H-2CO]^+$	7-hydroxy-1*H*-inden-1-one	47690	17728	0.37
24	9.1	$[M+H]^+$	379.0437	379.04484	−3.0	$C_{20}H_{10}O_8$	$379[M+H]^+$,$361[M+H-H_2O]^+$, $333[M+H-H_2O-CO]^+$, $305[M+H-H_2O-2CO]^+$, $277[M+H-H_2O-3CO]^+$, $249[M+H-H_2O-4CO]^+$	2,2′- 二羟基 -3,3′- 双胡桃醌	41851	3514	0.08
25	11.5	$[M-H]^-$	415.0458	415.04484	2.3	$C_{23}H_{12}O_8$	$415[M-H]^-$,$383[M-H-CH_4O]^-$, $355[M-H-CH_4O-CO]^-$	对羟基甲氧基苯并双胡桃醌	160032	45583	0.28
26	4.7	$[M+H]^+$	179.0696	179.07027	−3.7	$C_{10}H_{10}O_3$	$179[M+H]^+$,$161[M+H-H_2O]^+$, $143[M+H-2H_2O]^+$,$133[M+H-H_2O-CO]^+$, $115[M+H-2H_2O-CO]^+$, $105[M+H-H_2O-2CO]^+$	胡桃酮	—	3334394	干品
27	4.02	$[M+H]^+$	195.0631	195.06519	−10.7	$C_{10}H_{10}O_4$	$195[M+H]^+$,$177[M+H-H_2O]^+$, $159[M+H-2H_2O]^+$,$149[M+H-H_2O-CO]^+$, $131[M+H-2H_2O-CO]^+$,$107[M+H-C_3H_4O_3]^+$, $103[M+H-2H_2O-2CO]^+$	4,5,8-trihydroxy-1-tetralone	26500	421500	15.9
28	3.6	$[M+H]^+$	161.0590	161.05971	−4.4	$C_{10}H_8O_2$	$161[M+H]^+$,$133[M+H-CO]^+$, $115[M+H-H_2O-CO]^+$,$105[M+H-2CO]^+$	1,5- 萘二酚（1,5-naphthalenediol）	—	168149	干品
29	5.2	$[M+H]^+$	489.0998	489.10275	−6.0	$C_{23}H_{20}O_{12}$	$489[M+H]^+$,$327[M+H-C_6H_{10}O_5]^+$, $309[M+H-C_6H_{10}O_5-H_2O]^+$, $265[M+H-C_6H_{10}O_5-H_2O-CO_2]^+$, $237[M+H-C_6H_{10}O_5-H_2O-CO_2-CO]^+$	jugnaphthalenoside A	—	65044	干品

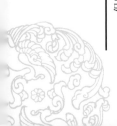

续表

峰号	保留时间/min	选择离子	测定值	理论值	误差/ppm	分子式	主要二级碎片离子 (MS/MS) 及来源	鉴定结果	鲜品响应值	干品响应值	相差倍数
30	4.1	$[M-H]^-$	381.0851	381.08162	9.1	$C_{17}H_{18}O_{10}$	381$[M-H]^-$,363$[M-H-H_2O]^-$,218$[M-H-C_6H_{11}O_5]^-$,200$[M-H-C_6H_{11}O_5-H_2O]^-$,175$[M-H-C_6H_{10}O_5-CO_2]^-$	1-(*β*-D-glucopyranosyloxy)-4,8-dihydroxy-2-naphthoic acid	186100	483450	2.60
31	3.8	$[M+H]^+$	177.0547	177.05462	0.5	$C_{10}H_8O_3$	177$[M+H]^+$,159$[M+H-H_2O]^+$,149$[M+H-CO]^+$,131$[M+H-H_2O-CO]^+$,121$[M+H-CO-C_2H_4]^+$,107$[M+H-C_2H_2O]^+$,103$[M+H-H_2O-2CO]^+$	5-hydroxy-2,3-dihydro-1,4-naphthalenedione	158750	451250	2.84
32	3.5	$[M+H]^+$	231.0287	231.0288	−0.4	$C_{12}H_6O_5$	231$[M+H]^+$,203$[M+H-CO]^+$,175$[M+H-2CO]^+$,147$[M+H-3CO]^+$,129$[M+H-3CO-H_2O]^+$	4,9-dihydroxynaphtho[2,3-*c*]furan-5,8-dione	—	74804	干品
33	6.3	$[M+H]^+$	365.0643	365.06558	−3.5	$C_{20}H_{12}O_7$	365$[M+H]^+$,347$[M+H-H_2O]^+$,319$[M+H-H_2O-CO]^+$,291$[M+H-H_2O-2CO]^+$,263$[M+H-H_2O-3CO]^+$	5-羟基-3,3′-双胡桃醌	—	70447	干品
34	8.2	$[M+H]^+$	349.0701	349.07066	−1.6	$C_{20}H_{12}O_6$	349$[M+H]^+$,331$[M+H-H_2O]^+$,321$[M+H-CO]^+$,303$[M+H-CO-H_2O]^+$,275$[M+H-2CO-H_2O]^+$,247$[M+H-3CO-H_2O]^+$	3,3′-dihydroxy-2,3-dihydro-2,2′-binaphthalene-1,1′,4,4′-tetrone	—	62731	干品
35	8.6	$[M-H]^-$	271.0246	271.02371	3.3	$C_{14}H_8O_6$	271$[M-H]^-$,197$[M-H-C_2H_2O_3]^-$,169$[M-H-C_2H_2O_3-CO]^-$	1,4,5,8-tetrahydroxy anthraquinone	—	66063	干品

表 3-35 北青龙衣鲜、干品中二芳基庚烷类化合物的质谱鉴定及对比信息（n=6）

峰号	保留时间/min	选择离子	测定值	理论值	误差/ppm	分子式	主要二级碎片离子 (MS/MS) 及来源	鉴定结果	鲜品响应值	干品响应值	相差倍数
1	12.2	$[M+H]^+$	341.1734	341.17474	−3.9	$C_{21}H_{24}O_4$	$341[M+H]^+$,$309[M+H-CH_4O]^+$, $217[M+H-C_7H_8O_2]^+$, $203[M+H-C_8H_{10}O_2]^+$, $137[M+H-C_{13}H_{16}O_2]^+$, $131[M+H-C_{12}H_{18}O_3]^+$, $121[M+H-C_{13}H_{16}O_3]^+$	4,17-dimethoxy-2-oxatricyclo [13.2.2.1 ～ 3,7 ～]icosa-1(17),3(20),4,6,15,18-hexaen-10-one	9218	307290	33.34
2	9.9	$[M+H]^+$	343.1902	343.19039	−0.6	$C_{21}H_{26}O_4$	$343[M+H]^+$,$187[M+H-C_8H_{12}O_3]^+$, $137[M+H-C_{13}H_{18}O_2]^+$, $131[M+H-C_{12}H_{20}O_3]^+$	4,17-dimethoxy-2-oxatricyclo [13.2.2.1 ～ 3,7 ～]icosa-1(17),3(20),4,6,15,18-hexaen-10-ol	16713	143511	8.59
3	9.8	$[M+H]^+$	311.164	311.16417	−0.5	$C_{20}H_{22}O_3$	$311[M+H]^+$,$279[M+H-CH_4O]^+$, $241[M+H-C_5H_{10}]^+$,$223[M+H-C_5H_{12}O]^+$, $209[M+H-C_6H_{14}O]^+$,$181[M+H-C_7H_{14}O_2]^+$	4-methoxy-2-oxatricyclo[13.2.2.1 ～ 3,7 ～] icosa-1(17),3(20),4,6,15,18-hexaen-10-one	3940	124804	31.68
4	10.5	$[M+H]^+$	343.1533	343.15400	−2.0	$C_{20}H_{22}O_5$	$343[M+H]^+$,$325[M+H-H_2O]^+$, $245[M+H-C_6H_{10}O]^+$, $163[M+H-C_{10}H_{12}O_3]^+$, $147[M+H-C_{11}H_{16}O_3]^+$	1-(4′-羟基苯基)-7-(2″-羟基-3″-甲氧基苯基)-3′,4″-环氧-3-庚酮	21062	221943	10.54
5	9.7	$[M+H]^+$	313.1785	313.17982	−4.2	$C_{20}H_{24}O_3$	$313[M+H]^+$,$137[M+H-C_{12}H_{16}O]^+$, $107[M+H-C_{13}H_{18}O_2]^+$	4-methoxy-2-oxatricyclo[13.2.2.1 ～ 3,7 ～] icosa-1(17),3(20),4,6,15,18-hexaen-10-ol	7411	149923	20.23
6	12.2	$[M-H]^-$	357.1723	357.16965	7.4	$C_{21}H_{26}O_5$	$357[M-H]^-$,$342[M-H-CH_3]^-$, $283[M-H-C_4H_{10}O]^-$, $179[M-H-C_{11}H_{14}O_2]^-$	1-(4′-甲氧基苯基)-7-(2″-羟基-3″-甲氧基苯基)-3′,4″-环氧-3-庚醇	5397	93363	17.30

续表

峰号	保留时间/min	选择离子	测定值	理论值	误差/ppm	分子式	主要二级碎片离子 (MS/MS) 及来源	鉴定结果	鲜品响应值	干品响应值	相差倍数
7	10.9	$[M-H]^-$	327.1607	327.15909	4.9	$C_{20}H_{24}O_4$	327$[M-H]^-$,221$[M-H-C_7H_6O]^-$,206$[M-H-C_8H_9O]^-$,135$[M-H-C_{12}H_{16}O_2]^-$,121$[M-H-C_{13}H_{18}O_2]^-$	1-(4′-羟基苯基)-7-(3″-甲氧基苯基)-3′,4″-环氧-3-庚醇	3130	36549	11.68
8	9.8	$[M-H]^-$	327.1602	327.15909	3.4	$C_{20}H_{24}O_4$	327$[M-H]^-$,312$[M-H-CH_3]^-$,253$[M-H-C_4H_{10}O]^-$,239$[M-H-C_5H_{12}O]^-$	胡桃宁 B（juglanin B）	16422	221475	13.49
9	9.7	$[M-H]^-$	329.1759	329.17474	3.5	$C_{20}H_{26}O_4$	329$[M-H]^-$,135$[M-H-C_{12}H_{18}O_2]^-$	1-(4′-羟基苯基)-7-(4″-羟基-3″-甲氧基苯基)-3-庚醇	40320	421812	10.46
10	7.1	$[M-H]^-$	343.1537	343.15400	−0.9	$C_{20}H_{24}O_5$	343$[M-H]^-$,179$[M-H-C_{10}H_{12}O_2]^-$,165$[M-H-C_{11}H_{14}O_2]^-$	1-(4′-羟基苯基)-7-(4″-羟基-3″-甲氧苯基)-5-羟基-3-庚酮	9552	168755	17.67
11	9.6	$[M+H]^+$	327.1603	327.15909	3.7	$C_{20}H_{22}O_4$	327$[M+H]^+$,257$[M+H-C_5H_{10}]^+$,163$[M+H-C_{10}H_{12}O_2]^+$,137$[M+H-C_{12}H_{14}O_2]^+$,123$[M+H-C_{14}H_{16}O_2]^+$	1-(4′-羟基苯基)-7-(3″-甲氧基-4″-羟基苯基)-4-烯-3-庚酮	1496	137534	91.93

3.3.4　三萜类成分的鉴定及分析

由表 3-37 可见，1 ～ 5 号为五环三萜类化合物，仅 1 号化合物 ursa-6,12,20(30)-trien-3-ol 含量略有降低，其余 4 个 5 环三萜类化合物含量均显著增加；6 ～ 8 号为四环三萜类化合物，为炮制后新产生的三萜类化合物，因此，推断新型三萜类成分的产生及含量的提高也是其增效的重要机制之一。

3.3.5　酚酸类成分的鉴定及分析

由表 3-38 可知，在炮制过程中共有 9 个酚酸类成分含量显著下降，且根据人工合成二芳基庚烷的途径和方法也有学者推测小分子酚酸类成分是植物体内生物合成的关键前提，4- 羟基 -2,6- 二甲氧基苯酚 -1-*O*-*β*-D-[6′-*O*-(3″,4″,5″- 三羟基苯甲酰)] 吡喃葡萄糖苷含量有所提高，4-hydroxy-3-methoxyphenyl 6-*O*-(3,4,5-trihydroxybenzoyl) hexopyranoside 为炮制过程中产生的新化合物。

3.3.6　脂肪族类成分的鉴定及分析

由表 3-39 可知，6 个脂肪族类化合物均为炮制过程中产生的新化合物，且在胡桃属药用植物中尚未见此类化合物的报道，其对北青龙衣药理活性的影响值得深入研究。

4. 结论

采用 UPLC-Q-TOF/MS 技术对北青龙衣鲜品（生品）与干品（低温变温炮制品）化学成分进行对比分析，结合主成分分析（PCA）技术，找出两者之间化学成分的差异性，探讨其含量变化规律与炮制减毒增效的关系。鉴定或推断了炮制前后 81 个差异性化合物的结构，35 个萘醌类化合物发生了明显的变化，具有胡桃醌（5- 羟基 -1,4- 萘醌）母核或相似结构的 25 个化合物在炮制过程中发生转化，产生了胡桃酮等系列衍生物，是其减毒增效的重要机制；炮制后 11 种具有显著抗肿瘤活性的二芳基庚烷类化合物含量均得到了显著提高，最低提高至 8.59 倍，最高可达 91.93 倍，是其增效的另一重要机制；黄酮类化合物炮制前后变化不明显，10 个酚酸类成分含量显著下降，可能为二芳基庚烷含量的增加提供了前体原料；新型三萜类成分的产生及含量的提高可能是其增效的第三个重要机制。

5. 讨论

（1）本节研究首次开展了北青龙衣鲜品与干品化学成分的对比研究，采用同一来源样本折算相同取样量及处理方式，保证数据齐同可比。

（2）依据课题组前期发现的北青龙衣鲜品到干品炮制过程中胡桃醌转化为胡桃酮的规律，本节重点对萘醌类成分变化进行了分析，证实了 5- 羟基 -1,4- 萘醌类衍生物的转化以及胡桃酮等化合物的产生是其减毒增效的重要机制，可作为炮制工艺优化的化学指标。

（3）二芳基庚烷类化合物具有良好的抗肿瘤活性，数十年来，其全合成也一直吸引着合成化学家的密切关注，但其结构复杂，人工合成十分困难。本节首次发现了北青龙衣炮制过程中二芳基庚烷类化合物的含量显著增加，且根据人工合成二芳基庚烷的途径和方法，也有学者推测小分子酚酸类成分是植物体内生物合成的关键前提。因此，认为利用酚酸类成分结合植物体内源性酶生物合成二芳基庚烷类化合物较化学合成更有前途。

表 3-36　北青龙衣鲜、干品中黄酮类化合物的质谱鉴定及对比信息（n=6）

峰号	保留时间/min	选择离子	测定值	理论值	误差/ppm	分子式	主要二级碎片离子 (MS/MS) 及来源	鉴定结果	鲜品响应值	干品响应值	相差倍数
1	10.9	$[M-H]^-$	553.1144	553.11292	2.7	$C_{31}H_{22}O_{10}$	$553[M-H]^-$,$361[M-H-C_{10}H_8O_4]^-$, $343[M-H-C_{10}H_8O_4-H_2O]^-$, $187[M-H-C_{20}H_{12}O_6-H_2O]^-$	2-{3-[5,7-dihydroxy-2-(4-hydroxyphenyl)-4-oxo-4*a*,8*a*-dihydro-4*H*-chromen-8-yl]-4-methoxyphenyl}-5,7-dihydroxy-4*H*-chromen-4-one	67264	—	鲜品
2	2.7	$[M+H]^+$	579.1486	579.14970	−1.9	$C_{30}H_{26}O_{12}$	$579[M+H]^+$,$427[M+H-C_8H_8O_3]^+$, $409[M+H-C_8H_8O_3-H_2O]^+$	proanthocyanidin	48259	9116	0.19
3	8.6	$[M+H]^+$	331.0794	331.08123	−5.5	$C_{17}H_{14}O_7$	$331[M+H]^+$,$315[M+H-CH_4]^+$, $297[M+H-CH_4-H_2O]^+$, $281[M+H-CH_4O-H_2O]^+$, $273[M+H-C_2H_6-CO]^+$, $253[M+H-C_2H_6O_3]^+$	cirsiliol	51500	4477	0.09
4	3.2	$[M-H]^-$	637.1801	637.17631	5.9	$C_{29}H_{34}O_{16}$	$637[M-H]^-$,$281[M-H-C_{16}H_{20}O_9]^-$, $163[M-H-C_{20}H_{26}O_{13}]^-$	2-(3,4-dihydroxyphenyl)-5-ethoxy-7-hydroxy-4-oxo-4*H*-chromen-3-yl 6-*O*-(6-deoxy-*α*-L-mannopyranosyl)-*β*-D-glucopyranoside	275203	26588	0.10
5	13.5	$[M-H]^-$	549.0885	549.08750	1.8	$C_{24}H_{22}O_{15}$	$549[M-H]^-$,$517[M-H-CH_4O]^-$, $489[M-H-CH_4O-CO]^-$, $473[M-H-CH_4O-CO_2]^-$	2-(3,4-dihydroxyphenyl)-5,7-dihydroxy-4-oxo-4*H*-chromen-3-yl 4-*O*-(carboxyacetyl)-*β*-L-glucopyranoside	113952	23208	0.20
6	3.2	$[M-H]^-$	621.1824	621.18140	1.6	$C_{29}H_{34}O_{15}$	$621[M-H]^-$,$339[M-H-C_{13}H_{14}O_7]^-$, $281[M-H-C_{16}H_{20}O_8]^-$, $163[M-H-C_{20}H_{26}O_{12}]^-$, $135[M-H-C_{20}H_{26}O_{12}-CO]^-$	5-hydroxy-2-(3-hydroxy-4-methoxyphenyl)-7-{[(2*S*,3*R*,4*S*,5*S*,6*R*)-3,4,5-trihydroxy-6-({[(2*S*,3*R*,4*R*,5*R*,6*S*)-3,4,5-trihydroxy-6-methyltetrahydro-2*H*-pyran-2-yl]methoxy}methyl)tetrahydro-2*H*-pyran-2-yl]oxy}-4*H*-chromen	278247	61739	0.22

续表

峰号	保留时间/min	选择离子	测定值	理论值	误差/ppm	分子式	主要二级碎片离子 (MS/MS) 及来源	鉴定结果	鲜品响应值	干品响应值	相差倍数
7	2.5	$[M+H]^+$	485.1295	485.12897	1.1	$C_{21}H_{24}O_{13}$	$485[M+H]^+$, $305[M+H-C_6H_{10}O_5-H_2O]^+$, $245[M+H-C_6H_{10}O_5-H_2O-C_2H_4O_2]^+$, $203[M+H-C_6H_{10}O_5-H_2O-C_4H_6O_3]^+$	4,5,7-trihydroxy-2-(3,4,5-trihydroxyphenyl)-3,4-dihydro-2*H*-chromen-3-yl *β*-D-glycero-hexopyranoside	670	9684	14.45
8	4.3	$[M-H]^-$	449.1072	449.10784	−1.4	$C_{21}H_{22}O_{11}$	$449[M-H]^-$, $431[M-H-H_2O]^-$, $323[M-H-C_6H_6O_3]^-$, $303[M-H-C_6H_{10}O_4]^-$, $285[M-H-C_6H_{12}O_5]^-$, $151[M-H-C_{14}H_{18}O_7]^-$, $125[M-H-C_{15}H_{16}O_{18}]^-$	astilbin	5288	58144	11.00
9	6.3	$[M-H]^-$	525.1055	525.10275	5.2	$C_{26}H_{22}O_{12}$	$525[M-H]^+$, $362[M-H-C_6H_{11}O_5]^+$, $334[M-H-C_6H_{11}O_5-CO]^+$	2-(2′-*O*-benzoyl)-*C*-*β*-D-glucopyranosyl-1,3,6,7-tetrahydroxyxanthone	—	911665	干品

表 3-37 北青龙衣鲜、干品中三萜类化合物的质谱鉴定及对比信息（n=6）

峰号	保留时间/min	选择离子	测定值	理论值	误差/ppm	分子式	主要二级碎片离子 (MS/MS) 及来源	鉴定结果	鲜品响应值	干品响应值	相差倍数
1	24.4	$[M+H]^+$	423.3596	423.36214	−6.0	$C_{30}H_{46}O$	$423[M+H]^+$, $217[M+H-C_{10}H_{16}O]^+$, $161[M+H-C_{10}H_{16}O-C_4H_8]^+$, $147[M+H-C_{10}H_{16}O-C_5H_{10}]^+$	ursa-6,12,20(30)-trien-3-ol	776979	351341	0.45
2	16.0	$[M+H]^+$	437.3393	437.34141	−4.8	$C_{30}H_{44}O_2$	$437[M+H]^+$, $391[M+H-COOH_2]^+$, $203[M+H-COOH_2-C_{14}H_2O]^+$, $189[M+H-COOH_2-C_{15}H_{22}]^+$	ursa-2,9(11),12-trien-24-oic acid	10264	180536	17.59
3	22.1	$[M+H]^+$	439.3554	439.35706	−3.8	$C_{30}H_{46}O_2$	$439[M+H]^+$, $393[M+H-CO-H_2O]^+$, $203[M+H-C_{15}H_{24}O_2]^+$, $189[M+H-C_{16}H_{26}O_2]^+$	3-oxolup-20(29)-en-28-al	24099	116923	4.85

续表

峰号	保留时间/min	选择离子	测定值	理论值	误差/ppm	分子式	主要二级碎片离子 (MS/MS) 及来源	鉴定结果	鲜品响应值	干品响应值	相差倍数
4	15.9	$[M+H]^+$	455.3493	455.35197	−5.9	$C_{30}H_{46}O_3$	$455[M+H]^+$,$437[M+H-H_2O]^+$,$409[M+H-H_2O-CO]^+$	3-oxoolean-12-en-29-oic acid	6658	104228	15.65
5	15.9	$[M-H]^-$	471.3487	471.34689	3.8	$C_{30}H_{48}O_4$	$471[M-H]^-$,$393[M-H-C_2H_6O_3]^-$	3,19-dihydroxyolean-12-en-28-oic acid	17811	210617	11.83
6	17.5	$[M+H]^+$	277.2151	277.21621	−4.0	$C_{18}H_{28}O_2$	$277[M+H]^+$,$235[M+H-C_3H_6]^+$,$151[M+H-C_5H_{14}O]^+$,$133[M+H-C_8H_{16}O_2]^+$	estr-5(10)-ene-3,17-diol	—	120021	干品
7	10.4	$[M+H]^+$	291.1963	291.19547	2.9	$C_{18}H_{26}O_3$	$291[M+H]^+$,$273[M+H-H_2O]^+$,$147[M+H-H_2O-C_8H_{14}O]^+$,$119[M+H-H_2O-C_8H_{14}O-CO]^+$	4-hydroxy-19-nortestosterone	—	33727	干品
8	19.9	$[M+H]^+$	353.2687	353.26864	0.2	$C_{21}H_{36}O_4$	$353[M+H]^+$,$261[M+H-C_3H_8O_3]^+$,$243[M+H-C_3H_8O_3-H_2O]^+$,$135[M+H-C_{11}H_{22}O_4]^+$	pregnane-3,11,17,20-tetrol	—	36056	干品

表 3-38　北青龙衣鲜、干品中酚酸类化合物的质谱鉴定及对比信息（n=6）

峰号	保留时间/min	选择离子	测定值	理论值	误差/ppm	分子式	主要二级碎片离子 (MS/MS) 及来源	鉴定结果	鲜品响应值	干品响应值	相差倍数
1	6.2	$[M+H]^+$	187.0382	187.03897	−4.1	$C_{11}H_6O_3$	$187[M+H]^+$,$159[M+H-CO]^+$,$131[M+H-2CO]^+$,$113[M+H-2CO-H_2O]^+$,$103[M+H-3CO]^+$	补骨脂素（psoralen）	7249	—	鲜品
2	2.6	$[M+H]^+$	179.0690	179.07027	−7.1	$C_{10}H_{10}O_3$	$179[M+H]^+$,$161[M+H-H_2O]^+$,$133[M+H-H_2O-CO]^+$,$115[M+H-CH_4O_3]^+$,$105[M+H-H_2O-2CO]^+$	3-(4′-羟基-3′-甲氧基苯基)-2-丙烯醛（ferulaldehyde）	7226	1563	0.22

续表

峰号	保留时间/min	选择离子	测定值	理论值	误差/ppm	分子式	主要二级碎片离子 (MS/MS) 及来源	鉴定结果	鲜品响应值	干品响应值	相差倍数
3	2.8	$[M+H]^+$	355.1022	355.10236	−0.5	$C_{16}H_{18}O_9$	$355[M+H]^+$, $163[M+H-C_7H_{12}O_6]^+$, $145[M+H-C_7H_{12}O_6-H_2O]^+$, $117[M+H-C_7H_{12}O_6-CO-H_2O]^+$	绿原酸	561625	208028	0.37
4	2.9	$[M+H]^+$	291.0865	291.08631	0.7	$C_{15}H_{14}O_6$	$291[M+H]^+$, $161[M+H-H_2O-CO-C_4H_4O_2]^+$, $147[M+H-2H_2O-C_6H_4O_2]^+$, $139[M+H-C_8H_8O_3]^+$	儿茶素（catechin）	100399	11113	0.11
5	3.2	$[M-H]^-$	401.1081	401.10784	0.6	$C_{17}H_{22}O_{11}$	$401[M-H]^-$, $193[M-H-C_7H_{12}O_7]^-$, $175[M-H-C_7H_{12}O_7-H_2O]^-$	apodanthoside	244073	137655	0.56
6	2.6	$[M-H]^-$	357.1209	357.11801	8.1	$C_{16}H_{22}O_9$	$357[M-H]^-$, $195[M-H-C_6H_{10}O_5]^-$, $177[M-H-C_6H_{10}O_5-H_2O]^-$, $133[M-H-C_6H_{10}O_5-H_2O-CO_2]^-$	4(*R*)-羟基-4-(3′-三羟基苯基)-丁酸 4-*O*-*β*-D-吡喃葡萄糖苷	170247	63234	0.37
7	2.6	$[M-H]^-$	385.1123	385.11292	−1.6	$C_{17}H_{22}O_{10}$	$385[M-H]^-$, $321[M-H-CH_4O_3]^-$, $213[M-H-C_4H_{12}O_7]^-$, $201[M-H-C_5H_{12}O_7]^-$, $159[M-H-C_7H_{14}O_8]^-$	1-*O*-*β*-D-glucopyranosyl sinapate	93474	43414	0.46
8	3.2	$[M-H]^-$	281.0645	281.06558	−3.8	$C_{13}H_{14}O_7$	$281[M-H]^-$, $163[M-H-C_4H_6O_4]^-$, $135[M-H-C_4H_6O_4-CO]^-$, $119[M-H-C_4H_6O_4-CO_2]^-$	methyl (7*S*)-7-{[(methoxycarbonyl)oxy]carbonyl}-4,5,6,7-tetrahydro-1-benzofuran-7-carboxylate	572127	219679	0.38
9	1.3	$[M-H]^-$	331.0679	331.06597	5.8	$C_{13}H_{16}O_{10}$	$331[M-H]^-$, $271[M-H-C_2H_4O_2]^-$, $211[M-H-C_4H_8O_4]^-$, $169[M-H-C_6H_{10}O_5]^-$, $151[M-H-C_6H_{10}O_5-H_2O]^-$	1-*O*-(3,4,5-trihydroxybenzoyl) hexopyranose	542940	266273	0.49
10	2.6	$[M-H]^-$	297.0596	297.06049	−3.0	$C_{13}H_{14}O_8$	$297[M-H]^-$, $161[M-H-C_4H_8O_5]^-$, $135[M-H-C_9H_6O_3]^-$	1-*O*-benzoyl-*β*-D-glucopy ranu ronic acid	90983	48385	0.53

续表

峰号	保留时间/min	选择离子	测定值	理论值	误差/ppm	分子式	主要二级碎片离子 (MS/MS) 及来源	鉴定结果	鲜品响应值	干品响应值	相差倍数
11	2.5	$[M-H]^-$	483.1144	483.11332	2.2	$C_{21}H_{24}O_{13}$	$483[M-H]^-$,$423[M-H-C_2H_4O_2]^-$, $271[M-H-C_{10}H_{12}O_5]^-$, $169[M-H-C_{14}H_{18}O_8]^-$	4- 羟基 -2,6- 二甲氧基苯酚 -1-*O*-*β*-D-[6′ -*O*-(3″ ,4″ ,5″ - 三羟基苯甲酰)] 吡喃葡萄糖苷	8011	116776	14.58
12	2.7	$[M+H]^+$	455.1197	455.1184	2.9	$C_{20}H_{22}O_{12}$	$455[M+H]^+$,$293[M+H-C_6H_{10}O_5]^+$, $275[M+H-C_6H_{10}O_5-H_2O]^+$, $257[M+H-C_6H_{10}O_5-2H_2O]^+$, $245[M+H-C_6H_{10}O_5-H_2O-OCH_2]^+$, $229[M+H-C_6H_{10}O_5-2H_2O-CO]^+$	4-hydroxy-3-methoxyphenyl 6-*O*-(3,4,5-trihydroxybenzoyl) hexopyranoside	—	35514	干品

表 3-39　北青龙衣鲜、干品中脂肪族类化合物的质谱鉴定及对比信息（*n*=6）

峰号	保留时间/min	选择离子	测定值	理论值	误差/ppm	分子式	主要二级碎片离子 (MS/MS) 及来源	鉴定结果	鲜品响应值	干品响应值	相差倍数
1	17.5	$[M+H]^+$	295.2277	295.22677	3.2	$C_{18}H_{30}O_3$	$295[M+H]^+$,$277[M+H-H_2O]^+$, $259[M+H-2H_2O]^+$,$231[M+H-2H_2O-CO]^+$	2-hydroxy-9,12,15-octadecatrienoic acid	—	233280	干品
2	22.2	$[M+H]^+$	279.2323	279.23186	1.6	$C_{18}H_{30}O_2$	$279[M+H]^+$,$149[M+H-C_7H_{14}O_2]^+$, $109[M+H-C_{10}H_{18}O_2]^+$	calendic acid	—	232477	干品
3	8.7	$[M+H]^+$	295.2274	295.22677	2.1	$C_{18}H_{30}O_3$	$295[M+H]^+$,$277[M+H-H_2O]^+$, $249[M+H-H_2O-CO]^+$	13-oxo-9,11-octadecadienoic acid	—	68577	干品
4	11.8	$[M+H]^+$	293.2096	293.21112	−5.2	$C_{18}H_{28}O_3$	$293[M+H]^+$,$275[M+H-H_2O]^+$, $149[M+H-H_2O-C_8H_{14}O]^+$, $107[M+H-H_2O-C_{11}H_{20}O]^+$	licanic acid	—	37866	干品
5	8.8	$[M-H]^-$	329.2326	329.23225	1.1	$C_{18}H_{34}O_5$	$329[M-H]^-$,$229[M-H-C_6H_{12}O]^-$, $211[M-H-C_6H_{12}O-H_2O]^-$, $183[M-H-C_7H_{14}O_3]^-$	11,12,13-trihydroxy-9-octadecenoic acid	—	1043494	干品
6	8.0	$[M-H]^-$	327.2175	327.2166	2.8	$C_{18}H_{30}O_3$	$327[M-H]^-$,$229[M-H-C_6H_{10}O]^-$, $211[M-H-C_6H_{10}O-H_2O]^-$, $171[M-H-C_9H_{16}O_2]^-$	11,12,13-trihydroxy-9,15-octadecadienoic acid	—	333816	干品

（4）黄酮类化合物炮制前后变化不明显，新型三萜类成分的产生及含量提高可能是其增效的重要机制之一。酚酸类成分的降低可能为炮制的转化提供了前体原料，而脂肪族化合物的产生值得深入研究。

（5）本节研究为北青龙衣鲜、干品化学成分的分析与鉴定提供了一种高效的方法。该方法能够在较短时间内完成差异化学成分分析的工作，为中药鲜熟异用以及炮制方法的研究和机制的阐释提供了方法借鉴。

（6）本节研究采用化学计量学的研究方法，在正负离子模式下，共发现130余种差异性化合物，发现仅在鲜品中存在的化学成分往往是新化合物，而干品中存在的很多化合物可能是炮制过程中的中间未知化合物，质谱技术难以对其进行鉴定或推断。尚需开展大量的植物化学研究工作，需要进一步结合核磁共振技术进行分析，获得化合物的准确结构。

参考文献

[1] 马万里，罗菊春，荆涛，等. 珍贵树种核桃楸的生态学问题及培育前景[J]. 内蒙古师范大学学报，2005，34(4)：489-492.

[2] 王铁烽，潘亚琴. 山核桃属植物外果皮的形态组织鉴定[J]. 中华中医药学刊，2013，1(1)：31-33.

[3] 卫生部药典委员会. 中国药典(一部)[S]. 北京：中国科技医药出版社，2010.

[4] 成玉梅，孙鲜明，康业斌. 灰化温度对测定植物样微量元素含量的影响[J]. 食品科学，2005，26(2)：166.

[5] 王添敏，孙晓丽，彭雪. 胡桃楸的根、茎枝、叶和果皮中总鞣质的含量测定[J]. 中国中药杂志，2011，36(1)：19-28.

[6] 姜金慧，霍金海，王伟明. 核桃青皮中总鞣质的提取工艺优化[J]. 中国实验方剂学杂志，2013，19(2)：14-15.

[7] 佟茵，吴红娟. 植物多糖提取方法研究进展[J]. 中医药信息，2012，5(29)：108-110.

[8] 袁陆，宫江，杨木，等. 植物多糖的提取工艺和方法[J]. 吉林畜牧兽医，2011，2(32)：13-18.

[9] 应奇才，华启洪，蔡玲斐，等. 玉米须多糖提取工艺条件的优化[J]. 中国生化药物杂志，2006，4(27)：233-234.

[10] 李福荣，史卫锋，程国量，等. HPLC法测定青龙衣中胡桃醌的含量[J]. 药物研究，2007，4(12)：213-224.

[11] 刘娟，徐士钊，王添敏，等. 胡桃楸叶和果实中胡桃醌含量的动态变化分析[J]. 中国实验方剂学，2012，18(3)：57-58.

[12] 曲中原，邹翔，胡国军，等. 青龙衣中胡桃醌提取工艺研究[J]. 中医药学报，2008，4(36)：30-32.

[13] 薛培凤，孙正丽，李占军. 蒙药河柏中没食子酸的HPLC含量测定[J]. 中药材，2008，31(2)：242-243.

[14] 徐佳丽，苏柘僮，陈龙. HPLC测定地榆鞣质提取物中游离没食子酸的含量[J]. 中国实验方剂学杂志，2012，18(20)：84-86.

[15] 陈威，来谊，沈利君. 高效液相色谱法测定石榴皮中没食子酸的含量[J]. 中国现代应用药学，2006，23(5)：386-388.

[16] 孙素琴，周群，秦竹. 中药二维相关红外光谱鉴定图集[M]. 北京：化学工业出版社，2003.

[17] 谢培山．中药制剂色谱指纹图谱 (图像) 鉴别 [J]．中成药，2000，22(6)：391-394.
[18] 田进国，程秀民，任健，等．用红外光谱法鉴别黄连和大黄 [J]．中华中医药杂志，1992，7(6)：344-347.
[19] 裘兰兰，李明梅，陈丽娟，等．红外光谱在药物定量分析中的应用 [J]．中国实验方剂学杂志，2011，17(18)：272.
[20] 程存归，孙翠荣，潘远江．红外导数光谱 - 统计学法区别鉴定麦冬及其伪品的研究 [J]．光谱学与光谱分析，2004，24(9)：1055.
[21] 瑾光．近代傅里叶变换红外光谱技术及应用 [M]．北京：科学技术文献出版社，1994.
[22] 李燕，吴然然，于伯华，等．红外光谱在中药定性定量分析中的应用 [J]．光谱学与光谱分析，2006，26(10)：1846.
[23] Coseteng M Y，Lee C Y．Changes in apple polyphenoloxidase and polyphenol concentrations in relation to degree of browning[J]．J Food Sci，1987，52(4)：985-989.
[24] 徐佳，辛立方，张瑞廷，等．改良的 Folin-Ciocalteu 比色法测定核桃外果皮中总多酚含量 [J]．食品工业科技，2012，(6)：60-63.
[25] 张帝，汤文晶，陈兴京，等．烫漂工艺对西兰花多酚氧化酶的影响 [J]．食品工业科技，2014，4：144-147.
[26] 冯岩岩．鲜切牛蒡褐变控制技术的研究 [D]．泰安：山东农业大学，2013.
[27] 邹丽红．梨果肉酶促褐变机理研究 [D]．保定：河北农业大学，2012.
[28] 蒋娟．鲜切莲藕褐变的生理生化机制及蛋白表达差异研究 [D]．南京：南京农业大学，2011.
[29] 程丽林．影响鲜切马铃薯褐变相关酶及底物的研究 [D]．泰安：山东农业大学，2015.
[30] 王云霞，张会轻，郭磊．滴定法测定维生素 C 含量 [J]．河北化工，2008，(8)：72-73.
[31] 张晓聪．白色双孢蘑菇褐变机理及控制技术研究 [D]．福州：福建农林大学，2010.
[32] 王兆升．鲜切生姜褐变机理及保鲜关键技术研究 [D]．泰安：山东农业大学，2012.
[33] 张跃进，郝晓燕，梁宗锁，等．莲藕多酚氧化酶基因 (PPO) 的克隆与表达分析 [J]．农业生物技术学报，2011，(4)：634-641.
[34] 张宽朝，金青，蔡永萍，等．苯丙氨酸解氨酶与其在重要次生代谢产物调控中的作用研究进展 [J]．中国农学通报，2008，(12)：59-62.
[35] 吕蔷，朱继英，王相友．双孢蘑菇 POD 酶学特性及其与褐变的关系 [J]．园艺学报，2016，(3)：595-602.
[36] 侯志强．鲜切马铃薯褐变控制技术及机理研究 [D]．泰安：山东农业大学，2013.

第四章　北青龙衣有效部位及其活性评价研究

总萘醌及总多糖类成分为北青龙衣主要成分，含量较高且生物活性较高，本章建立总萘醌及总多糖成分的提取及纯化工艺，并对其药理活性进行评价，为其产品研发提供科学依据。

第一节　北青龙衣总萘醌制备工艺及抗肿瘤活性研究

本节对北青龙衣采用加热回流提取法、超声提取法、渗漉法提取萘醌类成分，利用硅胶柱层析法纯化，确定萘醌有效部位最佳提取及纯化工艺。进一步采用 UPLC-Q-TOF/MS 方法分析有效部位萘醌类成分组成，并测定总萘醌含量，最后利用新型（四唑盐）比色法检测总萘醌部位对 BGC 细胞增殖的影响。

一、北青龙衣总萘醌制备工艺研究

1. 材料与仪器

同“第二章第二节”、“第三章第一节”项下内容。

2. 成分含量测定及分析方法

北青龙衣总萘醌的含量测定方法见“第三章第一节”北青龙衣的总萘醌含量测定项下内容。北青龙衣总萘醌成分分析方法见“第二章第二节”萘醌质谱分析项下内容。

3. 北青龙衣总萘醌提取方法的筛选

3.1　药材预处理

取北青龙衣药材，粉碎，过 60 目筛，制备成北青龙衣药材粗粉。

3.2 提取方法

3.2.1 渗漉法

北青龙衣粗粉 10g，用 95% 乙醇浸泡装柱。静置 24h 后，以 2mL/min 的速度开始渗漏，渗漉液体积为 200mL 乙醇，收集渗漉液，即得。

3.2.2 超声提取法

北青龙衣粗粉 10g，加 95% 乙醇 200mL 超声提取 1h，过滤于 200mL 容量瓶中，用 95% 乙醇定容至刻度，即得。

3.2.3 加热回流提取法

北青龙衣粗粉 10g，加 95% 乙醇 200mL 加热回流提取 1h，过滤于 200mL 容量瓶中，用 95% 乙醇定容至刻度，即得。

3.3 含量测定结果

分别采用渗漉法、超声提取法、加热回流提取法提取北青龙衣，其总萘醌类成分含量结果见表 4-1。

表 4-1 三种提取方法提取北青龙衣总萘醌含量

提取方法	渗漉法	超声提取法	加热回流提取法
总萘醌含量 /（mg/g）	10.34	14.63	15.74

综合以上三种提取方法，采用加热回流提取法提取北青龙衣样品所得总萘醌含量最高，因此最佳提取工艺选择加热回流提取法。

4. 加热回流提取法提取北青龙衣总萘醌的工艺优化

根据单因素实验的结果，用 $L_9(3^4)$ 正交实验对乙醇浓度（A）、回流时间（B）、料液比（C）和回流次数（D）4 个因素进行筛选，设计加热回流提取法萘醌提取工艺的正交实验因素与水平见表 4-2。

表 4-2 加热回流提取法萘醌提取工艺的正交实验因素与水平

水平	因素			
	A（乙醇浓度）/%	B（回流时间）/h	C（料液比）	D（回流次数）
1	50	1.5	1 ∶ 15	1
2	75	2.0	1 ∶ 20	2
3	95	2.5	1 ∶ 25	3

精密称取北青龙衣药材粉末 10g，根据表 4-2 中的因素和水平，按照 $L_9(3^4)$ 正交实验表（表 4-3）分别对萘醌进行加热回流提取。

表 4-3　加热回流提取法萘醌提取工艺正交实验条件

因素名称	乙醇浓度（A）	回流时间（B）	料液比（C）	回流次数（D）
实验 1	1	1	1	1
实验 2	1	2	2	2
实验 3	1	3	3	3
实验 4	2	1	2	3
实验 5	2	2	3	1
实验 6	2	3	1	2
实验 7	3	1	3	2
实验 8	3	2	1	3
实验 9	3	3	2	1

加热回流提取结束后，放冷，减压抽滤，用 95% 乙醇洗涤抽滤瓶，合并滤液并于 50℃以下浓缩至干，计算北青龙衣总萘醌的提取率。将北青龙衣浸膏用 95% 乙醇溶解，并定容至 100mL 容量瓶中，测定各个样品总萘醌含量，从而计算出总萘醌提取率（mg/g），结果见表 4-4。

表 4-4　加热回流提取法萘醌提取工艺正交实验结果

因素名称	乙醇浓度（A）	回流时间（B）	料液比（C）	回流次数（D）	总萘醌提取率 /（mg/g）
实验 1	1	1	1	1	15.67
实验 2	1	2	2	2	15.96
实验 3	1	3	3	3	15.87
实验 4	2	1	2	3	15.80
实验 5	2	2	3	1	15.92
实验 6	2	3	1	2	15.89
实验 7	3	1	3	2	16.01
实验 8	3	2	1	3	16.16
实验 9	3	3	2	1	16.05
均值 1	15.833	15.827	15.907	15.880	
均值 2	15.870	16.013	15.937	15.953	
均值 3	16.073	15.937	15.933	15.943	
极差	0.240	0.186	0.030	0.073	

对实验结果进行方差分析，结果见表 4-5。

表 4-5　加热回流提取法萘醌提取工艺正交实验方差分析结果（$P < 0.05$）

因素	偏差平方和	自由度	F 比	F 临界值	显著性
乙醇浓度（A）	0.100	2	50.000	19.000	*
回流时间（B）	0.053	2	26.500	19.000	*
料液比（C）	0.002	2	1.000	19.000	
回流次数（D）	0.009	2	4.500	19.000	
误差	0.00	2			

由极差分析结果可知，对北青龙衣中总萘醌提取率影响最大的因素是乙醇浓度，影响因素大小为 A>B>D>C。乙醇浓度和回流时间两个因素对北青龙衣总萘醌提取率有显著性影响。最佳提取工艺的条件为 $A_3B_2C_2D_2$，即乙醇浓度为 95%，回流时间为 2.0h，料液比为 1 ∶ 20，回流次数为 2 次。

5. 总萘醌类成分的纯化工艺研究

5.1　供试品溶液的制备

精密称取北青龙衣粉末（60 目）100g，用 2000mL 95% 乙醇加热回流提取 2.0h，将提取液过滤，重复提取 1 次，将两次滤液加压回收溶剂，用无水乙醇定容至 250mL 的容量瓶中。

5.2　硅胶用量的选择

在硅胶用量为 m（生药）∶ m（硅胶）=1 ∶ 20 时，可以把北青龙衣中萘醌类成分与其他杂质分离开，可以作为最佳硅胶用量。另外，增加硅胶用量分离效果没有明显改善，故选择 m（生药）∶ m（硅胶）=1 ∶ 20 为最佳硅胶用量。

5.3　洗脱流速的选择

在洗脱流速为 2mL/min 时硅胶柱层析分离效果良好，增大或减小流速分离效果均下降，故选择洗脱流速为 2mL/min。

5.4　洗脱剂的选择

将获得的馏分采用 UV 法测定总萘醌含量，所得结果见表 4-6。

表 4-6　洗脱剂的筛选

编号	洗脱剂	总萘醌含量 /（mg/mL）
1	石油醚	0.91
2	石油醚：乙酸乙酯 =1 ∶ 10	3.63
3	石油醚：乙酸乙酯 =1 ∶ 20	3.36

续表

编号	洗脱剂	总萘醌含量 /（mg/mL）
4	乙酸乙酯	3.45
5	二氯甲烷	0.65
6	二氯甲烷：乙酸乙酯 =1 ： 10	1.68
7	二氯甲烷：乙酸乙酯 =1 ： 20	3.07
8	丙酮	0.51
9	丙酮：乙酸乙酯 =1 ： 10	1.60
10	丙酮：乙酸乙酯 =1 ： 20	2.27

根据表 4-6 可知，当洗脱剂为石油醚：乙酸乙酯时，总萘醌含量较高，且随着乙酸乙酯加入，洗脱效果变好。

6. 总萘醌最佳提取纯化工艺的确定

最佳提取工艺为乙醇浓度为95%，回流时间为2.0h，料液比为1 ： 20，回流次数为2次。采用了硅胶柱层析法分离纯化北青龙衣总萘醌提取液，最优纯化工艺为：洗脱剂为石油醚：乙酸乙酯 =（1 ： 5）~（0 ： 100），硅胶用量为 *m*（生药）： *m*（硅胶）=1 ： 20，洗脱流速为 2mL/min。

7. 总萘醌有效部位含量及成分分析结果

经测定北青龙衣总萘醌纯度为 65%。利用 UPLC-Q-TOF/MS 对北青龙衣中萘醌类成分进行了快速全面的分析，共鉴定和推测出萘醌类化合物 59 个，其中维生素 K 类衍生物有 4 种，拉帕醌类衍生物有 15 种，蓝雪醌类衍生物有 10 种，紫草素类衍生物有 8 种，沙尔威辛类衍生物有 8 种，其他类有 14 种。此方法快速、灵敏、全面地分析了北青龙衣总萘醌部位中萘醌类化学成分，为以后北青龙衣总萘醌部位中萘醌类成分的质量研究及其结构分析奠定了基础。

二、抗肿瘤活性评价研究

1. 实验材料

1.1 瘤株

人胃癌 BGC 细胞株，购自复旦大学创建细胞资源中心。

1.2 试剂

RPMI1640 培养基（批号：ABB212917）、PBS 缓冲液（批号：AB10100599），购

于 Hyclone 公司。胎牛血清（批号：20150628，购于 BILLAB 公司），青链霉素混合物（批号：20161206，购于北京索莱宝科技有限公司），通用型细胞冻存液（批号：20160513，购于北京索莱宝科技有限公司），CellTiter 96® AQueous 单溶液细胞增殖检测试剂盒（批号：000125538，购于美国 Promega 公司）。

1.3　仪器

超净工作台（上海苏净实业有限公司）；CO_2 细胞培养箱（美国 Thermo Fisher Scientific 公司）；高压灭菌锅（合肥华泰医疗设备有限公司）；全自动酶标仪（美国 Bio-Rad 公司）。

2. 实验方法

2.1　实验分组

按细胞培养后药物处理情况，采用 MTS 法检测细胞增殖实验分组情况如下：

（1）溶剂对照组（DMSO 组）。

（2）北青龙衣总萘醌（JMTN）各浓度组（5μg/mL、10μg/mL、15μg/mL、20μg/mL、25μg/mL、30μg/mL）。

2.2　细胞培养

2.2.1　细胞复苏

（1）将液氮中冻存的肿瘤细胞株于 37℃迅速溶解。

（2）将融化的细胞悬液加入含有血清的培养基中。

（3）离心机转速设为 3000r/min，离心 3min。

（4）将上层培养基弃去，加入含血清培养基（15% 胎牛血清，1% 青链霉素混合物），轻轻吹打细胞沉淀后，加入 T25 细胞培养瓶中，置于 37℃细胞培养箱中培养。

2.2.2　细胞传代

（1）当 BGC 细胞在 T25 细胞培养瓶中长至 80%~90% 时，将培养瓶中细胞培养液倒掉，加入 1mL 胰酶消化液润洗细胞表面。

（2）倒掉胰酶，再加入 2mL 胰酶，进行消化。

（3）消化大约 3min，加入含血清培养基（15% 胎牛血清），轻轻吹打细胞。

（4）按 1 ∶ 3 传代，每三天传代一次。

2.2.3　细胞冻存

（1）细胞消化步骤同上，将吹打好的单细胞悬液置于离心管中，离心机转速设为 3000r/min，离心 3min。

（2）倒掉上层液体，加入细胞冻存液。

（3）吹打均匀后，分装到细胞冻存管，置于细胞冻存盒中，–80℃冰箱保存。

（4）次日，置于液氮中长期保存。

2.2.4 MTS 法检测有效部位对 BGC 细胞增殖的影响

（1）将处于对数生长期的 BGC 细胞消化成单细胞悬液，调整细胞浓度至 5×10^4 个 /mL，接种于 96 孔细胞培养板中，每孔体积为 100μL。

（2）在二氧化碳培养箱中，37℃、5% CO_2 条件下孵育过夜。次日，弃去孔内培养基。加入含不同浓度有效部位的培养基（0μg/mL、5μg/mL、10μg/mL、15μg/mL、20μg/mL、25μg/mL、30μg/mL），每孔 100μL。

（3） 作用 48h 后，小心吸出孔内液体，每孔体积为 100μL 不完全培养基和 20μL MTS 染色液，培养箱中孵育 1h 后，用酶标仪在 450nm 处测定各组光密度（OD）值。

（4）按公式计算细胞生长抑制率。

2.2.5 观察指标及数据处理

收集各个时间点的细胞加入 MTS，用酶标仪读板，读取 OD_{490nm} 数据。采用 SPSS 21.0 统计学软件处理所有数据，采用 One-way ANOVA 进行统计学分析，数据以 $\bar{x}\pm S$ 表示，$P<0.05$ 或 $P<0.01$ 为差异有统计学意义。

3. 结果与分析

有效部位对 BGC 细胞增殖的抑制作用：将有效部位提取物稀释成不同的浓度梯度，分别处理 BGC 细胞并进行 MTS 检测，不同浓度有效部位对 BGC 细胞的生长有明显的抑制作用，抑制率分别为 5.88%、10.41%、13.60%、20.80%、42.27%、70.03%。半数抑制浓度（IC_{50} 值）为（28.97 ± 1.75）μg/mL，结果见表 4-7。

表 4-7 有效部位对 BGC 细胞增殖的抑制作用（$\bar{x}\pm SD$, $n=6$）

分组	浓度 /（μg/mL）	OD_{450}	抑制率 /%	IC_{50}/（μg/mL）
空白	0	1.013 ± 0.042	—	28.97 ± 1.75
有效部位	5	0.967 ± 0.036**	5.88	
	10	0.932 ± 0.025**	10.41	
	15	0.907 ± 0.018**	13.60	
	20	0.851 ± 0.025**	20.80	
	25	0.683 ± 0.042**	42.27	
	30	0.451 ± 0.038**	70.03	

** 与对照组相比，$P<0.01$。

结果显示，OD_{450} 值随北青龙衣总萘醌提取液浓度的升高而降低，显示肿瘤抑制率随着北青龙衣总萘醌提取液浓度的升高而增加。与对照组相比，北青龙衣总萘醌提取液对人胃癌 BGC 细胞株具有明显抑制率。

第二节　北青龙衣总多糖制备工艺及免疫活性研究

本节对北青龙衣总多糖的提取工艺进行优化，获得最佳工艺条件，在此基础上进行纯化工艺研究，从而获得纯化后的北青龙衣多糖，并对其进行环磷酰胺所致免疫低下小鼠免疫调节作用研究。在此基础上对免疫活性多糖进行分离，获得均一组分，选取含量最高的组分进行单糖组成分析、红外光谱分析、部分酸水解、高碘酸氧化-Smith降解以及1D NMR和2D NMR分析，为北青龙衣多糖的一级结构研究及构效关系研究提供实验参考。

一、北青龙衣总多糖提取纯化工艺研究

1. 实验材料与设备

1.1　实验材料

北青龙衣于2014年8月采自哈尔滨市宾县铜矿山区，经黑龙江省中医药科学院王伟明研究员鉴定为胡桃楸（*Juglans mandshurica* Maxim.）的未成熟果实削取的外果皮；蒽酮（上海化学试剂五联化工厂）；木瓜蛋白酶（活力单位＞200U/mg，北京博奥拓达科技有限公司）。

1.2　实验仪器

UV-160A型紫外–可见分光光度计（日本岛津公司）。

2. 实验方法

2.1　北青龙衣总多糖提取方法

称取干燥北青龙衣100g，分次于水浴锅中热水浸提，提取液过滤，将所得滤液浓缩，冷却到室温，加入95%乙醇在4℃下醇沉过夜，将沉淀离心，干燥后即得北青龙衣粗多糖。为优化提取工艺，进行单因素考察实验，并基于其实验结果采用响应面法优化工艺参数。

2.2　北青龙衣总多糖含量测定方法

北青龙衣总多糖含量测定采用蒽酮–硫酸法[1]，该方法具有快速、灵敏的优点，其原理为多糖可被硫酸脱水生成糠醛或糠醛衍生物与蒽酮发生缩合生成蓝色化合物，紫外620nm处有吸收且其吸收值在一定范围内与糖含量呈线性关系。

葡萄糖标准曲线的绘制：准确称取于105℃下真空干燥至恒量的葡萄糖标准品5.12mg，用纯水定容于50mL的容量瓶内配制成标准品母液，准确称取0.22g蒽酮，用浓硫酸定容于100mL的棕色容量瓶内，避光保存，现用现配。用移液管准确吸取0mL、0.1mL、0.2mL、

0.3mL、0.4mL、0.6mL、0.8mL、1.0mL配好的标准品母液分别至8支洁净干燥的具塞试管中，加入纯水至体积为1.0mL，将试管浸于冰浴中，于冰浴条件下加入4mL蒽酮－硫酸溶液，迅速摇匀。冷却至室温，将试管放于沸水浴中反应10min，然后用流动的自来水冲洗降温，在紫外620nm处测定吸光度值，分别以吸光度为纵坐标、含量为横坐标绘制标准曲线，重复三次。

样品测定：取多糖溶液稀释到合适浓度，如以上步骤反应并于紫外分光光度计下测定吸光度，通过标准曲线方程计算得出样品中总多糖的含量。

2.3 单因素考察及响应面分析法优化提取工艺

准确称取北青龙衣10.0g，采用浸提方法，通过单因素实验考察提取温度（50~90℃）、料液比[（1 ∶ 5）~（1 ∶ 45）]、时间（30~90min）对北青龙衣总多糖提取率的影响。单因素实验设计见表4-8。

表4-8 单因素实验表

因素	水平				
提取温度/℃	50	60	70	80	90
料液比/（g/mL）	1 ∶ 5	1 ∶ 15	1 ∶ 25	1 ∶ 35	1 ∶ 45
提取时间/min	30	45	60	75	90

为了将提取工艺进一步优化，基于单因素实验结果，依照Box-Benhnken中心组合实验设计理论，通过三因素三水平的响应面分析法，考察了提取温度、料液比及提取时间三个影响因素，根据回归分析确定各影响因子范围，以总多糖提取率为响应值绘制响应面和等高线图，优化分析得出最佳提取工艺条件[2]。

2.4 北青龙衣总多糖脱蛋白纯化工艺考察

经提取得到的总多糖中往往存在蛋白质，为了得到纯度较高的总多糖，需将提取到的多糖进行脱蛋白处理，在本实验中考察5种方法对蛋白质去除率和总多糖保留率的影响[3]。

蛋白质的含量测定：分别量取0.1mg/mL的牛血清蛋白对照品溶液0.1mL、0.2mL、0.4mL、0.6mL、0.8mL、1.0mL，置于洁净的试管中，加纯水稀释至1mL，各试管中加入考马斯亮蓝G-250 4.0mL，摇匀，于室温下放置30min，以纯水作为空白对照，于紫外595nm处测定吸光度，以吸光度为横坐标、质量浓度为纵坐标绘制标准曲线，重复三次。

2.5 北青龙衣总多糖脱蛋白方法考察

（1）Sevage法：量取供试品总多糖溶液40mL，加入三氯甲烷－正丁醇（4 ∶ 1）混合溶剂10mL，混合，充分振荡20min，离心后去除水相与有机相交界处的变性蛋白质，重复7次直至无沉淀出现。将上层溶液加水定容至50mL，计算蛋白质去除率和总多糖保留率。

（2）TCA法：量取供试品总多糖溶液40mL，加入一定量20%三氯乙酸（TCA）溶液，使 TCA 溶液的终体积分数分别为 2%、4%、6%、8%、10%，室温下静置 12h，充分反应，3500r/min 离心 5min，去除沉淀。取上清液，计算蛋白质去除率和总多糖保留率。

（3）木瓜蛋白酶法：量取供试品总多糖溶液 40mL，调溶液 pH 后加入一定量的木瓜蛋白酶，水浴环境下酶解，反应完成后置于沸水浴中 5min 将酶灭活，冷却至室温，离心后取上清液测定蛋白质、总多糖含量。选取木瓜蛋白酶酶用量、时间、温度和 pH 为考察因素，以蛋白质去除率和总多糖保留率的综合评分为指标，通过正交实验优选北青龙衣总多糖的木瓜蛋白酶法脱蛋白工艺条件。

（4）木瓜蛋白酶 -Sevage 法：量取供试品总多糖溶液 40mL，按以上木瓜蛋白酶法优选的工艺脱蛋白，然后采用以上优选的 Sevage 法继续处理上清液，计算蛋白质去除率和总多糖保留率。

（5）木瓜蛋白酶 -TCA 法：量取供试品总多糖溶液 40mL，按以上木瓜蛋白酶法优选的工艺脱蛋白，然后取上清液采用以上优选的 TCA 法继续处理，计算蛋白质去除率和总多糖保留率。

3. 实验结果

3.1　北青龙衣总多糖含量测定的结果

葡萄糖标准曲线如图 4-1 所示，标准曲线的线性回归方程为：y=6.1198x+0.0509，R^2=0.9991，表明含量在 0.01~0.10mg 范围内与吸光度呈线性关系，其中 y 为吸光度（A），x 为葡萄糖质量。

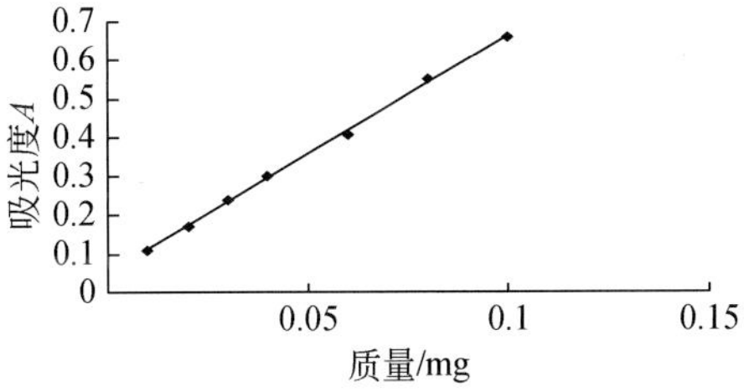

图 4-1　葡萄糖标准曲线

3.2　单因素实验结果及分析

3.2.1　提取温度对北青龙衣总多糖提取率的影响

设定料液比为 1 ∶ 25，浸提 60min，考察提取温度分别为 50℃、60℃、70℃、80℃、90℃时对北青龙衣总多糖提取率的影响，结果表明温度在低于 80℃时总多糖提取率相对较低，而随实验温度的升高总多糖提取率增大。

3.2.2　料液比对北青龙衣总多糖提取率的影响

设定温度为 80℃，浸提 60min，考察料液比分别为 1 ∶ 5、1 ∶ 15、1 ∶ 25、1 ∶ 35、1 ∶ 45 时对北青龙衣总多糖提取率的影响，结果表明当料液比为 1 ∶ 25 时总多糖提取率较高，多糖近乎提取完全，再增加溶剂量总多糖提取率基本不变。

3.2.3 提取时间对北青龙衣总多糖提取率的影响

设定料液比为 1 ∶ 25，于 80℃热水浸提，考察提取时间分别为 30min、45min、60min、75min、90min 时对北青龙衣总多糖提取率的影响，结果表明提取时间不断增加，总多糖提取率相应增大，至 60min 时提取率较大，延长提取时间总多糖提取率无显著提高，考虑到节约时间及能源，选取提取时间为 60min。

3.3 响应面分析法优化北青龙衣总多糖提取工艺

3.3.1 响应面分析因素水平的选取

根据 Box-Benhnken 中心组合实验设计原理，基于各单因素实验的结果，选取提取温度、料液比、提取时间为考察因素，以总多糖提取率为响应值，运用 Design-Expert 8.05b 设计方案，因素水平见表 4-9。

表 4-9 响应面实验因素编码表

编码水平	X_1（提取温度）/℃	X_2（料液比）/（g/mL）	X_3（提取时间）/min
−1	80	1 ∶ 15	30
0	85	1 ∶ 20	60
1	90	1 ∶ 25	90

3.3.2 响应面分析方案及结果

为了确定北青龙衣总多糖的最佳提取工艺条件，根据中心组合设计原理，设置如下各个实验，见表 4-10。

表 4-10 北青龙衣总多糖提取率的响应面优化实验结果

序号	X_1	X_2	X_3	总多糖提取率 /%
1	0	0	0	7.69
2	0	0	0	7.70
3	1	0	1	7.39
4	0	−1	1	5.88
5	1	0	−1	5.96
6	0	1	1	6.97
7	−1	1	0	5.86
8	0	0	0	7.83
9	1	1	0	7.42
10	0	1	−1	5.63
11	0	0	0	7.66

续表

序号	X_1	X_2	X_3	总多糖提取率 /%
12	−1	−1	0	5.33
13	−1	0	1	6.31
14	0	0	0	7.59
15	1	−1	0	5.76
16	0	−1	−1	4.88
17	−1	0	−1	5.32

应用 Design-Expert 8.0.5b 软件对所得数据进行回归分析，得到如下回归方程：Y=7.69 +0.46X_1+0.50X_2+0.59X_3+0.28X_1X_2+0.11X_1X_3+0.085X_2X_3−0.60X_1^2−1.00X_2^2−0.85X_3^2。该模型的方差分析见表 4-11，结果显示，该回归模型极显著（P<0.01），方程失拟项不显著，回归模型与实测值拟合度高；回归系数 R^2=0.9967，说明该模型相关性好，除 X_1X_3、X_2X_3 外其他一次项、二次项及交互项均为极显著。

表 4-11　回归方程方差分析

方差来源	SS	f	MS	F	P
模型	16.75	9	1.86	233.66	<0.0001
X_1	1.72	1	1.72	216.05	<0.0001
X_2	2.03	1	2.03	254.92	<0.0001
X_3	2.83	1	2.83	355.64	<0.0001
X_1X_2	0.32	1	0.32	40.09	0.0004
X_1X_3	0.048	1	0.048	6.08	0.0431
X_2X_3	0.029	1	0.029	3.63	0.0985
X_1^2	1.51	1	1.51	189.23	<0.0001
X_2^2	4.24	1	4.24	532.17	<0.0001
X_3^2	3.05	1	3.05	382.68	<0.0001
残差	0.056	7	7.964×10^{-3}		
失拟项	0.025	3	8.408×10^{-3}	1.10	0.4456
纯误差	0.031	4	7.630×10^{-3}		
总离差	16.80	16			

根据拟合模型绘制北青龙衣总多糖响应面的三维图与等高线图，见图 4-2~ 图 4-4。如

图得到各个参数范围内的极值及因素间相互作用对响应值的影响。

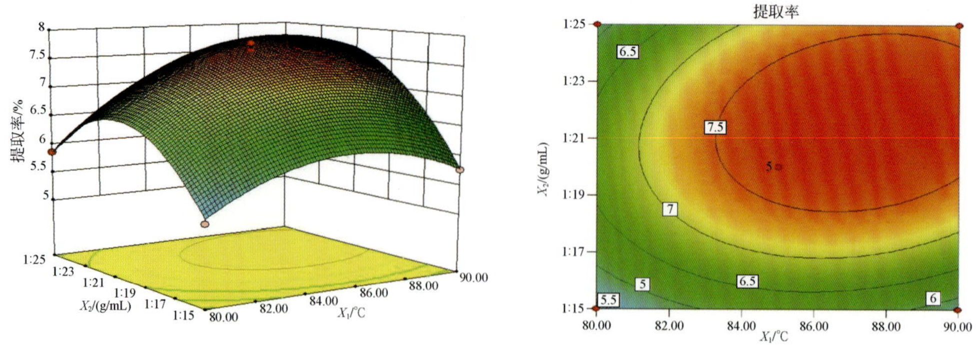

图 4-2 提取温度和料液比对总多糖提取率的交互影响

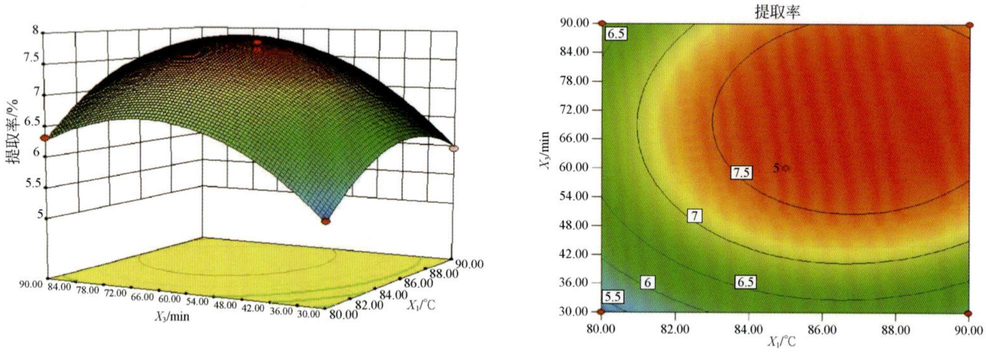

图 4-3 提取温度和时间对总多糖提取率的交互影响

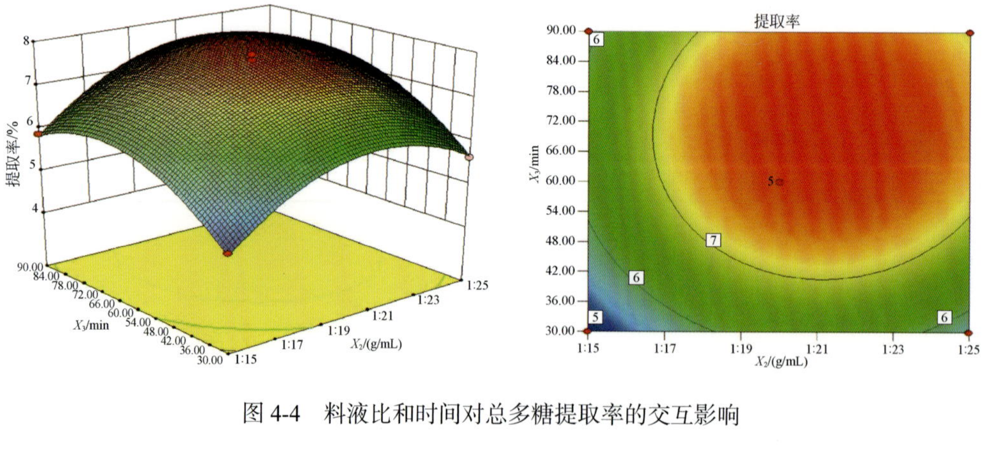

图 4-4 料液比和时间对总多糖提取率的交互影响

通过模型求导运算，可得最佳工艺条件如下：提取温度 87.52℃、料液比 1 ： 21.69、提取时间 71.98min，此时回归方程最大响应值是 8.02%。结合实际操作，最佳工艺参数修正为提取温度 88℃、料液比 1 ： 22、时间 72min。在修正后的条件下，三次验证实验北青龙衣总多糖平均提取率为 7.83%，和预测值偏差较小（RSD=1.70%），说明通过响应面优化方法所得提取工艺参数可靠。根据以上优选的提取工艺对北青龙衣总多糖进行提取，根据蒽酮 – 硫酸法制作的葡萄糖标准曲线的回归方程，计算可得北青龙衣总多糖含量为 139.82mg/g。

3.4　北青龙衣总多糖脱蛋白纯化工艺

3.4.1　牛血清蛋白标准曲线

牛血清蛋白标准曲线如图 4-5 所示，得回归方程 $y=0.0048x+0.2703$，$R=0.9993$，其中 y 为吸光度，x 为浓度。

3.4.2　总多糖脱蛋白工艺考察

（1）Sevage 法脱蛋白：7 次实验的蛋白质去除率分别为 26.58%、41.42%、43.65%、47.68%、49.43%、50.48%、52.87%；总多糖保留率分别为 79.65%、75.24%、69.42%、64.64%、59.33%、50.67%、44.35%，结果见图 4-6。由图可知，随着 Sevage 法脱蛋白实验次数的增加，蛋白去除率有所增大，但总多糖保留率明显下降。

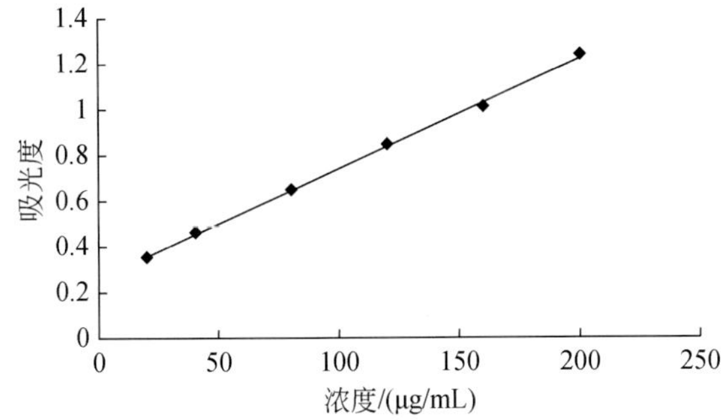

图 4-5　牛血清蛋白标准曲线

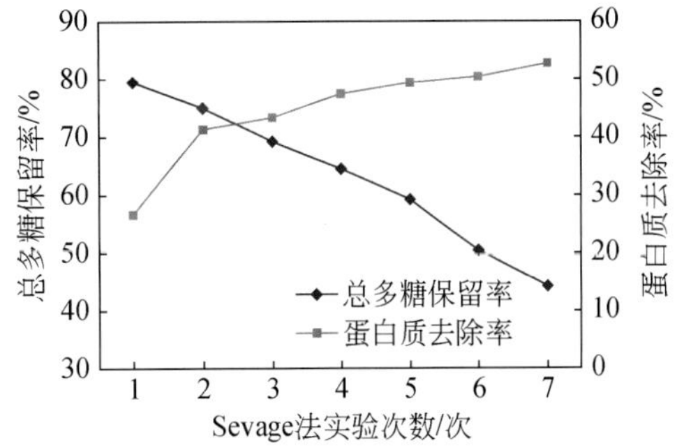

图 4-6　Sevage 法脱蛋白结果

（2）TCA 法脱蛋白：蛋白质去除率分别为 46.65%、67.48%、76.89%、77. 22%、77.36%；总多糖保留率分别为 82.68%、81.33%、80.75%、70.84%、60.95%。结果见图 4-7。由图可知，随着 TCA 浓度的增加，蛋白质去除率有所增大，总多糖保留率在 TCA 浓度为 6% 时有明显的折点，再增加 TCA 浓度总多糖保留率骤降。

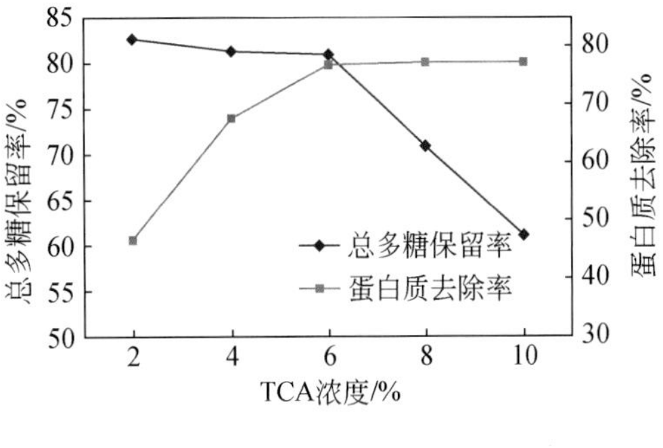

图 4-7　TCA 法脱蛋白结果

（3）木瓜蛋白酶法脱蛋白：选取木瓜蛋白酶的酶用量、时间、温度和 pH 为考察因素，以蛋白质去除率和总多糖保留率的综合评分为指标，通过正交实验优选北青龙衣总多糖的木瓜蛋白酶法脱蛋白的工艺条件，实验安排及结果见表 4-12，方差分析见表 4-13。综合评分 =（总多糖保留率 /83.65）× 50+（蛋白质去除率 /71.54）× 50。

表 4-12　北青龙衣总多糖的木瓜蛋白酶法脱蛋白工艺正交实验分析

编号	A（酶用量）/%	B（酶解时间）/h	C（酶解温度）/℃	D（pH）	总多糖保留率 /%	蛋白质去除率 /%	综合评分 / 分
1	2	1	40	5	72. 45	43. 26	73. 54
2	2	2	50	6	78. 66	51. 64	83. 11
3	2	3	60	7	79. 71	52. 95	84. 65
4	3	1	50	7	81. 22	63. 34	92. 82
5	3	2	60	5	80. 56	71. 54	98. 15
6	3	3	40	6	83. 65	66. 51	96. 48
7	4	1	60	6	69. 33	52. 74	78. 30
8	4	2	40	7	60. 85	46. 42	68. 82
9	4	3	50	5	63. 98	43. 45	68. 61

表 4-13　综合评分方差分析

方差来源	SS	F	P
A	880.823	143.363	＜ 0.01
B（误差）	6.144	1.000	
C	89.137	14.508	＞ 0.05
D	53.316	8.678	＞ 0.05

注：$F_{0.05}$（2，2）=19. 00，$F_{0.01}$（2，2）=99. 00。

由直观分析可知，各个因素影响北青龙衣总多糖脱蛋白工艺的顺序为 A＞C＞D＞B。选取极差最小的 B 因素为误差项进行方差分析，结果发现 A 因素存在极显著性差异，其他因素则均无显著性影响，确定脱蛋白最佳工艺为 $A_2B_2C_3D_2$，即木瓜蛋白酶的酶用量为 3%，酶解时间为 2h，酶解温度为 60℃，pH 为 6。量取北青龙衣总多糖溶液 40 mL，共 3 份，按优选的工艺进行 3 次重复实验，计算平均蛋白质去除率为 70.29%（RSD=1.5%），平均总多糖保留率为 84.03%（RSD=1.7%），表明该优选的脱蛋白工艺条件稳定可行。

（4）木瓜蛋白酶 -Sevage 法脱蛋白：按以上优选的木瓜蛋白酶法脱蛋白工艺脱蛋白，蛋白质去除率为 71.05%，采用 Sevage 法继续处理后，发现随着 Sevage 法处理次数的增加，蛋白质去除率无明显变化。经 3 次 Sevage 法处理后总多糖保留率由 85.02% 下降至 66.65%，说明木瓜蛋白酶 -Sevage 法未能显著提高蛋白质去除率，反而会使总多糖保留率下降。

（5）木瓜蛋白酶 -TCA 法脱蛋白：按以上优选的木瓜蛋白酶法脱蛋白工艺脱蛋白，蛋白质去除率为 71.78%，取上清液加 TCA 溶液使其终浓度为 6%，室温静置 12h，离心后去除沉淀，蛋白质去除率提高至 84.76%，总多糖保留率为 82.48%，说明北青龙衣总多糖经木瓜蛋白酶 -TCA 法，蛋白质去除率显著提高，总多糖保留率稍有下降。

综合以上几种实验方法，结果见图 4-8，由图可知木瓜蛋白酶 -TCA 法脱蛋白效果最佳，不仅有较高的蛋白质去除率，而且总多糖损失不严重。经过该法对北青龙衣总多糖进行脱蛋白纯化后其纯度达 89.8%。

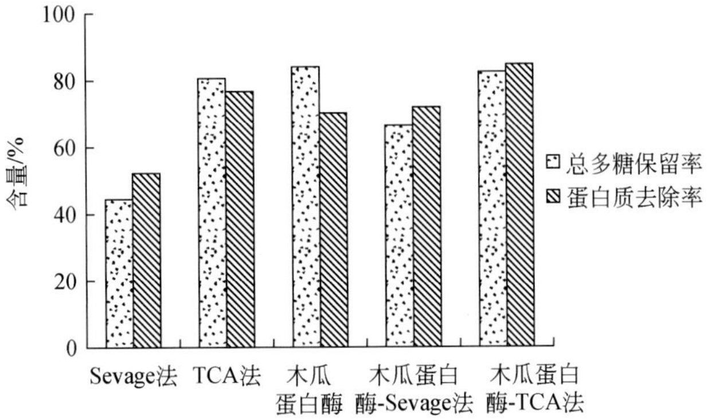

图 4-8　几种脱蛋白方法结果比较

4. 小结

本实验采取热水浸提方法提取北青龙衣总多糖，通过响应面分析法得到最优提取工艺条件为提取温度 88℃，料液比 1 ∶ 22，提取时间 72min，该条件下总多糖平均提取率为 7.83%，与预测值偏差较小（RSD=1.70%），采用优化工艺提取的北青龙衣总多糖含量为 139.82mg/g。通过对 5 种北青龙衣总多糖脱蛋白方法进行考察，发现木瓜蛋白酶 -TCA 法脱蛋白效果最佳，经该法脱蛋白纯化后总多糖纯度达 89.8%。

二、北青龙衣总多糖免疫活性评价

1. 实验材料与设备

1.1　实验动物

ICR 小鼠 60 只，雄性，体重 18~20g，6 周龄，清洁级，北京维通利华实验动物技术有限公司提供，合格证号：SCXK（京）2012-0001。实验环境：小鼠饲养环境为室温，（22 ± 2）℃；照明为 12h 照明 /12h 黑暗；相对湿度为 40%~70%。

1.2　实验试剂与试药

环磷酰胺（江苏恒瑞医药股份有限公司，规格：0.5g，批号：07091121）；香菇多糖片 [开封制药（集团）有限公司，规格：15mg，批号：20131102]；印度墨汁（北京索莱宝科技有限公司）；北青龙衣总多糖（PJP）（纯度 89.8%）。

1.3 实验仪器与设备

721 型分光光度计（上海悦丰仪器仪表有限公司）；MEK-7222J/K 型全自动血细胞分析仪（日本光电工业株式会社）。

2. 实验方法

2.1 实验动物分组及处理方法

ICR 小鼠 60 只，经过适应性喂养 7 天后，随机分为 6 组，每组 10 只，分别为空白对照组、环磷酰胺模型组、阳性对照药组、北青龙衣总多糖高剂量组、北青龙衣总多糖中剂量组、北青龙衣总多糖低剂量组。各组小鼠按实验设计剂量灌胃给药，即空白对照组、环磷酰胺模型组给予生理盐水灌胃给药，阳性对照药组用香菇多糖片溶液 3.9×10^{-3}g/kg 进行灌胃给药，北青龙衣总多糖高剂量组、北青龙衣总多糖中剂量组、北青龙衣总多糖低剂量组分别为 1.6g/kg、0.8g/kg、0.4g/kg 进行灌胃给药，1 次 /d，连续灌胃给药 19 天，期间自由采食。给药的第 15~19 天除空白对照组外，其他各组小鼠肌肉注射 CTX 0.1g/kg，1 次 / 天，建立环磷酰胺致免疫低下小鼠模型。

2.2 北青龙衣总多糖对免疫抑制小鼠免疫器官的影响

末次给药后予小鼠禁食 12h，不禁水，小鼠脱颈椎处死后取胸腺、脾脏，称湿重，根据公式：胸腺（脾脏）指数 = 胸腺（脾脏）质量 / 小鼠体重，计算胸腺指数和脾脏指数。

2.3 北青龙衣总多糖对免疫抑制小鼠各血细胞的影响

小鼠禁食 12h，不禁水，于造模最后一天（第 19 天）摘除眼球取小鼠全血 50μL，采用血细胞分析仪对小鼠全血中的红细胞（RBC）、血红蛋白（Hb）、白细胞（WBC）和血小板（PLT）进行含量检测。

2.4 北青龙衣总多糖对免疫抑制小鼠巨噬细胞功能的影响

采用碳粒廓清实验 [4] 评价北青龙衣总多糖对小鼠单核巨噬细胞功能的影响，将印度墨汁通过尾静脉注入小鼠体内，位于肝脏和脾脏的吞噬细胞会快速将墨汁小颗粒吞噬清除。当墨汁量一定时，墨汁颗粒的消除速率即可反映单核吞噬细胞的吞噬能力。如设置不同时间测得血中墨汁小颗粒浓度之对数及时间为纵横坐标绘图，则两者呈直线关系。此直线斜率（K）可表示吞噬速率。

实验方法：造模最后一天（第 19 天），将小鼠称量，肌肉注射环磷酰胺，30min 后，通过尾静脉注射印度墨汁 0.1mL/10g 体重。分别在注射后的 2min 和 20min 用毛细吸管从眶后静脉丛取血 20μL。将 20 μL 血溶于 2mL 0.1% Na_2CO_3 溶液中摇匀，置于分光光度计于波长 640nm 处测定光密度（OD）。将小鼠处死后称取肝脏及脾脏的质量。按下式计算廓清指数 $k=(\lg OD_2-\lg OD_{20})/(t_{20}-t_2)$，吞噬指数 $\alpha=k^{1/3}\times$ 体重 /（肝脏重 + 脾脏重）。

3. 实验结果

3.1　PJP 对免疫抑制小鼠体重的影响

PJP 对环磷酰胺所致的免疫抑制小鼠体重的影响见图 4-9 和表 4-14。造模前三周每组小鼠平均体重均有增长趋势，建立免疫低下小鼠模型后除空白对照组外其余各组小鼠体重都有不同程度的下降。免疫低下模型组小鼠平均体重下降趋势明显，且观察到该组的小鼠行动力明显迟缓，身体消瘦，两眼目光呆滞，毛色无光且不顺滑，表明了环磷酰胺可抑制小鼠增重，推测其对小鼠免疫系统产生了抑制作用，即小鼠免疫低下模型建立成功。

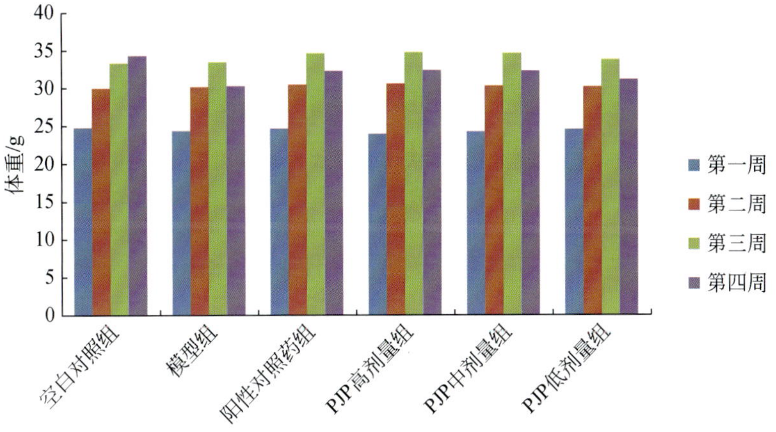

图 4-9　PJP 对免疫抑制小鼠体重的影响

表 4-14　PJP 对免疫抑制小鼠体重的影响

组别	剂量 / (g/kg)	造模前体重 /g		造模后体重 /g	
		第一周（适应喂养）	第二周	第三周	第四周
空白对照组	—	24.86 ± 0.64	29.93 ± 1.66	33.32 ± 3.24	34.24 ± 2.48
模型组	—	24.44 ± 1.23	30.08 ± 1.93	33.42 ± 2.87	30.23 ± 2.83
阳性对照药组	3.9×10^{-3}	24.73 ± 1.97	30.33 ± 2.03	34.54 ± 3.24	32.24 ± 3.19
PJP 高剂量组	1.6	24.49 ± 1.76	30.04 ± 2.18	33.73 ± 2.48	31.13 ± 3.22
PJP 中剂量组	0.8	24.30 ± 1.04	30.22 ± 1.71	34.63 ± 1.93	32.13 ± 2.29
PJP 低剂量组	0.4	24.01 ± 1.73	30.53 ± 1.85	34.77 ± 2.23	32.34 ± 1.93

3.2　PJP 对免疫抑制小鼠脾脏指数、胸腺指数的影响

PJP 对免疫抑制小鼠脾脏指数、胸腺指数的影响见表 4-15。由表得知，模型组小鼠脾脏指数、胸腺指数与空白对照组比较显著降低，有显著性差异（$P<0.05$）；与模型组相比，

PJP 高剂量组和 PJP 中剂量组脾脏指数和胸腺指数增高，有统计学差异（$P<0.05$），PJP 低剂量组并无显著差异。

表 4-15 PJP 对免疫低下小鼠脾脏、胸腺指数的影响（$\bar{x} \pm SD$, n=10）

组别	剂量 /（g/kg）	脾脏指数	胸腺指数
空白对照组	—	0.29 ± 0.04	0.28 ± 0.04
模型组	—	0.21 ± 0.03*	0.16 ± 0.03*
阳性对照药组	3.9×10^{-3}	0.30 ± 0.03#	0.26 ± 0.03#
PJP 高剂量组	1.6	0.29 ± 0.04#	0.25 ± 0.03#
PJP 中剂量组	0.8	0.28 ± 0.03#	0.21 ± 0.04#
PJP 低剂量组	0.4	0.27 ± 0.04	0.19 ± 0.04

* 与空白对照组相比，$P<0.05$；# 与模型组相比，$P<0.05$。

3.3 PJP 对免疫抑制小鼠血细胞的影响

PJP 对免疫抑制小鼠 WBC、RBC、Hb 和 PLT 含量的影响见表 4-16。与模型组相比，PJP 高剂量组、PJP 中剂量组、PJP 低剂量组小鼠全血中 WBC 含量显著增加，有统计学差异（$P<0.05$），其中 PJP 高剂量组、PJP 中剂量组有显著性差异（$P<0.05/P<0.01$）。与模型组相比，PJP 高剂量组和 PJP 中剂量组小鼠全血中 RBC 含量显著增加，有统计学差异（$P<0.05$）。与模型组相比，PJP 高剂量组和 PJP 中剂量组小鼠全血中 Hb 含量显著增加，有统计学差异（$P<0.05$）。与模型组相比，PJP 高剂量组小鼠全血中 PLT 含量显著增加，有统计学差异（$P<0.05$）。

表 4-16 PJP 对免疫抑制小鼠 WBC、RBC、Hb 和 PLT 的影响（$\bar{x} \pm SD$, n=10）

组别	剂量 /（g/kg）	WBC 含量 /（$\times 10^9$/L）	RBC 含量 /（$\times 10^{12}$/L）	Hb 含量 /（g/L）	PLT 含量 /（$\times 10^9$/L）
空白对照组	—	4.05 ± 1.29	8.32 ± 1.52	123.4 ± 12.04	375.29 ± 36.44
模型组	—	1.08 ± 0.26**	6.16 ± 1.20**	107.29 ± 9.08**	173.71 ± 35.84**
阳性对照药组	3.9×10^{-3}	2.21 ± 0.68##	7.27 ± 1.00#	126.42 ± 12.96#	216.28 ± 41.43#
PJP 高剂量组	1.6	1.94 ± 0.23##	7.28 ± 0.97#	120.71 ± 10.42#	215.00 ± 36.61#
PJP 中剂量组	0.8	1.82 ± 0.59##	7.13 ± 0.91#	117.00 ± 10.37#	210.57 ± 36.85
PJP 低剂量组	0.4	1.71 ± 0.43#	6.72 ± 0.88	116.00 ± 11.23	175.34 ± 35.23

** 与空白对照组相比，$P<0.01$；# 与模型组相比，$P<0.05$；## 与模型组相比，$P<0.01$。

3.4　PJP 对免疫抑制小鼠免疫细胞功能的影响

碳粒廓清实验结果见表 4-17，与空白对照组对比，模型组的吞噬指数（α）显著降低，具有显著性差异（P<0.05）；与模型组比较，PJP 高剂量组、PJP 中剂量组吞噬指数显著增加，有显著差异（P<0.05），PJP 低剂量组未见显著差异。通过以上结果可说明 PJP 高、中剂量可以增强小鼠单核巨噬细胞的吞噬能力。

表 4-17　PJP 对免疫抑制小鼠吞噬指数的影响（$\bar{x}\pm SD, n=10$）

组别	剂量 /（g/kg）	吞噬指数
空白对照组	—	5.61 ± 0.73
模型组	—	3.77 ± 0.69*
阳性对照药组	3.9×10^{-3}	5.08 ± 0.63#
PJP 高剂量组	1.6	5.03 ± 0.53#
PJP 中剂量组	0.8	4.96 ± 0.44#
PJP 低剂量组	0.4	4.37 ± 0.72

* 与空白对照组相比，P<0.05；# 与模型组相比，P<0.05。

4. 小结

通过采用环磷酰胺建立小鼠的免疫低下模型，按高、中、低剂量给予 PJP，从免疫器官、血细胞和免疫细胞三方面探讨其对机体的免疫功能调节活性，为其药理研究提供理论参考。结果表明 PJP 高、中剂量可以促进免疫低下小鼠免疫器官生长，同时可以增强此模型小鼠巨噬细胞的吞噬能力；PJP 各个剂量组均可以增加免疫抑制小鼠 WBC 含量，其中高、中剂量组尤为显著；PJP 高剂量和 PJP 中剂量可提高此模型小鼠 RBC 含量及 Hb 含量，PJP 高剂量可提高此模型小鼠 PLT 含量。

三、北青龙衣总多糖组分结构鉴定

1. 实验材料与设备

1.1　实验材料与试剂

D- 葡萄糖（批号：P-012-110821），D- 半乳糖（批号：B-079-140425），D- 甘露糖（批号：G-042-130612），D- 木糖（批号：M-066-110701），L- 阿拉伯糖（批号：A-012-140111），L- 鼠李糖（批号：S-037-1401267）（纯度＞98%），以上均购于成都瑞芬思生物科技有限公司。

1.2　实验仪器与设备

Spectrum Two 型傅里叶变换红外光谱仪（美国 PerkinElmer 公司）；Clarus 680-SQ8T

型气相色谱－质谱联用仪（美国 PerkinElmer 公司）；AVANCE III 400MHz 型超导核磁共振波谱仪（德国 Bruker 公司）。

2. 实验方法

2.1 红外光谱分析

根据红外光谱中糖类的特征吸收，不仅可以鉴定糖的种类、糖环构型，还可以提供异头碳的信息。多糖经过诸多步骤的分离纯化，最终得到的可用于检测结构的均一组分相对较少。对于少量而又宝贵的样品，红外光谱在不损坏样品结构的情况下进行检测分析，这给多糖其他结构分析方法提供了有利条件。具体操作方法如下：

称取 1mg 北青龙衣多糖，向其中加入 250mg 干燥的 KBr 于研钵中充分研磨混合，利用压片机压片，然后于 4000~400cm^{-1} 进行红外扫描分析[5]。

2.2 单糖组成测定[6]

单糖组成分析是利用高浓度的酸将多糖完全水解成各个单糖，为其单糖的组成和比例分析提供便捷。单糖由于不具有挥发性不能直接用气相色谱测定，因此通常需要将单糖制备成糖腈乙酰酯衍生物方可通过气相检测。

（1）多糖酸水解：称取 10mg 的 PJP-E-3 糖样，溶解于 4.0mL 2.0mol/L 的三氟乙酸（TFA）溶液中，封管后于 110℃烘箱中水解 3h。将试管冷却至室温后，以 4500r/min 速度将水解液离心 10min，加入甲醇反复减压蒸干，赶除残留的 TFA，110℃烘箱中干燥 15min 除去水分后备用。

（2）硼氢化钠还原：PJP-E-3 的水解产物用 2.0mL 纯水溶解，向其中加入 60mg 的硼氢化钠并在室温下振荡还原 3h。待反应完成以后，滴加几滴冰醋酸至无气泡产生，将所得溶液减压至干并向其中反复加入甲醇蒸干，赶除硼酸，110℃下烘 15min 以除去水分。

（3）衍生化处理：向上一步得到的反应液中加入 3.0mL 乙酸酐及 1.0mL 吡啶于 100℃下反应 2h，然后加入甲醇反复地蒸干，最后加入 5.0mL 三氯甲烷定容。再用等体积纯水洗涤三次，以除去离子或者多余的乙酸酐。最后有机层加入无水硫酸钠干燥，吸取上清液经 0.22 μm 有机滤膜过滤后供 GC-MS 检测。

（4）GC-MS 分析

a. 气相色谱条件：分析柱：DB-5 弹性石英毛细管柱（30m × 0.25mm × 0.25μm）；程序升温条件：柱温 80℃，保持 1min，以 5℃ /min 升温至 200℃，以 2℃ /min 升温至 220℃，以 10℃ /min 升温至 270℃，保持 1min；氦气作为载气；进样口温度 25℃；分流比 1 ∶ 42；柱流速 1.2 mL/min。

b. 质谱条件：电子轰击（EI）源，电子能量 70eV，离子源温度 250℃，接口温度 250℃，质量数扫描范围 m/z=43~500，扫描速率 2.5scan/s。

2.3 部分酸水解[7]

部分酸水解是利用浓度相对较低的酸将多糖部分水解成寡糖片段，进而可对多糖的糖链情况加以研究。研究发现，糖苷键水解的难易程度与糖链的单糖种类、糖环构型、苷键类型以及是否存在取代等因素有关。通常情况下，位于支链的糖苷键比主链的糖苷键更易水解，呋喃糖比吡喃糖易水解，位于非还原末端的中性糖易水解。根据其水解特性，采用部分酸水解研究其大致的主侧链结构，具体操作方法如下：

称取 50mg 北青龙衣多糖 PJP-E-3 于水解管中，用 2.5mL 纯水溶解后加入 2.5mL 0.1mol/L TFA 溶液，充分混匀后在 95℃水解 8h。降到室温后以 4500r/min 的速度离心 10min，取沉淀干燥之后作为样品 1。上清液用纯水透析 1 天，取袋外液浓缩后用甲醇赶酸直到中性（pH 为 6~7），真空干燥后得样品 2。透析后的袋内液浓缩到约 5mL，向其中加入 5 倍体积的无水乙醇醇沉过夜，以 4500r/min 的速度离心 10min，取其沉淀干燥后得样品 3。最后取上清液经真空干燥得样品 4。以上 4 部分样品经过还原及乙酰化后进行 GC-MS 分析，步骤同“2.2 单糖组成测定”。

2.4　高碘酸氧化 -Smith 降解

多糖分子中的连二羟基和连三羟基可以被高碘酸有选择性地氧化断裂，反应生成相应的糖醛、甲醛或者甲酸。Smith 降解即通过高碘酸氧化得到反应产物，再通过硼氢化钠还原生成相应的多糖醇，在稀酸的较为温和的条件下降解。该降解反应具有特异性，根据产物可推断糖苷键所在位置。发生降解后产物中有赤藓糖就说明多糖中存在 1→4 糖苷键；而有甘油生成就说明存在 1→6 糖苷键、1→2 糖苷键、1→2,6 糖苷键；若产物中存在各单糖即显示有 1→3 键型的糖苷键。具体操作方法如下：

（1）高碘酸氧化：准确称取北青龙衣多糖 PJP-E-3 50mg，用少量纯水溶解于 50mL 容量瓶中，加入 25mL 30mmol/L $NaIO_4$，定容，使 $NaIO_4$ 的最终浓度达到 15mmol/L。室温条件下避光静置反应，于 0h、6h、12h、24h、36h、48h、60h 取样 0.1mL，用纯水稀释 250 倍，置于紫外 223nm 处测定吸光度，直到其稳定不变为止。最后向反应液中滴入乙二醇终止反应。

（2）Smith 降解[8]：上述反应液用流水和纯水分别透析 24h 后浓缩，加入 $NaBH_4$ 还原过夜。滴入 50% 的乙酸将溶液中和至中性，再经流水与纯水各透析 24h。取约 1/3 溶液干燥后得样品 1，剩余部分加入等体积的 1mol/L H_2SO_4，于 25℃下水解 40h，利用 $BaCO_3$ 中和反应液到 pH=6 左右，然后经过定量滤纸过滤得滤液，用纯水透析 48h，袋外液干燥得样品 2，袋内液用乙醇醇沉后离心，取上清液及沉淀部分干燥后分别为样品 3 和样品 4。以上 4 部分样品经过还原及乙酰化后进行 GC-MS 分析，步骤同“2.2 单糖组成测定”。

2.5　核磁共振波谱分析

核磁共振波谱在分析多糖及其苷类化合物的糖苷键构型、氧环大小、优势构象、多糖种类、各糖的连接位置、连接顺序等诸多方面具有举足轻重的作用。具体操作查阅文献方法如下：

将 50mg 的北青龙衣多糖 PJP-E-3 溶于 1.0mL 的 D_2O 中，静置过夜，冷冻干燥后继续加 1.0mL 的 D_2O，如此反复溶解冻干三次后，最终冻干好的样品用 0.8mL 的 D_2O 溶解，用注射器加入核磁管中，测定氢谱和碳谱[9, 10]。

3. 实验结果

3.1 红外光谱分析

PJP-E-1b、PJP-E-3 的红外光谱图分别见图 4-10、图 4-11，结果表明，PJP-E-1b、PJP-E-3 均具有多糖的特征吸收，即 3428cm^{-1}、2930cm^{-1} 处的—OH 及 C—H 的伸缩振动吸收峰，PJP-E-1b 在 1615cm^{-1} 处为乙酰氨基（—NH_2COCH_3）的 C═O 伸缩振动吸收峰[11]，并可得知 PJP-E-1b、PJP-E-3 的谱图中均具有吡喃环和 *β*- 糖苷键的特征吸收。另外可看出 PJP-E-1b、PJP-E-3 的红外光谱在 1600cm^{-1} 左右处吸收强度明显不同，或许是由于 PJP-E-1b 是离子交换柱层析经水洗脱下来的中性糖，而 PJP-E-3 是离子交换柱层析经 0.2mol/L NaCl

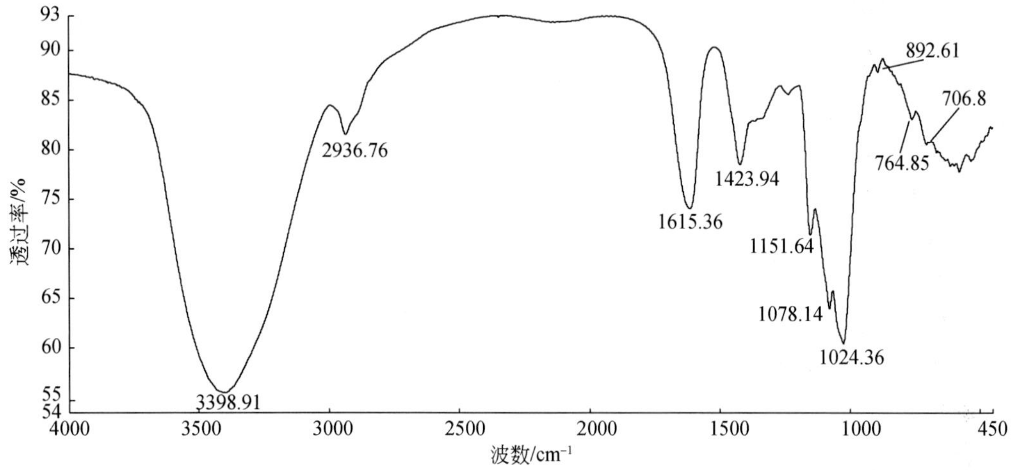

图 4-10 PJP-E-1b 的红外光谱图

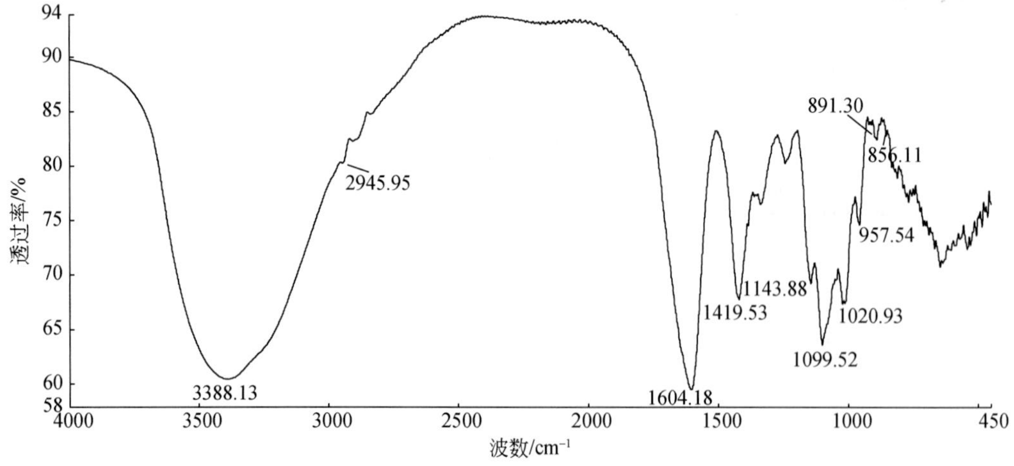

图 4-11 PJP-E-3 的红外光谱图

洗脱下来的酸性糖，酸性糖中糖醛酸中 C═O 的吸收导致两多糖组分红外光谱在 1600cm^{-1} 左右处吸收强度的不同。具体官能团及结构信息分别见表 4-18、表 4-19。

表 4-18　PJP-E-1b 的红外光谱分析

序号	波数 / cm^{-1}	官能团及振动方式
1	3398.91	O—H 伸缩振动
2	2936.76	C—H 伸缩振动
3	1615.36	C═O 伸缩振动
4	1423.94	C—H 变形振动
5	892.61	*β*- 糖苷键 [12]
6	764.85	吡喃环对称伸缩振动

表 4-19　PJP-E-3 的红外光谱分析

序号	波数 / cm^{-1}	官能团及振动方式
1	3388.13	O—H 伸缩振动
2	2945.95	C—H 伸缩振动
3	1604.18	C═O 伸缩振动
4	1419.53	C—H 变形振动
5	1099.52	吡喃环 C—O—C 振动 [13]
6	891.30	*β*- 糖苷键

3.2　单糖组成测定

本节研究选择纯度相对较高的 PJP-E-3 组分进行单糖组成测定，根据 GC-MS 结构可知，PJP-E-3 组分主要含有 L- 鼠李糖（22.90min）、L- 阿拉伯糖（23.21min）、D- 木糖（23.51min）、D- 甘露糖（27.82min）、D- 葡萄糖（27.93min）和 D- 半乳糖（28.24min）。6 种单糖的摩尔比为 4.56 ∶ 7.53 ∶ 1 ∶ 2.48 ∶ 41.4 ∶ 17.94。混合标准品和 PJP-E-3 的 GC-MS 图谱分布见图 4-12 和图 4-13。

3.3　部分酸水解分析

将北青龙衣多糖 PJP-E-3 部分酸水解，得到四部分样品，样品 1 是 PJP-E-3 经水解后直接离心所得的沉淀部分，样品 2 是透析后袋外部分，样品 3 是透析袋内液经离心所得上清液部分，样品 4 为透析袋内液经离心所得的沉淀部分。经 GC-MS 检测，结果见表 4-20。图谱分别见图 4-14~ 图 4-17。

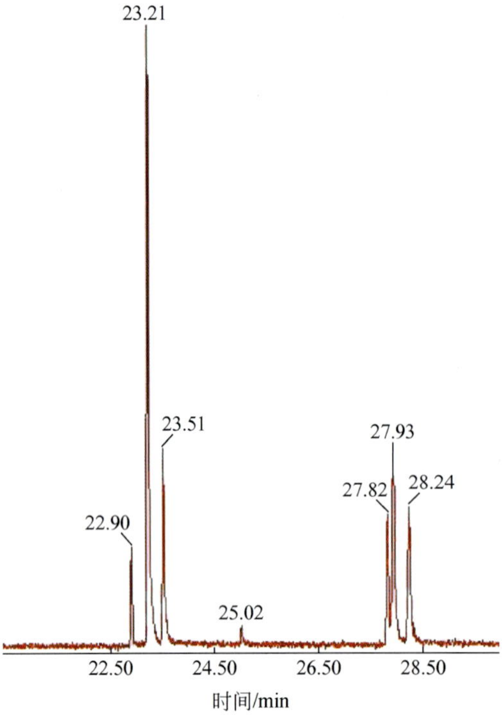

图 4-12 混合标准品的 GC-MS 图谱

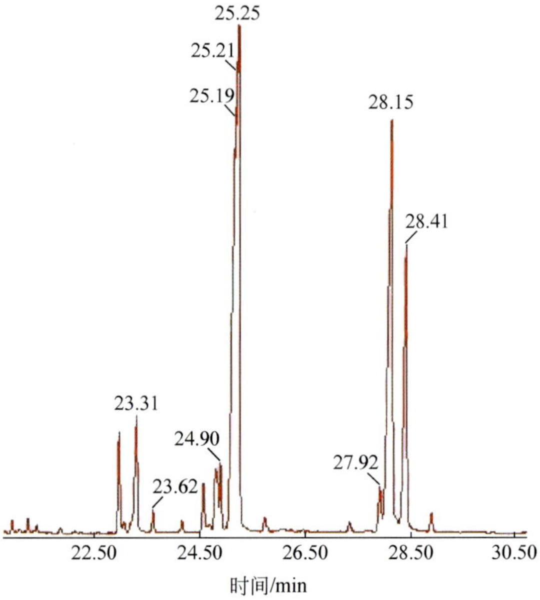

图 4-13 PJP-E-3 的 GC-MS 图谱

表 4-20 部分酸水解产物的分析

	鼠李糖（Rha）	阿拉伯糖（Ara）	木糖（Xyl）	甘露糖（Man）	葡萄糖（Glc）	半乳糖（Gal）
直接沉淀	2.18	2.51	—	—	1	2.80
袋外部分	—	3.76	—	—	—	—
袋内上清	0.37	0.62	0.12	1	3.06	—
袋内沉淀	5.96	7.06	—	1	5.34	3.77

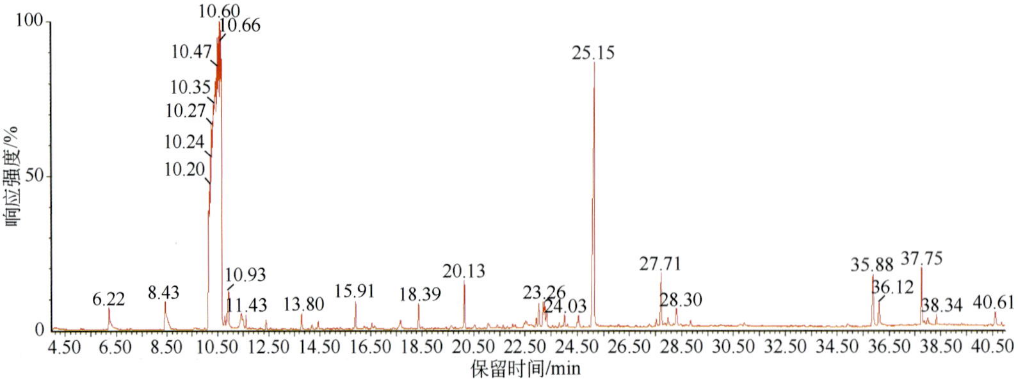

图 4-14 PJP-E-3 部分酸水解沉淀乙酰化物 GC 图谱

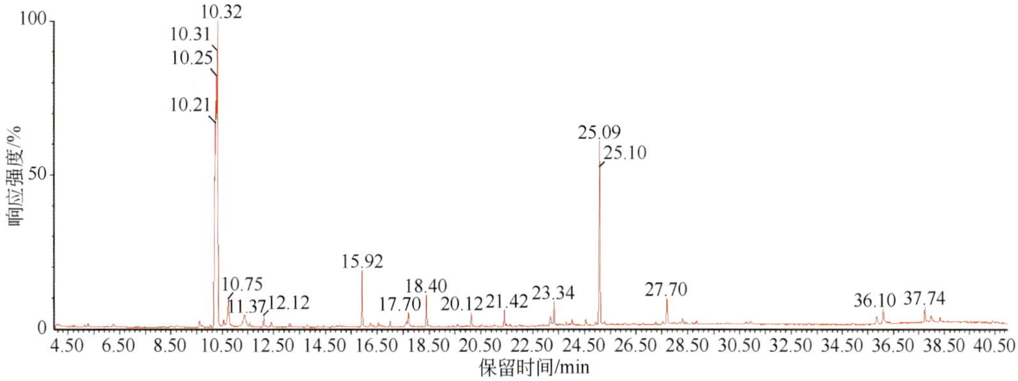

图 4-15　PJP-E-3 部分酸水解袋外部分乙酰化物 GC 图谱

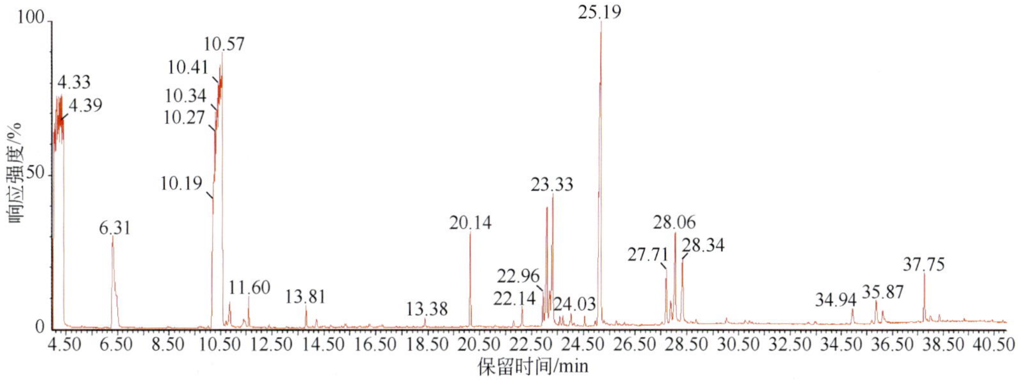

图 4-16　PJP-E-3 部分酸水解袋内沉淀乙酰化物 GC 图谱

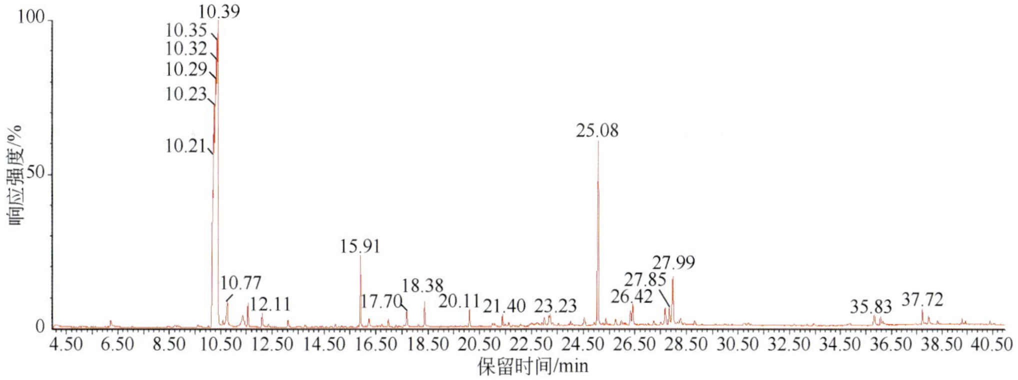

图 4-17　PJP-E-3 部分酸水解袋内上清液乙酰化物 GC 图谱

由表 4-20 可知：

（1）样品 1 中检测出 Rha、Ara、Glc、Gal，说明 PJP-E-3 的主链主要由 Rha、Ara、

Glc、Gal 构成。

（2）样品 2 中检测出 Ara，说明 Ara 存在于 PJP-E-3 的支链和主链的末端。

（3）由样品 3 和样品 4 两组样品比较得知，Man 含量在主链边缘的比例大幅增大，说明 Man 主要集中于 PJP-E-3 主链的边缘区域。

（4）样品 2 和样品 3 均未检测出 Gal，说明 Gal 不存在于支链或主链末端与边缘，其主要存在于 PJP-E-3 主链的核心部位。

3.4 高碘酸氧化 -Smith 降解分析

高碘酸氧化进行第 11 天时吸光度稳定在 0.484，根据 GC-MS 分析，高碘酸氧化 -Smith 降解结果见表 4-21，图谱分别见图 4-18~ 图 4-21。产物中有甘油乙酰化物存在，说明 PJP-E-3 中存在 1→或 1→2 或 1→2,6 或 1→6 等糖苷键键型；于透析袋内所得的沉淀里检测出 Ara、Gal，说明 PJP-E-3 的主链中存在 Ara、Gal，这与上述部分酸水解的结果相符合，且 PJP-E-3 中有不被氧化键型 1→3、1→3,6、1→2,3、1→2,4、1→3,4、1→2,3,4。

表 4-21 PJP-E-3 高碘酸氧化 -Smith 降解结果

产物	保留时间 /min
甘油乙酰化物	4.17
阿拉伯糖乙酰化物	6.06
半乳糖乙酰化物	8.85

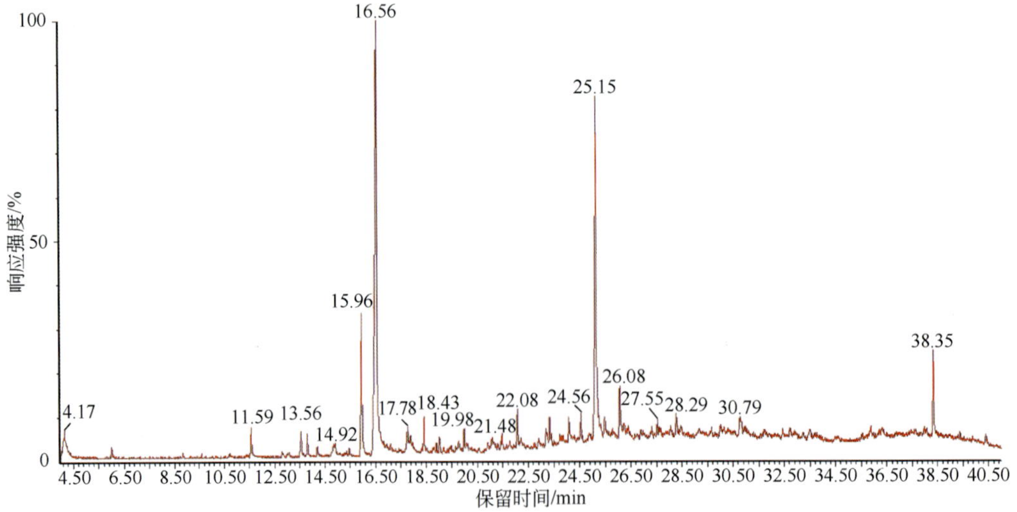

图 4-18 PJP-E-3 高碘酸氧化降解前乙酰化物 GC 图谱

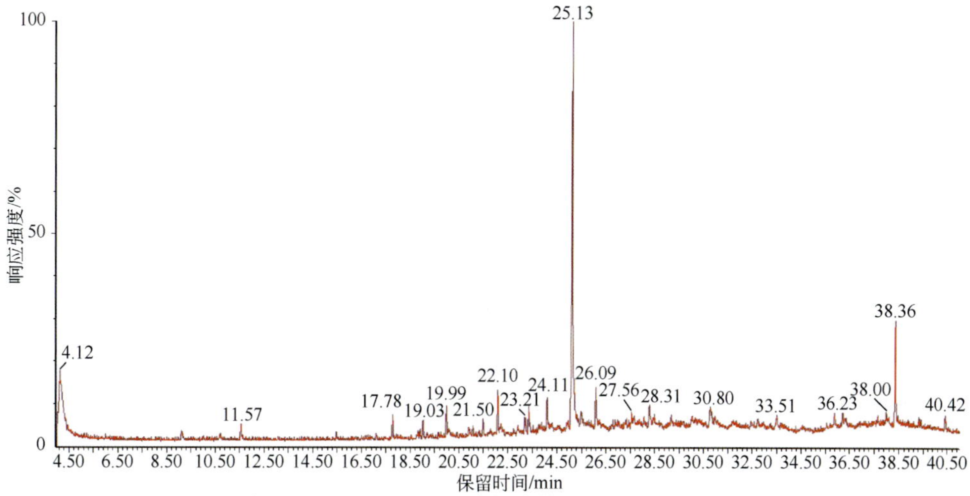

图 4-19 PJP-E-3 Smith 降解袋外乙酰化物 GC 图谱

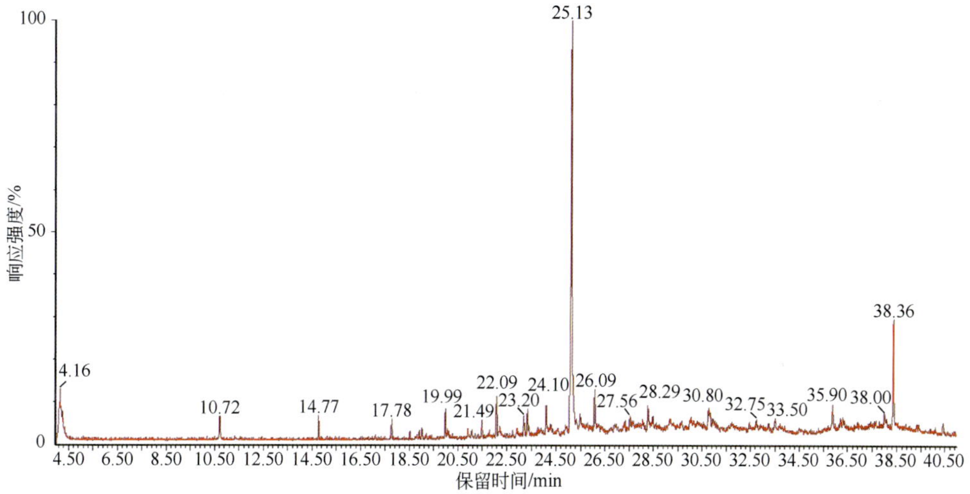

图 4-20 PJP-E-3 Smith 降解袋内上清液乙酰化物 GC 图谱

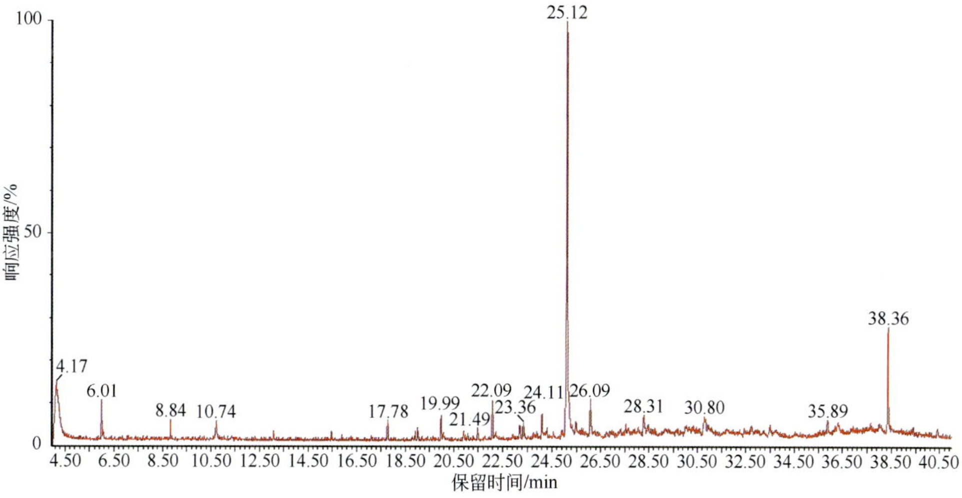

图 4-21 PJP-E-3 Smith 降解袋内沉淀乙酰化物 GC 图谱

3.5 核磁共振波谱分析

核磁共振波谱在分析多糖及其苷类化合物的糖苷键构型、氧环大小、优势构象、多糖种类、各糖的连接位置、连接顺序等诸多方面具有举足轻重的作用。

多糖类的特点是在 ^{1}H NMR 谱中的信号聚集于一个非常窄的化学位移区间，这是由于多糖分子中的不同残基的非异头质子的亚甲基和次甲基的化学位移非常接近，^{1}H NMR 谱峰重叠严重，大部分信号集中于 δ=3.0~4.0ppm 非常狭窄的区间内，造成了解析的困难。但是异头质子的信号不在该信号拥挤区，其出现在 δ=4.3~5.9ppm 区间内，可以以此来推断异头质子的信息。一般来讲在异头区域内有几个信号就代表存在几种糖残基，但是值得注意的是，该区域内的信号不完全都是异头质子的信号，由于 ^{1}H NMR 谱峰重叠非常严重，不能单靠这一种波谱来确认糖残基的种类。与 ^{1}H NMR 相比，^{13}C NMR 信号分布范围较大，在 δ=0~200ppm 之间，且谱线很少重叠在一起，可以根据碳谱分析糖残基相对数量及糖链的链接位点情况，以及有些单糖种类，所以是多糖结构解析领域中十分有效而又极具潜力的手段之一。多糖的异头碳信号在 ^{13}C NMR 谱中出现在 δ=90~112ppm 区域，^{13}C NMR 信号通过去耦，因此每一条谱线代表同一种化学等价的碳原子，所以一般可通过异头区信号峰数目来确定糖残基的种类。

通常可根据异头质子和异头碳信号的化学位移值确定异头构型，例如，α 型糖苷的异头质子的化学位移在较低场超过 5.0ppm，β 型糖苷的化学位移则通常较大，出现在小于 5.0ppm 的区域，也可以通过 H1 和 H2 的耦合常数（J）来判断，一般 β 构型的 $^{3}J_{H1,\ H2}$=7~10Hz，而 α 构型的 $^{3}J_{H1,\ H2}$=2~4Hz。在 ^{13}C NMR 谱图中，α 构型的 C1 的化学位移在碳谱中出现在 97~101ppm 处，而 β 型 C1 信号则集中于 103~105ppm 之间，可以此特征判断异头碳的构型。

糖环构型可依据 ^{13}C NMR 图谱数据来判定，一般呋喃糖的 C3 和 C5 在 δ=82~84ppm 有信号，吡喃糖的 C3 和 C5 的化学位移一般小于 80ppm。

H 和 C 信号的化学位移归属可从 ^{1}H NMR 谱的异头质子信号出发，在 COSY 谱中找出其他氢核的化学位移，COSY 谱中交叉峰反映的是相邻氢核之间的耦合关系，交叉峰的强度越大则 J 值越大。一般从异头质子的对角线峰出发，首先找到 H1/H2 的交叉峰，通过画线即可找出 H2 的对角线峰。再由 H2 的对角线峰出发依次找到 H3~H6 的对角峰和化学位移。有时还要借助于 TOCSY 谱、NOESY 谱和 HMBC 谱，再根据 HSQC 谱由质子的化学位移找出相关碳的化学位移。

连接位置和连接顺序的推断可根据 H 与 C 的化学位移归属，借助相关文献值识别各种糖残基，然后对照标准单糖的碳谱判断糖残基的连接位置。糖残基的连接顺序则需要通过 HMBC 谱与 NOESY 谱来推测。通过 HMBC 谱，可以获得异头质子与另一糖残基相连 C 的关系或者异头碳与另一糖残基相连质子的关系。NOESY 谱则可以获得异头质子与另一糖残基相连的质子之间的关系，从而得到连接顺序和连接点。PJP-E-3 的 ^{1}H NMR 图谱见图 4-22、图 4-23。

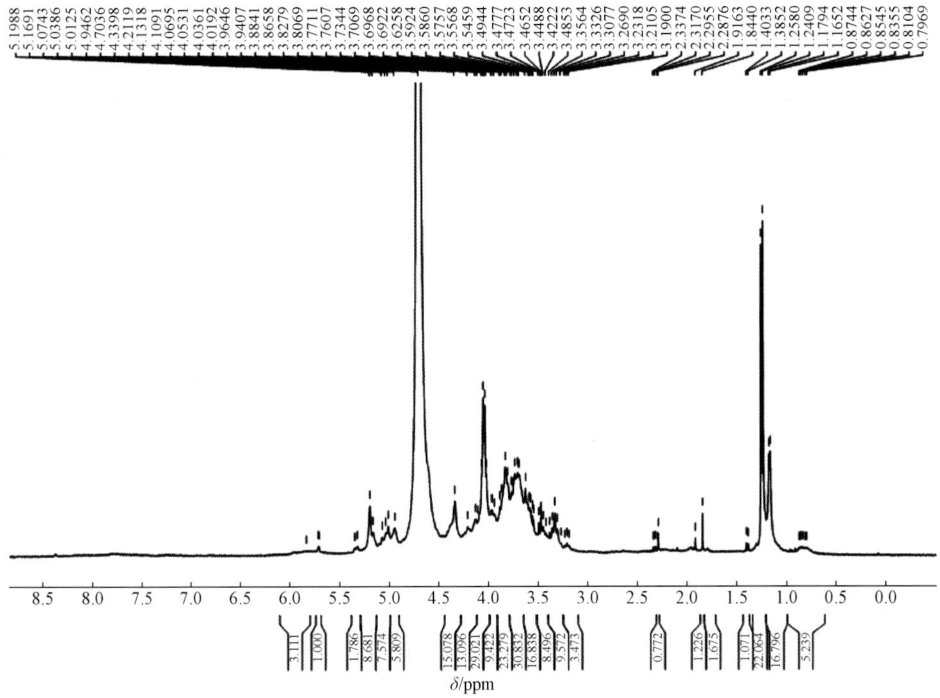

图 4-22　PJP-E-3 的 ^{1}H NMR 谱图

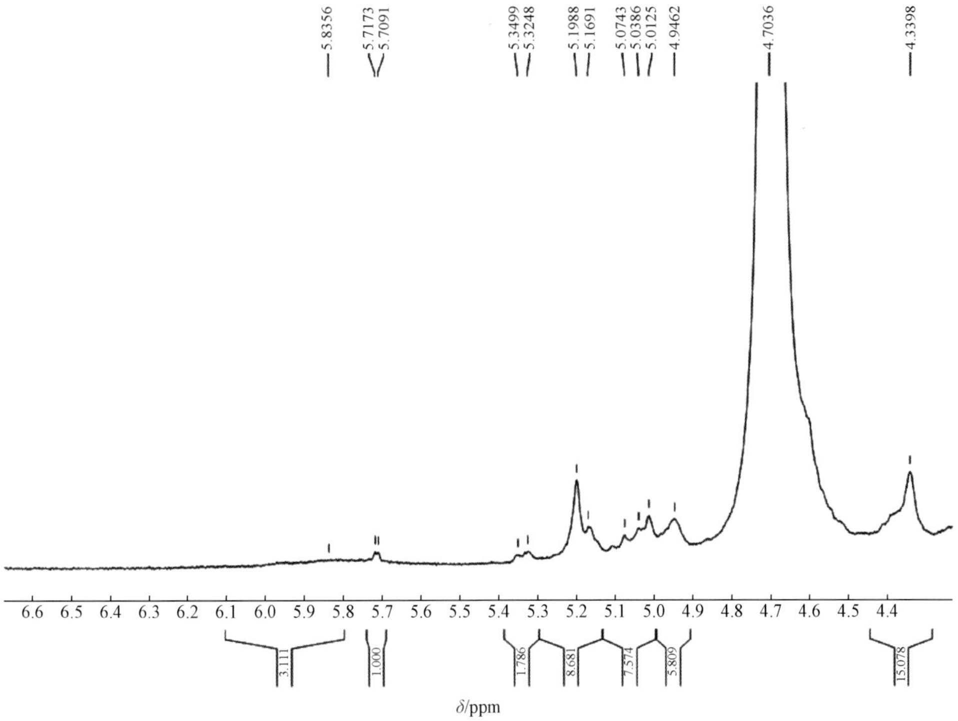

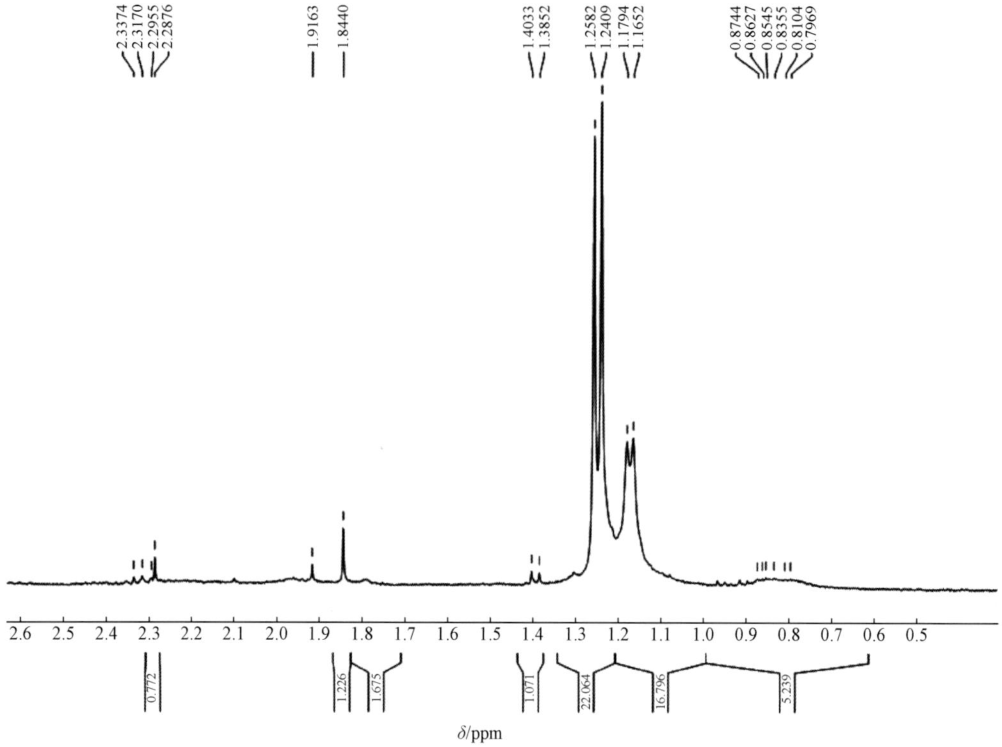

图 4-23 PJP-E-3 的 ^{1}H NMR 区域放大图

由图 4-22 和图 4-23 可以看出，PJP-E-3 的 ^{1}H 信号大多集中在 δ=3.0~5.0ppm 之间，在 δ=3.0~4.0ppm 区域出现干草堆式重叠峰型，说明是多糖类。在异头质子区域 δ=4.3~5.9ppm 之间存在多个质子信号，说明其是由一种杂多糖和单糖组成，与测定结论相符。在 δ=5.0ppm 两边均有信号，说明该多糖中存在 α、β 两种糖苷键构型，可对之前的红外光谱结论进行补充和印证。根据文献 [14] 可推测位于高场区 δ=1.25ppm 和 1.40ppm 的共振信号为 Rha 残基的甲基质子信号，其通常以两个分开的成对峰出现，表明 Rha 残基有 2 种不同的糖苷键连接方式。在较低场，δ=5.04ppm 和 4.95ppm 处的信号为 L-Rha 的异头质子信号，δ=5.19ppm 处的强信号为 α-GalA 信号，δ=4.70ppm 的强信号为 D-Gal*p* 的异头质子信号，δ=4.34ppm 处是甘露糖的特征信号，δ=1.92ppm 处为 *O*- 乙酰基的甲基质子信号。

PJP-E-3 的 COSY 谱见图 4-24。由图可知，由于已经确定 δ=1.25ppm 处的共振信号为 Rha 残基 H6 的甲基质子信号，因此可以根据 ^{1}H-^{1}H COSY 谱图，依次将 H6~H1 进行归属，H6~H1 依次为 1.25ppm、4.04ppm、3.83ppm、4.21ppm、3.63ppm、5.71ppm。由于异头质子的化学位移为 5.71ppm，大于 5.0ppm，因此可判断为 α 构型 [15]。在 HSQC 谱中由于—CH_3 信号（δ=1.25ppm、17.9ppm）可进一步说明其为 Rha[16]。可依据各质子信号的归属由 HSQC 谱对 C1~C6 进行归属，对比标准单糖 Rha 中各碳的化学位移，若哪个碳有 5~10ppm 的苷化学位移则说明在该碳上有相对应的碳位连接。还可根据 C3、C5 的化学位移来判断是否为吡喃型糖或呋喃型糖。若 δ<80ppm，则可说明为吡喃型糖。由于本节实验

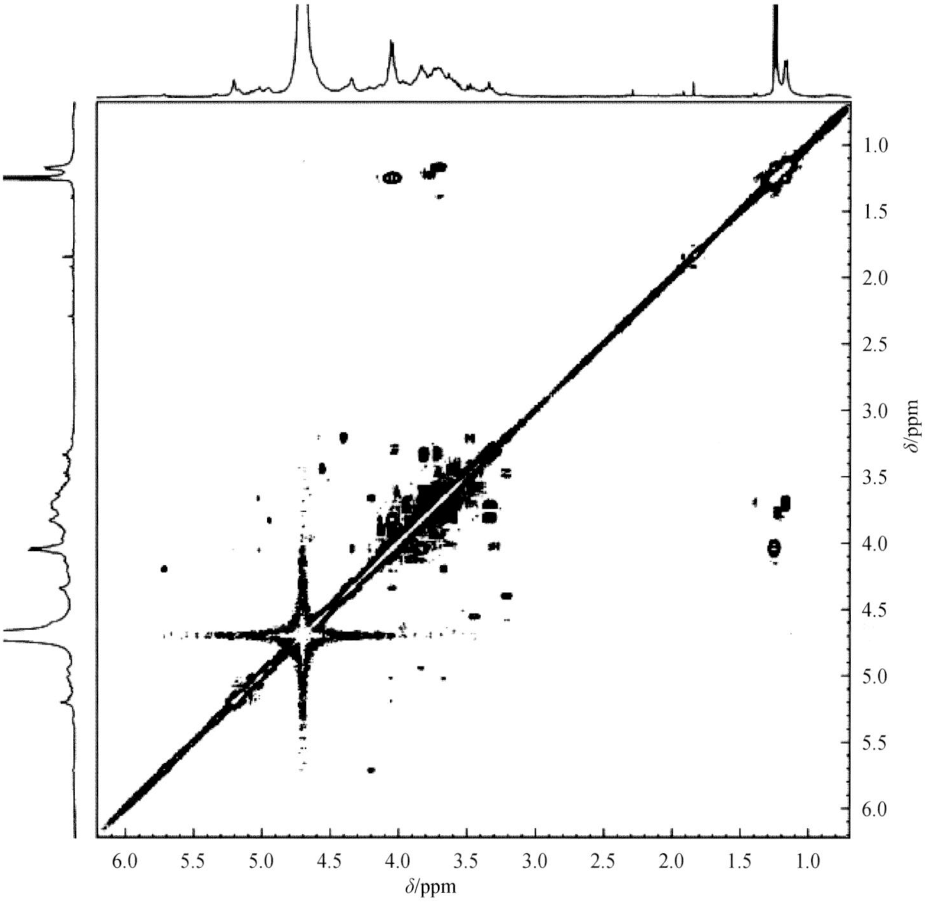

图 4-24　PJP-E-3 的 ^{1}H-^{1}H COSY 谱图

碳谱信号较低，对所有碳进行归属有一定困难，所以仅可判断为 *α*-L-Rha，哪个位存在连接还需进一步根据信号更好的 HSQC、HMBC 或 NOESY 进行判断。但根据 *α*-L-Rha 的标准碳谱化学位移 C1 95.1ppm、C2 71.9ppm、C3 71.1ppm、C4 73.3ppm、C5 69.4ppm、C6 17.9ppm，推断很有可能存在 5 位连接。

由图 4-25、图 4-26 可知，^{13}C NMR 谱图中异头碳信号区 *δ*=90~112ppm 区间仅出现两个信号，但由于该碳谱信号较弱并不能确定该多糖重复单元只有这两种残基。由异头碳区 *δ*=98.41ppm 对比 HSQC 谱，可得到相关氢的化学位移为 5.22ppm。由异头碳氢的化学位移及该碳信号的化学位移区间，根据相关文献 [17] 猜测可能为残基→ 3）-*α*-D-Glc*p*-（1 →。由异头碳区 *δ*=97.44ppm 对比 HSQC 谱，可得到相关氢的化学位移为 4.97ppm。由异头碳氢的化学位移及该碳信号的化学位移区间，根据相关文献猜测可能为残基→ 6）-*β*-D-Glc*p*-（1 →。由标准单糖 Ara 的 ^{13}C NMR 化学位移推断，该残基也有可能为→ 5）-*α*-D-Ara。由于碳谱信号较低，能提供的解析数据较为有限以及缺乏 HMBC、NOESY 等，更详细准确的结构信息还需进一步基于远程相关谱解析。

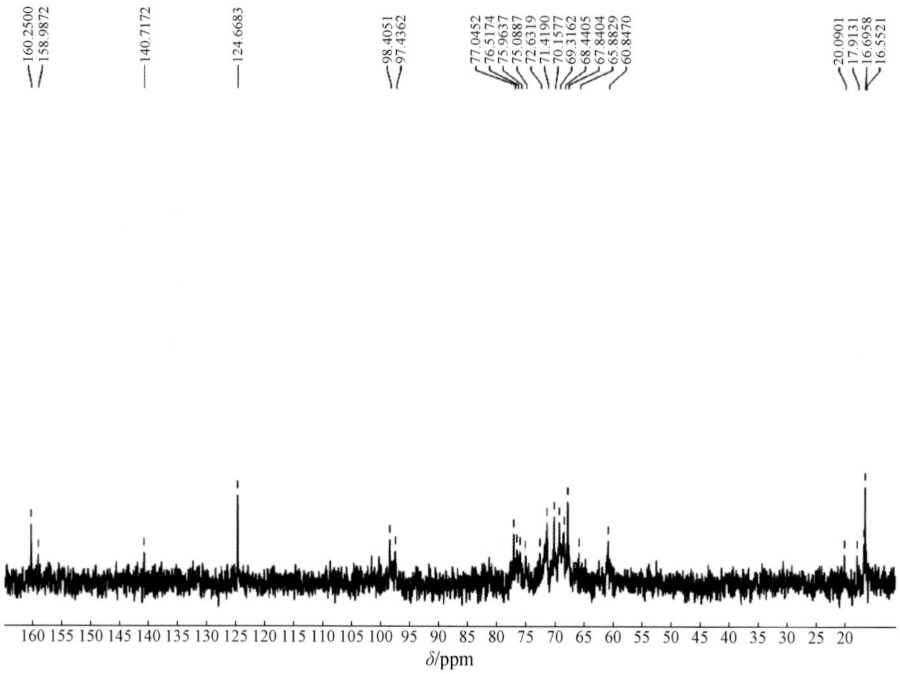

图 4-25 PJP-E-3 的 ^{13}C NMR 谱图

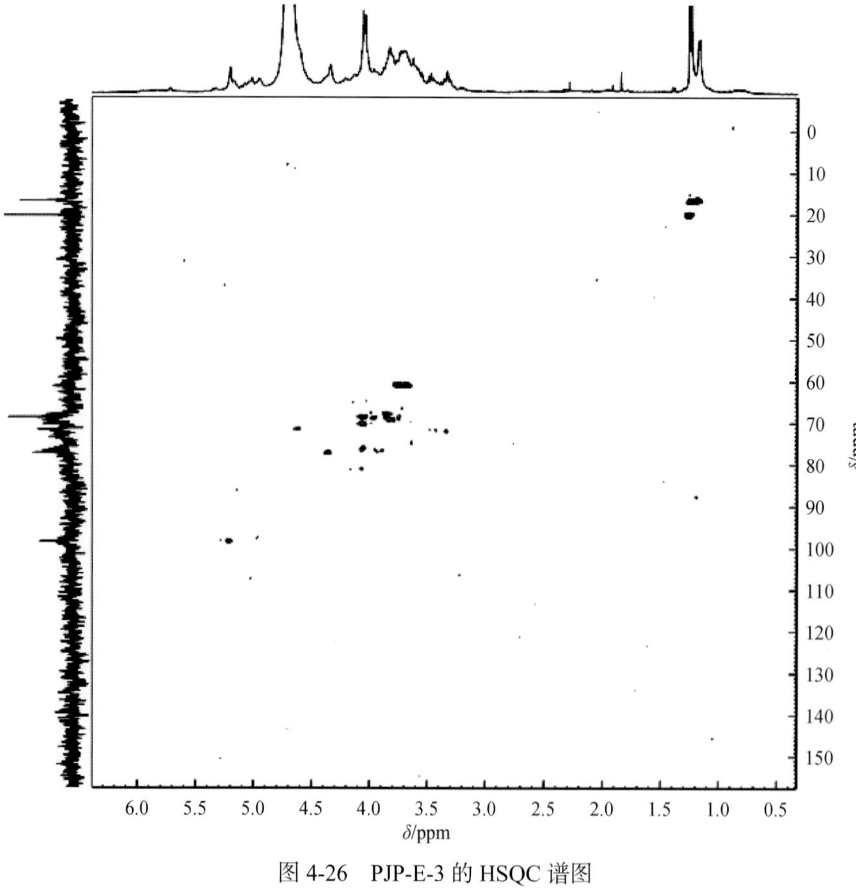

图 4-26 PJP-E-3 的 HSQC 谱图

4. 小结

通过联合多种方法解析其一级结构，得出PJP-E-3是由L-Rha、L-Ara、D-Xyl、D-Man、D-Glc和D-Gal 6种单糖组成，摩尔比为4.56 ∶ 7.53 ∶ 1 ∶ 2.48 ∶ 41.4 ∶ 17.94；具有*β*-吡喃糖环。PJP-E-3的主链主要由Rha、Ara、Glc、Gal组成，而其中的Ara大部分存在于PJP-E-3的支链和主链末端，Man则主要集中在主链边缘，Gal主要存在于主链核心部位。PJP-E-3中存在1→、1→2、1→2,6、1→6、1→3、1→3,6、1→2,3、1→2,4、1→3,4、1→2,3,4糖苷键键型。由核磁共振波谱信息提示该多糖存在*α*、*β*两种糖苷键构型，存在*α*-GalA、D-Gal*p*、*O*-乙酰基，推断存在→3）-*α*-D-Glc*p*-（1→、→6）-*β*-D-Glc*p*-（1→或→5）-*α*-D-Ara。

参考文献

[1] 苏玉顺，李艳君，赵方振，等. 紫外–可见分光光度法在植物多糖含量测定中的应用[J]. 光谱实验室，2011，28(3)：1101-1107.

[2] 任晓蕾，杨洪霞，霍金海，等. Box-Behnken响应面法优化北青龙衣总多糖提取工艺[J]. 中华中医药学刊，2015，33(10)：2341-2343.

[3] 任晓蕾，霍金海，董文婷，等. 北青龙衣总多糖脱蛋白工艺比较[J]. 中国实验方剂学杂志，2015，21(10)：16-18.

[4] 任健，张倩落，郑莉. 人工虫草多糖对免疫低下小鼠免疫功能的影响[J]. 第四军医大学学报，2007，28(21)：1967-1969.

[5] Papageorgiou S K，Kouvelos E P，Favvas E P，et al. Metal-carboxylate interactions in metal-alginate complexes studied with FTIR spectroscopy[J]. Carbohydr Res，2010，345：469-473.

[6] 杨永晶，韩丽娟，索有瑞. 树莓多糖中单糖组成的GC-MS分析[J]. 分析试验室，2015，34(6)：688-691.

[7] 孙元琳，申瑞玲，汤坚，等. 当归多糖的水解特征及其水解产物分析[J]. 分析化学，2008，36(3)：348-352.

[8] 焦连庆. 树舌多糖分离纯化、结构鉴定及其生物活性研究[D]. 长春：长春中医药大学，2010.

[9] 刘玉红，王凤山. 核磁共振波谱法在多糖结构分析中的应用[J]. 食品与药品，2007，9(8)：39-43.

[10] 杜秀菊，张劲松，潘迎捷. 核磁共振技术在食用菌多糖结构分析中的应用[J]. 中国食用菌，2010，29(1)：3-6，19.

[11] 石宝霞，车会莲，赵丽霞，等. 碎米荠硒多糖的分离纯化及光谱分析[J]. 食品科学，2007，28(6)：298-302.

[12] 张赛金，邓永智，陈清花，等. 海洋微藻多糖的红外光谱分析初探[J]. 厦门大学学报（自然科学版），2005，44(Sup.)：212-214.

[13] 丛媛媛，王勇，米仁沙·牙库甫，等. 阿里红多糖的气相色谱和红外光谱[J]. 光谱实验室，2011，28(4)：2147-2150.

[14] Corsaro M M，Castrc C D，Naldi T，et al. ^{1}H and ^{13}C NMR characterization and secondary structure of the K2 polysaccharide of *Klebsiella pneumoniae* strain 52145[J]. Carbohydr Res，2005，340(13)：2212-

2217.

[15] Marvelys L, Maritza M, Lilian S, et al. Structural elucidation of the polysaccharide from *Sterculia apetala* gum by a combination of chemical methods and NMR spectroscopy[J]. Food Hydrocoll, 2006, 20(6): 908-913.

[16] Söderman P, Jansson P E, Widmalm G. Synthesis, NMR spectroscopy and conformational studies of the four anomeric methyl glycosides of the trisaccharide D-Glcp-(1 → 3)-[D-Glcp-(1 → 4)] -α-D-Glcp[J]. J Chem Soc, 1998(3): 639-648.

[17] Jansson P E, Lindberg B, Lindberg A A, et al. Structural studies on the hexose region of the enterobacteriaceae type R3 core polysaccharide[J]. Carbohydr Res, 1979, 68(2): 385-389.

第五章　青龙衣胶囊的药效学研究

青龙衣胶囊由北青龙衣、刺五加两味中药组成。现代研究表明，北青龙衣主要用于治疗胃癌、食管癌、肝癌、肺癌、乳腺癌、卵巢癌、宫颈癌及皮肤癌等，具有较好的抗癌镇痛作用[1]。刺五加具有调节免疫功能和抗肿瘤作用[2-4]，还能减轻抗癌药物的毒性。高奎滨研究员以北青龙衣、刺五加配伍组成的青龙衣制剂用于治疗癌症，经过 20 多年，656 例病例治疗观察均获得了满意的效果。对食道癌、肺癌等 6 种癌症有效率为 30.46%，对胃癌的有效率为 39.65%，并能减轻癌症患者的疼痛。在我国食管癌高发区河北省涉县，对使用该药连续观察 5 年，患者生存率为 46.5%，高于当时国外癌症手术治疗的生存率。本部分主要对青龙衣胶囊抗肿瘤活性及机制进行系统研究，为临床应用提供科学依据。

第一节　青龙衣胶囊抗肿瘤活性研究

一、对人胃腺癌 BGC823 荷瘤裸鼠体内抑瘤作用

1. 实验材料

1.1　实验仪器

BASIC 型半自动生化分析仪（宁波美生医疗器材有限公司）；DP72 型倒置显微镜（日本 OLYMPUS 公司）；二氧化碳培养箱（日本 YAMATO 公司）。

1.2　药品

青龙衣胶囊由黑龙江省中医研究院制剂室提供（批号：050801），用法与用量：口服，一次 4 粒，一日 3 次，规格：0.4g/ 粒。环磷酰胺片由天津金世制药有限公司提供，规格：每片含环磷酰胺 50mg。

1.3　动物及瘤株

SPF 级 BALB/c 裸鼠，由中国医学科学研究院实验动物研究所提供，动物合格证号：SCXK（京）2005-0013；清洁级昆明种小鼠，由吉林大学实验动物中心提供，动物合格证号： SCXK（吉）2007-0003；人胃腺癌 BGC823 由黑龙江省肿瘤研究所提供。

2. 实验方法

细胞株 BGC823，培养于 RPMI1640 培养液中，EDTA 消化传代，每 3~4 天传代 1 次。裸鼠在适应环境饲养 5 天，将对数生长期的 BGC823 细胞消化后制成 2.5×10^7 个 /mL 细胞悬液，在 BALB/c 裸鼠背部皮下注射 0.2mL。瘤块长到直径长为 3~6mm 时将裸鼠随机分为 5 组，每组 12 只。青龙衣胶囊高、中、低剂量组，分别给予 1.248g/kg、0.624g/kg、0.312g/kg （相当于胶囊内容物量）；环磷酰胺组给予环磷酰胺，剂量为 0.052g/kg（相当于其组分量），以上均按 20mL/kg 体重灌胃给药，每天 1 次，连续 21 天，每周监测瘤体积，停药次日，剥取皮下实体瘤瘤块，分别称量，计算出瘤重及抑瘤率。

3. 实验结果

结果表明，各实验组均能抑制荷瘤裸鼠肿瘤细胞的生长，瘤体监测结果表明药物作用后期对肿瘤生长抑制明显。其中各实验组瘤重明显低于生理盐水组，且青龙衣胶囊高、中剂量组和环磷酰胺组与生理盐水组比较均具有极显著性差异（$P<0.01$），低剂量组与生理盐水组比较均具有显著性差异（$P<0.05$），高剂量组瘤重低于其他各实验组，但不具有统计学意义，结果见表 5-1。

表 5-1　青龙衣胶囊对 BGC823 荷瘤裸鼠瘤体监测及体内抑瘤实验结果（$\bar{x}\pm SD$, n=12）

组别	剂量 /（g/kg）	瘤体积 /mm^3			平均瘤重 /g	抑瘤率 /%
		给药前	给药 7 天	给药 14 天		
生理盐水组	—	69.61 ± 22.63	1031.29 ± 353.69	5291.73 ± 325.07	4.45 ± 1.93	—
青龙衣高剂量组	1.248	73.71 ± 23.44	443.96 ± 153.62	1267.36 ± 377.04^a	1.42 ± 0.46^b	68.1
青龙衣中剂量组	0.624	68.05 ± 24.7	547.56 ± 188.77^a	1641.74 ± 458.70	1.93 ± 0.61^b	56.6
青龙衣低剂量组	0.312	68.75 ± 21.63	742.47 ± 279.96	2431.95 ± 685.70	2.48 ± 0.66^a	44.3
环磷酰胺组	0.052	71.73 ± 25.65	603.23 ± 191.90	1501.68 ± 512.98^a	1.73 ± 0.52^b	61.1

a. 与生理盐水组相比，具有极显著性差异（P <0. 01）；b. 与生理盐水组相比，具有显著性差异（P< 0.05）。

二、对肉瘤 S180 荷瘤小鼠体内抑瘤作用及对血清中 SOD、MDA 的影响

1. 实验材料

超氧化物歧化酶（SOD）试剂盒、丙二醛（MDA）试剂盒（南京建成生物工程研究所），

肉瘤 S180 由黑龙江省肿瘤研究所提供，其他材料同“一、对人胃腺癌 BGC823 荷瘤裸鼠体内抑瘤作用”。

2. 实验方法

实验用荷瘤小鼠均按常规方法接种肿瘤细胞。分别从传代 7 天的小鼠腹中取出生长良好的乳白色腹水，以 1 ：2 无菌生理盐水稀释至细胞数为 4.6×10^7 个 /mL，以 0.2mL/ 只接种于小鼠腋下。接种次日，随机分为 5 组，同样采取灌胃方式给药，给药剂量、体积同“一、对人胃腺癌 BGC823 荷瘤裸鼠体内抑瘤作用”，每天 1 次，连续 10 天。停药次日，摘眼球取血后颈椎脱臼处死小鼠，剥取皮下实体瘤瘤块，分别称量，计算出瘤重及抑瘤率。利用半自动生化分析仪测定血清中的 SOD、MDA 含量。

3. 实验结果

由表 5-2 中实验结果表明，各实验组均能抑制肿瘤细胞的生长，其中高剂量组瘤重低于中、低剂量组，虽高于环磷酰胺组，但均不具有统计学意义。各实验组瘤重同生理盐水组瘤重比较，均具有显著性差异（$P<0.05$）；青龙衣胶囊各剂量组 SOD 水平明显高于环磷酰胺组和生理盐水组，而 MDA 水平明显低于环磷酰胺组和生理盐水组，其中青龙衣胶囊高、中剂量组 SOD、MDA 水平与生理盐水组比较均具有极显著性差异（$P<0.01$）。

表 5-2　青龙衣胶囊对 S180 小鼠体内抑瘤及对血清中 SOD，MDA 的影响（$\bar{x} \pm SD, n=15$）

组别	剂量 /（g/kg）	SOD/（pg/mL）	MDA/（pg/mL）	平均瘤重 /g	抑瘤率 /%
生理盐水组	—	205.321 ± 21.887	7.091 ± 1.814	1.78 ± 0.45	—
青龙衣高剂量组	1.248	271.835 ± 33.683[a]	3.283 ± 0.752[a]	0.69 ± 0.22[b]	61.2
青龙衣中剂量组	0.624	246.881 ± 27.156[a]	4.558 ± 1.224[a]	0.80 ± 0.20[b]	55.1
青龙衣低剂量组	0.312	228.056 ± 32.835	5.846 ± 1.614	1.02 ± 0.30[a]	42.7
环磷酰胺组	0.052	193.713 ± 27.855	6.014 ± 1.276	0.55 ± 0.18[b]	69.1

a. 与生理盐水组相比，具有极显著性差异（$P<0.01$）；b. 与生理盐水组相比，具有显著性差异（$P<0.05$）。

三、对肝癌腹水型小鼠生命延长率的影响

1. 实验材料

肝癌腹水瘤 H22 由黑龙江省肿瘤研究所提供，其他材料均同“一、对人胃腺癌 BGC823 荷瘤裸鼠体内抑瘤作用”。

2. 实验方法

取生长良好的小鼠肝癌腹水瘤 H22，以 1：3 无菌生理盐水稀释至细胞数为 2.8×10^7 个 /mL，无菌条件下小鼠腹腔接种 0.2mL/ 只，接种次日，随机分为 5 组，同样采取灌胃方式给药，

给药剂量、体积同“一、对人胃腺癌 BGC823 荷瘤裸鼠体内抑瘤作用”，每天 1 次，连续给药 10 天。停药后观察各组小鼠的平均生存时间，并求出生命延长率。

3. 实验结果

由表 5-3 中结果表明，各实验组与生理盐水组比较，能明显延长肝癌腹水小鼠生存时间，且与生理盐水组比较均具有极显著性差异（$P<0.01$）。青龙衣胶囊高、中剂量组生存时间与环磷酰胺组比较具有显著性差异（$P<0.05$）。

表 5-3　青龙衣胶囊对 H22 小鼠生命延长率的影响（$\bar{x} \pm SD$, n=11）

组别	剂量 /（g/kg）	平均存活时间 / 天	生命延长率 /%
生理盐水组	—	15.64 ± 1.96	—
青龙衣高剂量组	1.248	29.18 ± 8.80$^{a, b}$	86.6
青龙衣中剂量组	0.624	27.18 ± 5.47$^{a, b}$	73.8
青龙衣低剂量组	0.312	23.91 ± 5.26^{a}	52.9
环磷酰胺组	0.052	23.36 ± 4.611^{a}	49.3

a. 与生理盐水组相比，具有极显著性差异（$P<0.01$）；b. 与环磷酰胺组相比，具有显著性差异（$P<0.05$）。

4. 讨论

筛选新的抗癌药物，首先要经过多种移植瘤的验证。目前抗肿瘤实验应用较广的肿瘤模型是人癌细胞株裸鼠移植、S180 实体瘤移植和腹水瘤[5, 6]。模型稳定、技术成熟，能较好地反映药物对肿瘤的抑制能力，同时也可以使实验结果与其他同类实验结果相比更具有可比性。本节研究利用北青龙衣的祛邪作用和刺五加的扶正作用相结合增强其抗肿瘤作用，通过对人胃腺癌 BGC823 荷瘤裸鼠、S180 荷瘤小鼠抑制肿瘤细胞生长研究和对 H22 腹水瘤小鼠延长生命研究揭示该药的抗肿瘤作用，从抗氧化能力即对 SOD 和 MDA 水平的影响方面初步揭示该药的抗肿瘤作用机制。实验结果表明，该药抑瘤率可达 68.1%，生命延长率可达 86.6%，并能使 SOD 水平提高，MDA 水平降低，具有明显的量效关系。本节研究也为该药在药效学及作用机制方面的深入研究和新药开发方面提供依据。

第二节　青龙衣胶囊提高免疫活性研究

恶性肿瘤严重威胁人类的健康和生命。目前，肿瘤的治疗手段主要是外科手术、放射治疗，结合化疗药物使肿瘤的治愈率有所提高。但是，现在应用的抗肿瘤化疗药物几乎均具有细胞毒作用，强烈的毒副作用严重降低了患者的生存质量，同时也限制了其广泛的应用和疗效的发挥[7]。本节研究青龙衣胶囊对免疫低下小鼠的免疫促进作用，揭示其对化疗药物的减毒作用。

1. 实验材料

1.1　实验仪器

CA800 型血细胞计数仪（日本 SANKYO 公司），BS223S 型电子天平（德国 Sartorius 公司）。

1.2　实验药品

青龙衣胶囊由黑龙江省中医药科学院制剂室提供。给药剂量分三个剂量组，分别是 2.4g/kg、1.2g/kg、0.6g/kg。芪枣颗粒由陕西省中医药研究院汉唐制药有限公司提供，给药量为 12g/kg。注射用环磷酰胺（cyclophosphamide for injection，CY）给药剂量确定为 50mg/kg。

1.3　实验动物

选用昆明种小鼠，4~6 周龄，体重 18~22g，雌雄各半，由长春市亿斯实验动物技术有限责任公司提供。

2. 实验方法

取 18~22g 正常小鼠 60 只，随机分成空白对照组（生理盐水组）、模型对照组（环磷酰胺组）、阳性对照组（芪枣颗粒组）、青龙衣高、中、低剂量组等 6 组。所有小鼠每日灌胃给予环磷酰胺 50mg/kg，连续 5 天，制备环磷酰胺致小鼠免疫低下模型。自第 4 天起，治疗药各剂量组按 20mL/kg 灌胃给药，阳性对照组按 12g/kg 灌胃给药，环磷酰胺组灌胃给予 20mL/kg 生理盐水，连续给药 8 天。末次给药后 2h 处死，分离脾脏和胸腺称量。同时，在给药前、给药 3 天、给药 5 天、给药 7 天所有组小鼠剪尾，取末梢静脉血，利用血细胞检测仪检测白细胞含量。

3. 实验结果

由表 5-4 可知，环磷酰胺组小鼠脾脏、胸腺的质量明显低于正常组和给药组，各药物组显著高于环磷酰胺组（$P<0.01$），表明青龙衣胶囊能增加环磷酰胺所致免疫低下小鼠的免疫器官质量，其作用与芪枣颗粒组相似。

表 5-4　青龙衣胶囊对免疫功能低下小鼠胸腺、脾脏系数的影响（$\bar{x} \pm SD$, n=10）

组别	剂量 /（g/kg）	动物 / 只	胸腺指数 /%	脾脏指数 /%
空白对照组	—	10	0.217 ± 0.060	0.318 ± 0.046
环磷酰胺组	—	10	$0.122 \pm 0.077^{\#\#}$	$0.157 \pm 0.050^{\#\#}$
芪枣颗粒组	12	10	$0.1815 \pm 0.021^{**}$	$0.338 \pm 0.043^{**}$
青龙衣高剂量组	2.4	10	$0.172 \pm 0.034^{*}$	0.283 ± 0.039
青龙衣中剂量组	1.2	10	$0.251 \pm 0.022^{**}$	$0.368 \pm 0.022^{**}$
青龙衣低剂量组	0.6	10	0.187 ± 0.048	$0.225 \pm 0.028^{**}$

与空白对照组比较，$P<0.01$；** 与环磷酰胺组比较，$P<0.01$，* 与环磷酰胺组比较，$P<0.05$。

由表 5-5 可知，与正常组比较，环磷酰胺组小鼠外周血白细胞数显著降低（$P<0.01$），给药后 3 天、5 天、7 天的结果可见环磷酰胺组明显提升白细胞数，而青龙衣胶囊各组也显著升高，并且接近芪枣颗粒组，表明青龙衣胶囊能增加环磷酰胺所致免疫低下小鼠的免疫器官外周血白细胞量，其作用与芪枣颗粒组相似。

表 5-5 青龙衣胶囊对免疫功能低下小鼠外周血白细胞的影响（$\bar{x} \pm SD$, n=10）

组别	剂量 /（g/kg）	动物 / 只	WBC 计数 /（×10%/L）			
			给药前	给药 3 天	给药 5 天	给药 7 天
空白对照组	—	10	10650 ± 1470	11500 ± 3320	13070 ± 890	12500 ± 769
环磷酰胺组	—	10	5120 ± 275##	5260 ± 1574	4800 ± 632	4400 ± 374
芪枣颗粒组	12	10	5840 ± 306##	6800 ± 249**	8520 ± 158**	9940 ± 541*
青龙衣高剂量组	2.4	10	4980 ± 460##	5760 ± 126**	6120 ± 287**	8680 ± 356**
青龙衣中剂量组	1.2	10	5160 ± 396##	5520 ± 404*	7440 ± 564	9580 ± 243**
青龙衣低剂量组	0.6	10	5440 ± 417##	5560 ± 327**	6760 ± 268**	7160 ± 427*

与空白对照组比较，$P<0.01$；** 与环磷酰胺组比较，$P<0.01$，* 与环磷酰胺组比较，$P<0.05$。

4. 讨论

本节实验中小鼠注射环磷酰胺导致白细胞数明显降低，免疫器官脾脏、胸腺的质量均显著低于空白对照组。给药 3 天、5 天、7 天后与环磷酰胺组相比，青龙衣胶囊高、中、低剂量组的白细胞数均显著升高，提示青龙衣胶囊具有很好的抗白细胞减少作用。脾脏、胸腺是机体重要的免疫器官。实验结果表明，与环磷酰胺组相比，青龙衣胶囊中剂量组的脾脏系数和胸腺系数均显著高于环磷酰胺组，芪枣颗粒组接近空白对照组，青龙衣胶囊高剂量组和低剂量组也显著高于环磷酰胺组，但低于空白对照组。以上结果提示青龙衣胶囊可通过促进骨髓造血，提高免疫功能而起到扶正固本，提高小鼠生存状态的作用。

第三节　青龙衣胶囊对人胃癌 SGC-7901 细胞凋亡的形态学影响

为进一步明确青龙衣胶囊的抗癌作用机制，本节从细胞凋亡的形态学角度进行探讨，为临床应用及新药研究提供科学依据。

1. 实验材料

1.1　实验仪器

超净工作台（苏州净化设备有限公司），酶标仪（日本 JEOL 公司），二氧化碳培养箱（日本 YAMATO 公司），DM14000B 荧光倒置显微镜（德国 Leica 公司）。

1.2　药品与试剂

青龙衣胶囊由黑龙江省中医药科学院制剂室提供；胎牛血清（中国 Fetal Bovine Serum 公司），RPMI-1640 细胞培养基 [美国 Thermo Fisher Scientific 公司，批号：NWK0488]，胰蛋白酶、Hoechst33258 染液及 SRB（美国 Sigma 公司），TRIS、BASE（上海华舜生物技术有限公司），三氯乙酸（上海化学试剂总厂试剂三厂，批号：081205），羟喜树碱（哈尔滨圣泰制药股份有限公司，批号：080411）。

瘤株：人胃癌 SGC-7901 细胞，由黑龙江省肿瘤研究所提供。

2. 实验方法

2.1　SGC-7901 细胞超微结构变化

将对数生长期的 SGC-7901 细胞用 0.25% 胰蛋白酶消化后，用完全培养基稀释细胞，分装于培养瓶中，培养瓶中的细胞密度为 2×10^5 个 /mL，5% CO_2、37℃培养 24h，使细胞完全贴壁，每瓶加 1mL 的药液，青龙衣胶囊终质量浓度分别为 2.0×10^{-3}g/L、1.0×10^{-3}g/L、0.5×10^{-3}g/L；羟喜树碱终质量浓度为 0.5×10^{-3}g/L，阴性对照组加等体积的培养基。药物作用 48h 后，收集细胞，立即用 2% 戊二醇固定 2h 以上，再用锇酸进行双重固定，经乙醇梯度脱水，环氧树脂包埋，超薄切片，乙酸铀、柠檬酸铅双重染色后，透射电子显微镜下观察并拍照。

2.2　SGC-7901 细胞凋亡形态

取对数生长期的人胃癌 SGC-7901 细胞，用完全培养基调整细胞密度为 3×10^8 个 / mL，加入置有盖玻片的 6 孔培养板中，每孔 1mL，5% CO_2、37℃培养 24h，使细胞完全贴壁后弃上清液，加入含不同质量浓度（分别为 2.0×10^{-3}g/L、1.0×10^{-3}g/L、0.5×10^{-3}g/L）青龙衣胶囊及羟喜树碱（0.5×10^{-3}g/L）的完全培养基 1mL，阴性对照组则换等体积培养液，5% CO_2、37℃培养 48h，弃去板中液体，PBS 洗 1 次，加入固定液（甲醇：冰醋酸 = 3 ：1）4℃固定 10min，每孔加入 0.5mL Hoechst33258 染液（5mg/L ）染色 15min，用荧光倒置显微镜观察并照相。

3. 实验结果

3.1　对 SGC-7901 细胞超微结构变化的影响

透射电子显微镜结果显示：阴性对照组细胞内的细胞结构清晰，胞质内有丰富的线粒体，细胞突起较多，核型不规则，核仁清楚；经羟喜树碱作用 48h 后，可见核染色质凝集成块并边缘化，核周间隙扩张，胞质空泡较多，有凋亡小体出现；经不同浓度的青龙衣胶囊作用 48h 后的 SGC-7901 细胞，可见一系列凋亡特征性的形态学改变，细胞微绒毛减少，细胞核内染色质固缩，凝集于核膜边界，呈界线分明的块状或形成新月小体，线粒体减少，胞质中的空泡增多。随药物浓度增加，凋亡特征性越明显（图 5-1）。

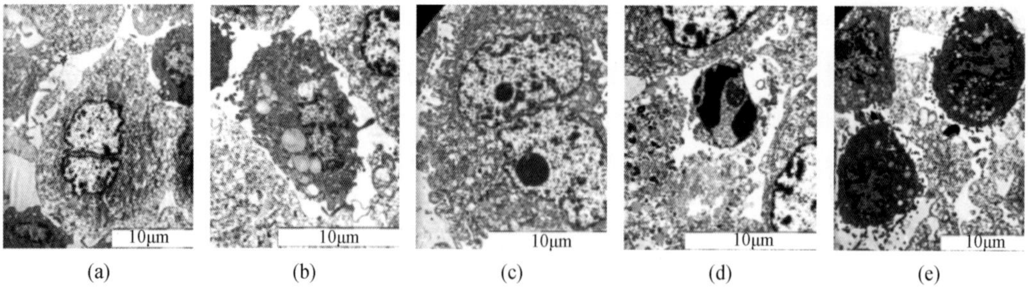

图 5-1　青龙衣胶囊对 SGC-7901 细胞超微结构变化的影响（透射电子显微镜）

（a）阴性对照组；（b）羟喜树碱 0.5×10^{-3}g/L 组；（c）青龙衣 0.5×10^{-3}g/L；（d）青龙衣 1.0×10^{-3}g/L；（e）青龙衣 2.0×10^{-3}g/L

3.2　对 SGC-7901 细胞凋亡形态的影响

荧光显微镜下，阴性对照组细胞大小均一，界线清晰，贴壁生长，细胞呈梭形，细胞核呈现弥散均匀荧光。经青龙衣胶囊作用 48h 后，细胞皱缩，变圆并浮起，细胞核或细胞质内可见浓染的强荧光，这反映了细胞凋亡早期的染色变化情况。同时，随着药物浓度增加，镜下凋亡细胞特征性形态更加明显。羟喜树碱作用 48h 后细胞内可见浓染的强荧光（图 5-2）。

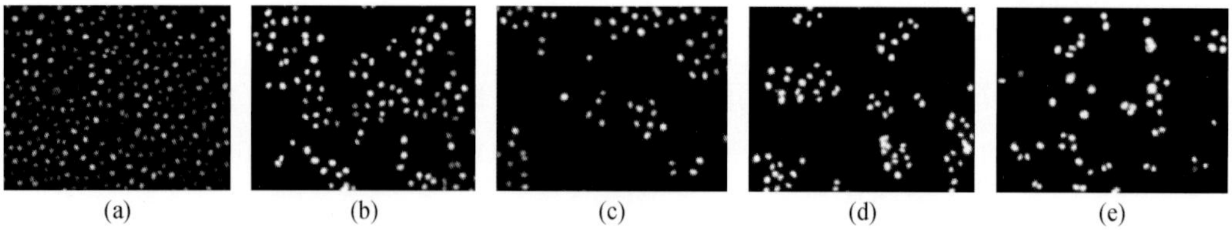

图 5-2　青龙衣胶囊对 SGC-7901 细胞凋亡形态的影响（荧光显微镜）

（a）阴性对照组；（b）羟喜树碱 0.5×10^{-3}g/L 组；（c）青龙衣 0.5×10^{-3}g/L；（d）青龙衣 1.0×10^{-3}g/L；（e）青龙衣 2.0×10^{-3}g/L

4. 讨论

目前，诱导肿瘤细胞凋亡已成为抗肿瘤药物研制的新思路 [8]。细胞凋亡的形态学特征是判断是否发生细胞凋亡的基础，细胞凋亡的一个重要特征是细胞核内染色质的凝聚和核的碎片化，在荧光显微镜下，用 Hoechst33258 染液等 DNA 结合染料染色能显示细胞核的固缩和断裂情况，凋亡细胞核的特征性形态可被清晰地辨认，此法适用于细胞凋亡晚期的形态观察 [9]。本节实验中应用荧光倒置显微镜观察细胞凋亡形态，用不同浓度的青龙衣胶囊处理 48h 的 SGC-7901 细胞，细胞凋亡特征明显，且随着药物剂量的增大，凋亡比例增加，细胞核和细胞质内可见浓染致密的颗粒块状荧光。透射电子显微镜可以观察到细胞结构在凋亡不同时期的变化，被认为是细胞凋亡研究的经典方法 [10]。本节实验中用不同浓度的青龙衣胶囊处理48h的SGC-7901细胞，电子显微镜下可观察到细胞体积变小、细胞质浓缩、核边缘化及核裂解为碎块等凋亡特征，药物浓度越高凋亡表现越明显。

第四节　青龙衣胶囊对人胃癌SGC-7901细胞基因芯片表达的影响

基因芯片是20世纪末发展起来的一项新的生物学技术，广泛应用于基因表达分析、基因型和多态性分析[11]。中药尤其是复方中药多成分及多靶点的作用特点，是其防病治病的机制不易阐明、束缚中医理论及中药现代化发展的瓶颈，基因芯片技术为阐明中药防治疾病的作用机制提供了可能。本节采用全基因芯片技术，从基因学角度对青龙衣胶囊的抗肿瘤作用进行了深入的探讨，为抗癌中药新药研究提供科学依据。

1. 实验材料

1.1　实验仪器

LuxScan 10KA型双通道激光扫描仪（北京博奥生物芯片有限责任公司）。

1.2　药品及试剂

青龙衣胶囊由黑龙江省中医药科学院制剂室提供；胎牛血清（杭州四季青生物工程材料有限公司）；Trizol试剂（美国Thermo Fisher Scientific公司）；NucleoSpin RNA clean-up试剂盒（德国Macherey-Nagel公司）；晶芯cRNA扩增标记试剂盒（北京博奥生物集团有限公司）；22K Human Genome Array芯片（北京博奥生物集团有限公司）。

瘤株：人胃癌SGC-7901细胞，由南京大学生命科学院实验室提供；芯片送检：北京博奥生物集团有限公司生物芯片北京国家工程研究中心。

2. 实验方法

2.1　药液的制备

精确称取一定量的青龙衣胶囊内容物，加入适量无水乙醇充分溶解后，1000r/min离心10min，之后取上清液，无菌滤膜除菌，配制成初始浓度为相当生药0.5g/L的溶液，4℃冰箱中保存备用。

2.2　青龙衣胶囊对胃癌SGC-7901基因表达图谱的影响

取对数生长期细胞，按1×10^6个细胞/皿接种在$10cm^2$平皿中。细胞培养24h后加药处理，青龙衣胶囊终质量浓度为半数抑制浓度，对照组加入相应药物剂量的溶媒。加药后，将细胞置于37℃，5% CO_2培养箱中孵育，之后弃去培养基，D-Hanks洗涤细胞，吸去D-Hanks

后，即可加入适量 Trizol 试剂，用微量移液器反复吹打细胞，使细胞充分裂解，在室温静置 10min 后，转移到 1.5mL 离心管中，保存在 –70℃冰箱中，备用。

2.3　总 RNA 的抽提、纯化及定量

用 Trizol 一步法提取细胞中的总 RNA，通过异丙醇沉淀法浓缩 RNA，并进一步采用 NucleoSpin RNA clean-up 试剂盒对总 RNA 进行过柱纯化，最后用分光光度计定量，甲醛凝胶电泳质检。

2.4　样品 RNA 进行荧光标记、杂交与清洗

采用晶芯 cRNA 扩增标记试剂盒对样品 RNA 进行荧光标记，标记的 RNA 溶于 80μL 杂交液中，42℃杂交过夜。杂交结束后，先在 42℃左右含 0.2% 十二烷基硫酸钠，2× 柠檬酸钠缓冲溶液（SSC）的液体中清洗 5min，而后在 0.2×SSC 中室温清洗 5min。载玻片甩干后即可用于扫描。

2.5　芯片扫描、图像的采集及数据分析

芯片用 LuxScan 10KA 型双通道激光扫描仪进行扫描。采用 LuxScan3.0 图像分析软件对芯片图像进行分析，以 2 倍或 1.5 倍标准筛选差异表达基因。

2.6　细胞信号通路分析采用基因集合聚类分析

分析青龙衣胶囊对人胃癌 SGC-7901 细胞信号通路的影响。

3. 实验结果

3.1　青龙衣胶囊对肿瘤细胞生长的影响

以不同浓度的青龙衣胶囊作用于人胃癌 SGC-7901 细胞 24h，结果显示该药对肿瘤细胞的生长具有剂量依赖性的抑制作用（图 5-3），对人胃癌 SGC-7901 细胞的半数抑制浓度为 1.27×10^{-3}g/L。

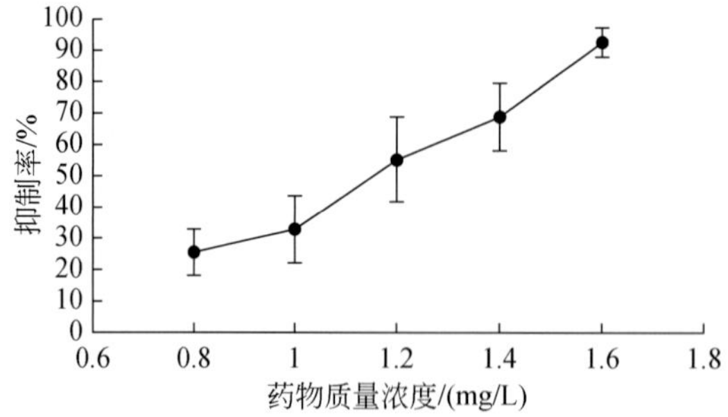

图 5-3　不同浓度青龙衣胶囊作用 24h 后对 SGC-7901 细胞生长的抑制作用

3.2　总 RNA 提取质量分析

提取标本总 RNA，经紫外分光光度计检测 A_{260}/A_{280} 为 1.8~2.0，证明所提取 RNA 无蛋白质污染。后进行甲醛凝胶电泳，所有样品的 RNA 电泳条带清晰，28S rRNA 与 18S rRNA 条带亮度比接近 2 ∶ 1，证明所提取的 RNA 完整无降解，可以进行芯片实验，见图 5-4。

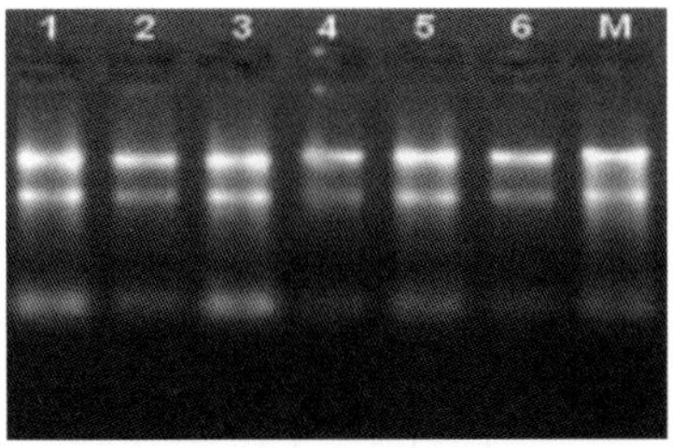

图 5-4　样品总 RNA 甲醛凝胶电泳

1~6 泳道为提供样本；M 泳道为 HeLa 细胞 RNA

3.3　样本各项检测

参数的质控 Hex、外标、内标等阳性对照信号正常，阴性对照检测为阴性；基因重复性好，变异系数（CV）不超过 0.3；无影响数据的污染，漏点率不超过 0.3%；检测率正常。差异表达基因筛选结果按照设定的数据筛选标准，从对照组细胞和处理组细胞中总共筛选出 78 个差异表达基因，其中表达上调的基因有 23 个，表达下调的基因有 55 个。芯片杂交信号强度散点图见图 5-5。

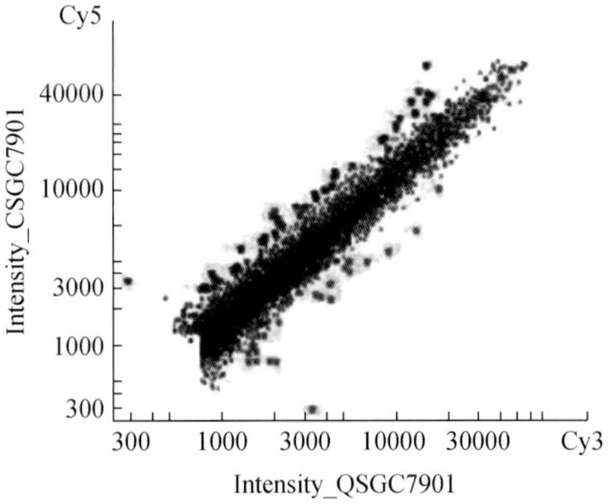

图 5-5　芯片杂交信号强度散点图

采用基因集合聚类分析法对芯片数据进行分析，结果显示：在青龙衣胶囊作用下，SGC-7901 细胞有 71 条生物信号通路发生变化，信号通路中的基因整体表现下调趋势的有 15 条，其中 12 条信号通路呈显著性变化（$P<0.05$）；信号通路中的基因整体表现上调

趋势的有 7 条，其中 4 条信号通路呈显著性的变化（$P<0.05$）；信号通路中的基因整体表现既有上升又有下降趋势的共 49 条。影响的信号通路涉及细胞生长的各个方面，包括细胞增生、细胞凋亡、细胞周期及细胞信号传导等，结果见表 5-6。

表 5-6　人胃癌 SGC-7901 细胞在青龙衣胶囊作用下显著发生变化的生物路径

生物路径	*P*	范围	变化趋势
h sm 路径	<0.001	10	↓
h tid 路径	0.002	10	↓
h cellcycle 路径	0.007	17	↓
h carm-er 路径	0.021	10	↓
h gl 路径	0.022	17	↓
h p53 路径	0.023	10	↓
h tcr 路径	0.028	17	↓
h mitochondria 路径	0.036	12	↓
h stress 路径	0.041	10	↓
h biopeptides 路径	0.042	15	↓
h caspase 路径	0.046	13	↓
h il1r 路径	0.048	12	↓
h p38mapk 路径	0.015	18	↑
h atrbrea 路径	0.04	11	↑
h il2rb 路径	0.041	12	↑
h agr 路径	0.049	12	↑

注：“↓”代表生物信号通路基因整体下调趋势；“↑”代表生物信号通路基因整体上调趋势。

4. 讨论

本节实验结果显示：青龙衣胶囊具有抑制人胃癌 SGC-7901 细胞增殖的作用，并且随着浓度的增加抑制作用也明显增强，呈现一定的量效关系，当浓度达到 1.2×10^{-3}g/L 时，抑制率达到 50% 左右，提示该药体外可显著抑制人胃癌 SGC-7901 细胞的增殖。现代研究认为，细胞周期的演进受到多种基因的调控，这个调控网络的核心就是细胞周期素依赖性激酶（cyclin-dependent kinase，CDK）。以 CDK 为核心，细胞周期素（cyclin）对其进行正性调控，细胞周期素依赖性激酶抑制子（cyclin-dependent kinase inhibitor，CKI）对 CDK 进行负性调节。当细胞受到生长信号的刺激时，cyclin 表达上调，激活相应的 CDK，通过一系列相关靶分子表达，促使细胞完成 DNA 复制。cyclin 家族成员中，

cyclin D 和 cyclin E 主要调控 G_1/S 期转换，并分别与不同的 CDK 形成复合物，如 cyclin D/CDK4、cyclin E/CDK2 等。此外，多种 CKI 包括 p21、p27、p16、p15 等可通过抑制相应的 CDK 激酶活性，发挥抑制细胞周期行进的功能 [12]。肿瘤的过度增殖与细胞周期调控因子紊乱有关 [13]。目前认为，在细胞周期中 G 末期向 S 期能否顺利过渡对于推进癌细胞周期进程具有重要意义 [14]。应用全基因芯片检测青龙衣胶囊处理人胃癌 SGC-7901 细胞后总共筛选出 78 个差异表达基因，表达上调的基因有 23 个，表达下调的基因有 55 个。本节对影响细胞周期的基因予以重点分析，结果显示与细胞周期相关的基因中，上调的基因包括 *TP53*、*CDKN2B* 等；下调的基因包括 *CDC2*、*CDK2*、*CDK4*、*CCNE1*、*CCNB1*、*CCND3*、*SKP2*、*Birc2* 等。通过基因集合聚类分析结果显示，青龙衣胶囊主要影响与细胞周期相关的信号通路，如细胞周期 G_1/S 检查点、细胞周期蛋白和细胞周期调节，与不加药处理组比较具有显著差异。提示青龙衣胶囊可能影响细胞周期基因的表达，使肿瘤细胞停滞于 G_1/S 期，抑制其分裂、增殖及分化，最终导致肿瘤细胞的凋亡。综上所述，青龙衣胶囊对肿瘤有显著的抑制作用，其作用机制可能与影响细胞周期相关基因的表达有着某种内在联系，对其如何影响相关基因的表达来发挥抗肿瘤作用还需进一步深入研究。

参考文献

[1] 王春燕. 胃癌相关病证中医文献研究 [J]. 山东中医药大学学报，2006，30(4)：321.

[2] 许士凯. 刺五加多糖 (ASPS) 对小鼠免疫功能的影响 [J]. 中成药，1990，12(3)：25.

[3] 佟丽. 刺五加多糖抗肿瘤作用与机理的实验研究 [J]. 中国药理学通报，1994，10(2)：105.

[4] 黑龙江省祖国医药研究所. 青核桃及刺五加抗癌作用的药理研究 [J]. 中草药，1980，11(7)：313.

[5] 吴细丕，钱林法，牛青霞，等. 实验动物与肿瘤研究 [M]. 北京：中国医药科技出版社，2000.

[6] 庞建新，马仁强，刘兰梅，等. 博落回总碱对肝癌细胞的毒性作用和体内抗肿瘤作用 [J]. 第一军医大学学报，2005，25(3)：325.

[7] 麦时任，阮佩英. 中医药治疗肿瘤概述及体会 [J]. 天津中医药，2006，23(3)：252.

[8] Doonan F，Cotter T G. Morphological assessment of apoptosis[J]. Methods，2008，44(3)：200.

[9] Krysko D V，Berghe T V，D'Herde K，et al. Apoptosis and necrosis：detection，discrimination and phagocytosis[J]. Methods，2008，44(3)：205.

[10] 付洪兰. 实用电子显微镜技术 [M]. 北京：高等教育出版社，2004.

[11] Nambiar S，Mirmohammadsadegh A，Bär A，et al. Applications of array technology：melanoma research and diagnosis[J]. Expert Rev Mol Diagn，2004，4(4)：549.

[12] 曹亚. 细胞周期与肿瘤 [J]. 国外医学・生理、病理科学与临床分册，2002，22(2)：103.

[13] Dekoj T，Lee S，Desai S，et al. G_2/M cell-cycle arrest and apoptosis by n-3 fatty acids in a pancreatic cancer model[J]. J Surg Res，2007，139(1)：106.

[14] Goodell J R，Ougolkov A V，Hiasa H，et al. Acridine based agents with topoisomerase Ⅱ activity inhibit pancreatic cancer cell proliferation and induce apoptosis[J]. J Med Chem，2008，51(2)：179.

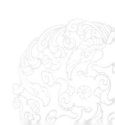

第六章　北青龙衣毒性评价研究

北青龙衣中含有萘醌、二芳基庚烷、黄酮、三萜、多糖类成分，研究表明其水煎液无毒，而醇提物尤其是乙酸乙酯萃取部位表现出强烈的毒性[1-3]，该部位主要含有萘醌类成分，既是抗肿瘤主要有效成分，也是毒性成分[4, 5]。本章首先对北青龙衣鲜、干品及胡桃醌的急性毒性进行测定，进一步采用代谢组学研究技术揭示可能存在的毒性风险以及炮制减毒机制，从而为北青龙衣的毒性评价及临床安全用药提供参考。

第一节　北青龙衣急性毒性试验

一、样品的制备及质量控制

1. 实验材料

1.1　实验仪器

2010CH 型高效液相色谱仪（日本岛津公司）；AUX-20A 型多功能破壁技术料理机（中国奥克斯集团）；B-15 型熔点测定仪（日本岛津公司）。

1.2　药品与试剂

北青龙衣药材于 2014 年 7 月 29 日采自黑龙江省宾县铜矿（东经 127°50′00.0″，北纬 45°56′18.5″），经黑龙江省中医药科学院初东君主任药师鉴定为胡桃科胡桃楸（*Juglans mandshurica* Maxim.）未成熟果实。一部分削取新鲜外果皮炮制加工后得干品，工艺参数为：37℃鼓风干燥 24h，温度升高至 45℃鼓风干燥 18h，最后升高温度至 55℃鼓风干燥 12h，每 2h 观察一次褐变程度，无明显颜色加深变化且测定含水量小于 10%，粉碎，过 100 目筛，备用；另一部分削取新鲜外果皮，每 500g 加水 250mL，3000r/min 匀浆 30s，−80℃冷冻。

胡桃醌对照品（成都瑞芬思生物科技有限公司，批号：H-075-131230，纯度大于 98%）；胡桃醌给药样品（北京中西科仪科技有限责任公司，批号：10183269）；磺胺熔点对照品（中国药品生物制品鉴定所，批号：6501）。

2. 实验方法

2.1　北青龙衣鲜、干品中胡桃醌的含量测定

取胡桃醌对照品适量，加甲醇制成 0.1550mg/mL 溶液。分别取北青龙衣鲜品 5g、干品 1g，精密称定，加甲醇 25mL，超声处理（功率 300W、频率 40kHz）30min，放冷，补足甲醇，摇匀，过滤，取续滤液，过 0.45μm 滤膜。

色谱柱为 Diamonsil C_{18}（250mm × 4.6mm，5μm）；流动相为甲醇 –0.2% 磷酸溶液（55 ∶ 45）；流速为 1.0mL/min；柱温为 35℃；检测波长为 250nm；进样量为 10μL。理论板数按胡桃醌计算应不低于 3000。

2.2　胡桃醌样品鉴定及纯度测定

取胡桃醌对照品及样品适量，加甲醇制成 20μg/mL 溶液，用于质谱鉴定。同时，取胡桃醌样品适量，加甲醇制成 1mg/mL 溶液，用于液相纯度测定。质谱条件：针泵进样 10μL/min，其他质谱条件参考“第二章，第二节，2.4 质谱条件”项内容。

3. 实验结果

3.1　北青龙衣鲜、干品中胡桃醌的含量测定结果

由图 6-1 可见，胡桃醌与其他组分色谱峰的分离度良好，理论塔板数以胡桃醌计算为 15000。北青龙衣鲜、干品中胡桃醌含量测定结果见表 6-1。

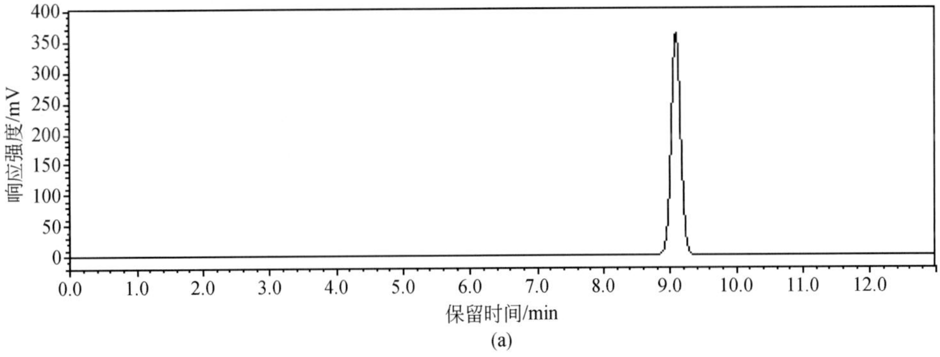

(a)

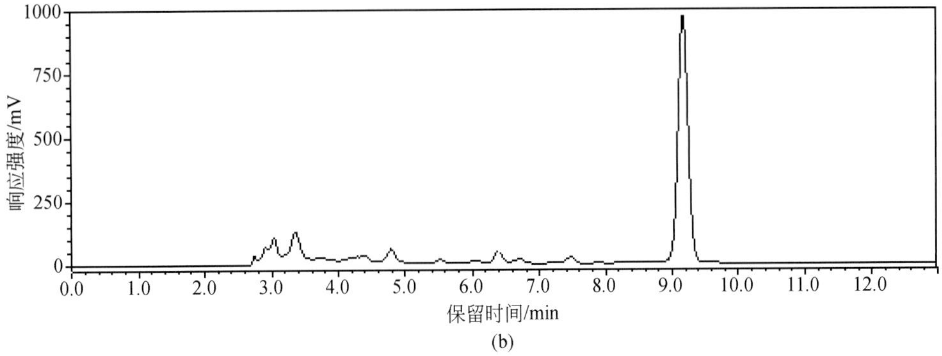

(b)

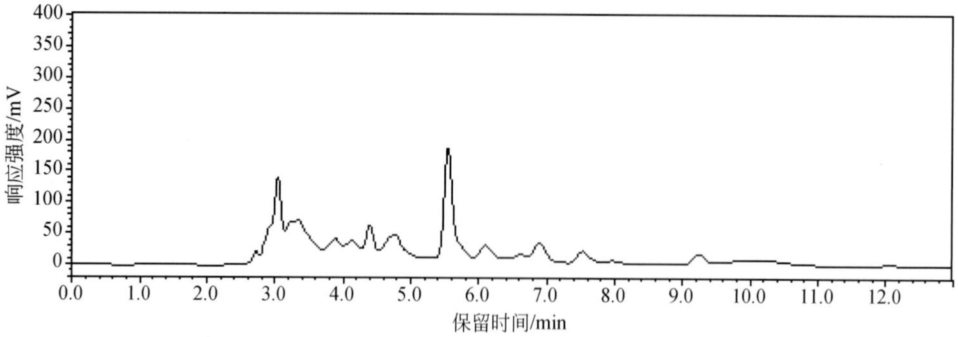

(c)

图 6-1 北青龙衣 HPLC 色谱图

（a）胡桃醌对照品；（b）鲜品；（c）干品

表 6-1 北青龙衣中胡桃醌含量测定结果 （单位：mg/g）

编号	北青龙衣鲜品（直接测定）	北青龙衣鲜品（折合干品）	北青龙衣干品
1	0.4695	3.8311	0.0774
2	0.4772	3.8940	0.0691
3	0.4428	3.6129	0.0758
4	0.4645	3.7903	0.0707
5	0.4614	3.7650	0.0969
平均值	0.4631	3.7787	0.0780

由表 6-1 可见，北青龙衣鲜品中胡桃醌含量高于干品，其折干率为 18.4%，折成干品胡桃醌含量为 3.7787mg/g，远高于干品中的 0.0780mg/g，说明低温变温炮制技术能够有效促进毒性成分的转化。

3.2 胡桃醌样品鉴定及纯度测定结果

经多次测定，胡桃醌样品的熔点为 162℃左右，符合胡桃醌 161~163℃的熔点数据，且熔程小于 1℃，提示该样品纯度较高。由图 6-2 可知，购买的胡桃醌样品与对照品二级质谱碎片及丰度比一致。并经面积归一化法测定 5 次，胡桃醌纯度为 97.5627%，符合毒性试验样品研究要求，如图 6-3 所示。

二、北青龙衣急性毒性试验

1. 实验材料

1.1 实验仪器

BP211D 型电子天平（德国 Sartorius 公司）；JY10001 型电子天平（上海精密科学仪

器有限公司）；KQ-300DB 型数控超声波清洗器（昆山市超声仪器有限公司）；吐温 -80（分析纯，天津市河东区红岩试剂厂）。

1.2　药品与试剂

试剂同“本章，第一节，1.2 药品与试剂”，其中北青龙衣干品（饮片）临床用法用量：口服，成人一次 5g，一日 2~3 次，本节研究以日服用量 15g 计；北青龙衣鲜品多用于制剂或民间自制酒剂，其服用量暂以相当于干品的折干量计算。胡桃醌目前仅用于科学研究，尚无临床用量。

1.3　实验动物

ICR 小鼠，SPF 级，体重 18~22g，雌雄各半，由北京维通利华实验动物技术有限公司提供，合格证号：SCXK-（京）2007-0003。

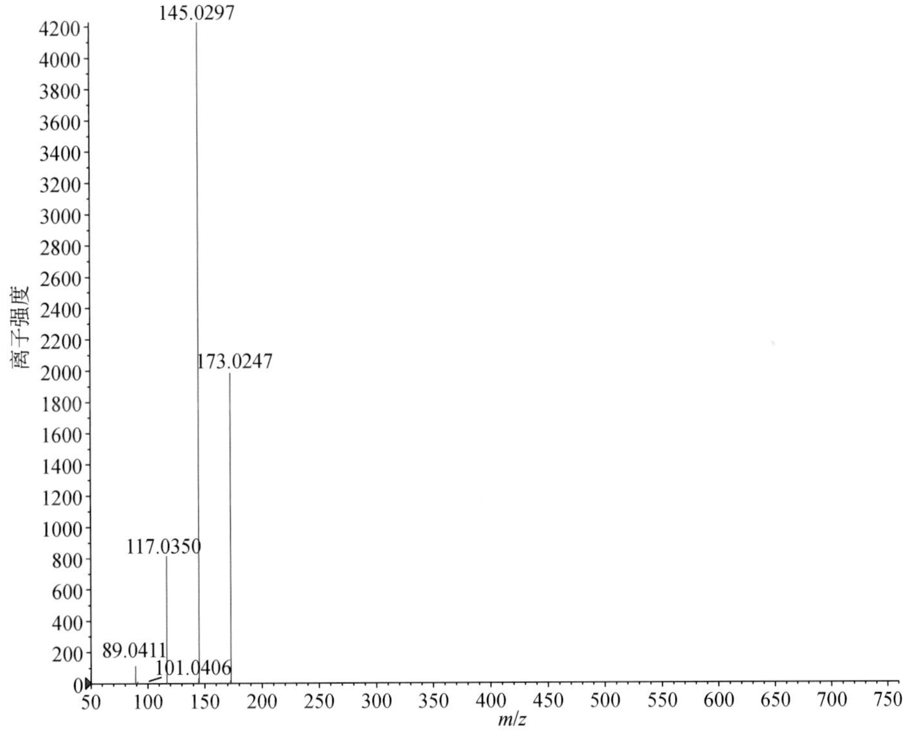

(a)

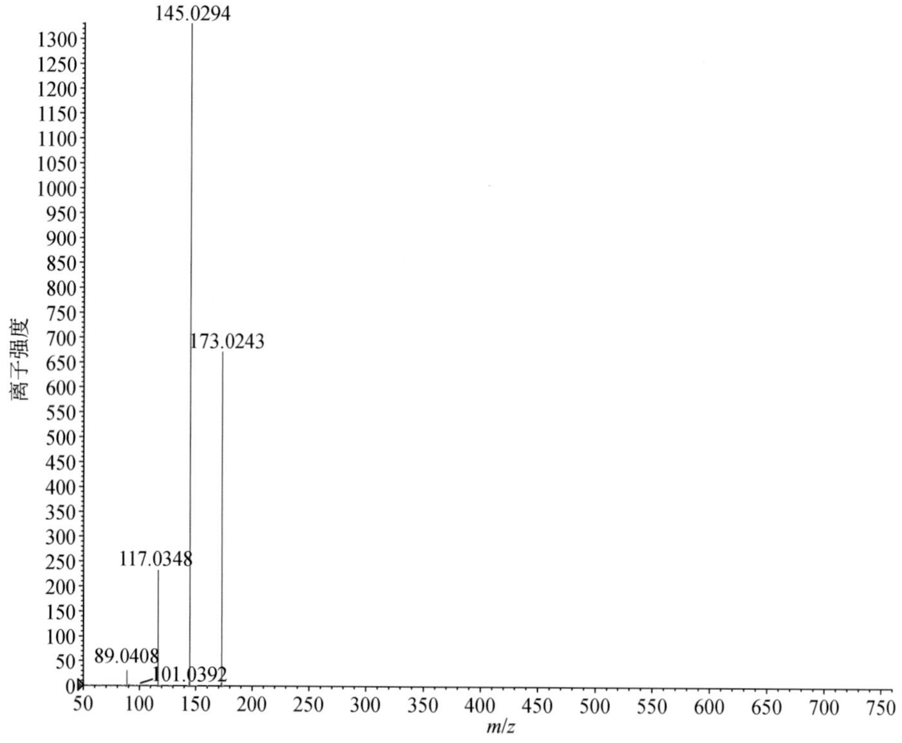

(b)

图 6-2　胡桃醌质谱鉴定

（a）胡桃醌对照品；（b）样品

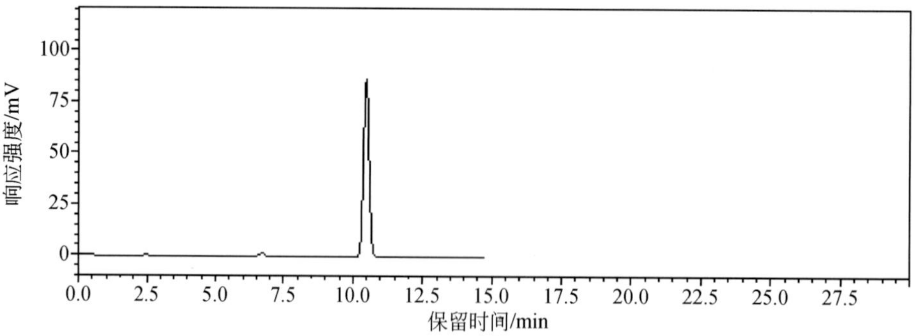

(a)

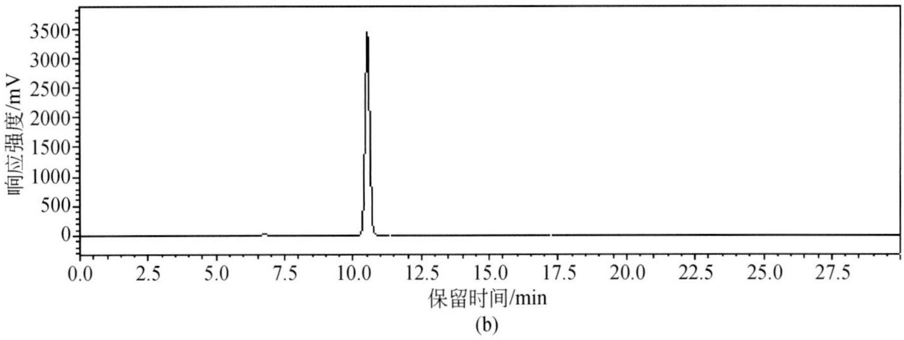

图 6-3 胡桃醌纯度测定色谱图

（a）胡桃醌对照品；（b）样品

2. 实验方法

2.1 试验样品的制备

称取一定量的北青龙衣鲜品，用匀浆器加水研匀，经预试可知 0.73g/mL 的药物混悬液为其最大可灌胃浓度。

称取一定量的北青龙衣干品，粉碎成 200 目细粉，加水制成一定浓度的药物混悬液。经预试可知 0.26g/mL 的药物混悬液为其最大可灌胃浓度。

取一定量胡桃醌粉末置于研钵中充分研磨，再精确称取胡桃醌细粉适量，用含 3‰ 吐温的水溶液配制成一定浓度的药液备用。

2.2 北青龙衣鲜、干品经口半数致死量（LD_{50}）预试

ICR 小鼠 72 只，随机分成 6 组，每组 12 只，以最大可灌胃浓度为最高剂量，组间剂量比值为 1 ∶ 0.8，其中 3 组给药浓度分别为 0.73g/mL、0.58g/mL、0.46g/mL 的北青龙衣鲜品混悬液，另外 3 组浓度分别为 0.26g/mL、0.21g/mL、0.17g/mL 的北青龙衣干品混悬液。小鼠禁食不禁水 12h，按 20mL/kg 体重灌胃给药，给药后即刻严密观察，之后连续观察 14 天，逐日记录动物的饮食、外观、行为，有无异常分泌物、排泄物及毒性反应和死亡动物的分布情况，死亡动物及时进行尸检，并记录病变情况。

2.3 北青龙衣鲜、干品经口最大给药量测定

ICR 小鼠 60 只，随机分成 3 组，分别为北青龙衣鲜品组、干品组、空白对照组，每组 20 只，试验前禁食 12h，不禁水。各组小鼠分别灌胃最大可灌胃浓度的北青龙衣鲜品、干品混悬液及蒸馏水，灌胃容积 40mL/kg，早晚各一次，两次间隔 8h。

2.4 胡桃醌经口及腹腔注射半数致死量预试

选取 ICR 小鼠 48 只，随机分成 12 组，每组 4 只。经口以 320mg/kg 体重为最高剂量，组间剂量比值为 1 ∶ 0.8，6 组浓度分别为 320mg/kg、256mg/kg、205mg/kg、163mg/kg、

131mg/kg、104mg/kg 的胡桃醌混悬液，以 20mL/kg 体重灌胃给药。腹腔注射以 10mg/kg 体重为最高剂量，组间剂量比值为 1 ∶ 0.8，6 组浓度分别为 10mg/kg、8mg/kg、6.4mg/kg、5.1mg/kg、4.1mg/kg、3.3mg/kg 的胡桃醌混悬液，以 20mL/kg 体重腹腔注射给药。观察方法同本小节“2.2 北青龙衣鲜、干品经口半数致死量（LD_{50}）预试”。

2.5 胡桃醌经口及腹腔注射半数致死量测定

选取 ICR 小鼠 170 只，随机分为 17 组，每组 10 只。试验前禁食 12h，不禁水，以预试验中引起动物 100% 死亡的最低剂量为起始浓度，按各组组间比为 1 ∶ 0.85 配制相应药液。灌胃给药组分别为 340mg/kg、289mg/kg、246mg/kg、209mg/kg、173mg/kg、151mg/kg、128mg/kg、109mg/kg、93mg/kg，灌胃容积为 20mL/kg 体重，空白对照组给予相同体积含 3‰ 吐温的水溶液；腹腔注射分别为 8.0mg/kg、6.8mg/kg、5.8mg/kg、4.9mg/kg、4.2mg/kg、3.6mg/kg，注射容积为 20mL/kg 体重，空白对照组注射相同体积含 3‰ 吐温的水溶液。观察方法同本小节“2.2 北青龙衣鲜、干品经口半数致死量（LD_{50}）预试”。

3. 实验结果

3.1 北青龙衣鲜、干品经口半数致死量预试结果

给药后即刻及连续观察 14 天，北青龙衣鲜品组小鼠给药后 30min 内有倦怠不动、眯眼、活动力降低现象，个别小鼠出现呼吸急促、竖毛、弓背现象。给药后第 2 天起小鼠活动、精神状态等逐渐恢复正常，饮食、外观、行为均正常，未见异常分泌物、排泄物，无小鼠死亡。北青龙衣干品组小鼠饮食、外观、行为均正常，未见异常分泌物、排泄物，无中毒表现及动物死亡。因此，不能找出引起动物 0% 和 100% 死亡的剂量范围或 100% 死亡的剂量。此试验无法测出北青龙衣鲜、干品的小鼠经口给药的 LD_{50}。

3.2 北青龙衣鲜、干品经口最大给药量测定结果

给药即刻及连续观察 14 天，北青龙衣鲜品组小鼠给药后 30min 内有倦怠不动 、眯眼、活动力降低现象，个别小鼠出现呼吸急促、竖毛、弓背现象。给药后第 2 天起小鼠活动、精神状态等逐渐恢复正常，饮食、外观、行为、体重均正常（表 6-2），未见异常分泌物、排泄物，无小鼠死亡。北青龙衣干品组小鼠饮食、外观、行为均正常，未见异常分泌物、排泄物，无中毒表现及动物死亡。

表 6-2 北青龙衣急性毒性试验对小鼠体重的影响 ($\bar{x} \pm SD$, n=10)

组别	给药前 /g	给药后 /g			
		1 天	3 天	7 天	14 天
空白对照	20.72 ± 0.86	23.44 ± 1.15	30.12 ± 1.86	34.01 ± 3.25	38.90 ± 4.74
北青龙衣鲜品	20.15 ± 1.04	24.77 ± 1.24	28.45 ± 1.58	33.45 ± 2.78	38.10 ± 3.85
北青龙衣干品	19.56 ± 1.34	23.65 ± 1.18	28.78 ± 1.60	33.10 ± 3.01	37.25 ± 5.42

经计算可知，北青龙衣鲜品急性毒性试验小鼠的最大给药量相当于人临床用量的 31 倍，北青龙衣干品相当于人临床用量的 83 倍。

计算公式如下：

$$倍数=\frac{每只小鼠的最大给药量}{小鼠的体重}\bigg/\frac{成人每日用量}{成人平均体重}$$

3.3　胡桃醌经口及腹腔注射半数致死量预试结果

经口给药后即刻观察，可见各组小鼠活泼程度随给药剂量的增加而降低，活动时不协调，蹒跚步行，眯眼，眼睛无神，困倦，不饮食、水。低剂量组小鼠给药后活动力降低，有竖毛、蜷缩、弓背现象，严重程度与给药剂量成正比。高剂量组小鼠倦卧于饲养笼底部不动，呼吸急促，快而浅。个别小鼠给药后 20min 发生抽搐、痉挛，1~2min 自行缓解，倦卧不动，30min 开始可见尾静脉瘀血，翻正反射消失，1h 开始有动物死亡，死亡速度与给药剂量成正比。高剂量组小鼠可见腹泻。小鼠死亡均在灌胃后 24h 之内，死亡后立即解剖，可见胃部和食道充盈灌胃的药液，心、肝、脾、肺、肾、脑等其他脏器外观未见异常变化。各组腹腔注射小鼠中毒症状与经口给药基本相同，不同点在于腹腔注射刺激性大，小鼠频繁出现扭体、拉伸现象，无蜷缩、弓背现象。经 14 天的连续观察，小鼠饮食、外观、行为第二天起均恢复正常，未见异常分泌物、排泄物，24h 后未见中毒表现及动物死亡。各组动物死亡数量见表 6-3、表 6-4。经口给药引起动物 0% 和 100% 死亡的剂量范围为 104~320mg/kg。腹腔注射引起动物 0% 和 100% 死亡的剂量范围为 4.1~8mg/kg。

表 6-3　胡桃醌经口给药急性毒性试验预试结果 (*n*=10)

组别	死亡数 / 只	死亡率 /%
Ⅰ组（320mg/kg）	4	100
Ⅱ组（256mg/kg）	2	50
Ⅲ组（205mg/kg）	1	25
Ⅳ组（163mg/kg）	1	25
Ⅴ组（131mg/kg）	1	25
Ⅵ组（104mg/kg）	0	0

表 6-4　胡桃醌腹腔注射给药急性毒性试验预试结果 (*n*=10)

组别	死亡数 / 只	死亡率 /%
Ⅰ组（10mg/kg）	4	100
Ⅱ组（8mg/kg）	4	100
Ⅲ组（6.4mg/kg）	2	50
Ⅳ组（5.1mg/kg）	1	25
Ⅴ组（4.1mg/kg）	0	0
Ⅵ组（3.3mg/kg）	0	0

3.4 胡桃醌经口、腹腔注射半数致死量测定结果

各组动物中毒症状与预试相同，由表 6-5 可见，给药各组与空白对照组比较，给药后第一天，体重差异有统计学意义，其余无统计学意义，表明胡桃醌对小鼠体重影响较小。用 Bliss 法计算胡桃醌小鼠经口给药半数致死量，结果见表 6-6~ 表 6-9。

表 6-5　胡桃醌急性毒性试验对小鼠体重的影响 ($\bar{x}$ ± SD, n=10)

组别	给药前 /g	给药后 /g			
		1 天	3 天	7 天	14 天
空白对照组	19.37 ± 0.87	23.07 ± 1.24	29.77 ± 1.26	32.01 ± 3.44	36.70 ± 5.35
经口给药组	19.69 ± 0.95	20.77 ± 1.20*	28.68 ± 2.34	32.45 ± 3.86	37.25 ± 4.38
腹腔注射组	19.77 ± 1.45	21.28 ± 1.36*	28.72 ± 2.25	31.10 ± 3.24	36.71 ± 5.22

* 与空白对照组比较，P<0.05。

表 6-6　胡桃醌小鼠经口给药 LD_{50} 试验结果 (n=10)

组别	死亡数 / 只	死亡率 /%
Ⅰ组（340mg/kg）	10	100
Ⅱ组（289mg/kg）	10	100
Ⅲ组（246mg/kg）	3	30
Ⅳ组（209mg/kg）	1	10
Ⅴ组（173mg/kg）	3	30
Ⅵ组（151mg/kg）	3	30
Ⅶ组（128mg/kg）	1	10
Ⅷ组（109mg/kg）	0	0
Ⅸ组（93mg/kg）	0	0

表 6-7　用 Bliss 法计算胡桃醌小鼠经口给药半数致死量 (n=10)

组别	对数剂量（lg$D$）	死亡数 / 只	死亡百分率 /%	实验概率单位（Y_1）	回归概率单位（Y_2）
Ⅰ组（340mg/kg）	2.5315	10	100	—	6.2640
Ⅱ组（289mg/kg）	2.4609	10	100	—	5.7844
Ⅲ组（246mg/kg）	2.3909	3	30	4.4760	5.3090
Ⅳ组（209mg/kg）	2.3201	1	10	3.7183	4.8280
Ⅴ组（173mg/kg）	2.2380	3	30	4.4760	4.2702

续表

组别	对数剂量（lgD）	死亡数 / 只	死亡百分率 /%	实验概率单位（Y_1）	回归概率单位（Y_2）
Ⅵ组（151mg/kg）	2.1790	3	30	4.4760	3.8688
Ⅶ组（128mg/kg）	2.1072	1	10	3.7183	3.3812
Ⅷ组（109mg/kg）	2.0374	0	0	—	2.9070
Ⅸ组（93mg/kg）	1.9685	0	0	—	2.4380

注：回归方程 Y 概率单位 =−10.937+6.7949lg$D$；

半数致死量 LD_{50}=221.54mg/kg；

LD_{50}（Feiller 校正）95% 的可信限 =197.39~253.26mg/kg；

LD_5=126.87mg/kg；LD_{95}=386.84mg/kg。

表 6-8　胡桃醌腹腔注射给药 LD_{50} 试验结果 (n=10)

组别	死亡数 / 只	死亡率 /%
Ⅰ组（8.0mg/kg）	10	100
Ⅱ组（6.8mg/kg）	10	100
Ⅲ组（5.8mg/kg）	3	30
Ⅳ组（4.9mg/kg）	3	30
Ⅴ组（4.2mg/kg）	2	20
Ⅵ组（3.6mg/kg）	0	0

表 6-9　用 Bliss 法计算胡桃醌经口腹腔注射半数致死量 (n=10)

组别	对数剂量（lgD）	死亡数 / 只	死亡百分率 /%	实验概率单位（Y_1）	回归概率单位（Y_2）
Ⅰ组（8.0mg/kg）	0.9031	10	100	—	6.9602
Ⅱ组（6.8mg/kg）	0.8325	10	100	—	6.1224
Ⅲ组（5.8mg/kg）	0.7634	3	30	4.4760	5.3024
Ⅳ组（4.9mg/kg）	0.6902	3	30	4.4760	4.4331
Ⅴ组（4.2mg/kg）	0.6233	2	20	4.1585	3.6385
Ⅵ组（3.6mg/kg）	0.5563	0	0	—	2.8438

注：回归方程 Y 概率单位 =−3.7594+11.87lg$D$；

半数致死量 LD_{50}=5.4696mg/kg；

LD_{50}（Feiller 校正）95% 的可信限 =5.0033~5.9917mg/kg；

LD_5=3.9753mg/kg；LD_{95}=7.5254mg/kg。

4. 结论与讨论

（1）本节研究中北青龙衣鲜品给药浓度和给药容积已达到最大，小鼠 14 天内均无死亡。因此，本节试验未能测出北青龙衣鲜品的经口 LD_{50}。

（2）每只小鼠北青龙衣鲜品的总给药量为 1.168g，推算出相当于人的临床用量的 31 倍（体重计算法），但以体表面积计算，仅相当于人的临床用量的 4 倍，即出现了轻微的毒性反应，其存在用药风险，但受给药量限制，无法观测到更严重的毒副反应，将在下一部分毒性代谢组学中继续深入研究其毒性反应。

（3）每只小鼠北青龙衣干品（饮片）的总给药量为 0.416g，推算出相当于人的临床用量的 83 倍（体重计算法），以体表面积计算，相当于人的临床用量的 11 倍，初步说明北青龙衣干品（饮片）用药是安全的。

（4）北青龙衣鲜品中胡桃醌含量远高于干品，其毒性也大于干品，说明炮制方法能降低毒性，为北青龙衣临床安全用药提供了科学依据。

（5）胡桃醌经口给药的小鼠 LD_{50} 为 221.54mg/kg，参照我国工业毒物急性毒性分级标准以及化合物经口急性毒性分级标准，均属中等毒性化合物。腹腔注射的小鼠 LD_{50} 为 5.4696mg/kg，依据我国职业性化学毒物危害程度，为极度危害程度；依据欧洲共同体的评价方式，则属剧毒范围。

（6）北青龙衣鲜品中胡桃醌量相当于胡桃醌低剂量组的 7% 左右，即表现出轻微的毒性反应，说明北青龙衣鲜品其他成分能够促进胡桃醌的吸收，或存在其他毒性成分，值得深入研究。

第二节　北青龙衣毒性代谢组学研究

一、基于非靶标代谢组学的北青龙衣毒性评价研究

1. 实验材料

1.1　实验仪器

Acquity UPLC（美国 Waters 公司，包括二元高压梯度泵、真空脱气机、自动进样器、柱温箱）；Triple TOF™ 5600+ 型高分辨质谱仪（美国 AB SCIEX，配有 ESI 源和 APCI 源）；数据采集软件：Analyst TF 1.6 软件（美国 AB SCIEX）；数据处理软件系统：PeakView 2.0/MasterView1.0 软件（美国 AB SCIEX）、Progenesis QI 2.0 软件（美国 Waters 公司）；UPLC BEH C_{18} 色谱柱（2.1mm × 100mm，1.7μm），UPLC BEH C_{18} VanGuard Pre-Column 预柱（2.1mm × 5 mm，1.7μm），UPLC HSS T3 C_{18} 色谱柱（2.1mm × 100mm，1.7μm），UPLC HSS T3 C_{18} VanGuard Pre-Column 预柱（2.1mm × 5 mm，1.7μm）（美国 Waters 公司）；IVC-Ⅱ型代谢笼（苏州市冯氏实验动物设备有限公司）；MEK-722K 型全自动血细胞分析仪（日本光电工业株式会社）；7600 型全自动生化分析仪（日本日立公司）；UF-1000i 型尿液分析仪（日本 SYSMEX 株式会社）；RM2235 型生物组织切片机（Leica 公司）；

DP72 型倒置显微镜（日本 OLYMPUS 公司）。

1.2　药品与试剂

药品同本章第一节。甲醇（分析纯，天津市科密欧化学试剂有限公司）；甲醇（色谱纯，德国 Merck 公司）；乙腈（色谱纯，德国 Merck 公司）；甲酸（色谱纯，美国 Fisher 公司）；水合氯醛（分析纯，天津市光复精细化工研究所）；吐温 -80（分析纯，天津市河东区红岩试剂厂）；煌焦油蓝（北京华越洋生物科技有限公司）；伊红 Y、苏木素（Biosharp）；中性树胶（中国上海懿洋仪器有限公司）；二甲苯（天津博迪化工股份有限公司）。

1.3　动物

SPF 级 Wistar 大鼠，雄性，体重 （200 ± 20） g，由北京维通利华实验动物技术有限公司提供，许可证号：SCXK（京）2012-0001。屏障级实验动物室饲养，12h 明暗周期，室温 22~24℃，相对湿度 40%~70%，动物自由摄食、饮水。

2. 实验方法

2.1　供试品制备

取北青龙衣鲜品，加水分别制成 2.0331g/mL、1.0166g/mL、0.5083g/mL 溶液作为高、中、低剂量组的供试品溶液（按体表面积法计，相当于 4 倍、2 倍及临床日用量）。同时，取北青龙衣干品，加水分别制成 0.2700g/mL、0.1350g/mL、0.0675g/mL 溶液作为高、中、低剂量组的供试品溶液（按体表面积法计，相当于 4 倍、2 倍及临床日用量）。

取一定量胡桃醌粉末置于研钵中充分研磨，再精密称取胡桃醌细粉适量，用含 3‰ 吐温的水溶液配制成 1.9125mg/mL、0.9563mg/mL、0.4781mg/mL 药液作为高、中、低剂量组的供试品溶液（依据预试验测定高剂量为出现死亡剂量，中、低剂量为出现毒性症状的剂量）。

2.2　动物分组及给药方法

100 只大鼠随机分为 10 组，分别为空白对照组，鲜品高、中、低剂量组，干品高、中、低剂量组，胡桃醌高、中、低剂量组，每组 10 只。所有大鼠在实验前于动物室常规饲养 1 周。实验开始后，鲜品组、干品组、胡桃醌组按不同剂量给予相应药物灌胃（灌胃体积 2mL/100g），空白对照组给予等体积蒸馏水或含 3‰ 吐温 -80 的水溶液，连续给药 4 周。观察期间大鼠自由摄食、饮水。设给药 1 周、给药 2 周、给药 3 周、给药 4 周 4 个观察时间点。

每周称量记录一次体重及进食量；观察试验动物的毒性症状，包括中枢和运动神经系统、自主神经系统、呼吸系统、心血管系统、消化系统、泌尿生殖系统、毛皮、口眼和其他部位变化。

2.3　尿液的收集和处理

采用代谢笼法，4 周给药后，收集 24h 尿液。留尿期间动物不摄食，自由饮水。收集的尿液于4℃ 13000r/min离心10min处理，取上清液，一部分用于检测生化指标，另一部分置于−80℃冰箱中保存备用。分析前解冻，用于代谢组学样品制备。

2.4 血浆的采集和处理

给药4周后，取各组实验动物用10%水合氯醛麻醉，主动脉取血，一部分检测血常规及相应生化指标，另一部分4℃放置30min后，4℃ 3000r/min离心10min，取血清置于−80℃冰箱中保存备用。分析前解冻，用于代谢组学样品制备。

2.5 血液、尿液生化分析

全血检测（血常规）：白细胞总数（WBC）、中性粒细胞百分比（NE）、淋巴细胞百分比（LY）、单核细胞百分比（MO）、嗜酸性粒细胞比例（EO）、嗜碱性粒细胞比例（BA）；红细胞总数（RBC）、血红蛋白（HGB）、红细胞比容（HCT）、平均红细胞容积（MCV）、平均红细胞血红蛋白含量（MCH）、平均红细胞血红蛋白浓度（MCHC）、红细胞体积分布宽度（RDW）；血小板总数（PLT）、血小板压积（PCT）、血小板平均体积（MPV）、血小板体积分布宽度（PDW）。

血浆检测（血液生化）：血糖（GLU）、总胆固醇（CHOL）、甘油三酯（TG）、磷酸肌酸激酶（CK）、乳酸脱氢酶（LDH）、谷丙转氨酶（ALT）、谷草转氨酶（AST）、谷草转氨酶/谷丙转氨酶（AST/ALT）、碱性磷酸酶（ALP）、总胆红素（TBIL）、总蛋白（TP）、白蛋白（ALB）、球蛋白（GLO）、白蛋白/球蛋白（A/G）；尿素氮（BUN）、肌酐（CREA）、肌酐/尿素氮（CREA/BUN）；尿酸（UA）、血清（K、Na、Cl）、渗透压（OSM）。

尿液检测：酸碱度（pH）、尿比重、葡萄糖（GLU）、蛋白质（PRO）、隐血（BLD）、酮体（KET）、胆红素（BIL）、尿胆素原（URO）、亚硝酸盐（NIT）、维生素C（VC）、白细胞（WBC）。

血常规、血液生化等计量资料经SPSS17.0统计软件进行单因素方差分析（*F*检验）。数据以$\bar{x} \pm SD$表示，组间差异采用*t*检验。尿液检测等计数资料两样本率的比较采用四格表χ^2检验的确切概率法。

2.6 脏器病理学检查

各组大鼠经10%水合氯醛麻醉后，剪开胸腔及腹腔，取出肝、肾、心、脾、肺、胃、脑、胸腺、肾上腺、睾丸、附睾、脑垂体、食管、气管、甲状腺、唾液腺、大肠、小肠、胰脏、肠淋巴结、腹主动脉、前列腺、坐骨神经、颈髓、胸髓和腰髓，取股骨断开，将骨髓取出涂于载玻片上备用。在解剖实验动物的过程中，肉眼观察动物主要脏器及腺体颜色及形态变化。其中，肝、肾、心、脾、肺、胃、脑、胸腺、肾上腺、睾丸、附睾用生理盐水冲净表面血污，滤纸吸干，称量，并计算脏器系数[脏器系数=（组织重/体重）×100%]。各脏器依次经过10%中性甲醛（pH=7.2）固定、组织修切、石蜡包埋、常规切片、HE染色、乙醇梯度脱水、透明、封片，最后进行光学显微镜观察。

2.7 代谢组学研究样本前处理

取大鼠尿样各200μL，分别加入200μL水溶液稀释至2倍，涡旋1min，0.22μm滤膜过滤，取续滤液进样。QC样本取全部大鼠尿液样本200μL，混匀，按照样本处理方法制备。

取血清200μL，分别加入800μL甲醇，涡旋2min，4℃ 13000r/min离心10min，定量取80%的上清液，氮气吹干，200μL 80%甲醇复溶，4℃ 13000r/min离心10min，取上清液进样。QC样本取全部大鼠血清样本200μL，混匀，按照相同处理方法制备。

2.8 UPLC-Q-TOF数据采集与分析

尿液色谱条件：Waters Acquity UPLC HSS T3 C_{18}色谱柱（2.1mm×100mm，1.7μm），Acquity UPLC HSS T3 C_{18} VanGuard Pre-Column 预柱（2.1mm×5mm，1.7μm）用于尿液样本检测。柱温30℃，流动相A为0.1%甲酸－水，B为0.1%甲酸－乙腈，梯度洗脱15min，梯度洗脱（0~2min，5%→5% B；2~11min，5%→35%B；11~12.5min，25%→100% B；12.5~13min，100%→100% B；13~13.1min，100%→5% B；13.1~15min，5%→5% B）。进样量5μL，流速0.3mL/min，自动进样器温度设为4℃。

血清色谱条件：Waters Acquity UPLC BEH C_{18}色谱柱（2.1mm×100mm,1.7μm），Acquity UPLC BEH C_{18} VanGuard Pre-Column预柱（2.1mm×5mm,1.7μm）用于血清样本检测。柱温30℃，流动相A为0.1%甲酸－水，B为0.1%甲酸－乙腈，梯度洗脱15min，梯度洗脱（0~4min，5%→70% B；4~11min，70%→85% B；11~12min，85%→100% B；12~13min，100%→100% B；13~13.2min，100%→5% B；13.2~15min，5%→5% B），进样量5μL，流速0.3mL/min，自动进样器温度4℃。质谱条件：采用ESI源，离子化模式为电喷雾正负离子模式，正/负离子源电压分别为5500V/–4500V，离子源温度为550℃，去簇电压（DP）分别为80V/–80V，碰撞能量（CE）分别为35eV/–35eV，碰撞能量扩展（CES）分别为15eV/–15eV。雾化气体为氮气，辅助气1压力为55psi，辅助气2压力为55psi，气帘气为35psi。一级质谱母离子扫描范围为80~1200，IDA设置响应值超过100cps的8个最高峰进行二级质谱扫描，子离子扫描范围为50~1200，开启动态背景扣除（DBS）。数据采集软件：Analyst TF 1.6软件。数据处理软件系统：PeakView 2.0/MasterView1.0软件、Progenesis QI 2.0软件。

2.9 数据分析

2.9.1 大鼠生物样本代谢轮廓分析

将采集的尿液、血液、组织样本代谢轮廓数据导入Progenesis QI 2.0软件进行峰匹配（alignment）、峰提取（peak picking）、标准化（normalization）、数据降维和质谱矩阵信息获取。进一步利用EZinfo软件模块对各组数据进行模式识别分析——主成分分析（principal component analysis，PCA），绘制空白对照组大鼠与北青龙衣干品组、鲜品组及胡桃醌大鼠组代谢轮廓PCA得分图。

2.9.2 毒性潜在生物标志物的发现

对给药组与空白对照组的代谢数据矩阵进行模式识别分析——正交偏最小二乘判别分析（orthogonal partial least squares discriminant analysis，OPLS-DA），建立贡献值文件，选取一定贡献值进行潜在生物标志物的初步筛查，进一步对这些潜在标志物在样本中的含量变化趋势进行分析，以代谢物在高、中、低给药组含量变化趋势一致且满足给药组与空白对照组间各代谢物具有显著性差异（$P<0.05$）的原则进行第二次潜在标志物筛选，获得潜在毒性生物标志物。

2.9.3 潜在毒性生物标志物的结构确证

将所得到的潜在毒性生物标志物保留时间和质荷比信息，导入 Progenesis QI 软件生成的代谢物鉴定模块下并设定成标签，进行代谢物库的匹配。匹配原则：一级质量数结合质谱依赖信息采集模式与代谢物库进行匹配，以得分高低排序，一二级碎片得分越高，结构确定的准确性越大。对软件所给出的可能结构进行标记，同时导出含有相对峰强度的结果列表，进行二次鉴定。二次鉴定主要是通过 HMDB（http://www.hmdb.ca/）、KEGG（http://www.genome.jp/kegg/）和 Massbank（http://www.massbank.jp/）等检索数据库，并结合 MS/MS 数据进行验证，最终通过色谱保留行为以及 MS/MS 数据来确定标志物的化学结构。

2.9.4 潜在毒性生物标志物的代谢通路分析

将已鉴定的潜在毒性生物标志物的英文名称、KEGG 或 HMDB 号导入代谢通路分析网站（http://www.metaboanalyst.ca）进行分析后，以影响值大于 0 的标准筛选关注代谢途径，并绘制相应代谢通路示意图。

2.9.5 毒性相关核心标志物的生物信息分析与阐述

首先，对所得到的生物标志物及代谢通路进行归纳、分类。然后，以生物标志物名称、疾病名称、靶点名称等与药物毒性相关的关键词进行文献搜寻，获得临床和实验研究数据，结合临床化学指标和组织病理学指标，综合分析其生物学信息，并获得与毒性的发生、发展相关的核心标志物。最后，阐述这些核心标志物在毒性发生与发展过程的指示作用。

3. 实验结果

3.1 大鼠行为与体重的变化

北青龙衣干品各给药组大鼠行为与空白对照组无显著性差异，神经反射正常，瞳孔正常，未见分泌物，呼吸频率正常，大便颜色、形态正常，泌尿生殖系统正常，毛皮光亮完整，眼部正常，试验动物每周的体重及食量变化分别见表 6-10、表 6-11。由表可知，干品高剂量组第 1 周和第 2 周大鼠体重低于空白对照组，干品中剂量组第 2 周大鼠体重低于空白对照组，均具有统计学意义，可能是干品混悬液黏度大，高、中剂量灌胃容量较大，大鼠不能适应，干品高剂量组第 1 周、第 2 周及干品中剂量组第 1 周大鼠摄食量也明显低于空白对照组。随着给药时间的延长，大鼠逐渐适应大剂量灌胃给药，第 3、4 周摄食量与空白对照组无明显差异，体重也无明显差异，说明干品对体重无明显影响。其中干品高剂量组 1 只大鼠第 4 周灌胃不当导致死亡，干品低剂量组 1 只大鼠长期状态不佳，第 4 周死亡，可能与自发疾病有关。

表 6-10　一个月毒性试验大鼠体重 ($\bar{x} \pm SD$, n=10)

单位：g

周数	空白对照组	干品高剂量组	干品中剂量组	干品低剂量组	鲜品高剂量组	鲜品中剂量组	鲜品低剂量组	胡桃醌高剂量组	胡桃醌中剂量组	胡桃醌低剂量组
0 周	214.0 ± 27.97	209.0 ± 31.78	207.0 ± 34.98	217.0 ± 29.08	219.0 ± 27.26	214.0 ± 30.62	217.0 ± 31.99	206.0 ± 32.73	210.0 ± 27.08	212.0 ± 28.98
1 周	293.0 ± 13.38	268.0 ± 22.01**	278.0 ± 18.74	287.0 ± 14.94	265.0 ± 21.73*	274.0 ± 20.44*	278.0 ± 28.38	295.0 ± 25.06	286.0 ± 15.06	282.0 ± 26.99
2 周	324.0 ± 20.11	294.0 ± 20.66**	290.1 ± 19.44**	310.0 ± 14.91	281.7 ± 24.37**	297.0 ± 25.41**	317.0 ± 14.18	267.8 ± 21.08**	273.0 ± 13.38**	283.0 ± 26.69**
3 周	330.0 ± 23.09	317.5 ± 21.51	322.0 ± 20.44	341.1 ± 18.34	288.9 ± 23.15**	302.5 ± 27.21*	313.8 ± 16.85*	283.3 ± 41.31**	289.0 ± 23.78**	301.0 ± 23.31**
4 周	361.4 ± 23.09	365.6 ± 32.06	364.0 ± 25.47	382.2 ± 46.58	311.1 ± 32.19**	318.8 ± 30.91**	322.9 ± 36.84*	300.0 ± 62.18**	317.8 ± 13.02**	320.0 ± 32.66**

* 与空白对照组比较，P<0.05，** 与空白对照组比较，P<0.01。

表 6-11　一个月毒性试验大鼠摄食量 ($\bar{x} \pm SD$, n=10)

单位：g

周数	空白对照组	干品高剂量组	干品中剂量组	干品低剂量组	鲜品高剂量组	鲜品中剂量组	鲜品低剂量组	胡桃醌高剂量组	胡桃醌中剂量组	胡桃醌低剂量组
1 周	29.275 ± 2.012	24.358 ± 1.833*	25.452 ± 0.695*	28.352 ± 0.671	22.633 ± 4.063*	24.147 ± 2.366*	13.930 ± 1.488**	28.677 ± 0.834	28.677 ± 0.529	26.180 ± 0.993*
2 周	31.838 ± 2.356	26.869 ± 1.352*	31.894 ± 2.125	34.172 ± 2.212	24.533 ± 2.338*	31.561 ± 2.371	29.908 ± 3.230	16.558 ± 4.987**	17.825 ± 2.645**	17.052 ± 2.858**
3 周	31.575 ± 1.731	30.577 ± 2.329	28.369 ± 2.011	28.633 ± 1.581	23.133 ± 3.911*	23.477 ± 7.477*	23.138 ± 1.639*	21.633 ± 0.966**	18.222 ± 2.197**	22.555 ± 1.242**
4 周	26.825 ± 0.981	26.411 ± 1.723	25.488 ± 2.805	24.133 ± 2.412	24.366 ± 5.529	24.437 ± 1.462*	23.177 ± 2.008*	—	17.988 ± 2.844**	19.208 ± 1.275**

* 与空白对照组比较，P<0.05，** 与空白对照组比较，P<0.01。

北青龙衣鲜品各给药组大鼠行为与空白对照组有显著性差异，灌胃后大鼠出现倦怠，少动，少食，极个别有不食现象。给药1周左右可见各组大鼠普遍排稀便，呈深褐色，症状随着剂量增加及给药时间延长逐渐加重，逐渐出现精神不振、被毛脏乱、躯体瘫软、四肢明显无力、精神萎靡等症状。鲜品组与空白对照组相比，高、中剂量组的大鼠体重从第2周起显著低于空白对照组，摄食量也明显减少，均具有统计学意义，说明鲜品对体重有显著影响。鲜品低剂量组2只大鼠在第3周死亡，鲜品高剂量组1只大鼠及鲜品中剂量组3只大鼠在第4周死亡，可能与药物毒性有关。

胡桃醌各给药组大鼠行为与空白对照组有显著性差异，大鼠灌胃后出现耸毛、眼神呆滞、不动或活动减少、不食现象，一周左右各组给药后均排稀便、软便，粪便颜色呈深褐色，随着给药时间延长，症状逐渐加重。高剂量组后期腹泻严重，大便稀溏，尿液颜色呈深红色，可能是由萘醌类代谢物的颜色所致。各组大鼠逐渐表现呆钝、倦怠、毛色干枯、拉稀严重等，四肢呈暗紫色，后期呆滞不动、眯眼、精神不佳。从第3周起，胡桃醌高剂量组出现精神不振、被毛脏乱、躯体瘫软、四肢明显无力、精神萎靡、腹部膨胀、濒临死亡等症状。胡桃醌组与空白对照组相比，高、中、低剂量组的大鼠体重从第2周起显著低于空白对照组，摄食量也明显减少，均具有统计学意义，说明胡桃醌对体重有极显著影响，尤其在第3、4周大鼠消瘦明显，状态不佳。高剂量组5只大鼠在第3周死亡，高、中、低剂量组各1只大鼠在第4周死亡，基本可确定与药物毒性有关。

3.2　大鼠生化指标分析

从表6-12中可知，与空白对照组相比，各给药组血液学指标的变化不明显，某一组的变化虽有统计学意义，但无剂量依赖性，且与健康雄性Wistar大鼠血液参数对比[6]，基本均在正常值范围，因此，各给药组对大鼠血常规无明显影响。

血清中ALT和AST的含量最直接反映肝细胞的损伤，反映急性肝损伤以ALT最敏感，反映其损伤程度则AST较敏感。由表6-13可见，干品各给药组与空白对照组相比，仅高剂量组的AST具有统计学意义，但各剂量组ALT和AST与健康雄性Wistar大鼠血液参数对比[6]，基本均在正常值范围，无临床意义；鲜品及胡桃醌各给药组与空白对照组相比，ALT和AST普遍增高，鲜品各给药组增高至1.83~7.18倍和1.88~3.40倍，胡桃醌各给药组分别增高至4.02~9.90倍和3.48~5.19倍，并呈剂量依赖性，均具有显著性差异（$P<0.01$），说明北青龙衣鲜品及胡桃醌可引起明显的肝毒性。

血清中BUN和CREA的含量反映肾脏的损伤程度，两者是检测肾小球滤过功能的重要指标。由表6-13可见，干品各给药组与空白对照组相比，BUN和CREA的含量略有升高，具有统计学意义，但各剂量组BUN和CREA与健康雄性Wistar大鼠血液参数对比[6]，基本均在正常值范围，无临床意义；鲜品各给药组及胡桃醌各给药组与空白对照组相比，BUN和CREA普遍增高，鲜品各给药组分别增高至4.16~7.18倍和1.69~2.73倍，胡桃醌各给药组分别增高至5.69~9.28倍和2.45~3.96倍，并呈剂量依赖性，均具有显著性差异（$P<0.01$），说明北青龙衣鲜品及胡桃醌可引起明显的肾毒性。

表 6-12　一个月毒性试验大鼠血常规指标 ($\bar{x} \pm SD$, n=10)

指标	空白对照组	干品高剂量组	干品中剂量组	干品低剂量组	鲜品高剂量组	鲜品中剂量组	鲜品低剂量组	胡桃醌高剂量组	胡桃醌中剂量组	胡桃醌低剂量组
WBC/（$\times 10^9$/L）	7.9 ± 2.2	8.1 ± 2.7	7.6 ± 2.5	9.1 ± 2.3	9.8 ± 2.3	9.1 ± 2.2	10.7 ± 1.6*	14.9 ± 1.1**	9.4 ± 2.8	10.7 ± 3.9*
NE/%	41.6 ± 5.2	41.7 ± 11.5	39.6 ± 6.0	39.9 ± 5.1	46.6 ± 8.5	45.4 ± 6.6	49.3 ± 6.9*	—	44.4 ± 6.6	56.5 ± 12.5**
LY/%	54.5 ± 5.6	53.1 ± 10.2	55.6 ± 6.7	55.5 ± 5.4	48.7 ± 9.4	44.4 ± 11.7*	47.1 ± 6.7	—	50.5 ± 7.3	39.9 ± 12.3**
MO/%	3.6 ± 1.3	3.3 ± 0.5	4.2 ± 1.2	4.1 ± 1.3	4.2 ± 1.8	5.4 ± 1.9*	3.3 ± 0.9	2.7 ± 2.5	3.6 ± 0.4	3.2 ± 0.6
EO/%	0.3 ± 0.1	0.3 ± 0.2	0.3 ± 0.1	0.3 ± 0.1	0.2 ± 0.2	0.2 ± 0.1	0.2 ± 0.1	0.4 ± 0.3	0.2 ± 0.2	0.2 ± 0.1
BA/%	0.1 ± 0.1	0.2 ± 0.1	0.2 ± 0.2	0.2 ± 0.2	0.3 ± 0.2*	0.2 ± 0.1	0.1 ± 0.1	0.1 ± 0.0	0.2 ± 0.2	0.2 ± 0.1
RBC/（$\times 10^{12}$/L）	7.4 ± 0.19	7.2 ± 0.31	7.2 ± 0.43	7.3 ± 1.05	7.1 ± 0.18	7.1 ± 0.38	7.1 ± 0.40	8.5 ± 0.19**	7.0 ± 0.40	7.1 ± 0.60
HGB/（g/L）	141 ± 4	139 ± 2	141 ± 6	145 ± 16	139 ± 3	140 ± 5	142 ± 8	154 ± 4	136 ± 7	142 ± 10
HCT/%	37.3 ± 0.9	36.4 ± 1.0	36.0 ± 1.8	36.9 ± 4.8	35.7 ± 1.0	35.1 ± 2.1	35.1 ± 2.7	49.7 ± 1.1**	34.7 ± 2.3*	34.9 ± 2.9*
MCV/fL	50.2 ± 1.2	50.7 ± 2.5	49.9 ± 1.1	50.7 ± 1.7	50.0 ± 1.2	49.4 ± 1.3	49.6 ± 1.7	58.8 ± 2.1**	49.6 ± 1.8	49.5 ± 1.2
MCH/pg	18.9 ± 0.4	19.3 ± 0.8	19.5 ± 0.5*	19.9 ± 0.8**	19.6 ± 0.5*	19.7 ± 0.5	20.1 ± 0.7**	18.2 ± 0.4	19.6 ± 0.7*	19.9 ± 0.7**
MCHC/（g/L）	377 ± 9	381 ± 8	391 ± 9*	394 ± 13**	391 ± 6*	399 ± 15.3**	406 ± 9.3**	310.3 ± 5.3**	393.4 ± 10.4**	402.6 ± 6.4**
RDW/%	12.4 ± 0.4	12.6 ± 0.2	12.3 ± 0.2	12.4 ± 0.3	13.1 ± 0.5**	12.7 ± 0.3	12.7 ± 0.2*	18.3 ± 0.6**	12.9 ± 0.2**	12.6 ± 0.3
PLT/（$\times 10^9$/L）	607 ± 49	582 ± 70	585 ± 72	544 ± 54	629 ± 49	618 ± 72	606 ± 111	1389 ± 455**	573 ± 71	600 ± 97
PCT/%	0.34 ± 0.03	0.33 ± 0.04	0.32 ± 0.06	0.29 ± 0.04	0.33 ± 0.04	0.33 ± 0.04	0.32 ± 0.06	1.10 ± 0.39**	0.29 ± 0.04	0.31 ± 0.06
MPV/fL	5.5 ± 0.2	5.6 ± 0.2	5.4 ± 0.4	5.4 ± 0.3	5.2 ± 0.3*	5.3 ± 0.3	5.2 ± 0.1*	7.9 ± 0.6**	5.1 ± 0.1*	5.2 ± 0.2*
PDW/%	13.8 ± 0.3	13.9 ± 0.5	13.6 ± 0.2	13.6 ± 0.4	13.4 ± 0.4*	13.5 ± 0.6	13.4 ± 0.3*	8.7 ± 0.8**	13.5 ± 0.2*	13.7 ± 0.2

* 与空白对照组比较，P<0.05，** 与空白对照组比较，P<0.01。

表 6-13　一个月毒性试验大鼠血液生化指标 ($\bar{x} \pm SD$, n=10)

指标	空白对照组	干品高剂量组	干品中剂量组	干品低剂量组	鲜品高剂量组	鲜品中剂量组	鲜品低剂量组	胡桃醌高剂量组	胡桃醌中剂量组	胡桃醌低剂量组
GLU/（mmol/L）	5.29 ± 1.21	14.98 ± 3.28**	14.35 ± 1.93**	7.41 ± 1.17**	16.12 ± 4.02**	13.04 ± 2.37**	8.80 ± 1.11**	9.30 ± 0.38**	8.00 ± 1.40**	8.12 ± 4.03**
CHOL/（mmol/L）	1.55 ± 0.32	1.50 ± 0.14	1.54 ± 0.21	1.46 ± 0.10	1.51 ± 0.13	1.24 ± 0.25**	1.52 ± 0.30	1.91 ± 0.31**	1.76 ± 0.16*	1.59 ± 0.27
TG/（mmol/L）	0.51 ± 0.12	0.57 ± 0.09	0.57 ± 0.12	0.59 ± 0.12	0.51 ± 0.13	0.47 ± 0.13	0.55 ± 0.91	0.88 ± 0.143**	0.47 ± 0.08	0.42 ± 0.10
CK/（U/L）	1174 ± 1144	1070 ± 755	1714 ± 1380	1337 ± 855	1185 ± 736	1849 ± 1147	1392 ± 879	600 ± 131	1126 ± 640	1072 ± 681
LDH/（U/L）	1235 ± 172	1270 ± 155	1247 ± 183	1218 ± 374	1030 ± 328	1142 ± 328	1714 ± 314**	1131 ± 253	801 ± 175**	974 ± 276**
ALT/（U/L）	34 ± 5	38 ± 6	39 ± 4	36 ± 4	244 ± 26**	135 ± 17**	62.3 ± 14.9**	336.5 ± 27.5**	234.2 ± 13.0**	136.6 ± 15.9**
AST/（U/L）	118 ± 14	155 ± 13*	130 ± 13	106 ± 12	401 ± 11**	310 ± 13**	222 ± 15**	613 ± 30**	497 ± 21**	411 ± 17**
AST/ALT	3.5 ± 0.6	4.1 ± 1.4**	3.2 ± 1.4	2.9 ± 1.5*	1.7 ± 2.5**	2.3 ± 2.5**	3.6 ± 2.7	1.8 ± 1.7**	2.1 ± 2.3**	3.0 ± 1.4
ALP/（U/L）	129 ± 23	129 ± 18	161 ± 19**	137 ± 26	122 ± 17	95 ± 10**	110 ± 9	105 ± 13*	104 ± 13**	130 ± 24
TBIL/（μmol/L）	1.3 ± 0.4	1.2 ± 0.2	0.9 ± 0.02**	1.2 ± 0.2	0.4 ± 0.3**	0.4 ± 0.1**	0.7 ± 0.2**	0.6 ± 0.1**	1.3 ± 0.2	1.5 ± 0.3*
TP/（g/L）	57.8 ± 3.4	56.4 ± 3.0	53.7 ± 4.7	53.4 ± 2.1	55.1 ± 2.2	53.3 ± 2.2	55.4 ± 2.4	49.8 ± 5.0	51.5 ± 3.2**	54.4 ± 3.8
ALB/（g/L）	34.3 ± 1.7	33.8 ± 1.7	31.9 ± 2.2**	31.7 ± 1.4**	32.9 ± 1.3	31.9 ± 1.3*	33.6 ± 1.2	29.6 ± 2.5**	32.1 ± 2.4*	34.1 ± 2.4
GLO/（g/L）	22.7 ± 2.0	22.5 ± 1.6	21.8 ± 2.8	21.8 ± 1.2	22.4 ± 1.8	21.5 ± 1.6	22.1 ± 2.1	20.1 ± 2.7*	19.4 ± 1.7**	20.2 ± 2.1**
A/G	1.5 ± 0.1	1.5 ± 0.1	1.5 ± 0.1	1.5 ± 0.1	1.5 ± 0.1	1.5 ± 0.1	1.6 ± 0.2	1.5 ± 0.1	1.7 ± 0.1**	1.7 ± 0.2**
BUN/（mmol/L）	6.23 ± 0.82	9.80 ± 0.49**	8.76 ± 0.58**	8.74 ± 0.54**	44.72 ± 0.22**	35.19 ± 0.84**	26.32 ± 1.36**	57.8 ± 1.43**	45.64 ± 1.06**	35.42 ± 0.75**
CREA/（μmol/L）	31.3 ± 4.9	40.4 ± 3.3*	38.9 ± 4.0	32.1 ± 3.0	85.4 ± 4.0**	73.0 ± 4.4**	52.81 ± 7.08**	123.95 ± 0.87*	90.07 ± 3.60**	76.82 ± 2.43**
CREA/BU	5.06 ± 0.83	4.48 ± 0.44	7.73 ± 0.75**	8.72 ± 1.30**	5.58 ± 1.20	6.71 ± 0.46**	5.23 ± 0.70	3.14 ± 0.64**	5.50 ± 1.22	5.04 ± 0.92
UA/（μmol/L）	110.9 ± 24.5	111.3 ± 60.5	97.7 ± 35.2	87.3 ± 30.0	117.28 ± 40.04	108.78 ± 51.58	136.19 ± 47.92	121.54 ± 21.17	108.40 ± 17.33	102.56 ± 19.77
K/（mmol/L）	4.9 ± 0.9	4.8 ± 0.7	5.3 ± 0.8	5.0 ± 0.7	5.3 ± 0.5	5.24 ± 0.50	5.08 ± 0.53	6.60 ± 0.30**	4.81 ± 0.25	4.60 ± 0.26
Na/（mmol/L）	145 ± 6	140 ± 2**	140 ± 2**	140 ± 2**	140 ± 1**	140 ± 3**	142 ± 2*	140 ± 1*	142 ± 1*	143 ± 1
Cl/（mmol/L）	100 ± 4	101 ± 2*	105 ± 2**	105 ± 2**	103 ± 2*	104 ± 2**	104 ± 2**	101 ± 2	106 ± 2**	107 ± 1**
OSM（mOsm/L）	290.23 ± 10.96	284.85 ± 3.55*	286.66 ± 1.88	288.19 ± 2.46	286.57 ± 4.34	290.10 ± 1.42	288.02 ± 4.22	289.48 ± 2.45	287.79 ± 2.86	288.93 ± 3.41

* 与空白对照组比较，P<0.05，** 与空白对照组比较，P<0.01。

此外，各给药组与对照组相比，血糖（GLU）普遍升高，呈一定的剂量依赖性，并具有统计学意义，其中以北青龙衣干、鲜品升高明显，可能是药物对糖代谢有一定的影响。各给药组钠离子和氯离子与空白对照组相比均有统计学意义，但 RSD 较小，均值与空白对照组接近，无临床意义。其余各生化指标在某一组中有显著性变化，但无剂量依赖性，且与健康雄性 Wistar 大鼠血液参数对比[6]，基本均在正常值范围，无临床意义。

3.3　大鼠尿生化指标分析

空白对照组及各给药组大鼠尿液 pH 均在 7.5~9.0 之间，比重均在 1.005~1.015 之间；亚硝酸盐、葡萄糖、维生素 C、胆红素、白细胞均未检出；隐血、酮体在空白对照组及各给药组均出现一定比例的“+”号、“–”号，无统计学意义，可能与仪器的灵敏度设定有关；蛋白质在各组具有显著差异，空白对照组及北青龙衣干品各剂量组偶有 1~2 例尿蛋白浦肯野细胞号或“+1”号，而北青龙衣鲜品各剂量组均有 3~6 例尿蛋白“+1”号或“+2”号，胡桃醌各剂量组均有 3~7 例尿蛋白“+1”号、“+2”号或“+3”号，经四格表 χ^2 检验与空白对照组均具有统计学意义。可能与肾小球（管）的滤过率有关，提示北青龙衣鲜品各剂量组及胡桃醌各剂量组大鼠肾功能受损。

3.4　大鼠组织病理学检查

大鼠组织病理学检查结果表明，北青龙衣鲜品各剂量组及胡桃醌各剂量组肝、肾、脑 3 个器官的组织出现了明显的病变，而北青龙衣干品各剂量组未见明显病变，结果见图 6-4~图 6-6。其余心、脾、肺、胃、胸腺、肾上腺，睾丸、附睾、脑垂体、食管、气管、甲状腺、唾液腺、大肠、小肠、胰脏、肠淋巴结、腹主动脉、前列腺、坐骨神经、颈髓、胸髓、腰髓及骨髓等组织在各给药组均未见明显病理改变，有个别组织出现病变可能与先天性或自发性疾病有关。

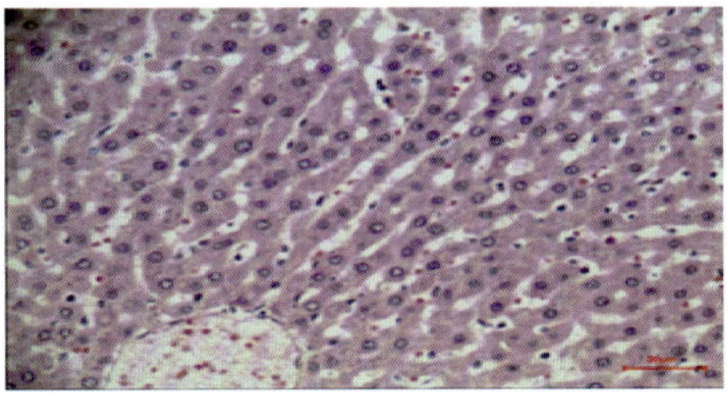

(a)

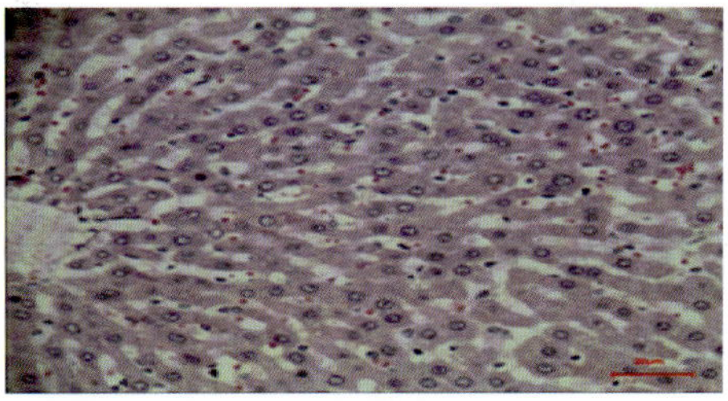

(b)

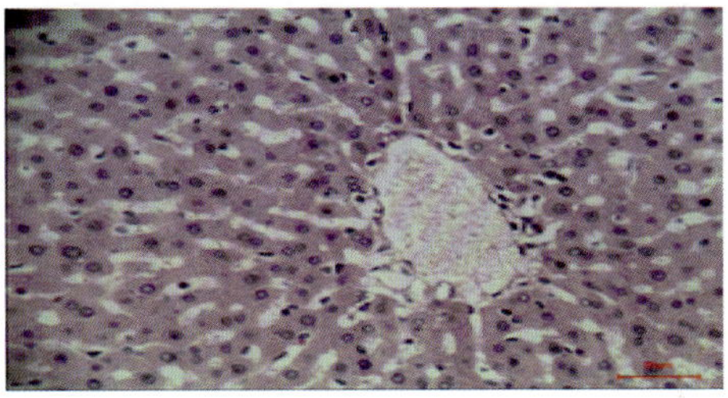

(c)

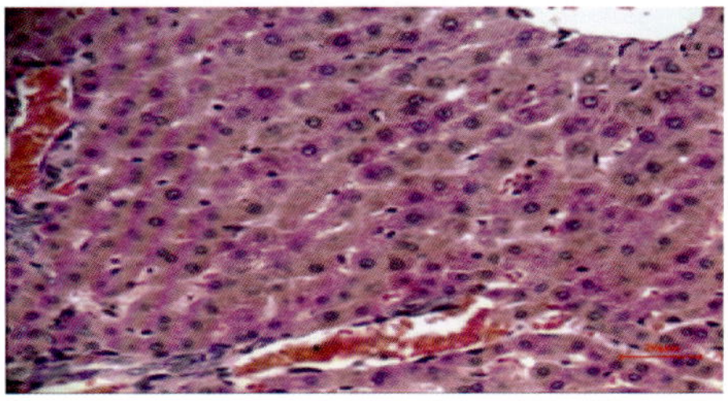

(d)

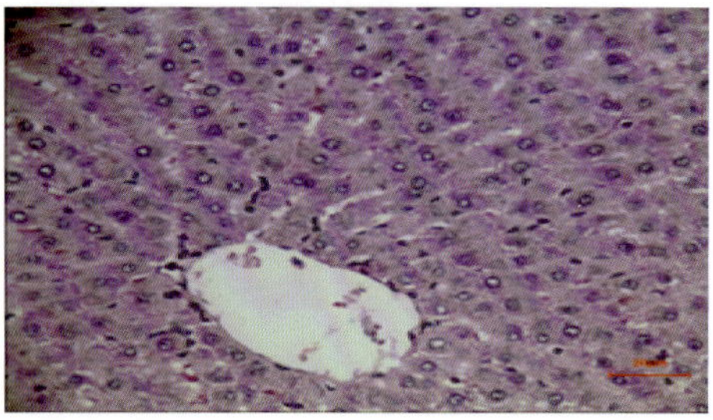

(e)

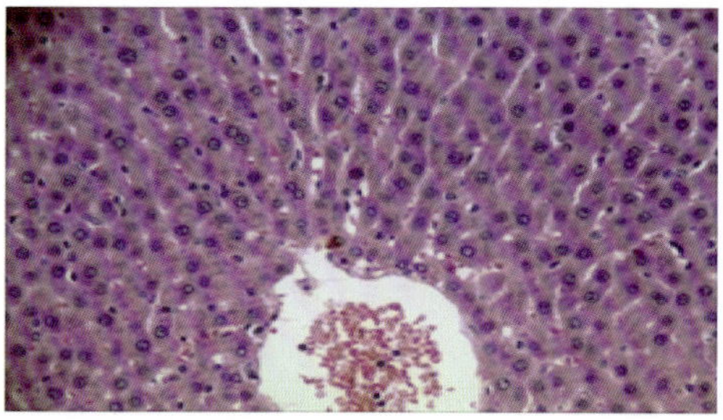

(f)

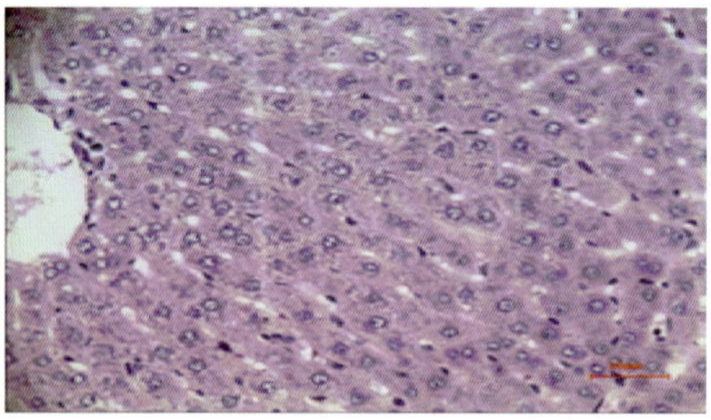

(g)

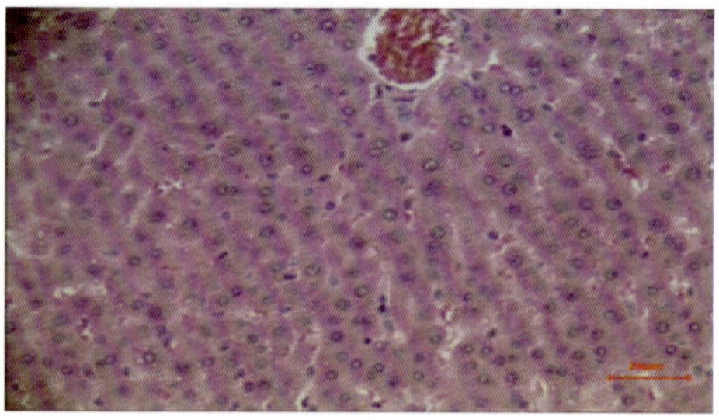

(h)

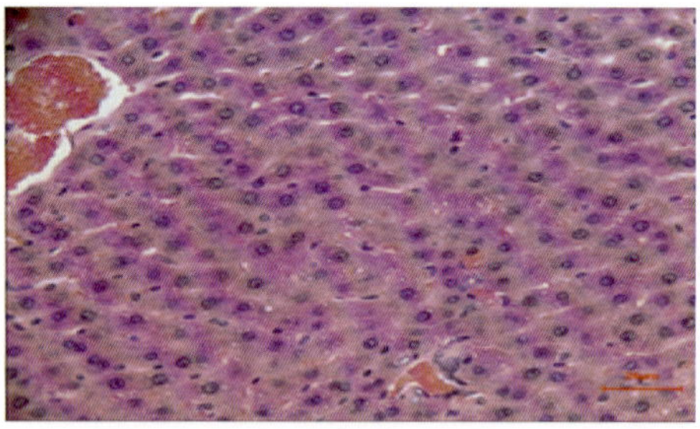

(i)

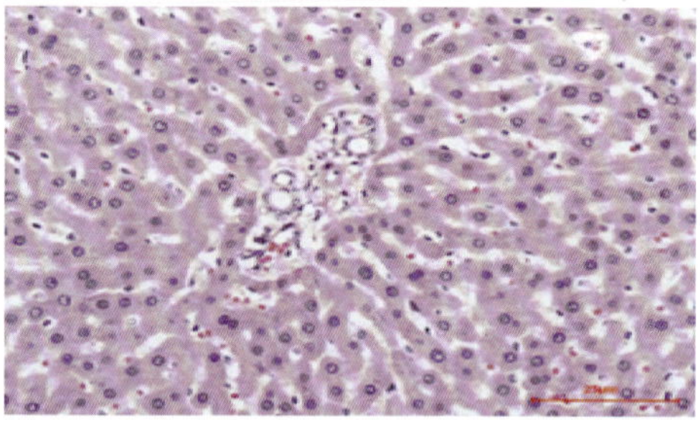

(j)

图 6-4 各组大鼠肝脏组织 HE 染色形态观察（×400）

（a）北青龙衣干品高剂量组；（b）北青龙衣干品中剂量组；（c）北青龙衣干品低剂量组；（d）北青龙衣鲜品高剂量组；（e）北青龙衣鲜品中剂量组；（f）北青龙衣鲜品低剂量组；（g）胡桃醌高剂量组；（h）胡桃醌中剂量组；（i）胡桃醌低剂量组；（j）空白对照组

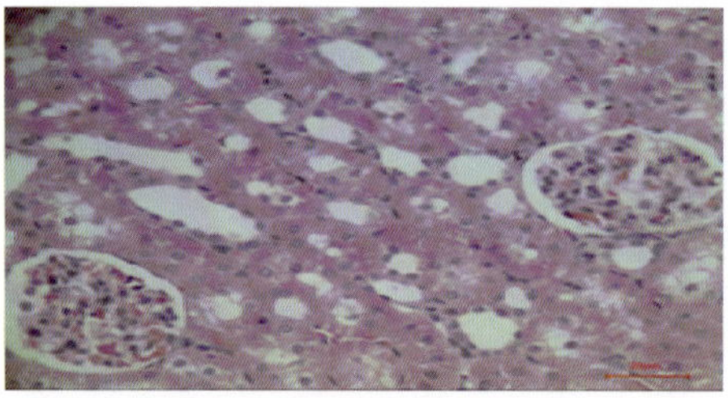

(a)

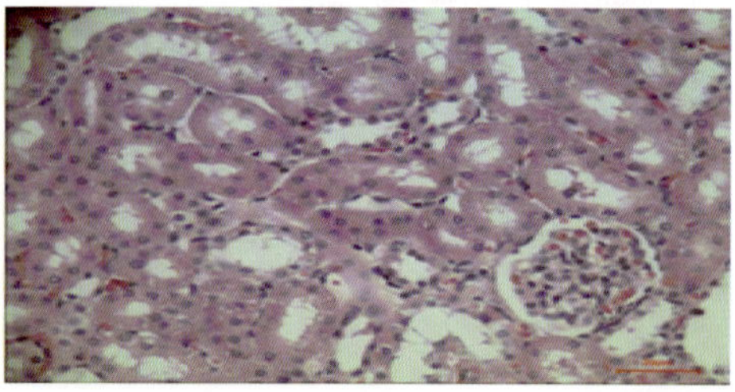

(b)

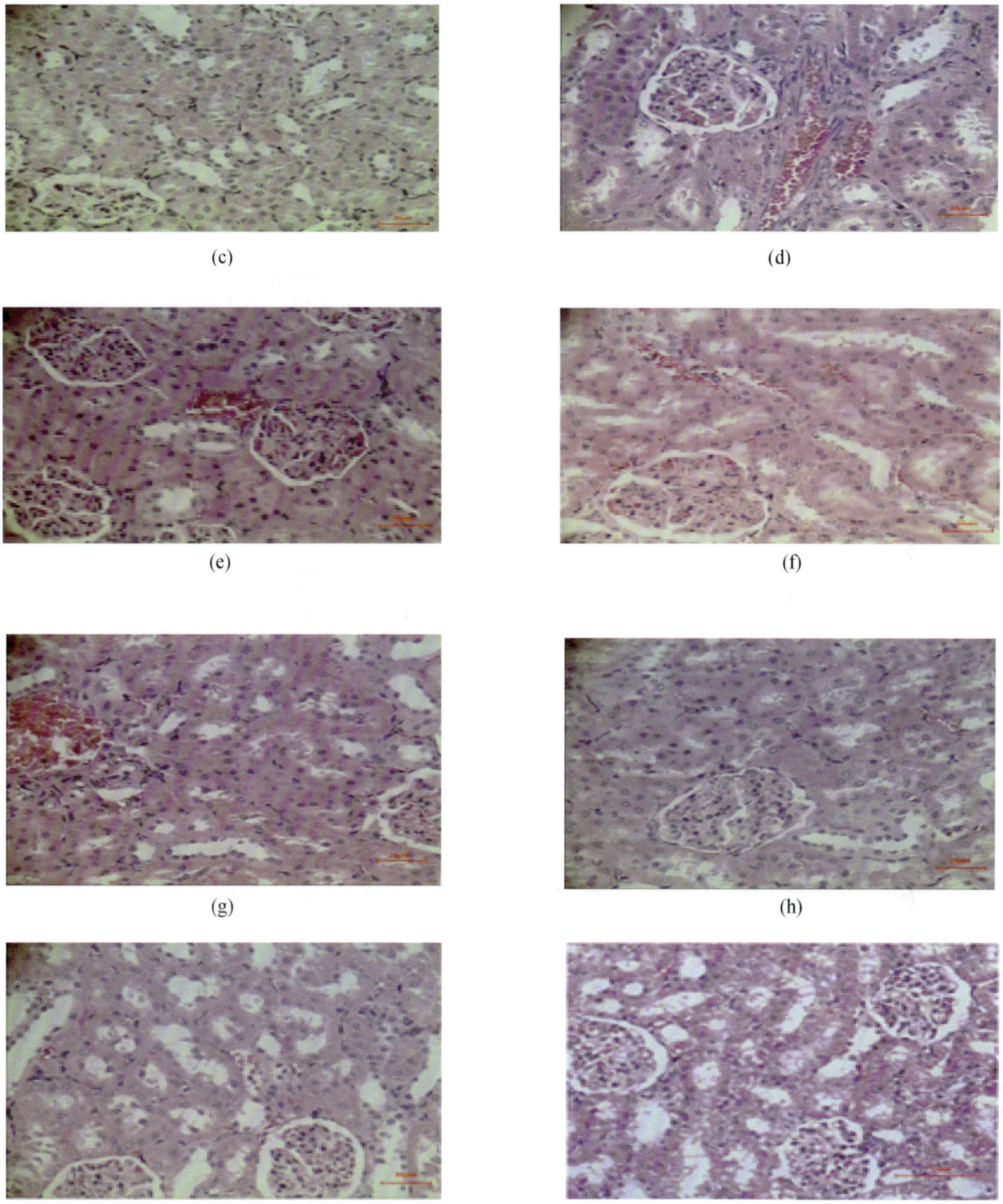

(c)　(d)　(e)　(f)　(g)　(h)　(i)　(j)

图 6-5　各组大鼠肾脏组织 HE 染色形态观察（×400）

（a）北青龙衣干品高剂量组；（b）北青龙衣干品中剂量组；（c）北青龙衣干品低剂量组；（d）北青龙衣鲜品高剂量组；（e）北青龙衣鲜品中剂量组；（f）北青龙衣鲜品低剂量组；（g）胡桃醌高剂量组；（h）胡桃醌中剂量组；（i）胡桃醌低剂量组；（j）空白对照组

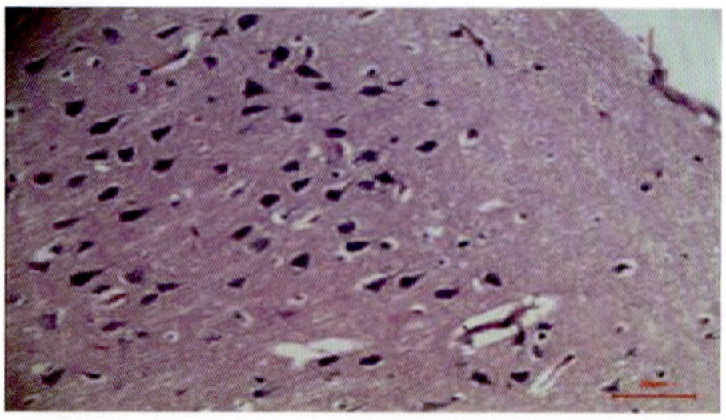
1-a

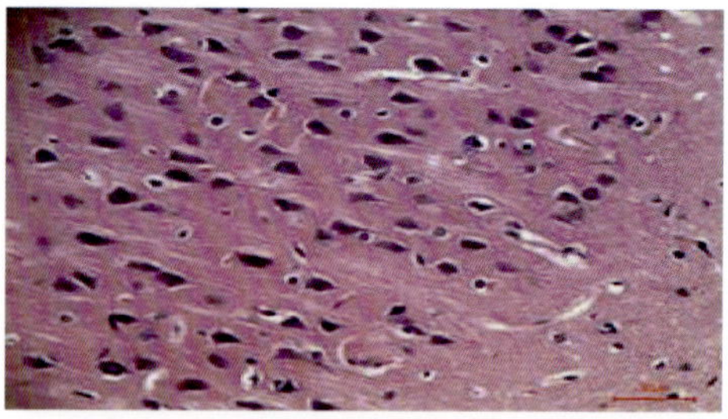
1-b

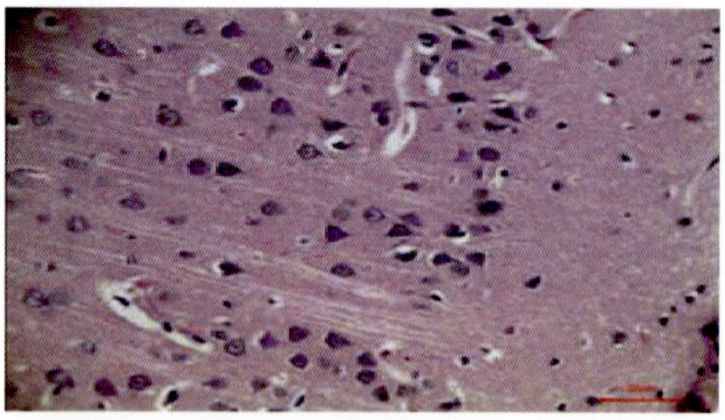
1-c

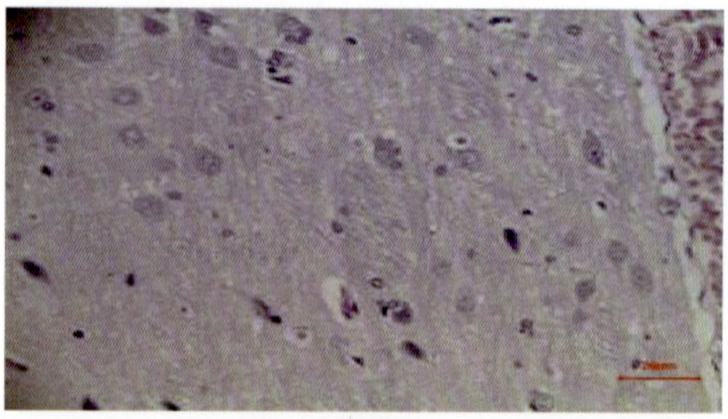
1-d

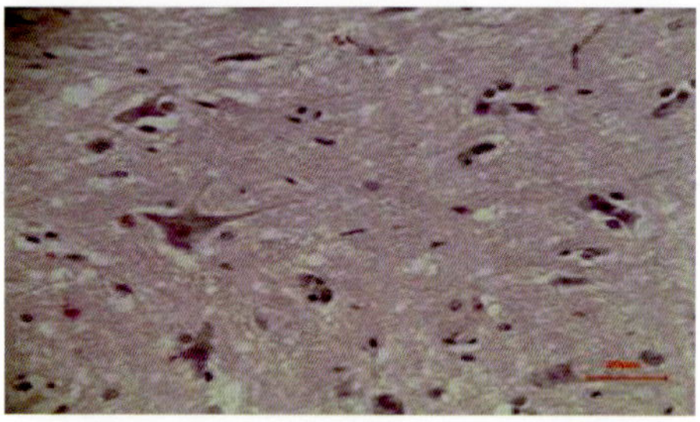
1-e

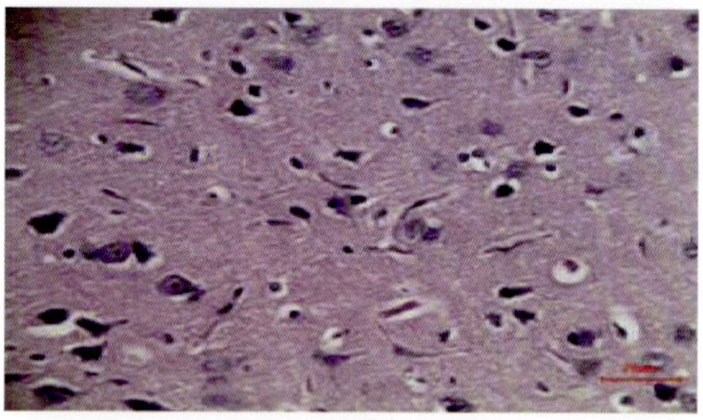
1-f

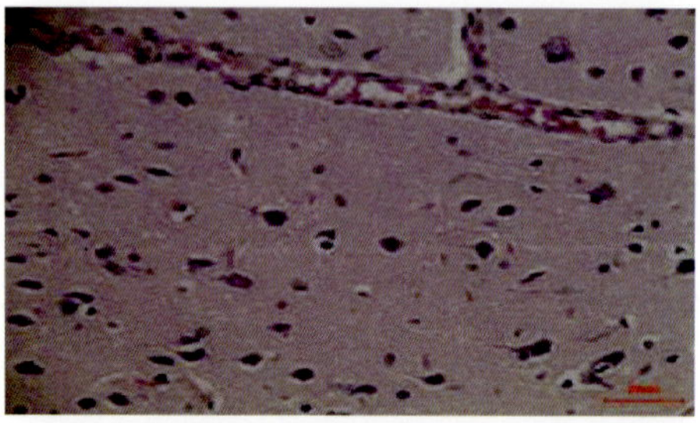
1-g

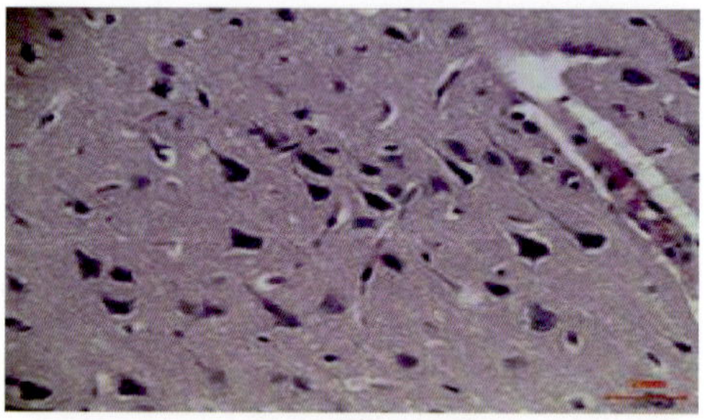
1-h

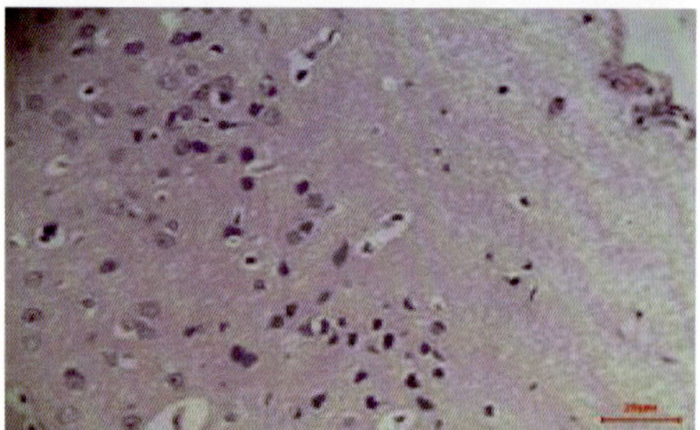
1-i

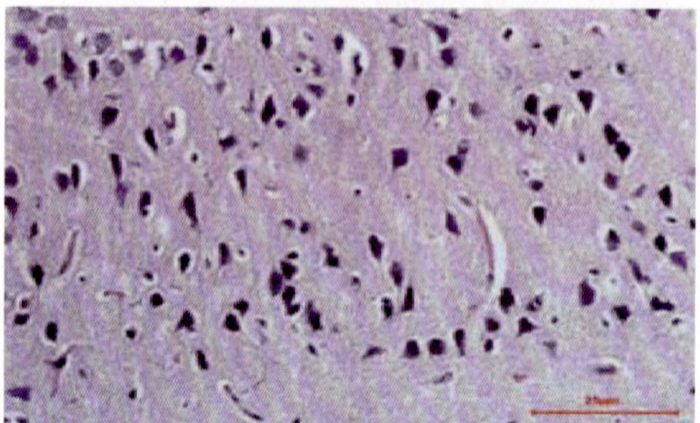
1-j

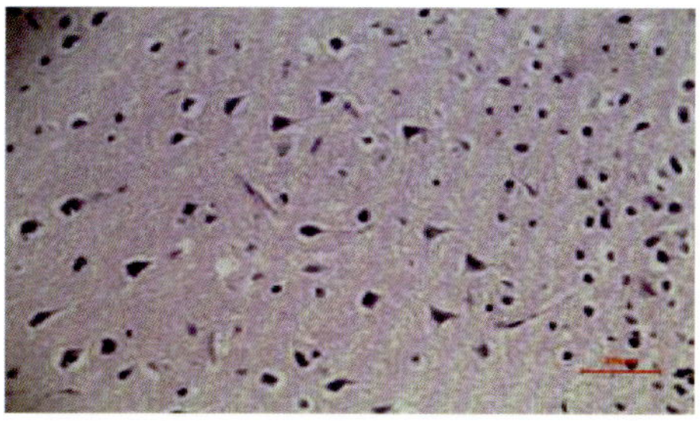
2-a
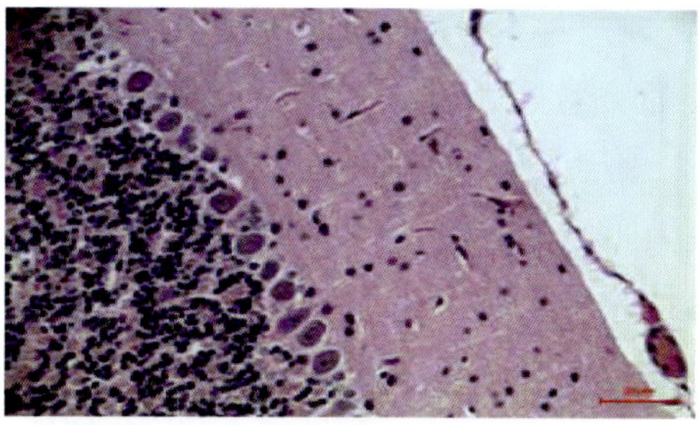
2-b
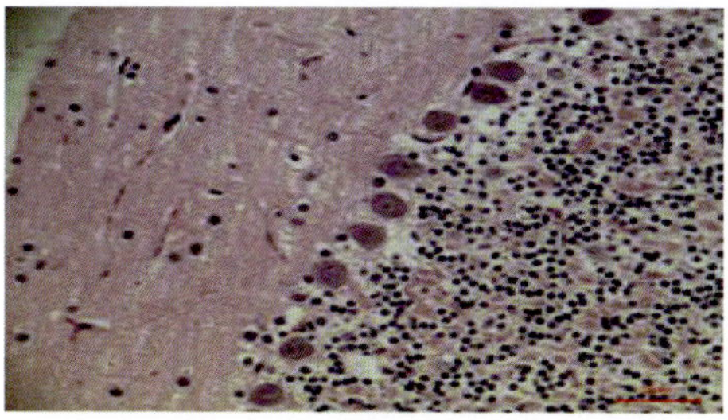
2-c
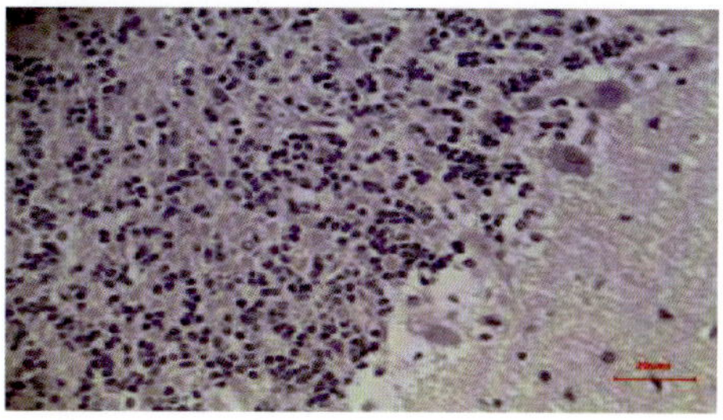
2-d
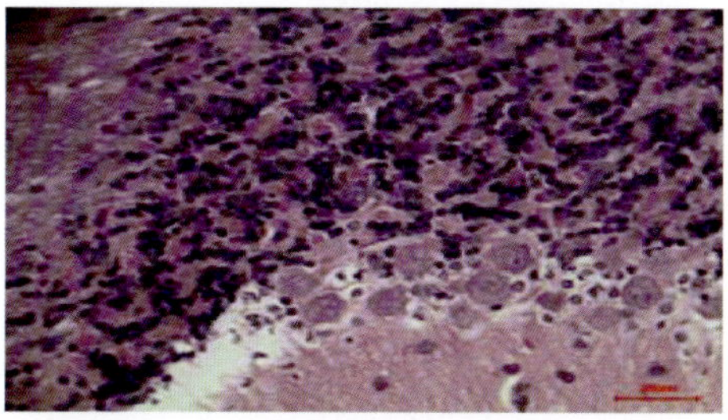
2-e
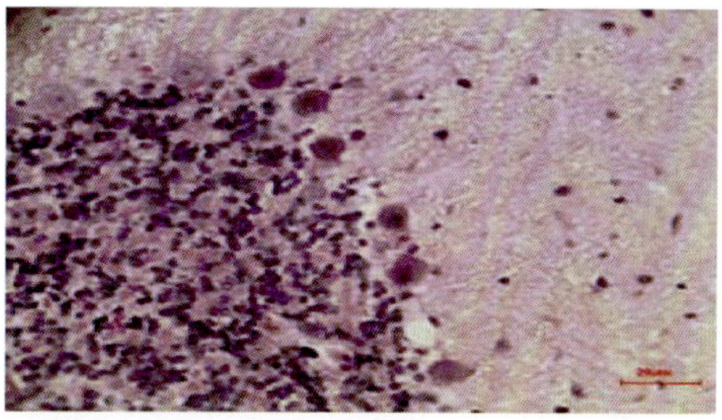
2-f
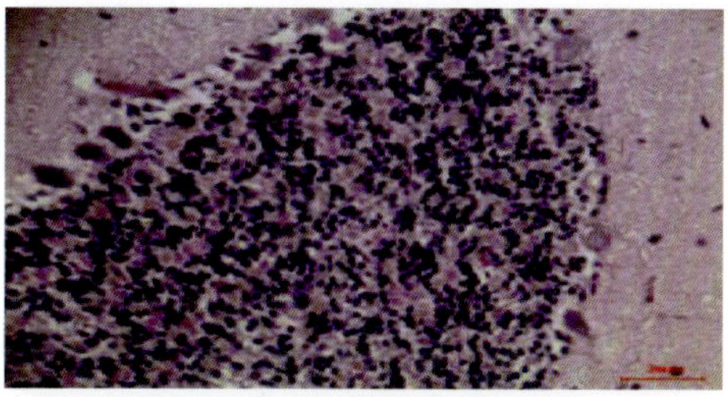
2-g
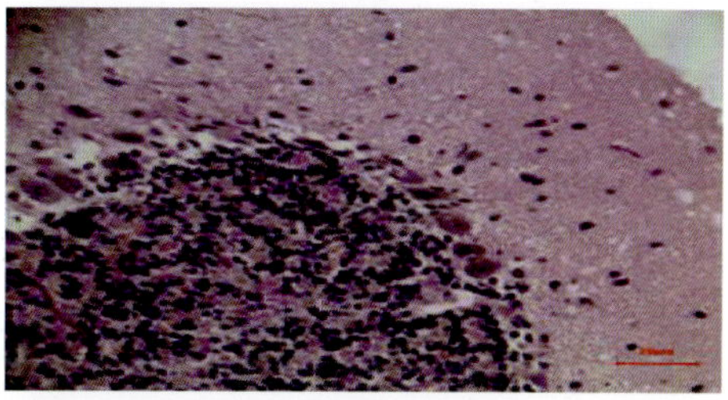
2-h
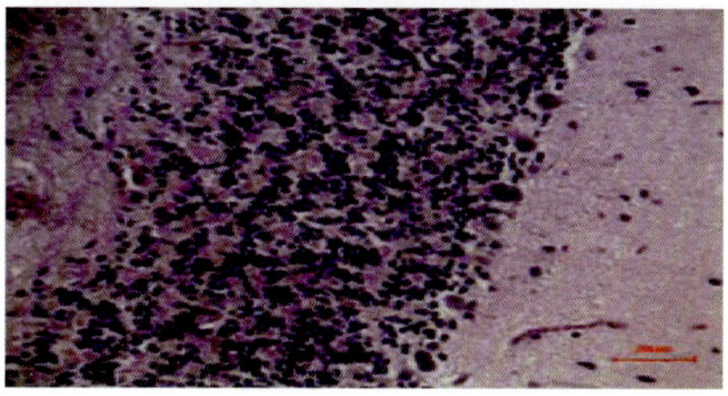
2-i
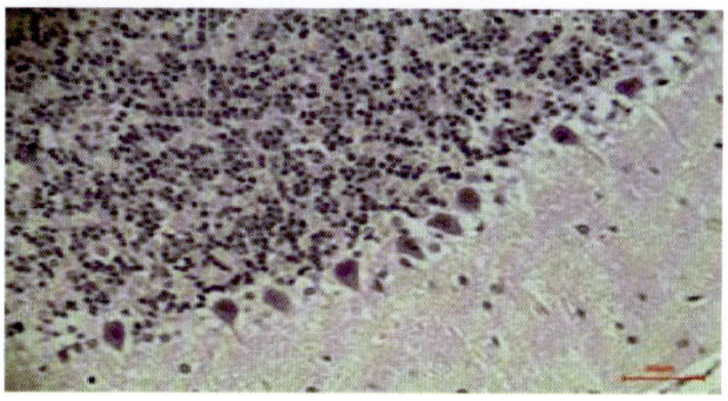
2-j

图 6-6　各组大鼠脑组织 HE 染色形态观察（1: 大脑；2: 小脑）（×400）

（a）北青龙衣干品高剂量组；（b）北青龙衣干品中剂量组；（c）北青龙衣干品低剂量组；（d）北青龙衣鲜品高剂量组；（e）北青龙衣鲜品中剂量组；（f）北青龙衣鲜品低剂量组；（g）胡桃醌高剂量组；（h）胡桃醌中剂量组；（i）胡桃醌低剂量组；（j）空白对照组

脏器指数结果（表 6-14）表明，北青龙衣鲜品各剂量组及胡桃醌各剂量组肝、肾、脑的脏器指数与空白对照组比较，普遍升高，提示其脏器可能受损。个别给药组的脾、肺、胸腺的脏器指数与空白对照组比较有明显变化，但无剂量依赖性，不具备普遍意义。现将肝、肾、脑病理观察结果描述如下：各组肝脏组织病理学观察结果见图 6-4。空白对照组大鼠肝脏组织肝小叶及肝细胞形态结构完整，中央静脉清晰，肝窦间隙未见扩张，汇管区未见炎性细胞浸润、纤维组织增生。北青龙衣干品各给药组大鼠肝脏组织与空白对照组接近，仅高剂量组个别大鼠肝细胞索排列较规整，窦状隙见少量红细胞，部分肝细胞肿胀，胞质内见微细空泡和块状蓝染颗粒，其余未见明显病理改变。而北青龙衣鲜品各给药组大鼠肝脏均出现中央静脉淤血，小叶间静脉淤血，窦状隙狭小，内见较多空泡。肝细胞肿大，界线不清，不同程度坏死。肝细胞胞质淡染，内见大小不等空泡，部分肝细胞胞核溶解消失。中、低剂量病变程度较高剂量轻，高剂量组肝细胞大量坏死。胡桃醌各给药组大鼠肝脏均出现中央静脉和窦状隙淤血，肝细胞索排列不整，肝细胞肿大，胞质内见大小不等空泡，胞质淡染，细胞界线不清，肝小叶外围肝细胞胞质内见多量空泡，部分肝细胞坏死、崩解。中、低剂量病变程度较高剂量轻，高剂量组肝细胞大量坏死。各组肾脏组织病理学观察结果见图 6-5。空白对照组大鼠肾脏组织肾小球及囊腔大小正常，肾小管排列较规整，肾小管上皮细胞清晰可见，结构较完整。北青龙衣干品各给药组大鼠肾脏组织与空白对照组接近，仅高剂量组个别大鼠肾小球肿大，肾小球毛细血管、肾小管间隙小血管充血，其余未见明显病理改变。而北青龙衣鲜品各给药组大鼠肾脏均出现间质内静脉血管淤血，肾小球肿大，肾小球毛细血管、肾小管间隙小血管充血，肾小管上皮细胞可见颗粒变性至坏死、崩解、脱落等不同程度变化，个别管腔闭塞。中、低剂量组病变程度较高剂量组轻。胡桃醌各给药组大鼠肾脏均出现肾小球肿大，毛细血管和间质内血管充血明显，肾小管上皮细胞严重颗粒变性和空泡变性，部分肾小管上皮细胞崩解、坏死，崩解物在管腔内蓄积，肿大突入管腔致管腔闭塞。中、低剂量组病变程度较高剂量组轻，高剂量组大部肾小管上皮细胞坏死、崩解。

各组脑组织病理学观察结果见图 6-6。空白对照组大鼠大脑组织皮层椎体细胞形态结构完整，胞核清晰，小脑组织浦肯野细胞层细胞形态清晰、结构完整、排列规则；毛细血管未见明显充血。北青龙衣干品各给药组大鼠大脑及小脑组织与空白对照组接近，未见明显病理改变。而北青龙衣鲜品各给药组大鼠大脑皮质小血管充血，部分神经元固缩，深染，部分神经元肿大，胞核空泡化淡染，可见“噬神经元”现象，部分神经元溶解消失。小脑浦肯野细胞肿大变圆，胞核淡染，细胞胞质见微细空泡，个别细胞胞核固缩、溶解至消失。胡桃醌各给药组大鼠大脑皮质内小血管充血，锥体细胞层部分神经元固缩，核深染，形态不规整，结构不清晰，部分神经元淡染，溶解消失。小脑皮质内小血管充血，部分浦肯野细胞胞质内见微细空泡。部分细胞胞核固缩，深染，变小，部分细胞溶解消失。

3.5 尿液代谢轮廓数据分析结果

采用已建立的代谢组学分析技术，对实验 4 周空白对照组大鼠和北青龙衣干品、北青

表 6-14　一个月毒性试验大鼠脏器指数 ($\bar{x} \pm SD$, n=10)

脏器	空白对照组	北青龙衣干品高剂量组	北青龙衣干品中剂量组	北青龙衣干品低剂量组	北青龙衣鲜品高剂量组	北青龙衣鲜品中剂量组	北青龙衣鲜品低剂量组	胡桃醌高剂量组	胡桃醌中剂量组	胡桃醌低剂量组
心	0.36 ± 0.038	0.39 ± 0.053	0.33 ± 0.044	0.36 ± 0.051	0.34 ± 0.042	0.36 ± 0.038	0.39 ± 0.072	0.34 ± 0.038	0.39 ± 0.056	0.37 ± 0.039
肝	2.42 ± 0.205	2.76 ± 0.057*	2.32 ± 0.541	2.44 ± 0.077	3.06 ± 0.297**	2.78 ± 0.077*	2.83 ± 0.408**	2.93 ± 0.233**	2.86 ± 0.292**	2.87 ± 0.256**
脾	0.17 ± 0.025	0.16 ± 0.022	0.17 ± 0.032	0.20 ± 0.044*	0.20 ± 0.035*	0.19 ± 0.027	0.17 ± 0.017	0.20 ± 0.033**	0.18 ± 0.028	0.18 ± 0.015
肺	0.38 ± 0.044	0.39 ± 0.031	0.39 ± 0.040	0.41 ± 0.076	0.48 ± 0.104**	0.41 ± 0.023	0.38 ± 0.035	0.39 ± 0.065	0.38 ± 0.075	0.41 ± 0.067
肾	0.66 ± 0.100	0.71 ± 0.035	0.70 ± 0.097	0.73 ± 0.024	0.81 ± 0.056**	0.78 ± 0.028*	0.68 ± 0.061	0.99 ± 0.037**	0.86 ± 0.010**	0.79 ± 0.056*
脑	0.50 ± 0.063	0.53 ± 0.033	0.51 ± 0.062	0.53 ± 0.086	0.58 ± 0.059*	0.54 ± 0.051	0.54 ± 0.065	0.60 ± 0.117*	0.56 ± 0.033*	0.57 ± 0.062*
胸腺	0.12 ± 0.021	0.11 ± 0.021	0.10 ± 0.019*	0.11 ± 0.022	0.11 ± 0.017	0.10 ± 0.027	0.08 ± 0.019**	0.10 ± 0.045	0.10 ± 0.031*	0.12 ± 0.021
肾上腺	0.01 ± 0.004	0.01 ± 0.004	0.01 ± 0.003	0.01 ± 0.005	0.01 ± 0.006	0.01 ± 0.004	0.01 ± 0.004	0.01 ± 0.005	0.01 ± 0.003	0.01 ± 0.002
睾丸	0.84 ± 0.206	0.91 ± 0.070	0.91 ± 0.126	0.97 ± 0.157*	0.98 ± 0.107*	0.95 ± 0.088	0.90 ± 0.076	0.96 ± 0.244	1.00 ± 0.089*	1.01 ± 0.086**
附睾	0.32 ± 0.069	0.36 ± 0.053	0.35 ± 0.068	0.34 ± 0.057	0.37 ± 0.080	0.37 ± 0.022	0.36 ± 0.063	0.33 ± 0.064	0.36 ± 0.024	0.35 ± 0.047

* 与空白对照组比较，P<0.05，** 与空白对照组比较，P<0.01。

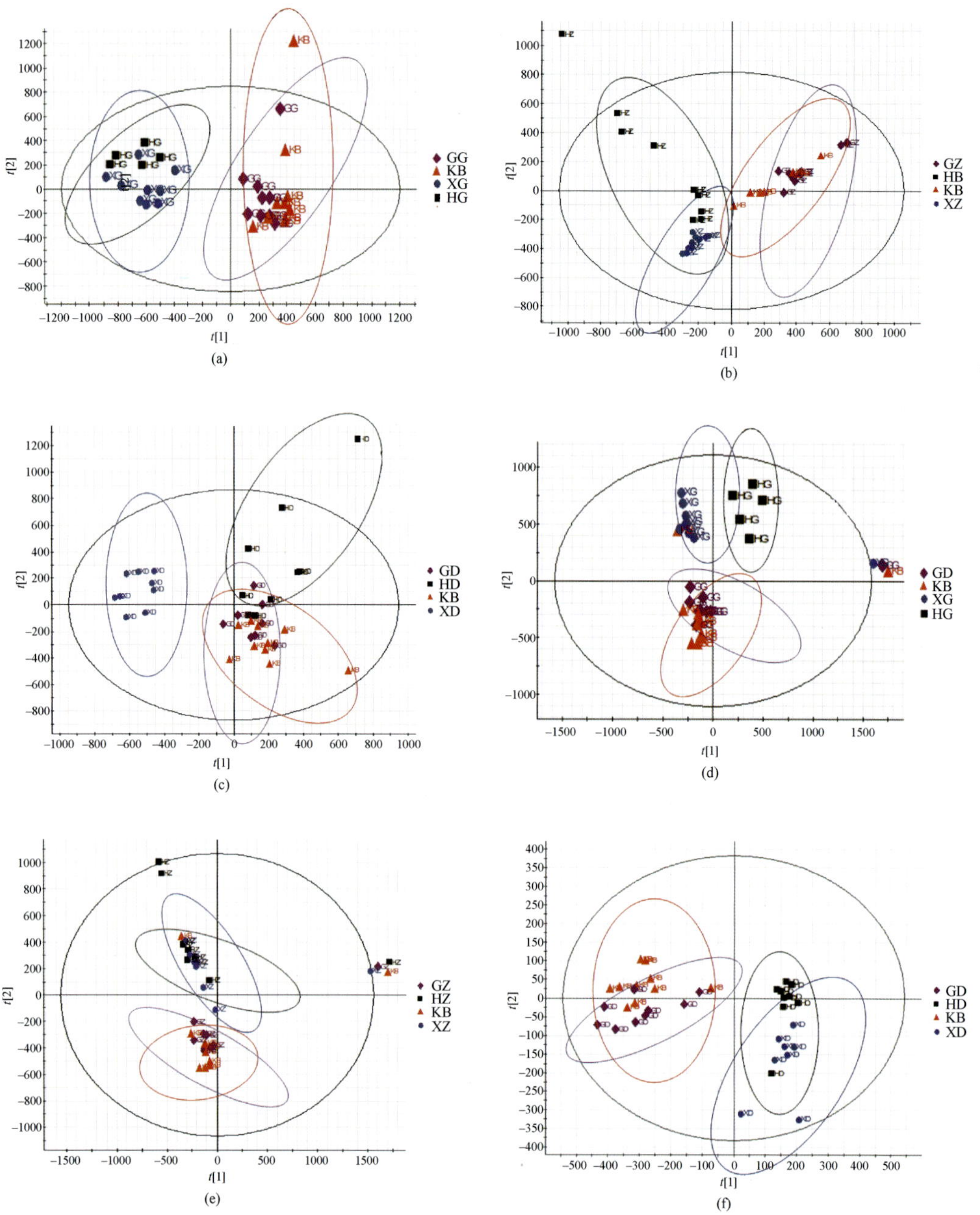

图 6-7　空白对照组和各给药组大鼠尿液 PCA 模式识别分析得分图

（a）空白对照组与各高剂量组，正离子模式；(b) 空白对照组与各中剂量组，正离子模式；(c) 空白对照组与各低剂量组，正离子模式；(d) 空白对照组与各高剂量组，负离子模式；(e) 空白对照组与各中剂量组，负离子模式；(f) 空白对照组与各低剂量组，负离子模式；KB：空白对照组；GG：干品高剂量组；GZ：干品中剂量组；GD：干品低剂量组；XG：鲜品高剂量组；XZ：鲜品中剂量组；XD：鲜品低剂量组；HG：胡桃醌高剂量组；HZ：胡桃醌中剂量组；HD：胡桃醌低剂量组

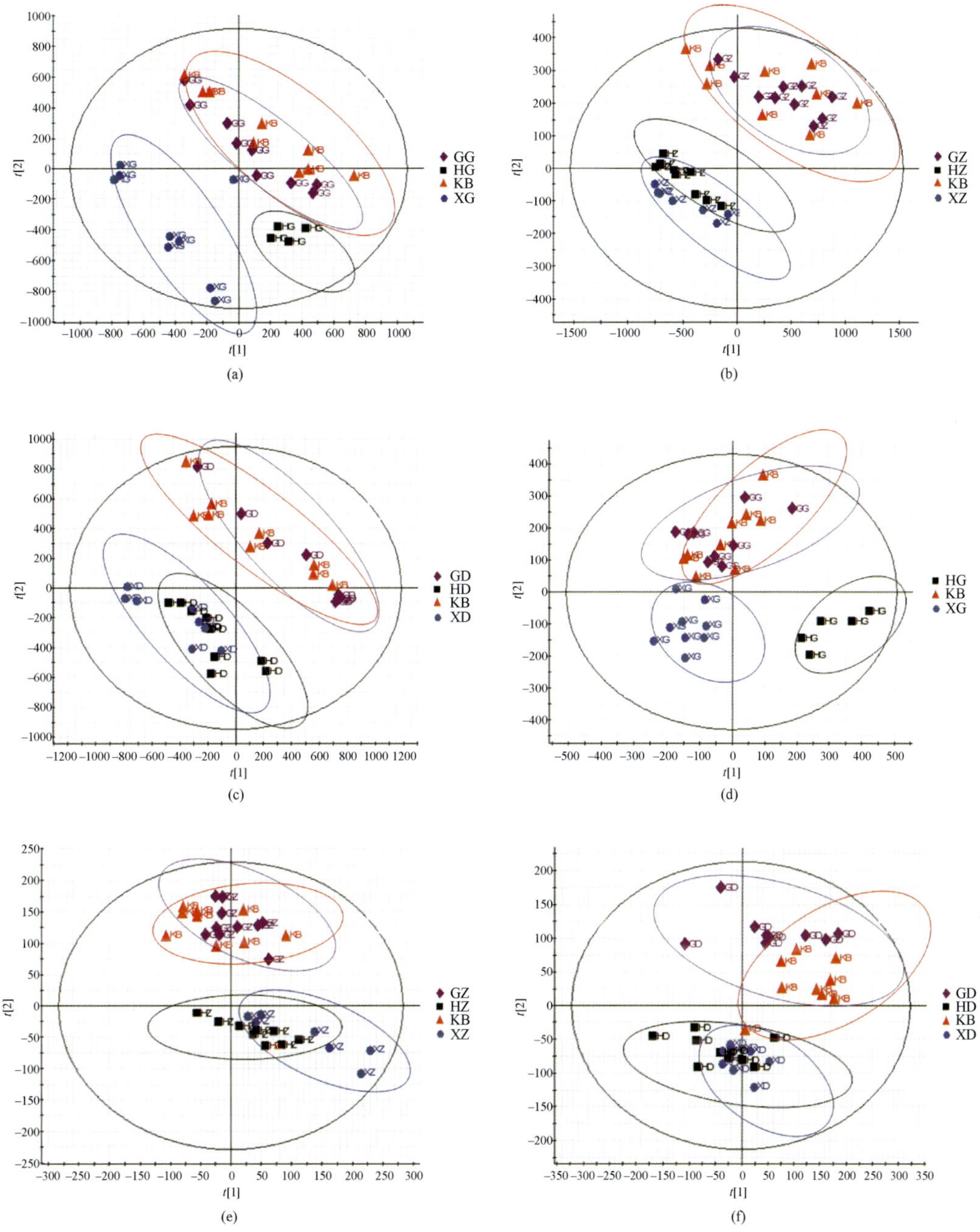

图 6-8　空白对照组和各给药组大鼠血液 PCA 模式识别分析得分图

(a) 空白对照组与各高剂量组，正离子模式；(b) 空白对照组与各中剂量组，正离子模式；(c) 空白对照组与各低剂量组，正离子模式；(d) 空白对照组与各高剂量组，负离子模式；(e) 空白对照组与各中剂量组，负离子模式；(f) 空白对照组与各低剂量组，负离子模式；KB：空白对照组；GG：干品高剂量组；GZ：干品中剂量组；GD：干品低剂量组；XG：鲜品高剂量组；XZ：鲜品中剂量组；XD：鲜品低剂量组；HG：胡桃醌高剂量组；HZ：胡桃醌中剂量组；HD：胡桃醌低剂量组龙衣鲜品及胡桃醌各给药组大鼠的尿液、血液样本数据进行代谢组学分析。由图 6-7、图 6-8 可见，在正负离子模式下，北青龙衣干品高、中、低剂量组均与空白对照组聚类在同一区域，说明北青龙衣干品对尿液、血清代谢轮廓影响较小，而北青龙衣鲜品及胡桃醌的高、中、低剂量组均远离空白对照组大鼠区域，与空白对照组大鼠间已发生离散，属于不同的生命状态，这是由于北青龙衣鲜品及胡桃醌长期作用引起正常大鼠尿液、血液代谢轮廓的紊乱。因此，进一步将北青龙衣鲜品及胡桃醌各给药组与空白对照组对比，发现与鉴定潜在的毒性生物标志物。

3.6 体液潜在生物标志物的发现与鉴定结果

对上述得到的潜在生物标志物进行结构鉴定，结果见表 6-15，共鉴定尿液潜在生物标志物 24 个，其中北青龙衣鲜品与胡桃醌共有生物标志物 8 个，说明尿液样本受动物自身影响差异较大。共鉴定血液潜在生物标志物 11 个，其中北青龙衣鲜品与胡桃醌共有生物标志物 9 个，说明北青龙衣鲜品与胡桃醌具有相似的毒性作用机制。

表 6-15 胡桃醌及北青龙衣鲜品引起大鼠尿液（U）和血液（S）生物标志物变化详细信息

编号	保留时间 /min	检测质荷比	误差 /ppm	加荷形式	分子式	代谢物名称	变化趋势	组别	来源
1	1.89	199.1075	−1.0	$M+NH_4$	$C_9H_{11}NO_3$	L- 酪氨酸（L-tyrosine）	↑	H/X	U
2	1.91	328.0439	−3.9	M−H	$C_{10}H_{12}N_5O_6P$	环腺苷酸（cyclic AMP）	↓	H/X	U
3	10.73	231.0764	11.3	M+Na	$C_{10}H_{12}N_2O_3$	犬尿氨酸（kynurenine）	↓	H/X	U
4	11.31	188.0703	−1.4	M+H	$C_{11}H_9NO_2$	吲哚丙烯酸（indoleacrylic acid）	↑	H/X	U
5	4.85	311.1603	−5.1	M+Na	$C_{18}H_{24}O_3$	2- 羟基雌二醇（2-hydroxyestradiol）	↑	H/X	U
6	7.20	279.1346	−9.8	M+H	$C_{11}H_{22}N_2O_4S$	泛硫乙胺（pantetheine）	↑	H/X	U
7	7.68	137.0594	−2.6	M+H	$C_8H_8O_2$	甲氧基苯乙酸（benzeneacetic acid）	↓	H/X	U
8	8.40	162.0547	−1.5	M+H	$C_9H_7NO_2$	4,6- 二羟基喹啉（4,6-dihydroxyquinoline）	↑	H/X	U
9	1.14	186.0763	1.2	$M+NH_4$	$C_8H_8O_4$	Homogentisic acid 尿黑酸	↑	H	U
10	12.73	661.3220	−1.9	M+H	$C_{36}H_{44}N_4O_8$	粪卟啉原 III（coproporphyrinogen III）	↑	H	U
11	13.74	296.2586	0.7	$M+NH_4$	$C_{18}H_{30}O_2$	亚麻酸（α-linolenic acid）	↓	H	U
12	14.09	483.3446	3.7	$M+NH_4$	$C_{26}H_{43}NO_6$	甘氨胆酸（glycocholic acid）	↑	H	U
13	3.64	456.1613	−5.3	M−H	$C_{20}H_{23}N_7O_6$	亚叶酸杂质 7（5,10-methylene-THF）	↓	H	U
14	3.84	220.1181	0.5	M+H	$C_9H_{17}NO_5$	泛酸（pantothenic acid）	↑	H	U
15	4.01	148.0395	−6.1	M−H	$C_8H_7NO_2$	5,6- 二羟基吲哚（5,6-dihydroxyindole）	↑	H	U
16	4.98	203.0821	−2.6	M−H	$C_{11}H_{12}N_2O_2$	L- 色氨酸（L-tryptophan）	↓	H	U
17	6.95	500.3053	2.6	M+H	$C_{26}H_{45}NO_6S$	牛磺鹅去氧胆酸（taurochenodesoxycholic acid）	↑	H	U

续表

编号	保留时间 /min	检测质荷比	误差 /ppm	加荷形式	分子式	代谢物名称	变化趋势	组别	来源
18	7.29	516.3011	4.2	M+H	$C_{26}H_{45}NO_7S$	牛磺胆酸（taurocholic acid）	↑	H	U
19	7.92	604.3530	0.6	$M+NH_4$	$C_{30}H_{52}O_7P_2$	角鲨烯二磷酸（presqualene diphosphate）	↑	H	U
20	9.35	363.2165	−0.2	M+H	$C_{21}H_{30}O_5$	醛固酮（aldosterone）	↑	H	U
21	0.94	138.0546	−2.4	M+H	$C_7H_7NO_2$	2- 氨基丙酸（2-aminobenzoic acid）	↑	X	U
22	10.18	198.1123	−0.8	M+H	$C_{10}H_{15}NO_3$	变肾上腺素（metanephrine）	↓	X	U
23	10.28	176.0704	−1.1	M+H	$C_{10}H_9NO_2$	吲哚乙酸（indoleacetic acid）	↑	X	U
24	12.44	361.2009	−0.1	M+H	$C_{21}H_{28}O_5$	可的松（cortisone）	↑	X	U
25	1.26	182.0811	0.5	$M+NH_4$	$C_9H_8O_3$	苯丙酮酸（phenylpyruvic acid）	↓	H/X	S
26	10.05	305.2476	0.4	M+H	$C_{20}H_{32}O_2$	花生四烯酸（arachidonic acid）	↓	H/X	S
27	10.07	287.2374	1.5	M+H	$C_{20}H_{30}O$	维生素 A（vitamin A）	↓	H/X	S
28	10.48	281.2479	1.3	M+H	$C_{18}H_{32}O_2$	亚油酸（linoleic acid）	↓	H/X	S
29	4.55	279.2324	2.0	M+H	$C_{18}H_{30}O_2$	*γ*- 亚麻酸（*γ*-linolenic acid）	↓	H/X	S
30	4.96	279.2323	1.6	M+H	$C_{18}H_{30}O_2$	*α*- 亚麻酸（*α*-linolenic acid）	↓	H/X	S
31	5.02	380.2561	0.3	M+H	$C_{18}H_{38}NO_5P$	1- 磷酸神经鞘氨醇（sphingosine 1-phosphate）	↓	H/X	S
32	5.29	339.2516	−4.1	M+H	$C_{20}H_{34}O_4$	11,12-DiHETrE（11,12- 二羟基二十碳三烯酸）	↓	H/X	S
33	6.96	494.3225	−5.4	M−H	$C_{24}H_{50}NO_7P$	溶血磷脂酰胆碱(16:0)[LysoPC(16:0)]	↑	H/X	S
34	2.73	514.2978	6.6	$M+NH_4$	$C_{25}H_{40}N_2O_6S$	白三烯 D4（leukotriene D4）	↓	X	S
35	4.98	484.3456	0.2	$M+NH_4$	$C_{27}H_{46}O_4S$	胆甾醇硫酸盐（cholesterol sulfate）	↑	X	S

注：H: 胡桃醌组；X: 鲜品组；U: 尿液；S: 血清；↑：升高，胡桃醌及鲜品组 *vs.* 空白对照组；↓：降低，胡桃醌及鲜品组 *vs.* 空白对照组。

3.7　生物标志物的代谢通路分析结果

将已鉴定的尿液及血液生物标志物的英文名称、KEGG 或 HMDB 号导入代谢通路分析网站（http://www.metaboanalyst.ca）进行分析后，以影响值大于 0 的通路为标准，得到与胡桃醌毒性密切相关的 19 个代谢通路，与北青龙衣鲜品密切相关的 13 个代谢通路，均为与胡桃醌共有代谢通路，说明其具有相似的代谢扰动机制。这些内源性代谢产物在整个代谢轨迹中产生了强烈的扰动，并且与胡桃醌及北青龙衣鲜品毒性密切相关，代谢路径网络中各代谢路径详细内容见图 6-9 和表 6-16、表 6-17。

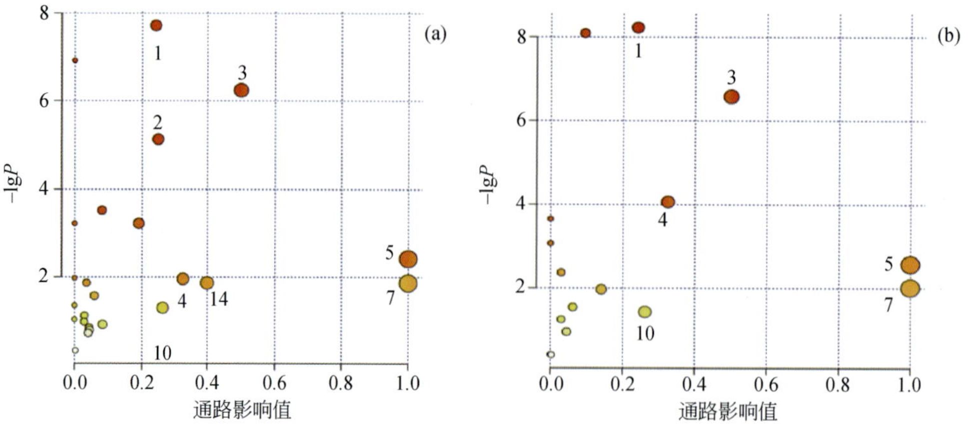

图 6-9 基于 MetPA 的毒性标志物代谢通路分析

（a）胡桃醌；（b）北青龙衣鲜品，1. 苯丙氨酸代谢；2. 色氨酸代谢；3. 苯丙氨酸、酪氨酸、色氨酸生物合成；4. 花生四烯酸代谢；5. 亚油酸代谢；7.α- 亚麻酸代谢；10. 视黄醇代谢； 14. 甲烷代谢，将已鉴定的尿液与血液生物标志物的英文名称或 KEGG 或 HMDB 号导入代谢通路分析网站（http://www.metaboanalyst.ca）进行分析后，标记影响值大于 0.2 的代谢通路

表 6-16 基于 METPA 的胡桃醌体液标志物代谢通路分析结果

序号	通路名称	代谢物总数	错误发生率	命中数	P	影响值
1	苯丙氨酸代谢（phenylalanine metabolism）	9	0.0358	3	4.42×10^{-4}	0.2407
2	色氨酸代谢（tryptophan metabolism）	41	0.1197	4	0.0059	0.2483
3	苯丙氨酸、酪氨酸和色氨酸生物合成（phenylalanine, tyrosine and tryptophan biosynthesis）	4	0.0523	2	0.0019	0.5000
4	花生四烯酸代谢（arachidonic acid metabolism）	36	0.9686	2	0.1419	0.3260
5	亚油酸代谢（linoleic acid metabolism）	5	0.9059	1	0.0894	1.0000
6	甾类激素生物合成（steroid hormone biosynthesis）	70	1.0000	2	0.3760	0.0294
7	α- 亚麻酸代谢（α-linolenic acid metabolism）	9	0.9686	1	0.1554	1.0000
8	酪氨酸代谢（tyrosine metabolism）	42	0.4658	3	0.0402	0.1907
9	泛酸盐和辅酶 A 生物合成（pantothenate and CoA biosynthesis）	15	0.4658	2	0.0299	0.0816

续表

序号	通路名称	代谢物总数	错误发生率	命中数	P	影响值
10	视黄醇代谢（retinol metabolism）	17	1.0000	1	0.2739	0.2628
11	鞘脂类代谢（sphingolipid metabolism）	21	1.0000	1	0.3269	0.0300
12	甘油磷脂代谢（glycerophospholipid metabolism）	30	1.0000	1	0.4330	0.0444
13	嘌呤代谢（purine metabolism）	68	1.0000	1	0.7287	0.0027
14	甲烷代谢（methane metabolism）	9	0.9686	1	0.1554	0.4000
15	初级胆汁酸合成（primary bile acid biosynthesis）	46	0.5644	3	0.0557	0.0892
16	卟啉和叶绿素代谢（porphyrin and chlorophyll metabolism）	27	1.0000	1	0.3996	0.0843
17	甘氨酸、丝氨酸和苏氨酸代谢（glycine, serine and threonine metabolism）	32	1.0000	1	0.4543	0.0456
18	类固醇生物合成（steroid biosynthesis）	35	1.0000	1	0.4848	0.0414
19	叶酸一碳通路	9	0.9686	1	0.1554	0.0361

表 6-17　基于 METPA 的北青龙衣鲜品体液标志物代谢通路分析结果

序号	通路名称	代谢物总数	错误发生率	命中数	P	影响值
1	苯丙氨酸代谢（phenylalanine metabolism）	9	0.0123	3	2.65×10^{-4}	0.2407
2	色氨酸代谢（tryptophan metabolism）	41	0.0123	5	3.04×10^{-4}	0.0933
3	苯丙氨酸、酪氨酸和色氨酸生物合成（phenylalanine, tyrosine and tryptophan biosynthesis）	4	0.0373	2	0.0013	0.5000
4	花生四烯酸代谢（arachidonic acid metabolism）	36	0.3468	3	0.0171	0.3260
5	亚油酸代谢（linoleic acid metabolism）	5	0.8810	1	0.0761	1.0000
6	甾类激素生物合成（steroid hormone biosynthesis）	70	0.9417	3	0.0930	0.0294

续表

序号	通路名称	代谢物总数	错误发生率	命中数	P	影响值
7	α- 亚麻酸代谢 （α-linolenic acid metabolism）	9	1.0000	1	0.1330	1.0000
8	酪氨酸代谢 （tyrosine metabolism）	42	1.0000	2	0.1388	0.1415
9	泛酸盐和辅酶 A 生物合成 （pantothenate and CoA biosynthesis）	15	1.0000	1	0.2121	0.0612
10	视黄醇代谢 （retinol metabolism）	17	1.0000	1	0.2369	0.2628
11	鞘脂类代谢 （sphingolipid metabolism）	21	1.0000	1	0.2843	0.0300
12	甘油磷脂代谢 （glycerophospholipid metabolism）	30	1.0000	1	0.3809	0.0444
13	嘌呤代谢 （purine metabolism）	68	1.0000	1	0.6678	0.0027

3.8 体液相关核心标志物的表达量分析

上述 13 个与毒性密切相关的体液核心生物标志物在空白对照组及各高剂量给药组的含量变化见图 6-10。可见，在 13 个体液核心生物标志物中，胡桃醌与北青龙衣鲜品组含量均与空白对照组有显著性差异，变化趋势相同，且胡桃醌对大多数标志物表达量的影响大于北青龙衣鲜品，说明其对大鼠代谢的扰动更大，毒性更强。而 13 个生物标志物在北青龙衣干品各剂量组的表达均与空白对照组无显著性差异，说明干品不扰动这些标志物的变化，从代谢组学层面提示其用药相对安全。

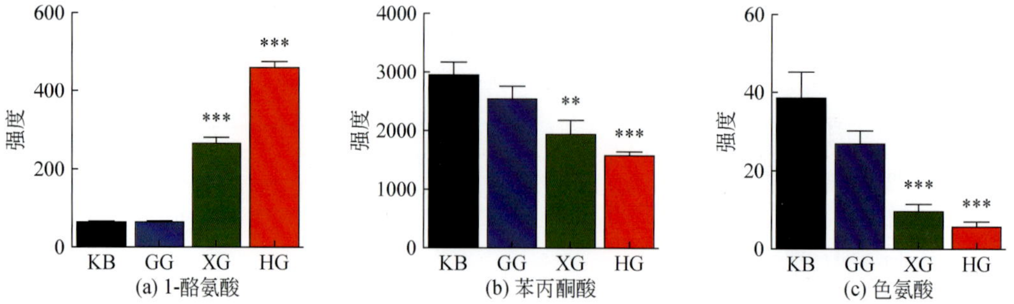

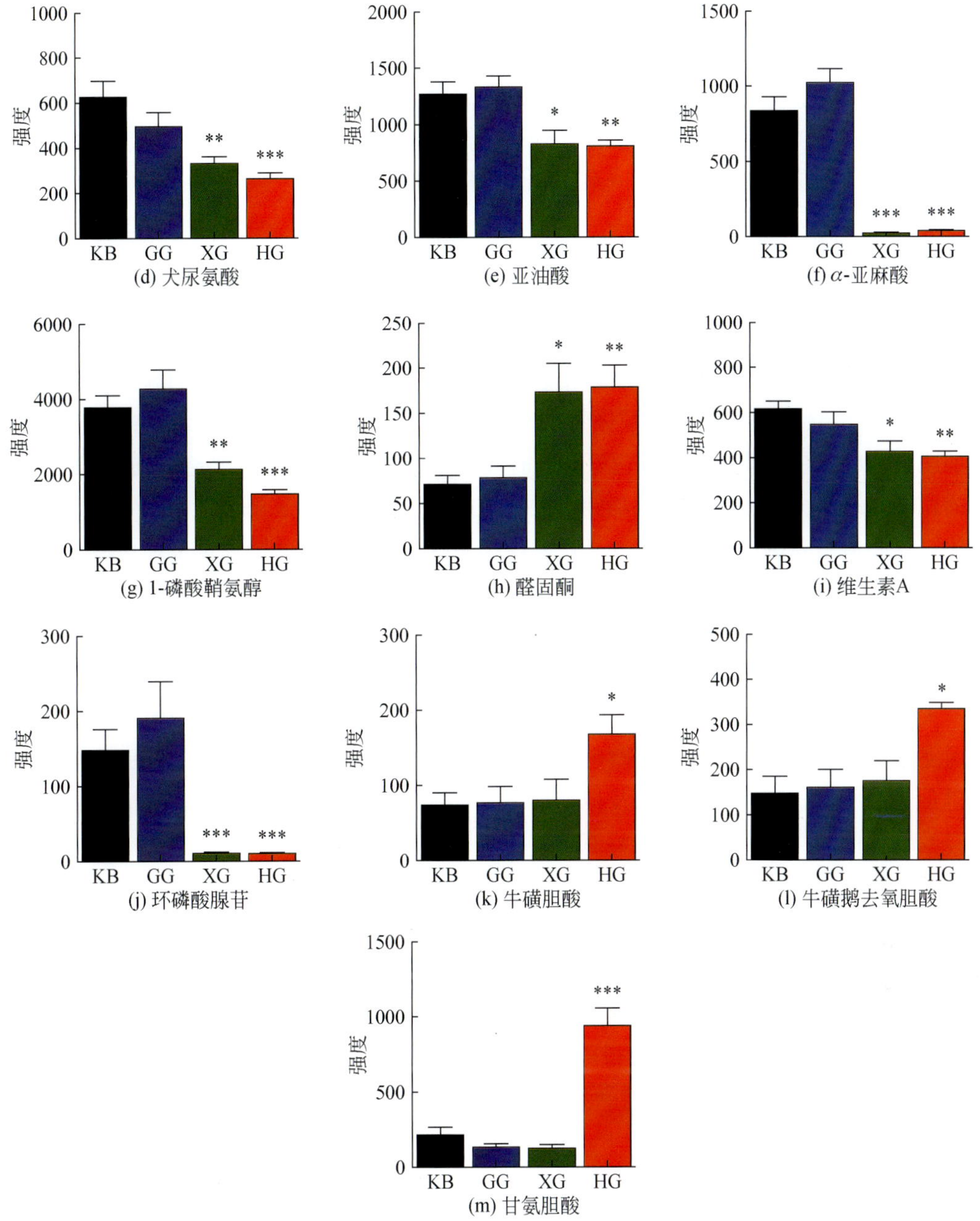

图 6-10　北青龙衣、胡桃醌各组大鼠及正常大鼠的体液生物标志物含量水平

■空白对照组（KB）；■干品高剂量组（GG）；■鲜品高剂量组（XG）；■胡桃醌高剂量组（HG），　*P<0.05，** P<0.01，***P<0.001 *vs*. 空白对照组

4. 讨论

4.1　苯丙氨酸代谢

苯丙氨酸除作为氨基酸合成机体组织各种蛋白质外[7]，还作为酪氨酸及单胺类信号传

导分子多巴胺、去甲肾上腺素和肾上腺素以及皮肤色素黑色素的前体[8]。因此，机体的生长发育和正常生理机能的维持都需要稳定的苯丙氨酸代谢状态。苯丙氨酸代谢异常，如受肝肾疾病、遗传、免疫、神经系统、内分泌等多种因素影响，都会导致其转化至酪氨酸的紊乱。北青龙衣鲜品及胡桃醌各给药组均引起大鼠酪氨酸代谢紊乱，含量升高，直接导致苯丙酮酸合成下降，进而会引发一系列的生理机能紊乱。

4.2 色氨酸代谢

色氨酸代谢与中枢神经系统密切相关，其中色氨酸和犬尿氨酸作为通路的起点和中间化合物，具有重要的生理活性。

色氨酸与特殊的核酸色氨酸受体结合后促进肝核蛋白合成，还能增加肝细胞核糖体和RNA的聚合，具有促进肝脏微粒体复合功能氧化酶系统的作用，通过刺激胰岛素释放而增加肌肉和肝脏蛋白质合成[9]。色氨酸还有促进骨髓T淋巴细胞前体分化为成熟T淋巴细胞的作用，缺乏会导致体液免疫功能降低。色氨酸还能促进胃液和胰液的产生，促进人体消化过程。最重要的是，色氨酸及其代谢产物对维持中枢神经系统正常生理功能有重要作用。5-羟色胺是重要的神经递质，其在中枢神经系统功能异常可能与厌食、紧张、精神分裂、自杀等有关。色氨酸水平降低可使5-羟色胺的生成减少，引起情绪失调、抑郁及认知功能障碍等表现[10]。

犬尿氨酸是色氨酸代谢最重要的中间代谢产物，依据不同组织和细胞中犬尿氨酸原代谢通路所需酶表达不同，犬尿氨酸可被代谢为一系列具有特殊生理功能的生物活性分子，是避免兴奋性氨基酸损伤脑组织及神经系统的有效保护因子，具有抗惊厥、抗痉挛、保护神经系统等作用[11]，其与阿尔茨海默病、癫痫、抑郁、帕金森病、精神分裂症等神经系统疾病密切相关[12]。

北青龙衣鲜品及胡桃醌各给药组均引起犬尿氨酸下游代谢发生紊乱，吲哚-3-丙烯酸、4,6-二羟基喹啉、氨基苯甲酸、吲哚乙酸含量异常升高，导致犬尿氨酸含量下降，这与神经抑制表现和脑损伤病理结果一致。色氨酸的含量降低可能与肝损伤及体重下降密切相关。更为重要的是，色氨酸含量降低很可能导致其另一代谢通路中5-羟色胺的生成减少，从而产生一系列的情绪和认知障碍。

4.3 亚油酸代谢

亚油酸是公认的一种人体必需脂肪酸，能降低血液胆固醇、预防动脉粥样硬化而备受重视。研究发现，胆固醇必须与亚油酸结合后才能在体内进行正常的运转和代谢，因此亚油酸有“血管清道夫”的美誉。如果缺乏亚油酸，胆固醇就会与一些饱和脂肪酸结合，发生代谢障碍，在血管壁上沉积下来，逐步形成动脉粥样硬化，引发心脑血管疾病[13]。在高血脂、冠心病动物模型中，亚油酸含量均显著降低[14, 15]；在中药及西药所致心脏毒性代谢组学中，与正常组相比，亚油酸呈明显下调趋势[16, 17]。

北青龙衣鲜品及胡桃醌各给药组大鼠亚油酸含量均低于空白对照组，提示药物对机体具有一定的毒性。此外，北青龙衣鲜品及胡桃醌组体重显著低于空白对照组，大鼠食物摄入量不足导致营养不良，故其血浆中亚油酸含量低于空白对照组。

4.4　α- 亚麻酸代谢

脂肪酸除了作为机体能量的供应，n-3 多不饱和脂肪酸（n-3 PUFAs）还是一系列具有生物活性的脂肪酸，对脑和神经系统发育和功能起着重要作用[18, 19]。它们是神经元和胶质细胞膜的组成成分的必需物质，也是髓鞘的主要组成成分，影响着神经细胞和脑细胞的分裂与增生以及神经细胞轴突的延伸和新突触形成。α- 亚麻酸（α-linolenic acid）是 n-3 PUFAs 中最简单的成分，可以转化为具有更高生物活性的长链多不饱和脂肪酸，如二十碳五烯酸（EPA）和二十二碳六烯酸（DHA）[20]。因此，α- 亚麻酸和十八碳四烯酸的生物活性直接决定了 EPA 的转化过程，会影响到其神经细胞和脑细胞的保护作用，具有抗衰老，并防止阿尔茨海默病神经损害的作用。它们在神经疾病中对认知能力和行为能力的影响已经被证实[21]。

北青龙衣鲜品及胡桃醌各给药组大鼠均表现出强烈的神经抑制作用，血液中 α- 亚麻酸的含量明显较正常大鼠降低，表明神经细胞受损需要大量利用脂肪酸类物质。α- 亚麻酸含量降低，而其衍生物含量增加，表明 α- 亚麻酸被调动参与神经细胞的修复。因此，这一关键性代谢物 α- 亚麻酸与神经内分泌紊乱联系紧密，可以作为毒性评价的关键生物标志物。

4.5　鞘脂类代谢

鞘脂类代谢产物对于维持细胞膜结构尤其是细胞膜的微控功能（如膜内陷）十分重要，在调节机体健康中扮演着重要的角色。其中最重要的代谢产物之一是 1- 磷酸鞘氨醇（sphingosine 1-phosphate，S1P）。它是由神经酰胺衍生的鞘脂[22]，是与钙调节[23]和细胞生长及凋亡[24]密切相关的信息分子。目前 S1P 是许多生理和病理过程的关键调节物质，包括在肾病[25]、免疫调节障碍[26]、动脉硬化[27]、骨质疏松症[28]、炎症[29]、癌症[30]和阿尔茨海默病[31]等，发现这些疾病的发生机制与 S1P 及 S1P 受体作用相关[32,33]。因此，作为细胞信号的传递成分，S1P 水平会因影响因素（疾病因素）的作用呈现降低的趋势。

近年发现，S1P 在细胞的生长、增殖、分化、凋亡和损伤过程中发挥着广泛而重要的作用。S1P 能参与调节 Swiss3T3 成纤维细胞、肾小球膜细胞、CHO 细胞和鼠的成纤维细胞的生长、分化等过程[34]，与肾细胞损伤及肾纤维化密切相关。S1P 也是决定肝细胞是否凋亡的关键因子，肿瘤坏死因子 -α（TNF-α）能激活肝细胞内的 ASMase，引起 C-16 神经酰胺堆积并导致细胞凋亡，而 NCDase（neutral ceramidase）可促进 C-16 神经酰胺降解及 S1P 的生成，激活 AKT 通路，从而保护肝细胞，因此，S1P 可直接影响 TNF-α 诱导的肝细胞凋亡[35]。本节研究的病理观察提示，北青龙衣鲜品及胡桃醌可引起肝肾损伤，大鼠血中 S1P 的含量显著降低，说明大鼠的鞘脂类代谢途径发生抑制，阻碍了机体对受损细胞修复的信号传导，不能达到对肝、肾细胞的保护作用。因此，S1P 可以作为肝肾毒性评价的关键生物标志物。

4.6 甾类激素生物合成

类固醇激素合成通路中包括雌酮、雌二醇、睾酮及皮质酮等常见激素。其中，醛固酮（ALD）是一种重要的类固醇类激素，ALD 过多是导致心肌肥厚、心力衰竭和肾功能受损的重要危险因素。ALD 主要作用于肾脏，为肾素－血管紧张素系统的一部分，在肾脏疾病的进展中起着重要作用 [13]。大量研究表明 [36-38]，ALD 是慢性肾脏疾病进展中一个独立的致病因素，可通过血流动力学改变和直接作用于肾脏固有细胞发挥肾损伤效应。ALD 水平的增高是肾衰竭模型的一个重要特征。本节研究结果表明，北青龙衣鲜品及胡桃醌可引起肾小球肿大，肾小球毛细血管、肾小管间隙小血管充血，肾小管上皮细胞可见颗粒变性至坏死，与 ALD 水平升高有关。另外，传统肾脏毒性评价指标血清尿素氮（BUN）和血清肌酐（Cre）在肾脏损伤晚期才升高，ALD 作为肾损伤生物标志物在肾毒性早期预测中具有重要作用。

4.7 视黄醇代谢

维生素 A 又称视黄醇，肝脏是维生素 A 储存、代谢、转运的主要器官。当靶组织需要维生素 A 时，维生素 A 从肝中释放出来，运输到靶组织。首先将在肝内储存的维生素 A 酯经酯酶水解为醇式，与视黄醇结合蛋白（retinol-binding protein，RBP）结合，再与前白蛋白（prealbumin，PA）结合，形成维生素 A-RBP-PA 复合体后才离开肝脏，经血液流动流入靶组织 [13, 39]。

肝星形细胞（hepatic stellate cells，HSC）又称为 Ito 细胞（Ito cell）、储维生素 A 细胞、贮脂细胞（fat-storing cell）等，是肝脏的非实质细胞之一，有重要的生理功能。除储存脂质，分泌蛋白多糖和糖蛋白等细胞外基质成分，还能通过合成肝细胞生长因子（HGF）、胰岛素样生长因子（insulin-like growth factor，IGF）、表皮生长因子（epidermal growth factor，EGF）等细胞因子参与肝再生。此外，HSC 还与多种肝脏疾病如肝硬化、肝纤维化等密切相关 [40]。已有临床实验数据表明，维生素 A 水平在慢性肝炎患者中降低，在肝硬化患者中明显降低，提示维生素 A 水平反映肝脏病变 [41]。北青龙衣鲜品与胡桃醌共同有视黄醇代谢通路，脂化视黄醇表达量降低，提示北青龙衣鲜品及胡桃醌可能破坏了 HSC 或者促进静息状态的 HSC 转变为肌纤维母细胞，引起维生素 A 含量减少，引起肝损伤或者肝纤维化。

4.8 嘌呤代谢

嘌呤代谢（purine metabolism）是核苷酸代谢通路中的重要代谢途径。环磷酸腺苷（cAMP）是细胞内参与调节物质代谢和生物学功能的重要物质，是细胞内传递激素和递质作用的中介因子，生命信息传递的“第二信使” [13]。cAMP 能改变细胞膜的功能，促使网织肌浆质内的钙离子进入肌纤维，从而增强心肌收缩，并可促进呼吸链氧化酶的活性，改善心肌缺氧，缓解冠心病症状。此外，cAMP 对糖、脂肪代谢、核酸、蛋白质的合成调节等起着重要的作用，与疾病的发生、发展过程密切相关 [42]。

北青龙衣鲜品及胡桃醌各剂量组均引起 cAMP 含量普遍下降，说明 cAMP 调控组织细胞内一系列生理生化过程的能力下降，机体处于代谢紊乱状态，是药物致毒的整体反映。

4.9　初级胆汁酸合成

初级胆汁酸是肝细胞以胆固醇为原料直接合成的胆汁酸，包括胆酸、鹅脱氧胆酸及相应结合型胆汁酸。胆汁酸的生成和代谢与肝脏有十分密切的关系[13]。血清总胆汁酸（TBA）是唯一可同时反映肝脏分泌状态、合成摄取、肝细胞损伤三个方面的血清学指标。肝脏对血流中的胆汁酸盐有很大的亲和力，因此，健康人体血流一次过肝，血液内胆汁酸盐几乎完全被摄取，溢入体循环的量极微（仅约 1%），即肝细胞能摄取血中 90% ~ 95% 的胆汁酸，故血中 TBA 含量很低。肝细胞损伤、肝血流量减少和肝内外门脉分流等，皆影响肝脏对胆汁酸盐的清除作用，肝细胞不能有效地摄取经肠肝循环的 TBA，从而使血中 TBA 含量升高[43]。与同时测定的 AST、ALT、ALP、γ-GT 四种酶学检查相比，其阳性率更高。由此可见 TBA 测定对于肝脏疾病的诊断要明显优于其他酶学检查，是反映肝实质损伤的一项重要指标，对肝胆疾病的病情监测、疗效观察、预后判断有重要意义[44]。胡桃醌影响初级胆汁酸合成代谢通路，导致牛磺胆酸、牛磺脱氧胆酸、甘氨胆酸含量升高，是其肝损伤的重要生物标志物。

综上所述，列举出了北青龙衣鲜品、胡桃醌与体液毒性密切相关的核心代谢途径及标志物，分别为苯丙氨酸代谢（酪氨酸、苯丙酮酸）、色氨酸代谢（色氨酸、犬尿氨酸）、亚油酸代谢（亚油酸）、亚麻酸代谢（α- 亚麻酸）、鞘脂代谢（S1P）、甾类激素生物合成（醛固酮）、视黄醇代谢（维生素 A）、嘌呤代谢（cAMP）、初级胆汁酸合成（牛磺胆酸、牛磺鹅去氧胆酸、甘氨胆酸），这些代谢途径及标志物与毒性的表现及肝、肾、脑功能的损伤密切相关。

二、北青龙衣对大鼠尿液样本中 5 种毒性标志物含量的影响

本课题组前期通过非靶标毒性代谢组学研究，发现了 35 个生物差异标志物，涉及 13 条毒性代谢通路。通过对以上标志物进行生物学意义分析及裂解碎片结构比对，确定 L-多巴（laevodopa，L-dopa）、L- 酪氨酸（L-tyrosine，L-Tyr）、L- 苯丙氨酸（L-phenylalanine，L-Phe）、吲哚乙酸（indoleacetic acid，Int）及尿黑酸（homogentisic acid，HGA）等为潜在毒性标志物。故本节实验应用 UPLC-MS/MS 技术，采用多通道反应监测（MRM）模式，精准定量其含量，探讨北青龙衣鲜品对以上毒性小分子物质的干扰规律，找出北青龙衣毒性靶点，为临床用药安全性监测提供科学依据。

1. 实验材料

1.1　实验仪器

Waters Acquity 液相色谱系统，Waters XEVO TSQ 三重串联四极杆质谱仪，配有 ESI 源以及 Masslynx 数据处理软件（美国 Waters 公司）。

药品与试剂：北青龙衣鲜品药材 2014 年 7 月 29 日采自黑龙江省宾县铜矿（东经 127°50′00.0″，北纬 45°56′18.5″），经黑龙江省中医药科学院初东君主任药师鉴定为胡桃科胡桃楸（*Juglans mandshurica* Maxim.）未成熟果实。制作方法：取新鲜外果皮，每 500g 加水 250mL，3000r/min 匀浆 30s，−80℃冷冻。临床以日服用量 15g 计；北青龙衣鲜品服用量暂以相当于临床干品的折干量计算。

L-dopa（批号：LRAA9068；纯度≥ 99.5%）、L-Tyr（批号：SLBN0617V；纯度≥ 99.5%）、L-Phe（批号：BCBR1655V；纯度≥ 99.5%）、Int（批号：BCBS1159V；纯度≥ 98.0%）、HGA（批号：SLBN3527V；纯度≥ 99.5%）均购自美国 Sigma 公司。

1.2 实验动物

SPF 级 Wistar 大鼠，雄性，体重（200 ± 20）g，由北京维通利华实验动物技术有限公司提供，许可证号：SCXK（京）2012-0001。屏障级实验动物室饲养，12h 明暗周期，室温 22 ~ 24℃，相对湿度 40% ~ 70%，动物自由摄食饮水。

2. 实验方法

2.1 动物分组及给药

40 只大鼠，随机分为空白对照组，北青龙衣鲜品高、中、低剂量组，每组 10 只。取北青龙衣鲜品，加水分别制成 2.0331g/mL、1.0166g/mL、0.5083g/mL 溶液，作为高、中、低剂量组的供试品浓度（按体表面积法计，相当于临床日用量的 4 倍、2 倍及 1 倍）。空白对照组给予同等体积的蒸馏水，连续给药 4 周，观察期间大鼠自由摄食、饮水。

2.2 尿液的收集及处理

给药 4 周后，采用代谢笼法，收集 12h 尿液。留尿期间动物不摄食，自由饮水。收集尿液后，4℃ 13000r/min 离心 10min，取上清液，置于 −80℃冰箱中保存备用，分析前解冻。取大鼠尿液各 200μL，分别加入 200μL 水稀释至 2 倍，3000r/min 涡旋 1min，0.22μm 微孔滤膜过滤，取续滤液进样。

2.3 空白尿液样本制备

按尿液体积加入 2 倍活性炭，1500r/min 涡旋混合，低温（4℃）条件下 13000r/min 离心 10min 后，取上清液，经 0.22μm 微孔滤膜过滤，保存备用 [45, 46]。

2.4 对照品溶液的制备

分别精密称取对照品 L-dopa、L-Try、L-Phe、Int、HGA 适量，置于 10mL 棕色量瓶中，用色谱甲醇稀释为 1mg/mL 的母液，然后稀释至 500μg/mL 的储备液，4℃低温保存。取空白尿液 100μL，置于 1.5mL 离心管中，精密加入标准曲线各点浓度的对照品溶液 100μL，制成 L-dopa、L-Tyr、L-Phe、Int、HGA 混合对照品溶液备用。

2.5　色谱和质谱条件

Waters Acquity UPLC HSS T3 C_{18} 色谱柱（2.1mm × 100mm，1.7μm），Acquity UPLC HSS T3 C_{18} VanGuard Pre-Column 预柱（2.1mm × 5mm，1.7μm），柱温为 30℃。流动相：A 为 0.1% 甲酸 – 水，B 为 0.1% 甲酸 – 乙腈，梯度洗脱：0 ~ 2min，5% B；2 ~ 11min，5% → 35% B；11 ~ 12.5min，35% → 100% B；12.5 ~ 13min，100% B；13 ~ 13.1min，100% → 5% B；13.1 ~ 15min，5% B。进样量 5μL，流速 0.3mL/min。自动进样器温度设为 4℃。质谱条件采用 ESI 源，正离子模式检测，毛细管电压为 +3500V，去溶剂气流量为 650L/h，去溶剂化温度为 300℃，离子源温度为 120℃，采用 MRM 扫描测定。5 种目标化合物 MRM 质谱条件见表 6-18。混合对照品溶液的色谱图见图 6-11。

表 6-18　5 种化合物多反应离子检测质谱条件

化合物	保留时间 /min	母离子	子离子	锥孔电压 / V	碰撞电压 /V	极性
L-dopa	0.87	198.07	152.06	30	17	(+)
L-Tyr	1.13	182.18	136.20	28	16	(+)
L-Phe	1.49	166.08	120.08	25	12	(+)
Int	1.87	176.91	130.06	20	20	(+)
HGA	2.05	169.05	151.04	30	22	(+)

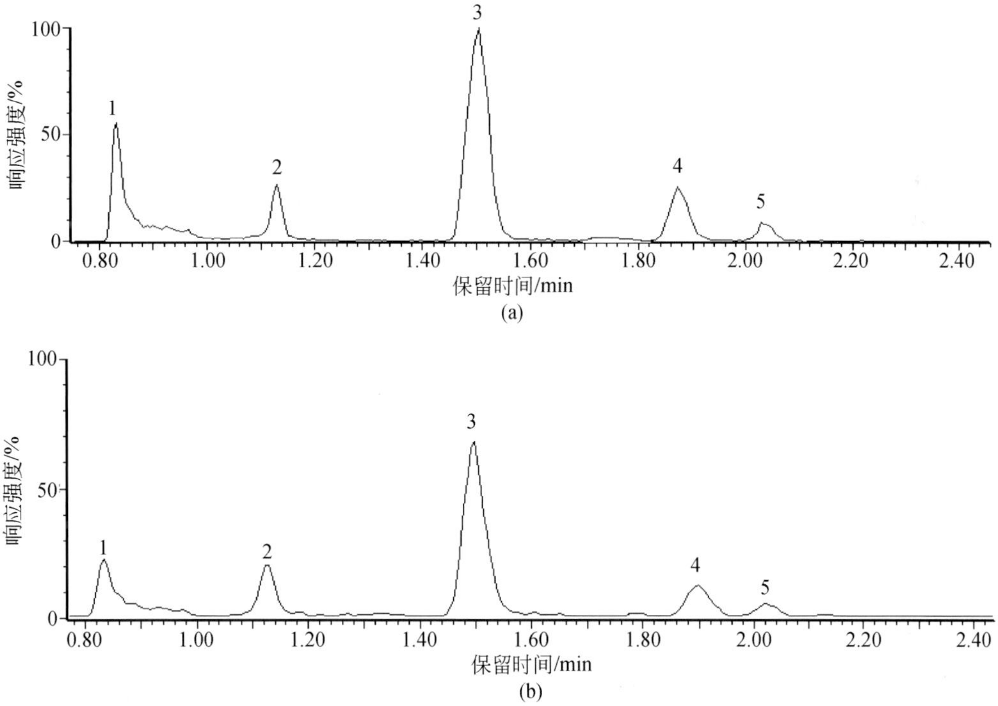

图 6-11　MRM 模式下空白尿液样本加对照品（a）及真实尿液样本（b）的色谱图

1. L-dopa；2. L-Tyr；3. L-Phe；4. Int；5. HGA

3. 实验结果

3.1 标准曲线的建立（表 6-19）

表 6-19 5 种化合物方法验证相关参数

化合物	线性回归方程	R^2	线性范围 /（ng/mL）
L-dopa	y=0.2927x+13.329	0.9999	31.25 ～ 32000
L-Tyr	y=1.9215x +24.347	0.9991	25 ～ 30000
L-Phe	y=5.4965x +83.187	0.9999	7.8 ～ 8000
Int	y=0.0189x +6.2049	0.9989	50 ～ 10000
HGA	y=180.956x −36.1206	0.9990	50 ～ 10000

3.2 含量测定

分别取大鼠尿液按“2.2　尿液的收集及处理”项下方法制备样本，运用该方法对各组尿液样本进行定量分析；并采用 SPSS17.0 软件对含量进行单因素方差分析（F 检验），数据以 $\bar{x}\pm$SD 表示，组间差异采用 t 检验，以 P<0.05 为差异具有统计学意义，见表 6-20。

表 6-20 5 种毒性标志物在各组尿液样本中的含量 ($\bar{x}\pm$SD, n=10)

化合物	含量 /（ng/mL）			
	空白对照组	北青龙衣低剂量组	北青龙衣中剂量组	北青龙衣高剂量组
L-dopa	432.4 ± 54.21	489.6 ± 33.78*	532.4 ± 61.40**	602.4 ± 46.15**
L-Tyr	4004.7 ± 237.13	5121.4 ± 310.78**	5601.3 ± 261.03**	6223.8 ± 192.93**
L-Phe	3784.5 ± 201.46	4510.4 ± 317.08**	5084.9 ± 271.00**	6165.0 ± 417.74**
Int	994.5 ± 104.06	1088.0 ± 229.76*	1985.6 ± 300.50**	3310.8 ± 409.85**
HGA	80.4 ± 8.251	120.8 ± 16.074**	160.5 ± 20.391**	200.3 ± 35.423**

* 与空白对照组相比，P<0.05，** 与空白对照组相比，P<0.01。

4. 讨论

以往对中药的毒性评价方法集中在急性、亚急性和长期毒性等实验上，主要考察指标为生化和组织形态学 [45]，但中药安全性评价是复杂成分的组合体，传统的毒性评价方法并不能阐明中药毒性物质基础、毒性机制等关键问题。目前，代谢组学在毒理学研究中发挥重要的作用，通过分析与不良反应机制密切相关的生物体液或组织中代谢产物的轮廓分布差异，并明确这些差异毒性标志物的精准含量变化规律，确定其不良反应的靶器官、组织或者不良反应过程，从而进行毒理作用机制研究和化合物的毒性评价 [46-48]。

本节实验利用 UPLC-MRM-MS 方法，对 5 种内源性代谢物 L-dopa、L-Tyr、L-Phe、Int、HGA 同时进行精准定量分析，观察灌胃北青龙衣鲜品后，5 种内源性代谢物的干扰规律，阐明其不良反应的靶器官。实验表明，与空白对照组相比，北青龙衣鲜品各剂量组 L-dopa、L-Tyr、L-Phe、HGA 含量均明显升高，除 L-dopa 具有显著差异外（$P<0.05$），L-Tyr、L-Phe、HGA 均具有极显著差异（$P<0.01$）。L-Phe 作为 L-Tyr 转化的前体物质，Phe 含量升高，致使其转化的 Tyr 含量升高，Phe 除作为氨基酸合成机体组织各种蛋白质外[49]，还作为 Tyr 及单胺类信号传导分子的多巴胺、去甲肾上腺素和肾上腺素以及皮肤色素的黑色素前体[9]。因此，机体维持正常的生长发育和生理机能需要体内稳定的 Phe 代谢状态。神经系统损伤、内分泌、免疫等多种因素，均会引起 Phe 代谢异常，都会导致其转化从而使 Tyr 发生紊乱。同时，HGA 与 L-dopa 是 Phe 和 Tyr 的中间代谢物，两者含量均有所升高，证明北青龙衣确实能干扰 Phe-Tyr 代谢。此外，与空白对照组大鼠相比，北青龙衣鲜品各给药组大鼠尿液中 Int 含量异常升高。Int 是色氨酸代谢通路的起点和中间化合物，色氨酸代谢与中枢神经系统、免疫调节密切相关，对维持中枢神经系统正常生理功能有着重要的作用。故 Int 含量的改变提示北青龙衣鲜品会干扰正常大鼠的色氨酸代谢。北青龙衣鲜品未经过炮制，其中含有的胡桃醌等萘醌类成分既是其毒性物质，也是其抗肿瘤活性物质，阐明其不良反应机制，可为后期减毒增效及合理炮制提供科学依据。

第三节　北青龙衣长期毒性试验

1. 实验材料

仪器、药品与试剂：同“本章第二节”。

动物：SPF 级 Wistar 大鼠，雄性，体重（120 ± 20）g，由北京维通利华实验动物技术有限公司提供，许可证号 SCXK（京）2012-0001。屏障级实验动物室饲养，12h 明暗周期，室温 22 ~ 24℃，相对湿度 40% ~ 70%，动物自由摄食、饮水。

2. 实验方法

2.1　供试品溶液制备

取北青龙衣细粉，加水分别制成 0.27g/mL、0.135g/mL、0.0675g/mL 溶液作为高、中、低剂量组的供试品溶液（按体表面积法计，相当于 4 倍、2 倍及临床日用量）。

2.2　动物分组及给药方法

48 只大鼠随机分为 4 组，分别为空白对照组、高剂量组、中剂量组、低剂量组，每组 12 只。所有大鼠在实验前于动物室常规饲养 1 周。实验开始后各组按不同剂量给予相应药物灌胃（灌胃体积 2mL/100g），空白对照组给予等体积纯化水，连续给药 90 天和 180 天后各组随机处死 6 只大鼠。观察期间大鼠自由摄食饮水，每周称量记录一次体重及进食量；观察试验动物的毒性症状，包括中枢和运动神经系统、自主神经系统、呼吸系统、心血管系统、消化系统、泌尿生殖系统、毛皮、口眼和其他部位变化。

2.3 尿液及血液的收集和处理

于动物给药 90 天、180 天时收集 12h 尿液，留尿期间动物不摄食，自由饮水。对收集的尿液在 4℃ 3000r/min 离心处理 5min，取上清液，用于检测生化指标。给药 90 天、180 天，分别取各组大鼠 6 只，用 10% 水合氯醛麻醉，主动脉取血，用于检测血常规及相应生化指标。

2.4 血液、尿液生化分析及脏器病理学检查

同“本章第二节”。

3. 实验结果

3.1 大鼠行为与体重的变化

各给药组大鼠行为与空白对照组无显著性差异，神经反射正常，瞳孔正常，未见分泌物，呼吸频率正常，大便颜色、形态正常，泌尿生殖系统正常，毛皮光亮完整，眼部正常，试验动物每周的体重及摄食量与空白对照组无显著性差异，结果见表 6-21 ～表 6-23。

表 6-21 北青龙衣三个月毒性试验大鼠体重 ($\bar{x}$ ± SD, n=6) （单位：g）

时间	空白对照组	高剂量组	中剂量组	低剂量组
1 个月	358.3 ± 23.17	333.3 ± 25.03	336.7 ± 44.12	343.3 ± 30.11
2 个月	443.3 ± 26.58	408.3 ± 27.87	401.7 ± 52.31	430.0 ± 38.99
3 个月	508.3 ± 38.17	453.3 ± 65.93	455.0 ± 65.35	503.3 ± 32.67

表 6-22 北青龙衣六个月毒性试验大鼠体重 ($\bar{x}$ ± SD, n=6) （单位：g）

时间	空白对照组	高剂量组	中剂量组	低剂量组
1 个月	334.0 ± 31.30	304.0 ± 16.73	320.0 ± 29.16	336.0 ± 23.02
2 个月	426.0 ± 45.06	412.0 ± 21.68	398.0 ± 47.12	414.0 ± 26.08
3 个月	494.0 ± 51.77	442.0 ± 35.64	470.0 ± 57.01	482.0 ± 29.50
4 个月	526.0 ± 64.27	486.0 ± 23.90	518.0 ± 71.20	532.0 ± 47.12
5 个月	540.0 ± 62.60	494.0 ± 23.00	546.0 ± 70.08	544.0 ± 63.09
6 个月	564.0 ± 61.27	544.0 ± 32.10	568.0 ± 77.06	570.0 ± 57.90

表 6-23　北青龙衣三个月、六个月毒性试验大鼠摄食量 ($\bar{x} \pm SD$, n=6)　（单位：g）

时间	空白对照组	高剂量组	中剂量组	低剂量组
1 个月	26.64 ± 4.35	23.20 ± 2.05	24.19 ± 7.04	23.26 ± 2.88
2 个月	32.38 ± 3.64	30.50 ± 2.75	28.97 ± 8.27	28.78 ± 3.25
3 个月	25.58 ± 2.62	25.80 ± 2.68	24.00 ± 3.13	24.85 ± 2.06
4 个月	24.50 ± 0.83	26.74 ± 3.90	25.59 ± 4.02	25.50 ± 0.78
5 个月	27.45 ± 4.12	27.98 ± 3.38	27.56 ± 4.10	28.33 ± 2.14
6 个月	23.33 ± 1.76	22.07 ± 3.05	22.13 ± 2.26	23.96 ± 2.40

3.2　大鼠血常规及血浆生化分析

从表 6-24~ 表 6-27 可知，与空白对照组相比，三个月及六个月各给药组血常规及血浆生化指标的变化不明显，某一组的变化虽有统计学意义，但无剂量依赖性，且与健康雄性 Wistar 大鼠血液参数对比 [13]，基本均在正常值范围，因此，各给药组对大鼠血常规及血浆生化指标无明显影响。

表 6-24　北青龙衣三个月毒性试验大鼠血常规指标 ($\bar{x} \pm SD$, n=6)

指标	空白对照组	高剂量组	中剂量组	低剂量组
WBC/（$\times 10^9$/L）	8.4 ± 2.2	8.7 ± 4.3	7.0 ± 2.0	8.2 ± 3.1
NE/%	48.8 ± 10.1	61.3 ± 8.0*	56.5 ± 8.2	61.1 ± 7.7*
LY/%	44.8 ± 10.7	33.1 ± 7.3*	38.4 ± 8.2	33.8 ± 7.3*
MO/%	5.7 ± 1.1	4.5 ± 1.1	4.1 ± 0.3*	4.6 ± 1.2
EO/%	0.4 ± 0.2	0.6 ± 0.4	0.7 ± 0.3*	0.3 ± 0.2
BA/%	0.4 ± 0.1	0.5 ± 0.2	0.3 ± 0.1	0.3 ± 0.1
RBC/（$\times 10^{12}$/L）	8.87 ± 0.96	8.73 ± 1.37	7.99 ± 0.79	8.86 ± 1.36
HGB/（g/L）	166 ± 15	168 ± 24	149 ± 14	164 ± 23
HCT/%	42.4 ± 4.1	43.4 ± 6.2	38.9 ± 3.5	41.9 ± 5.4
MCV/fL	47.8 ± 1.6	49.8 ± 1.4*	48.9 ± 1.2	47.5 ± 1.6
MCH/pg	18.8 ± 0.9	19.3 ± 0.6	18.7 ± 0.2	18.5 ± 0.4
MCHC/（g/L）	393 ± 5	388 ± 8	383 ± 10	390 ± 10
RDW/%	11.9 ± 0.5	11.9 ± 0.4	11.9 ± 0.2	12.1 ± 0.3
PLT/（$\times 10^9$/L）	464 ± 106	558 ± 169	562 ± 118	563 ± 66
PCT/%	0.25 ± 0.07	0.31 ± 0.10	0.31 ± 0.08	0.31 ± 0.03
MPV/fL	5.5 ± 0.2	5.6 ± 0.1	5.5 ± 0.4	5.5 ± 0.3
PDW/%	13.4 ± 0.4	13.4 ± 0.6	13.2 ± 0.6	13.6 ± 0.5

* 与空白对照组比较，P<0.05。

表 6-25 北青龙衣六个月毒性试验大鼠血常规指标 ($\bar{x}$ ± SD, n=6)

指标	空白对照组	高剂量组	中剂量组	低剂量组
WBC/（$\times10^9$/L）	5.7 ± 1.9	8.4 ± 3.4	5.9 ± 1.1	6.6 ± 1.0
NE/%	55.6 ± 6.4	68.7 ± 4.8**	62.4 ± 5.1	58.9 ± 8.9
LY/%	39.1 ± 6.4	26.4 ± 4.7**	31.6 ± 5.8	35.4 ± 8.7
MO/%	4.5 ± 0.4	4.3 ± 0.5	4.7 ± 1.4	4.6 ± 0.8
EO/%	0.5 ± 0.4	0.3 ± 0.2	0.6 ± 0.3	0.6 ± 0.3
BA/%	0.3 ± 0.1	0.3 ± 0.2	0.6 ± 0.2*	0.6 ± 0.2*
RBC/（$\times10^{12}$/L）	7.20 ± 0.36	7.06 ± 0.40	7.39 ± 0.42	7.30 ± 0.39
HGB/（g/L）	134 ± 8	134 ± 4	136 ± 2	135 ± 4
HCT/%	34.3 ± 1.6	34.1 ± 1.4	35.2 ± 0.7	34.8 ± 1.3
MCV/fL	47.7 ± 1.3	48.3 ± 1.9	47.9 ± 2.1	47.8 ± 1.5
MCH/pg	18.6 ± 0.9	19.0 ± 0.8	18.6 ± 0.9	18.6 ± 0.9
MCHC/（g/L）	391 ± 8	393 ± 7	387 ± 4	388 ± 8
RDW/%	12.5 ± 0.8	12.0 ± 0.2	11.6 ± 0.2**	12.0 ± 0.2
PLT/（$\times10^9$/L）	579 ± 32	650 ± 58	623 ± 88	648 ± 76
PCT/%	0.32 ± 0.02	0.37 ± 0.03	0.34 ± 0.07	0.36 ± 0.06
MPV/fL	5.5 ± 0.1	5.6 ± 0.3	5.4 ± 0.3	5.5 ± 0.2
PDW/%	14.2 ± 0.3	13.9 ± 0.7	13.8 ± 0.4	13.8 ± 0.4

* 与空白对照组比较，P<0.05，** 与空白对照组比较，P<0.01。

表 6-26 北青龙衣三个月毒性试验大鼠血液生化指标 ($\bar{x}$ ± SD, n=6)

指标	空白对照组	高剂量组	中剂量组	低剂量组
GLU/（mmol/L）	9.59 ± 2.46	11.79 ± 2.01	10.98 ± 1.88	9.48 ± 0.81
CHOL/（mmol/L）	2.39 ± 0.24	2.31 ± 0.36	2.07 ± 0.38	2.41 ± 0.91
TG/（mmol/L）	0.33 ± 0.09	0.39 ± 0.11	0.41 ± 0.16	0.41 ± 0.12
CK/（U/L）	647 ± 319	867 ± 260	1155 ± 210	1156 ± 848
LDH/（U/L）	639 ± 328	909 ± 242	729 ± 192	684 ± 236
ALT/（U/L）	32 ± 2	56.2 ± 33.5	38.2 ± 21.0	57.0 ± 64.0
AST/（U/L）	103 ± 19	131 ± 67	121 ± 30	140 ± 68
AST/ALT	3.3 ± 0.6	3.0 ± 0.5	3.5 ± 0.9	3.45 ± 1.30
ALP/（U/L）	69 ± 8	73 ± 19	66 ± 12	68.3 ± 24

续表

指标	空白对照组	高剂量组	中剂量组	低剂量组
TBIL/（μmol/L）	1.0 ± 0.2	1.1 ± 0.2	0.7 ± 0.2	0.8 ± 0.2
TP/（g/L）	57.7 ± 3.0	58.0 ± 4.3	55.7 ± 3.7	31.4 ± 1.8**
ALB/（g/L）	31.9 ± 0.8	31.3 ± 2.3	30.6 ± 2.4	31.4 ± 1.8
GLO/（g/L）	27.4 ± 5.3	26.7 ± 2.0	25.1 ± 1.7	26.7 ± 1.6
A/G	1.3 ± 0.1	1.2 ± 0.04	1.2 ± 0.1	1.2 ± 0.1
BUN/（mmol/L）	5.80 ± 1.93	5.69 ± 0.41	6.16 ± 1.03	6.2 ± 1.30
CREA/（μmol/L）	33.0 ± 4.7	34.0 ± 1.8	35.7 ± 5.1	32.2 ± 4.8
CREA/BUN	6.14 ± 1.71	6.00 ± 0.71	5.83 ± 0.45	5.4 ± 1.4
UA/（μmol/L）	88.7 ± 12.6	102.3 ± 22.6	126.1 ± 24.4*	110.4 ± 28.7
K/（mmol/L）	4.50 ± 0.43	4.82 ± 0.19	5.32 ± 1.35	5.28 ± 1.07
Na/（mmol/L）	144 ± 1	142 ± 2*	141 ± 2**	143 ± 1
Cl/（mmol/L）	106 ± 2	102 ± 2**	102 ± 1**	103 ± 1**
OSM/（mmol/L）	292.23 ± 2.37	290.40 ± 2.76	287.66 ± 2.94*	290.02 ± 2.78

* 与空白对照组比较，P<0.05，** 与空白对照组比较，P<0.01。

表 6-27　北青龙衣六个月毒性试验大鼠血液生化指标 ($\bar{x}$ ± SD, n=6)

指标	空白对照组	高剂量组	中剂量组	低剂量组
GLU/（mmol/L）	11.15 ± 1.55	11.45 ± 2.01	14.25 ± 2.07*	14.02 ± 2.26*
CHOL/（mmol/L）	2.54 ± 0.31	2.33 ± 0.52	2.39 ± 0.22	2.26 ± 0.23
TG/（mmol/L）	0.72 ± 0.31	0.66 ± 0.13	1.13 ± 0.60	1.01 ± 0.16
CK/（U/L）	1482 ± 683	2437 ± 1735	1302 ± 675	2255 ± 1994
LDH/（U/L）	501 ± 96	650 ± 269	778 ± 256	694 ± 364
ALT/（U/L）	30 ± 3	44 ± 32	29 ± 5	36 ± 17
AST/（U/L）	96 ± 13	119 ± 21	92 ± 22	115 ± 24
AST/ALT	3.2 ± 0.3	4.1 ± 1.9	3.2 ± 0.3	3.5 ± 1.0
ALP/（U/L）	60 ± 12	60 ± 10	44 ± 11*	53 ± 12
TBIL/（μmol/L）	1.2 ± 0.3	1.2 ± 0.6	0.7 ± 0.2	0.8 ± 0.3
TP/（g/L）	58.8 ± 2.3	57.8 ± 1.3	56.5 ± 0.8	56.3 ± 3.3
ALB/（g/L）	31.1 ± 1.4	31.2 ± 1.3	29.7 ± 0.72	29.5 ± 1.70
GLO/（g/L）	27.7 ± 1.2	26.7 ± 1.1	26.8 ± 0.8	26.8 ± 2.2

续表

指标	空白对照组	高剂量组	中剂量组	低剂量组
A/G	1.1 ± 0.04	1.1 ± 0.1	1.1 ± 0.04	1.1 ± 0.1
BUN/（mmol/L）	5.06 ± 0.44	5.17 ± 0.54	5.31 ± 0.56	5.14 ± 1.79
CREA/（μmol/L）	33.8 ± 3.8	37.6 ± 4.2	40.3 ± 9.2	32.0 ± 2.6
CREA/BUN	6.70 ± 0.76	6.97 ± 0.95	7.55 ± 1.21	6.83 ± 2.39
UA/（μmol/L）	108.7 ± 34.3	111.7 ± 24.9	97.3 ± 21.7	111.5 ± 59.8
K/（mmol/L）	5.6 ± 0.4	5.5 ± 0.4	5.2 ± 0.5	5.4 ± 0.3
Na/（mmol/L）	143 ± 2	143 ± 2	142 ± 1	143 ± 2
Cl/（mmol/L）	104 ± 2	104 ± 2	103 ± 1	105 ± 1
OSM/（mmol/L）	291.49 ± 2.38	295.17 ± 3.21	293.42 ± 3.32	294.89 ± 1.33*

* 与空白对照组比较，P<0.05。

3.3 大鼠尿生化指标分析

空白对照组及各给药组大鼠尿液pH均在7.5 ~ 9.0之间，比重均在1.005 ~ 1.015之间；亚硝酸盐、葡萄糖、维生素C、胆红素、白细胞、蛋白质均未检出；隐血、酮体在空白对照组及各给药组均出现一定比例的“+”号、“–”号，无统计学意义，可能与仪器的灵敏度设定有关。

3.4 大鼠组织病理学检查

空白对照组及各给药组大鼠组织病理学检查结果表明，大鼠心、肝、脾、肺、肾、胃、胸腺、肾上腺、睾丸、附睾、大脑、小脑、脑垂体、食管、气管、甲状腺、唾液腺、大肠、小肠、胰脏、肠淋巴结、腹主动脉、前列腺、坐骨神经、颈髓、胸髓、腰髓及骨髓等组织在各给药组均未见明显病理改变，有个别组织出现病变可能与先天性或自发性疾病有关。

3.5 大鼠脏器系数的变化

由表6-28和表6-29可知，各给药组三个月和六个月的脏器指数均与空白对照组无显著性差异，说明北青龙衣干品对脏器指数无显著性影响。

表 6-28 北青龙衣三个月毒性试验大鼠脏器指数 ($\bar{x} \pm SD$, n=6)

脏器	空白对照组	干品高剂量组	干品中剂量组	干品低剂量组
心	0.29 ± 0.015	0.32 ± 0.041	0.31 ± 0.028	0.28 ± 0.015
肝	2.57 ± 0.377	2.79 ± 0.232*	2.62 ± 0.137	2.51 ± 0.116
脾	0.18 ± 0.014	0.19 ± 0.031	0.19 ± 0.018	0.19 ± 0.027

续表

脏器	空白对照组	干品高剂量组	干品中剂量组	干品低剂量组
肺	0.37 ± 0.049	0.38 ± 0.031	0.39 ± 0.027	0.34 ± 0.039
肾	0.70 ± 0.049	0.71 ± 0.064	0.73 ± 0.058	0.69 ± 0.097
脑	0.39 ± 0.023	0.43 ± 0.037	0.47 ± 0.061*	0.39 ± 0.062
胸腺	0.08 ± 0.052	0.08 ± 0.008	0.08 ± 0.019	0.08 ± 0.017
肾上腺	0.02 ± 0.012	0.02 ± 0.007	0.02 ± 0.007	0.02 ± 0.035
睾丸	0.91 ± 0.099	0.87 ± 0.109	0.87 ± 0.067	0.89 ± 0.094
附睾	0.35 ± 0.087	0.35 ± 0.062	0.38 ± 0.098	0.33 ± 0.081

* 与空白对照组比较，$P<0.05$。

表 6-29　北青龙衣六个月毒性试验大鼠脏器指数 ($\bar{x} \pm SD$, $n=6$)

脏器	空白对照组	干品高剂量组	干品中剂量组	干品低剂量组
心	0.32 ± 0.044	0.31 ± 0.041	0.28 ± 0.043	0.30 ± 0.042
肝	2.39 ± 0.168	2.62 ± 0.127	2.74 ± 1.142	2.48 ± 0.255
脾	0.19 ± 0.029	0.19 ± 0.031	0.17 ± 0.055	0.17 ± 0.019
肺	0.30 ± 0.026	0.34 ± 0.023	0.33 ± 0.071	0.30 ± 0.036
肾	0.60 ± 0.059	0.61 ± 0.040	0.61 ± 0.172	0.63 ± 0.077
脑	0.41 ± 0.065	0.39 ± 0.044	0.37 ± 0.068	0.36 ± 0.034
胸腺	0.05 ± 0.025	0.05 ± 0.015	0.05 ± 0.034	0.06 ± 0.015
肾上腺	0.01 ± 0.000	0.01 ± 0.000	0.01 ± 0.000	0.01 ± 0.007
睾丸	0.73 ± 0.073	0.77 ± 0.106	0.73 ± 0.181	0.78 ± 0.019
附睾	0.29 ± 0.054	0.30 ± 0.052	0.29 ± 0.102	0.31 ± 0.096

4. 讨论

1）通过三个月及六个月的长期毒性试验，结果表明，北青龙衣干品高、中、低剂量给药组与空白对照组相比，大鼠行为、体重、摄食量、血常规指标、血液生化指标、尿液生化指标、组织病理指标、脏器指数均未发生显著变化。

2）北青龙衣建议用药周期为 3 个月 1 疗程，通常用药 1 ~ 2 个疗程，因此，本节研究说明北青龙衣干品在常规疗程范围内用药是安全的。

参 考 文 献

[1] 孟繁钦，雷涛，才玉婷，等. 核桃楸皮水提物的急性毒理研究 [J]. 中国医药导报，2010，7(16):

56-68.
[2] 雷涛，梁启超，林峰，等. 核桃楸皮甲醇提取物的急性毒理研究 [J]. 中国医药导报，2012，9(2)：113-117.
[3] 刘薇，林文翰，季宇彬. 青龙衣毒性作用及体外抗肿瘤作用的实验研究 [J]. 中国中药杂志，2004，29(9)：887-890.
[4] 许绍惠，唐婉屏，韩忠环. 核桃楸毒性成分研究 [J]. 沈阳农业大学学报，1986，17(2)：34-39.
[5] 刘丽娟，齐凤琴，龚显峰. 北青龙衣中萘醌类衍生物的细胞毒活性研究 [J]. 中国现代应用药学，2010，27(7)：574-577.
[6] 魏伟，吴希美，李元建. 药理实验方法学 [M]. 北京：人民卫生出版社，2010.
[7] Daubert D L，Looney B M，Clifton R R，et al. Elevated corticosterone in the dorsal hindbrain increases plasma norepinephrine and neuropeptide Y，and recruits a vasopressin response to stress[J]. Am J Physiol Regul Integr Comp Physiol，2014，307(2)：212-224.
[8] Raposinho P D，Broqua P，Pierroz D D，et al. Evidence that the inhibition of luteinizing hormone secretion exerted by central administration of neuropeptide Y (NPY) in the rat is predominantly mediated by the NPY-Y5 receptor subtype 1[J]. Endocrinology，1999，140(9)：4046-4055.
[9] Kim C J，Kovacs-Nolan J A，Yang C，et al. l-Tryptophan exhibits therapeutic function in a porcine model of dextran sodium sulfate (DSS) -induced colitis[J]. J Nutr Biochem，2010，21(6)：468-475.
[10] Schrocksnadel K，Wirleitner B，Winkler C，et al. Monitoring tryptophan metabolism in chronic immune activation[J]. Clinica Chimica Acta，2006，364：82-90.
[11] Fulop F，Szatmari I，Vamos E，et al. Syntheses，transformations and pharmaceutical applications of kynurenic acid derivatives[J]. Curr Med Chem，2009，16(36)：4828-4842.
[12] 王道涵，王素梅，卫利，等. 犬尿酸代谢途径异常与中枢神经系统疾病 [J]. 生理科学进展，2016，47(1)：43-46.
[13] 查锡良. 生物化学与分子生物学 [M]. 8 版. 北京：人民卫生出版社，2013.
[14] Zhang Q，Wang G J，Ji-ye A，et al. Application of GC/MS-based metabonomic profiling in studying the lipid-regulating effects of Ginkgo biloba extract on diet-induced hyperlipidemia in rats[J]. Acta Pharmacol Sin，2009，30(12)：1674-1687.
[15] Liu Y T，Jia H M，Chang X，et al. Metabolic pathways involved in Xin-Ke-Shu prot ecting against myocardial infarction in rats using ultra high performance liquid chromatography coupled with quadrupole time-of-flight mass spectrometry[J]. J Pharm Biomed Anal，2014，90：35-44.
[16] 梁晓萍，张政，胡坪，等. 蟾酥急性毒性的代谢组学研究 [J]. 高等学校化学学报，2011，32(1)：38-43.
[17] 从文娟，刘清飞，梁琼麟，等. 基于血清代谢组学的吡柔比星注射剂的累积毒性作用研究 [J]. 中国药理学通报，2012，28(9)：1294-1299.
[18] Madore C，Nadjar A，Delpech J C，et al. Nutritional n-3 PUFAs deficiency during perinatal periods alters brain innate immune system and neuronal plasticity-associated genes[J]. Brain Behav Immun，2014，41：22-31.
[19] Sinn N，Milte C M，Street S J，et al. Effects of n-3 fatty acids，EPA v. DHA，on depressive

symptoms, quality of life, memory and executive function in older adults with mild cognitive impairment: a 6-month randomised controlled trial[J]. Br J Nutr, 2012, 107(11): 1682-1693.

[20] Calder P C. Mechanisms of action of (n-3) fatty acids[J]. The J Nutrition, 2012, 142(3): 592S-599S.

[21] Crupi R, Marino A, Cuzzocrea S. N-3 fatty acids: role in neurogenesis and neuro plasticity[J]. Curr Med Chem, 2013, 20(24): 2953-2963.

[22] Mullen T D, Hannun Y A, Obeid L M. Ceramide synthases at the centre of sphingolipid metabolism and biology[J]. Biochemical J, 2012, 441(3): 789-802.

[23] Hinkovska-Galcheva V, Vanway S M, Shanley T P, et al. The role of sphingosine-1-phosphate and ceramide-1-phosphate in calcium homeostasis[J]. Curr Opin Investing Drugs, 2008, 9(11): 1192-1205.

[24] Saddoughi S A, Song P, Ogretmen B. Roles of bioactive sphingolipids in cancer biology and therapeutics[J]. Subcell Biochem, 2008, 49: 413-440.

[25] Jo S K, Bajwa A, Awad A S, et al. Sphingosine-1-phosphate receptors: biology and therapeutic potential in kidney disease[J]. Kidney Int, 2008, 73(11): 1220-1230.

[26] Spiegel S, Milstien S. The outs and the ins of sphingosine-1-phosphate in immunity[J]. Nat Rev Immunol, 2011, 11(6): 403-415.

[27] Linsel-Nitschke P, Tall A R. HDL as a target in the treatment of atherosclerotic cardiovascular disease[J]. Nat Rev Drug Discov, 2005, 4(3): 193-205.

[28] Duong L T. Therapeutic inhibition of cathepsin K-reducing bone resorption while maintaining bone formation[J]. Bonekey Rep, 2012, 1(5): 67.

[29] Kunkel G T, Maceyka M, Milstien S, et al. Targeting the sphingosine-1-phosphate axis in cancer, inflammation and beyond[J]. Nat Rev Drug Discovery, 2013, 12(9): 688-702.

[30] Pyne N J, Pyne S. Sphingosine 1-phosphate and cancer[J]. Nat Rev Cancer, 2010, 10(7): 489-503.

[31] Di Paolo G, Kim T W. Linking lipids to Alzheimer's disease: cholesterol and beyond[J]. Nat Rev Neurosci, 2011, 12(5): 284-296.

[32] Maceyka M, Harikumar K B, Milstien S, et al. Sphingosine-1-phosphate signaling and its role in disease[J]. Trends in Cell Biology, 2012, 22(1): 50-60.

[33] Hla T, Dannenberg A J. Sphingo lipid signaling in metabolic disorders[J]. Cell Metabolism, 2012, 16(4): 420-434.

[34] Dyatlovitskaya E V. The role of lysosphingolipids in the regulation of biological processes[J]. Biochem Moscow, 2007, 72(5): 479-484.

[35] Osawa Y, Uchinami H, Bielawski J, et al. Roles for C16-ceramide and sphingosine 1-phosphate in regulating hepatocyte apoptosis in response to tumor necrosis factor[J]. J Biol Chem, 2005, 280(30): 27879-27887.

[36] Greene E L, Kren S, Hostetter T H. Role of aldosterone in the remnant kidney model in the rat[J]. J Clin Invest, 1996, 98(4): 1063-1068.

[37] Quan Z Y, Walser M, Hill G S. Adrenalectomy ameliorates ablative nephropathy in the rat independently of corticosterone maintenance level[J]. Kidney Int, 1992, 41(2): 326-333.

[38] Fitzgibbon W R, Greene E L, Grewal J S, et al. Resistance to remnant nephropathy in the Wistar-Furth

rat[J]. J Am Soc Nephrol，1999，10(4)：814-821.

[39] 常世敏，张智强. 浅谈维生素 A 代谢与生理功能 [J]. 中国食物与营养，2005，11(2)：55-57.

[40] 张永晶，徐存栓. 肝星形细胞的研究进展 [J]. 解剖学报，2010，41(2)：323-325.

[41] 马红. 维生素 A 检测在慢性肝病治疗中的应用价值 [J]. 中国中医药现代远程教育，2009，7(8)：70-71.

[42] 陈敏，冯立，杨季国，等. 环磷酸腺苷在疾病中的信使作用研究 [J]. 浙江中医药大学学报，2009，33(3)：447-449.

[43] Kobayashi N，Katsumata H，Katayama H，et al. A monoclonal antibody-based enzyme-linked immunosorbent assay of ursodeoxycholic acid 3-sulfates in human urine[J]. J Steroid Biochem Mol Biol，2000，72(5)：265-272.

[44] Jin Y Y. The measurement of total bile acids[J]. Clin Biochem Examination，1998，3：362.

[45] 笪红远. 中药毒理学研究进展 [J]. 中药药理与临床，2005，21(6)：87.

[46] Bouhifd M，Hartung T，Hogberg H T，et al. Review：toxicometabolomics [J]. J Appl Toxicol，2013，33(12)：1365-1383.

[47] Heijne W H，Kienhuis A S，Van Ommen B，et al. Systems toxicology：applications of toxicogenomics，transcriptomics，proteomics and metabolomics in toxicology[J]. Expert Rev Proteom，2005，2(5)：767-780.

[48] Johnson C H，Patterson A D，Idle J R，et al. Xenobiotic metabolomics：major impact on the metabolome[J]. Annu Rev Pharmacol Toxicol，2012，(52)：37-56.

[49] Raposinho P D，Broqua P，Pierroz D D，et al. Evidence that the inhibition of luteinizing hormone secretion exerted by central administration of neuropeptide Y (NPY) in the rat is predominantly mediated by the NPY-Y5 receptor sub type[J]. Endocrinology，1999，140(9)：4046- 4055.

附　　录

附录一　王伟明研究员及其课题组从事北青龙衣研究的相关成果

经过近 20 年的研究，围绕北青龙衣先后完成国家重大新药创制专项、国家自然科学基金等 11 项课题，对北青龙衣化学成分、质量评价、有效部位、药效学及毒理学进行了系统、全面、深入的研究。分离获得北青龙衣中 27 个化合物，采用液质联用技术分析表征了 193 个化合物的结构，明确了主要成分及其代谢产物在血清、心、肝、胃、肺、肾、脑组织中的分布；建立了北青龙衣系统的质量标准，评价了不同基源、产地、采收期、储存时间药材的真伪及优劣，确定了适宜的干燥方法，阐释了褐变过程发生的机制，明确了炮制前后化学成分的整体变化规律，阐释其减毒增效的科学内涵；获得了北青龙衣总萘醌及总多糖的提取纯化工艺，明确了抗肿瘤及提高免疫力活性；对青龙衣胶囊抗肿瘤活性及机制进行了系统研究；采用代谢组学研究技术揭示了北青龙衣可能的毒性风险以及炮制减毒机制。获得国家发明专利 4 项，制定药材及饮片标准 2 项，获得科技奖励 7 项，发表相关论文 41 篇。

附录二　王伟明研究员及其课题组所获得的课题资助

序号	课题名称	来源	起止年份
1	基于代谢组学技术的北青龙衣毒性作用机制研究	黑龙江省自然科学基金面上项目	2017 ~ 2020
2	基于靶标代谢组学的北青龙衣毒性机制研究	哈尔滨市科技创新人才项目	2017 ~ 2019
3	北青龙衣毒性物质基础及致毒机制研究	国家自然科学基金青年基金项目	2016 ~ 2018
4	北青龙衣多糖 PJP-II 一级结构研究	哈尔滨市科技局青年科技创新人才项目	2014 ~ 2017
5	抗肿瘤有效部位新药青龙衣微丸的开发	黑龙江省科技计划项目（科技攻关类）	2012 ~ 2014
6	北青龙衣道地药材品质研究	哈尔滨市青年科技创新人才基金项目	2012 ~ 2014

续表

序号	课题名称	来源	起止年份
7	抗肿瘤有效组分新药青龙衣胶囊的研制	国家重大新药创制专项	2010 ~ 2013
8	基于机械力化学技术的刺龙滴丸提取物研究	黑龙江省科技计划项目（对外合作类）	2010 ~ 2012
9	基于基因芯片技术进行青龙衣胶囊抗癌作用机制的研究	黑龙江省青年基金项目	2010 ~ 2012
10	抗肿瘤新药青龙衣胶囊的研制	黑龙江省科技攻关项目（科技攻关类）	2009 ~ 2011
11	青龙衣胶囊	哈尔滨市科技攻关项目	2009 ~ 2011

附录三　王伟明研究员及其课题组所获得的发明专利

序号	专利名称	发明人	专利号
1	一种北青龙衣的采收方法及北青龙衣的加工方法	王伟明，霍金海，董文婷，孙国东，魏文峰，任晓蕾，庄岩	CN 2015 10431491.X
2	抗肿瘤活性化合物及其制备方法和应用	王伟明，郭丽娜，霍金海，张瑞，张海燕	CN 2015 10098796.3
3	一种青龙衣活性提取物及其制备方法和用途	王伟明，初东君，段玉敏，曹贵阳，张洪娟	CN 2010 10257757
4	一种治疗肿瘤的中药组合物及其制备方法	高奎斌，王伟明，初东君，张洪娟	ZL 2006 10086561.3

附录四　王伟明研究员及其课题组制定的北青龙衣标准

《黑龙江省中药材标准》2001 年版北青龙衣药材标准。

《黑龙江省中药饮片炮制规范及标准》2012 年版北青龙衣饮片标准。

附录五　王伟明研究员及其课题组关于北青龙衣研究获得的奖励

序号	项目名称	奖励名称	奖励等级	奖励年份
1	复方青龙衣胶囊抗肿瘤作用及作用机理研究	黑龙江省科学技术奖	一等	2012
2	抗肿瘤有效部位新药青龙衣微丸的开发	黑龙江省科学技术奖	二等	2019
3	基于机械力化学技术的刺龙滴丸提取物研究	黑龙江省科学技术奖	二等	2017

续表

序号	项目名称	奖励名称	奖励等级	奖励年份
4	复方青龙衣胶囊抗肿瘤作用及作用机理研究	中华中医药学会科技进步奖	三等	2014
5	抗肿瘤有效部位新药青龙衣微丸的开发	黑龙江省中医药科学技术奖	一等	2018
6	基于机械力化学技术的刺龙滴丸提取物研究	黑龙江省中医药科学技术奖	一等	2016
7	复方青龙衣胶囊抗肿瘤作用及作用机理研究	黑龙江省医药行业科技进步奖	一等	2012

附录六 王伟明研究员及其课题组发表的关于北青龙衣研究论文

[1] 董文婷，霍金海，孙国东，王伟明*．胡桃醌对大鼠血清中与脑组织损伤相关生物标志物的影响 [J]．中国药房，2020，31(3)：298-302．

[2] 董文婷，郝艺铭，吴晨曦，霍金海，王伟明*．北青龙衣对大鼠血清中 5 种生物标志物的影响 [J]．中华中医药杂志，2019，34(12)：5907-5910．

[3] 董文婷，吴晨曦，郝艺铭，霍金海，王伟明*．北青龙衣对大鼠尿液中 5 种毒性标志物含量的影响 [J]．中国现代应用药学，2019，36(20)：2513-2517．

[4] Huo J H，Du X W，Sun G D，Dong W T，Wang W M*．Identification and characterization of major constituents in *Juglans mandshurica* using ultra performance liquid chromatography coupled with time-of-flight mass spectrometry (UPLC-ESI-Q-TOF/MS)[J]．Chin J Nat Med，2018，16(7)：525-545．

[5] 程团，王改丽，霍金海，王伟明*．基于 UPLC-Q-TOF-MS 技术的北青龙衣肺组织成分分布研究 [J]．中国中医药科技，2018，25(2)：216-221．

[6] 程团，王改丽，霍金海，王伟明*．基于 UPLC-Q-TOF/MS 技术的北青龙衣成分在大鼠胃组织中的分布研究 [J]．中草药，2018，49(11)：2527-2539．

[7] 王改丽，程团，霍金海，王伟明*．基于 UPLC-Q-TOF/MS 技术的北青龙衣大鼠肾组织化学成分分析 [J]．中草药，2018，49(16)：3763-3769．

[8] 王改丽，霍金海，王伟明*．胡桃醌抗肿瘤作用及机制研究进展 [J]．黑龙江中医药，2018，2：122-123．

[9] 王改丽，程团，霍金海，王伟明*．北青龙衣醇提物在大鼠肝组织中的成分分布研究 [J]．中南药学，2018，16(4)：451-458．

[10] 孙国东，霍金海，谢荣娟，王伟明*．基于 UPLC-Q-TOF/MS 技术的北青龙衣褐变过程中成分动态变化分析 [J]．中国中药杂志，2017，42(16)：3112-3120．

[11] 王丹凤，任晓蕾，霍金海，王伟明*．UPLC-Q-TOF/MS 法分析北青龙衣总萘醌类成分的组成 [J]．中国中医药科技，2017，24(5)：599-603．

[12] 谢荣娟，霍金海，王伟明*．北青龙衣褐变机制的研究 [J]．中国农业通报，2017，33(12)：129-136．

[13] 孙国东，霍金海，程团，王伟明*．基于 UPLC-Q-TOF/MS 技术的核桃楸叶化学成分分析 [J]．中药材，2017，40(5)：1124-1130．

[14] 孙国东，霍金海，王改丽，王伟明*．基于 UPLC-Q-TOF/MS 技术的核桃楸皮成分分析 [J]．中草药，

2017，48(4)：657-667.

[15] 杨洪霞，任晓蕾，霍金海，王伟明*．北青龙衣多糖的提取、分离纯化及分析 [J]．中华中医药学刊，2017，35(1)：119-123.

[16] 霍金海，张海燕，王伟明*．一测多评法同时测定北青龙衣药材中胡桃醌和胡桃酮的含量 [J]．中国药房，2017，28(3)：380-383.

[17] Huo J，Du X，Sun G，Wang W．Comparison of the chemical profiles of fresh-raw and dry-processed *Juglans mandshurica*[J]．J Sep Sci，2017，40(3)：646-662.

[18] 李鑫，霍金海，郭丽娜*，白秀云．青龙衣的化学成分及其抗癌作用的研究进展 [J]．黑龙江中医药，2016，45(5)：59-60.

[19] 孙国东，霍金海，洪晓琴，王伟明*．基于 UPLC-Q-TOF/MS 技术的北青龙衣不同干燥方法对萘醌类成分影响研究 [J]．中药材，2016，39(11)：2503-2510.

[20] 霍金海，都晓伟，孙国东，张海燕，王伟明*．基于 UPLC-Q-TOF/MS 分析北青龙衣成分 [J]．中草药，2016，47(19)：3379-3388.

[21] 霍金海，孙国东，任晓蕾，王伟明*．北青龙衣中萘醌类有效成分动态积累规律研究 [J]．中药材，2016，39(8)：1748-1752.

[22] 霍金海，孙国东，董文婷，王伟明*．基于 UPLC-Q-TOF/MS 技术的北青龙衣有效成分动态变化分析 [J]．中国中药杂志，2016，41(18)：3379-3388.

[23] 洪晓琴，张海燕，霍金海，王伟明*．多指标评价不同干燥方法对北青龙衣质量的影响 [J]．中国药房，2016，27(16)：2257-2260.

[24] 董文婷，霍金海，张海燕，王伟明*．干、鲜北青龙衣中胡桃醌的含量及抗肿瘤活性比较 [J]．吉林中医药，2016，36(4)：401-404.

[25] 张海燕，霍金海，董文婷，贺小雪，王伟明*．不同产地北青龙衣的红外光谱鉴定分析 [J]．中国实验方剂学杂志，2016，22(4)：57-60.

[26] Guo L N，Zhang R，Guo X Y，Cui T，Dong W，Hou J H，Wang W M*．Identfication of new naphthalenones from *Juglans mandshurica* and evalution of their anticancer activities[J]．Chin J Nat Med，2015，13(9)：707-710.

[27] 任晓蕾，杨洪霞，霍金海，孙国东，王伟明*．Box-Behnken 响应面法优化北青龙衣总多糖提取工艺 [J]．中华中医药学刊，2015，33(10)：2341-2343.

[28] 任晓蕾，霍金海，王伟明*．北青龙衣总多糖脱蛋白工艺比较 [J]．中国实验方剂学杂志，2015，21(10)：16-18.

[29] 贺小雪，霍金海，王伟明*．原子吸收光谱法测定不同产地北青龙衣药材重金属含量 [J]．黑龙江中医药，2015，(1)：53-54.

[30] 尚作华，霍金海，王伟明*．HPLC 法测定核桃楸叶中没食子酸的含量 [J]．黑龙江中医药，2014，(5)：67-68.

[31] 尚作华，霍金海，王伟明*．核桃楸叶总鞣质的大孔树脂纯化工艺考察 [J]．中国实验方剂学杂志，2014，20(16)：30-32.

[32] 孙庆灵，霍金海，谢健，王伟明*．核桃楸叶提取物不同极性部位的抗菌活性研究 [J]．黑龙江中医药，2014，(2)：51-52.

[33] 谢健，霍金海，王伟明*．HPLC 法测定核桃楸叶中槲皮素、山柰酚含量 [J]．黑龙江中医药，2014，(2)：54-55.
[34] 郭雪莹，葛岳鑫，王伟明*．青龙衣胶囊对环磷酰胺所致小鼠免疫功能低下实验研究 [J]. 黑龙江中医药，2014，(4)：56-57.
[35] 霍金海，初东君，孙国东，王伟明*．核桃楸不同药用部位中鞣质含量的动态变化分析 [J]．中药材，2013，36(10)：1579-1581.
[36] 姜金慧，霍金海，王伟明*．核桃青皮总鞣质的提取工艺优化 [J]．中国实验方剂学杂志，2013，19(2)：14-16.
[37] 曹贵阳，王伟明*，霍金海．青龙衣 HPLC 指纹图谱研究 [J]．黑龙江医药，2012，(3)：51-52.
[38] 任晓蕾，曹贵阳，初东君，霍金海，王伟明*．核桃楸不同药用部位总黄酮含量测定及变化规律 [J]．中国实验方剂学杂志，2012，18(24)：104-106.
[39] 张强，段玉敏，王伟明*，吴秉纯．复方青龙衣胶囊对人胃癌 SGC-7901 细胞凋亡的形态学影响 [J]．中国实验方剂学杂志，2012，18(16)：181-183.
[40] 许庆瑞，张树明，张俊威，徐琛，王伟明*．复方青龙衣胶囊对胃癌细胞 SGC-790 基因芯片表达的影响 [J]．中国实验方剂学杂志，2011，17(8)：180-183.
[41] 段玉敏，张洪娟，张志华，王伟明*．青龙衣胶囊在荷瘤小鼠体内抗肿瘤活性的研究 [J]．中国实验方剂学杂志，2010，16(9)：125-127.

致　谢

《北青龙衣研究》一书成书于今，可谓缘铿情极，北青龙衣的研究是我从事科研工作30多年以来，历经时间最长、参加人数最多、感悟最深的一个课题。忆及我与北青龙衣的缘分，要追溯到1980年，当时我还在读初中二年级，母亲罹患肺癌，看至亲病入膏肓，我痛心入骨。恰逢黑龙江省肿瘤医院开展北青龙衣临床研究，母亲服用北青龙衣幸又维持5年，使我意识到中医药是那般充满了神奇与魅力，也是我坚定心志步入黑龙江中医药大学校门、深耕杏林30余载的初衷，并引领我走上中医药科研道路。1988年本科毕业后，我进入黑龙江省中医药科学院（原黑龙江省祖国医药研究所）工作，跟随恩师高奎滨研究员从事北青龙衣新药研发。

近年来，我带领课题组对北青龙衣化学成分、质量评价、炮制工艺、药效学、毒理学进行了系统研究。在本书付梓之际，对我的恩师、同事和一届又一届的研究生的辛勤付出表示衷心的感谢！

厚谊长存，师恩永志。首先特别感谢我的导师黑龙江中医药大学王喜军教授对北青龙衣研究的悉心指导。感谢我的同事黑龙江省中医药科学院任晓蕾副研究员、孙国东副研究员、董文婷助理研究员、段玉敏研究员、初东君主任药师、张志华主任药师、郭雪莹助理研究员、许庆瑞副研究员、王博兽医师、徐慧星兽医师、李凤金博士对北青龙衣研究及相关工作的勤勉付出；尤其感谢霍金海研究员不辞辛劳，从发表的40余篇论文及10余本硕博论文中提炼和整理书稿内容，并组织编写，才使此书得以顺利出版。

十步芳草，彬彬济济。感谢我历届研究生对北青龙衣课题的认真研究，他们是曹贵阳、张强、姜金慧、谢健、孙庆灵、尚作华、贺小雪、张瑞、洪晓琴、杨洪霞、谢荣娟、王丹凤、杨洪霞、张玉、李鑫、程团、王改丽、刘烨、郭卢晋、刘亚娟、吴晨曦、郝艺铭。

最后，衷心感谢培养我成长的黑龙江省中医药科学院历届领导和老师，感谢从事北青龙衣研究的国内外学者，感谢支持和帮助我的各位同事、校友、中医界各位同仁！

王伟明

2021年7月

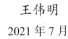